TRAITÉ

DE

L'AUSCULTATION

MÉDIATE.

A MONTPELLIER, chez SÉVALLE et CASTEL,

A STRASBOURG, chez DERIVAUX.

A Besançon, chez. . . . . . Bintot.

A Bordeaux.. . . . . Vᵉ Bergeret. / Ch. Lawalle.

A Brest. . . . . Le Pontois.

A Caen. . . . . Manoury.

A Dijon.. . . . . Lagier.

Au Mans. . . . . Belon. / Pesche.

A Lyon. . . . . Maire. / Ayné fils.

A Marseille. . . . . Camoin. / Chaix.

A Rennes. . . . . Duchesne.

A Toulon. . . . . Belluc.

A Toulouse.. . . . . Senac. / Gimet.

IMPRIMERIE D'HIPPOLYTE TILLIARD
RUE SAINT-HYACINTHE SAINT-MICHEL 30.

TRAITÉ

DE

L'AUSCULTATION

MÉDIATE,

ET DES MALADIES

DES POUMONS ET DU CŒUR,

Par R.-T.-H. LAENNEC,

Médecin de S. A. R. Madame la duchesse de Berry, Professeur au Collége de France et à la Faculté de Médecine de Paris, Membre de l'Académie royale de Médecine, Chevalier de la Légion-d'Honneur, etc.

Avec les Notes et Additions de M. M. LAENNEC, D. M. P, Ancien chef de Clinique à l'hôpital de la Charité, Associé correspondant de la Société académique de Nantes, etc.

QUATRIEME ÉDITION, CONSIDÉRABLEMENT AUGMENTEE

Par M. ANDRAL,

PROFESSEUR A LA FACULTÉ DE MÉDECINE DE PARIS. MEMBRE DE L'ACADÉMIE ROYALE DE MÉDECINE, MÉDECIN DE L'HOPITAL DE LA CHARITÉ, MÉDECIN CONSULTANT DU ROI, CHEVALIER DE L'ORDRE ROYAL DE LA LÉGION-D'MONNEUR, MEMBRE DE PLUSIEURS SOCIÉTÉS ET ACADÉMIES NATIONALES ET ÉTRANGÈRES.

Μέγα δὲ μέρος τῆς τέχνης τὸ δύνασθαι σκοπεῖν.

Pouvoir explorer est une grande partie de l'art.
Hipp., *Epid.* III.

TOME TROISIÈME.

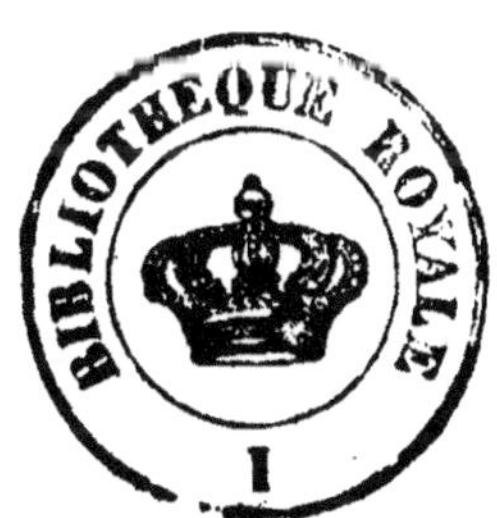

PARIS,

J. S. CHAUDÉ, LIBRAIRE-ÉDITEUR,

RUE DU FOIN SAINT-JACQUES, N° 8.

1837.

DE L'AUSCULTATION MÉDIATE.

TROISIÈME PARTIE.

MALADIES DE L'APPAREIL CIRCULATOIRE.

SECTION PREMIÈRE.

EXPLORATION DES ORGANES DE LA CIRCULATION.

Les affections du cœur pouvaient encore, à la fin du dernier siècle, être rangées au nombre des maladies les moins connues. Elles étaient regardées comme rares ; et malgré les travaux de Lancisi, de Morgagni et de Senac, le vulgaire des praticiens ne connaissait guère encore, il y a une trentaine d'années, que les polypes du cœur, maladie imaginaire dans le sens où ils l'entendaient, et les palpitations, qu'ils regardaient comme des affections nerveuses. Les travaux des auteurs que nous venons de citer, et ceux de Corvisart, ont fait connaître beaucoup de lésions organiques du cœur, mais ont jeté peu de lumières sur leurs signes (1) ; et dans l'état où ils

____

(1) Cette phrase me paraît jeter une trop grande défaveur sur les travaux de Corvisart et de ceux qui ont écrit sur les

ont laissé la science, il n'était peut-être pas possible de distinguer constamment une de ces affections de l'autre.

Les véritables signes des affections organiques du cœur se tirent encore de la percussion et surtout de l'auscul-

---

maladies du cœur avant la découverte de l'auscultation. On ne saurait nier sans injustice que, dans le livre de Corvisart, sont établies des règles très sûres pour distinguer l'une de l'autre un certain nombre de lésions du cœur. J'ai fait mes premières études cliniques dans les hôpitaux, à une époque où l'on ne pratiquait point encore l'auscultation, et je puis affirmer qu'alors on reconnaissait très bien, dans un grand nombre de cas, plusieurs affections organiques du cœur. Il y a lieu toutefois de s'étonner que Corvisart n'ait pas cherché à tirer un plus grand parti de la percussion, pour arriver au diagnostic des maladies du cœur ou de celles du péricarde; et l'on ne peut se refuser à admettre que, grâce aux renseignemens donnés à la fois et par l'auscultation et par la percussion, les maladies du cœur et celles de son enveloppe sont aujourd'hui bien mieux connues et bien plus sûrement distinguées les unes des autres que du temps de Corvisart. Les travaux de Laënnec ont commencé à changer sous ce rapport la face de la science; et, depuis la publication de ses investigations immortelles, d'autres recherches sont venues s'ajouter aux siennes, et en féconder les résultats. Tels sont les travaux de M. Piorry sur la percussion du cœur, de M. Louis sur la péricardite, de M. Corrigar et autres sur l'insuffisance des valvules, de MM. Rouannet, Marc d'Espine, Hope, Magendie, etc., sur la cause des bruits du cœur, de M. Bouillaud sur l'endocardite; de ce même professeur sur les bruits des artères et sur une foule d'autres points de la pathologie du cœur et de celle de son enveloppe, qu'il a éclairés de la lumière la plus vive et la plus inattendue. Cependant, malgré tant de laborieuses recherches, l'histoire des maladies du cœur est loin

tation; et à l'aide des renseignemens précis que four-
nissent ces signes purement physiques, quelques symptômes ou accidens physiologiques nés du trouble des
fonctions, et par eux-mêmes très vagues, peuvent quelquefois acquérir un degré de certitude qu'ils n'avaient
pas auparavant.

L'application de la main, unique moyen d'exploration
qui fut employé avant Avenbrugger, ne donne le plus
souvent aucun résultat, et trompe fréquemment sur la
force réelle d'impulsion du cœur. Elle indique moins
bien que l'examen du pouls la régularité ou l'anomalie
de ses contractions. Elle n'est réellement utile que dans
un cas particulier, celui de l'existence du frémissement
cataire, dont nous parlerons en son lieu.

La percussion elle-même ne donne guère sur les maladies du cœur que des signes confirmatifs et accessoires
qui peuvent manquer souvent (1).

---

d'être encore terminée : elle présente encore bien des doutes
à éclaircir, bien des lacunes à remplir, et le moment n'est pas
venu où leur diagnostic pourra être regardé comme aussi
facile et aussi sûr que celui des maladies du poumon; mais
la voie continuelle de progrès dans laquelle on n'a cessé de
marcher depuis Lancisi jusqu'à Laënnec, et depuis celui-ci
jusqu'à M. Bouillaud, doit à cet égard, comme à beaucoup
d'autres, nous donner foi en l'avenir.   ANDRAL.

(1) Sans doute, dans beaucoup de cas, la percussion pratiquée
sur la région précordiale ne nous éclaire en aucune façon sur
les altérations que le cœur peut avoir subies : il en est ainsi
lorsque le poumon s'avance au devant du cœur, de manière à
le recouvrir tout entier; en pareil cas la région précordiale
peut rendre partout un son très clair, bien que le cœur ait

Sous le rapport de l'exploration, on doit distinguer deux régions précordiales, la droite et la gauche : la première comprend l'espace couvert par le tiers inférieur du sternum ; la seconde, celui qui correspond aux cartilages des quatrième, cinquième, sixième et septième côtes sternales.

La région précordiale droite rend naturellement un

---

acquis des dimensions plus considérables qu'à l'état normal ; cette disposition du poumon par rapport au cœur se rencontre assez souvent, par exemple, chez les individus atteints d'emphysème pulmonaire. Toutefois il est d'autres cas dans lesquels, au contraire, c'est la percussion seule qui nous donne le moyen de distinguer les unes des autres les palpitations purement nerveuses et celles qui dépendent d'une affection organique du cœur, et cela par l'étendue plus ou moins grande dans laquelle la région du cœur et son voisinage donnent un son mat à la percussion. A la vérité on ne peut ainsi avoir la mesure que de la portion du cœur non recouverte par le poumon ; mais, comme le remarque M. Bouillaud, cette portion étant généralement d'autant plus grande que le cœur est plus volumineux, l'espace occupé par le son mat peut, jusqu'à un certain point, être considéré comme la mesure du degré d'augmentation ou de diminution du volume du cœur.

Lorsque le cœur est sain, et lorsqu'il n'est ni plus ni moins recouvert par le poumon qu'il ne doit l'être, le son mat qu'il produit par sa présence se fait entendre dans l'espace d'un pouce et demi à deux pouces carrés. Cet espace devient moins considérable dans les cas où le poumon, soit sain, soit emphysémateux, s'avance au devant du cœur plus que de coutume ; il augmente, au contraire, lorsque le cœur est devenu plus volumineux, soit que ses parois se soient hypertrophiées, soit que ses cavités aient subies un certain degré de dilatation. M. Piorry,

son très clair. L'hypertrophie des ventricules, leur dilatation, celle des oreillettes, une congestion sanguine énorme dans toutes les cavités du cœur, l'accumulation d'une quantité considérable de graisse autour de cet organe, et les épanchemens dans le péricarde, peuvent rendre ce son mat (1).

à qui l'on doit tant d'excellentes recherches sur les signes fournis par la percussion de la région précordiale, a en outre appelé particulièrement l'attention sur d'autres cas dans lesquels cette région rend un son mat dans une étendue plus grande que de coutume, sans qu'il y ait altération de la texture du cœur. Ces cas sont ceux où, sous l'influence de causes diverses, le cœur vient à se laisser distendre par une quantité de sang supérieure à celle qu'il doit ordinairement contenir : le son mat qui dépend d'une pareille cause présente cette circonstance remarquable, qu'il augmente et diminue à plusieurs reprises, suivant les divers degrés de plénitude du cœur ; ainsi une saignée peut le faire rapidement disparaître. Je n'ai jamais vu la matité produite par un cœur devenu plus volumineux s'étendre au-delà de six pouces carrés : il est assez commun qu'elle soit de quatre pouces. Je n'ai jamais vu non plus la matité due à une augmentation passagère ou permanente du volume du cœur se faire entendre jusque sur le sternum : j'ai toujours observé qu'elle s'arrêtait un peu avant l'union des cartilages costaux avec cet os. Il n'en est plus de même lorsque l'augmentation de matité dépend d'un épanchement dans le péricarde : celle là dépasse très souvent les cartilages costaux, et se fait entendre dans la moitié gauche du sternum. Ce sera là une remarque dont on pourra profiter, lorsqu'il s'agira de distinguer le son mat dû à une hydropéricarde lentement formée de celui qu'aurait produit l'augmentation de volume du cœur.   ANDRAL.

(1) **Les cas dans lesquels**, par son augmentation de volume,

Les mêmes causes peuvent produire le même effet dans la région précordiale gauche : mais ici le signe serait moins concluant ; car cette région résonne naturellement assez peu chez la plupart des hommes, et presque point chez les sujets obèses, infiltrés ou même fortement musclés.

Il est très rare que le son manque dans l'une et l'autre région à la hauteur des oreillettes. L'absence du son suppose, dans ces cas, une dilatation énorme et qui n'a guère lieu que par suite du rétrécissement de la valvule mitrale.

Les contractions alternatives des ventricules et des oreillettes du cœur produisent des bruits très distincts et de nature différente, qui permettent d'étudier ses mouvemens, par l'auscultation médiate, plus exactement qu'on ne peut le faire par l'ouverture et l'inspection des animaux vivans. Cette proposition, qui, au premier abord, présente peut-être quelque chose de paradoxal, paraîtra plus soutenable si l'on réfléchit que l'oreille juge beaucoup plus sûrement des intervalles les plus petits des sons et de leur durée la plus courte, que l'œil ne le peut faire des circonstances semblables du mouvement. Le musicien le moins exercé s'aperçoit d'une note omise au milieu de plusieurs doubles croches, fussent-elles à l'unisson ; il apprécie facilement un point ajouté à la *valeur* ou durée d'une d'elles, lors même que la prolongation de durée n'est pas dé plus d'un douzième de

---

le cœur produit un son mat dans le tiers inférieur du sternum, sont au moins très rares ; je renvoie à cet égard à ce que j'ai dit dans la note précédente.   ANDRAL.

seconde (1) : l'œil ne trouverait aucune différence entre des mouvemens d'une rapidité semblable et un mouvement unique et continu. L'auscultation a d'ailleurs, pour l'observation des mouvemens du cœur, un avantage incontestable sur l'inspection, en ce que l'on n'est point obligé de défalquer les anomalies qui appartiennent aux convulsions de l'agonie.

Malgré cet avantage, on peut avouer encore avec Haller (2) que l'analyse des mouvemens du cœur est difficile, et demande une grande attention. Plusieurs faits physiologiques surtout sont difficiles à constater ; mais les observations qui peuvent conduire à des résultats pratiques sont plus faciles à faire, et ne demandent qu'une force d'attention commune ; les plus importantes même ne pourraient échapper à l'observateur le moins exercé et le moins capable d'application.

Les mouvemens du cœur doivent être examinés sous quatre rapports principaux : 1° l'étendue dans laquelle on peut les entendre à l'aide du stéthoscope ; 2° le choc ou la force d'impulsion de l'organe ; 3° la nature et l'intensité du bruit qu'il fait entendre ; 4° enfin le rhythme suivant lequel ses diverses parties se contractent.

Avant de commencer cette espèce d'analyse des bat-

---

(1) Je suppose une mesure $\frac{2}{4}$ remplie par deux croches pointées et deux doubles croches ; un musicien exécutera quatre-vingt-dix mesures semblables en une minute dans le mouvement dit *allegro vivace*, et par conséquent la valeur du point ne sera que de $\frac{1}{12}$ de seconde ou de $\frac{1}{180}$ de minute.

Note de l'auteur.

(2) *Elem. physiol.*, t. 1.

temens du cœur, je dois faire une observation sur laquelle j'aurai occasion de revenir plus d'une fois : c'est
que le cœur est peut-être de tous les organes celui qui
se trouve le plus rarement dans l'état le plus favorable
au libre et plein exercice de toutes ses fonctions. Ses maladies les plus graves sont des défauts de proportion ; et
cependant une légère disproportion de cet organe avec
les autres, ou de ses diverses parties entre elles, peut
s'allier avec l'état de santé.

CHAPITRE PREMIER.

DE L'ÉTENDUE DES BATTEMENS DU CŒUR.

L'étendue des battemens du cœur doit être considérée sous deux rapports, celui de la sensation première
que fait éprouver à cet égard le stéthoscope appliqué à
la région précordiale, et celui des points de la poitrine,
autres que cette région, où l'on peut sentir ou entendre
les battemens du cœur.

Dans l'état naturel, le cœur, examiné entre les
cartilages des cinquième et sixième côtes et au bas du
sternum, produit à l'oreille une sensation telle, par ses
mouvemens, qu'il paraît évidemment correspondre à
une petite étendue des parois de la poitrine, et ne guère
dépasser le point sur lequel est appliqué l'instrument;
quelquefois même il semble couvert en entier par le
stéthoscope, et situé profondément dans la cavité du
médiastin, de manière qu'un espace vide se trouverait
entre le sternum et lui : ses mouvemens, lors même
qu'ils ont une certaine énergie, ne semblent communi-

quer aucun ébranlement aux parties voisines. Dans
d'autres cas , au contraire , il paraît remplir entièrement le médiastin inférieur, et s'étendre beaucoup plus
loin que le lieu où le stéthoscope est appliqué : ses contractions, lors même qu'elles sont lentes et sans bruit ,
paraissent soulever dans une grande étendue les parois
antérieures de la poitrine, ou refouler intérieurement
ses viscères. En un mot, cette première sensation semble,
à elle seule, indiquer un cœur plus ou moins volumineux ; et , en général , cet indice est assez fidèle lorsqu'on examine le cœur dans un moment de calme
produit seulement par le repos ; car si ce calme était
l'effet d'une saignée, ou de l'immobilité, de la diète ,
et de l'affaiblissement dû à l'état de la maladie, on trouverait dans les battemens du cœur moins d'étendue
qu'ils n'en ont dans l'état ordinaire ; et , au contraire ,
si on faisait cet examen dans un moment d'agitation et
de palpitation , ils paraîtraient plus étendus qu'ils ne le
sont réellement.

L'examen des divers points de la poitrine où l'on
peut sentir les battemens du cœur fournit des données
pratiques beaucoup plus nombreuses et plus importantes. Chez un homme sain , d'un embonpoint médiocre , et dont le cœur est dans les meilleures proportions , les battemens de cet organe ne se font entendre
que dans les régions précordiales , c'est-à-dire dans
l'espace compris entre les cartilages des quatrième et
septième côtes sternales gauches et sous la partie inférieure du sternum. Les mouvemens des cavités gauches
se font principalement sentir dans le premier point, et
ceux des droites dans le second ; de sorte que, dans les

cas de maladie d'un seul côté du cœur, l'analyse des battemens de ce viscère donne des résultats tout-à-fait différens dans les deux points.

Lorsque le sternum est court, les battemens du cœur se font en outre entendre dans l'épigastre.

Chez les sujets très gras, et chez lesquels on ne peut nullement sentir les battemens du cœur à la main, l'espace dans lequel on peut les entendre à l'aide du stéthoscope est quelquefois restreint à une surface d'environ un pouce carré.

Chez les sujets maigres, chez ceux dont la poitrine est étroite, et même chez les enfans, les battemens du cœur ont toujours plus d'étendue ; on les entend dans le tiers ou même les trois quarts inférieurs du sternum, quelquefois même sous la totalité de cet os, à la partie antérieure supérieure gauche de la poitrine jusqu'à la clavicule, et souvent, quoique moins sensiblement, sous la clavicule droite (1).

Quand l'étendue des battemens du cœur se borne là chez les sujets qui réunissent les conditions indiquées,

---

(1) Je pense qu'il est beaucoup plus commun que ne l'indique ici Laënnec, d'entendre les battemens du cœur dans toute l'étendue du sternum, tout le long des cartilages costaux du côté droit, et jusque sous la clavicule droite. Il n'est pas besoin pour cela que les individus qu'on observe soient des enfans, qu'ils soient maigres, ou qu'ils aient la poitrine étroite ; et il est si ordinaire, même avec toutes les conditions possibles de santé, de percevoir les pulsations du cœur dans le côté droit antérieur de la poitrine, qu'on ne saurait considérer cette circonstance comme indiquant un état pathologique.

ANDRAL.

et que les battemens du cœur sont beaucoup moins sensibles sous les clavicules qu'à la région précordiale, le cœur est dans de bonnes proportions.

Lorsque l'étendue des battemens du cœur devient plus considérable, on les entend successivement dans les lieux suivans : 1° le côté gauche de la poitrine, depuis l'aisselle jusqu'à la région correspondant à l'estomac ; 2° le côté droit dans la même étendue ; 3° la partie postérieure gauche de la poitrine ; 4° enfin, mais rarement, la partie postérieure droite. L'intensité du son est progressivement moindre dans la succession indiquée : ainsi elle est moindre sous la clavicule droite que sous la gauche, et un peu moindre encore dans le côté gauche ; les battemens du cœur sont encore moins sensibles au côté droit, et enfin il faut toujours beaucoup d'attention pour les entendre dans le dos, surtout à droite.

Cette marche successive m'a paru constante, et peut servir de terme de comparaison pour mesurer l'étendue des battemens du cœur. Ainsi, lorsqu'en appliquant le stéthoscope sur le côté droit, on entend les battemens du cœur, on peut assurer qu'on les entendra également dans toute la longueur du sternum, sous les deux clavicules, et dans le côté gauche de la poitrine, mais on ne peut savoir s'ils seront sensibles dans le dos. Si on les entend du côté droit dans cette dernière partie, on peut être certain qu'ils sont sensibles et beaucoup plus forts dans tout le reste de l'étendue de la poitrine.

Plusieurs circonstances étrangères à l'état du cœur peuvent cependant apporter quelque changement apparent à cet ordre, ou augmenter l'étendue des battemens du cœur. Nous avons déjà parlé de la maigreur et de l'étroitesse de la poitrine. Chez les enfans en bas âge, et chez tous ceux qui ont les os grêles et la poitrine étroite et décharnée, le cœur s'entend dans toute l'étendue des parois de cette cavité ; mais il faut remarquer que, dans l'enfance, le cœur a, proportion gardée, plus de volume que dans l'âge adulte, et que ses cavités sont plus amples, eu égard à l'épaisseur de leurs parois. Un poumon hépatisé, ou fortement comprimé par un épanchement séreux ou séro-purulent, transmet les battemens du cœur avec plus de force que celui qui est sain et perméable à l'air. Ce fait semble rentrer dans l'analogie générale, puisque l'on admet communément que les corps plus denses sont ceux qui transmettent le mieux les sons. Mais les cavités anfractueuses dues au ramollissement des tubercules m'ont paru aussi produire constamment le même effet ; ce qui devient plus difficile à expliquer, à moins que l'on ne suppose que, dans ce cas, le son est transmis, non à travers les excavations, mais par l'intermédiaire de leurs parois engorgées et plus denses qu'un poumon sain. Quoi qu'il en soit, ces divers accidens rendent quelquefois irrégulière la propagation du son produit par les battemens du cœur : ainsi, s'il y a des excavations tuberculeuses dans le sommet du poumon droit, les battemens du cœur s'entendront mieux sous la clavicule et l'aisselle droites que du côté gauche, et quelquefois même qu'à la région du cœur (1).

____

(1) Il m'a paru, en général, que les excavations tuberculeuses du poumon et le pneumo-thorax transmettent plutôt

Lorsque le bruit de la respiration ou celui du râle sont très forts, il arrive quelquefois que les battemens du cœur sont sensibles sur. les parties latérales de la poitrine et même dans le dos, quoiqu'ils ne le soient pas sous les clavicules, où ils sont tout-à-fait couverts par un bruit étranger.

On demandera peut-être si, dans cet examen de l'é-tendue des battemens du cœur, il ne serait pas possible de confondre les battemens de l'aorte et des artères sous-clavières avec ceux du cœur. Cette méprise est impossible, comme nous le montrerons en parlant du rhythme des battemens de cet organe. Dans tous les états possibles, le cœur donne toujours à l'oreille deux battemens distincts pour un du pouls. Je remarquerai d'ailleurs que, sur des milliers de sujets sains ou malades que j'ai examinés, je n'en ai trouvé que trois ou quatre chez chez lesquels on entendît les sous-clavières (hors le cas de *bruit de soufflet*), sans doute à raison d'une variété dans la position de ces artères. On ne distingue également à leurs *pulsations simples* l'aorte et l'artère innominée, que dans les cas d'anévrysme, de bruit de soufflet, ou dans celui d'*impulsion augmentée*, dont il sera parlé plus bas.

Lorsque l'étendue des battemens du cœur passe les limites indiquées ci-dessus (pag. 9), il est rare que le sujet jouisse d'une santé parfaite; dans ce cas même, en

---

le bruit que l'impulsion du cœur, et que l'endurcissement du poumon par la péripneumonie ou sa compression par un épanchement liquide favorise plutôt la propagation de l'impulsion que la transmission du bruit.   *Note de l'auteur.*

l'examinant attentivement, on trouvera chez lui des indices de la cachexie propre à quelques maladies du cœur ; on verra que, s'il n'est pas sujet à une dyspnée qu'on puisse appeler *morbide*, il a au moins la respiration plus courte que la plupart des hommes, qu'il s'essouffle plus facilement, qu'il éprouve des palpitations pour des causes beaucoup plus légères. Cet état cependant, qui est celui d'un grand nombre d'*asthmatiques*, peut durer très longtemps sans occasioner d'accident d'une nature sérieuse ; il peut rester au même point pendant un grand nombre d'années, et il n'empêche pas toujours d'arriver à une vieillesse avancée.

Relativement aux rapports qui existent entre l'état du cœur lui-même et l'étendue de ses battemens, je crois pouvoir regarder comme constant que l'étendue des battemens du cœur est en raison directe de la faiblesse et du peu d'épaisseur de ses parois, et par conséquent en raison inverse de leur force et de leur épaisseur. On doit ajouter que le volume de l'organe est encore une condition favorable à l'étendue de ses battemens, mais seulement quand cette augmentation de volume ne dépend pas uniquement de l'épaississement des parois des ventricules.

Ces résultats sont ceux que m'ont donnés toutes les ouvertures que j'ai faites depuis dix ans ; et, dans le même espace de temps, je n'ai rencontré aucun fait propre à les faire regarder comme douteux.

Ainsi, lorsque les battemens du cœur se font entendre dans presque tous les points indiqués ci-dessus, on peut déjà présumer, d'après ce seul signe que le cœur est plus volumineux que dans l'état naturel, que cette augmentation de volume est due à la dilatation de l'un des ventricules ou des deux ventricules à la fois. Cette présomption sera plus forte encore si les battemens du cœur s'entendent avec autant ou plus de force sous les clavicules ou sous les aisselles qu'à la région précordiale. La réunion des autres signes qui seront indiqués plus bas rendra ce diagnostic plus certain, et montrera d'une manière plus précise le lieu, l'étendue et la nature de l'altération : car je suis loin de prétendre que l'on doive juger d'après un seul signe; j'estime seulement la valeur de chacun d'eux ; il n'est pas nécessaire de dire qu'ils en ont beaucoup plus quand ils sont réunis, et que la plupart d'entre eux sont perçus à la fois. L'exposition des signes propres à chacune des maladies du cœur rectifiera d'ailleurs ce qui pourrait être exprimé d'une manière trop absolue dans cette analyse.

Si les battemens du cœur ne s'entendent ni dans le dos ni au côté droit, mais seulement dans les autres points indiqués, et si cependant ils s'entendent avec une force à peu près égale sous les clavicules, sous le sternum, à la région précordiale, au côté gauche, on conclura, d'après l'ensemble des autres signes, que les ventricules sont médiocrement dilatés, ou que le cœur a naturellement des parois minces.

Quand, au contraire, les battemens du cœur, très forts dans la région précordiale, sont nuls ou peu sensibles sous les clavicules, et par conséquent dans le reste de l'étendue de la poitrine, si le sujet éprouve d'ailleurs des signes généraux de maladie du cœur, on peut assurer que cette maladie est une hypertrophie des ventricules : les signes particuliers indiquent quel est le ventricule affecté. Si le sujet n'a jamais éprouvé de trouble marqué dans les fonctions des organes circulatoires, on peut être certain que les parois du ventricule gauche ont une épaisseur et une fermeté très prononcées, quoiqu'elles ne le soient pas assez pour constater un état de maladie.

On peut donc conclure, en général, que l'étendue des battemens du cœur est un des signes qui indiquent que ses parois, et particulièrement celles des ventricules, ont peu d'épaisseur; et qu'au contraire, le peu d'étendue des battemens du cœur coïncide avec une épaisseur plus ou moins prononcée de ses parois.

Quelques causes accidentelles peuvent augmenter momentanément l'étendue des battemens du cœur. Ces causes sont surtout l'agitation nerveuse, la fièvre portée à un certain degré d'intensité, les palpitations, l'hémoptysie, et en général tout ce qui augmente la fréquence du pouls.

Cette manière d'apprécier l'étendue des battemens du cœur par le nombre et la situation des points où l'on peut les entendre me paraît sûre et d'une utilité pratique : la gradation que j'ai indiquée est constante, hors les cas d'exception dont j'ai parlé (*V*.ci-dessus, pag. 12). Une ou deux fois seulement j'ai entendu les battemens du cœur plus distinctement dans la partie gauche du dos que dans le côté droit de la poitrine, sans pouvoir me rendre raison de cette anomalie par l'existence probable d'excavations anfractueuses dans les poumons. La rareté de ce fait doit, ce me semble, le faire regarder comme une exception due à quelques circonstances analogues, et peut-être à une variété de capacité ou de position des gros tuyaux bronchiques. Dans les cas où les battemens des oreillettes s'entendent peu dans les régions précordiales, ils s'entendent ordinairement mieux en posant le stéthoscope un peu plus haut ou même sous les clavicules, et quelquefois dans le dos.

Sous le rapport de l'examen de l'étendue des battemens du cœur, l'auscultation à l'aide du stéthoscope a un avantage marqué sur l'oreille nue, qu'on ne pourrait appliquer sous l'aisselle, ni même au-dessous des clavicules, ou entre les omoplates chez les sujets très maigres.

CHAPITRE II.

DU CHOC OU DE L'IMPULSION COMMUNIQUÉE A L'OREILLE PAR LES BATTEMENS DU CŒUR.

J'entends par *choc* la sensation de soulèvement ou de percussion que font éprouver les battemens du cœur à l'oreille de l'observateur.

Le stéthoscope rend ce soulèvement sensible dans les cas même où la main, appliquée à la région du cœur, ne sent absolument rien. L'application de la main serait même un moyen très infidèle de juger de la force de percussion réelle du cœur; car souvent cette force paraît très grande à la main chez les sujets grêles, et dans un moment d'agitation surtout, tandis que le stéthoscope montre très peu de force réelle d'impulsion.

Il faut prendre garde de confondre avec l'impulsion du cœur le soulèvement des parois thoraciques qui a lieu dans l'inspiration. Cette méprise serait assez facile dans les cas où la respiration est extrêmement fréquente et courte, et ne se fait qu'avec de grands efforts, comme il arrive dans l'agonie de presque toutes les maladies, et dans le redoublement de celles dont la dyspnée est le principal caractère. Au reste, il suffit, pour éviter cette erreur, d'être averti qu'elle est possible.

L'intensité du choc communiqué à l'oreille par le stéthoscope est, en général, en raison inverse de l'étendue des battemens du cœur, et en raison directe de l'épaisseur des parois des ventricules.

Chez un homme dont le cœur est dans les proportions les plus favorables au libre exercice de la circulation, cette impulsion est très peu marquée, et souvent même insensible, surtout si le sujet a un embonpoint un peu considérable.

La marche rapide, la course, l'action de monter, l'agitation nerveuse, les palpitations, la fièvre, l'augmentent ordinairement chez les sujets dont le cœur a des parois un peu épaisses, et à plus forte raison chez ceux où cette disposition est portée au point de constituer une hypertrophie. Dans cette maladie, l'impulsion est ordinairement assez forte pour soulever la tête de l'observateur d'une manière très sensible, et quelquefois elle l'est assez pour produire un choc désagréable à l'oreille. Plus l'hypertrophie est intense, et plus ce soulèvement met de temps à s'opérer. Quand la maladie est portée à un haut degré, on sent évidemment qu'il se fait avec une progression graduée; il semble que le cœur se gonflant vienne s'appliquer aux parois de la poitrine, d'abord par un seul point, puis par toute sa surface, et qu'il s'affaisse ensuite tout-à-coup. Lorsque le cœur est mince, les mêmes causes produisent un effet différent, comme nous le verrons ailleurs.

L'impulsion du cœur n'est sentie que dans le moment de la systole des ventricules ; ou, si la contraction des oreillettes produit, dans quelques cas rares, un phénomène analogue, il est facile de le distinguer du premier. En effet, lorsque la systole des oreillettes est accompagnée d'un mouvement sensible, ce mouvement est beaucoup plus profond ; il semble même que, dans ce cas, le cœur s'éloigne de l'oreille. Le plus souvent ce mouvement consiste seulement en une sorte de frémissement que l'on sent profondément dans le médiastin. Dans tous les cas, il est très peu marqué, en comparaison de la sensation de soulèvement que produit la contraction des ventricules lorsque leurs parois ont une bonne épaisseur : ce signe est même un de ceux auxquels on peut le plus facilement distinguer la systole des ventricules de celle des oreillettes.

Lorsque les parois du cœur sont plus minces que dans l'état ordinaire, on ne sent aucune impulsion, même lorsque le cœur bat avec le plus de violence, et ses contractions alternatives ne se font alors distinguer que par le bruit qu'elles produisent.

Une impulsion forte doit, en conséquence, être regardée comme le principal signe de l'hypertrophie du cœur. L'absence de toute impulsion, jointe aux autres signes généraux et particuliers, caractérise, au contraire, la dilatation de cet organe.

Ce résultat me paraît tout-à-fait constant : au moins je n'ai vu encore aucun cas d'exception ; et il est établi sur un nombre de faits aujourd'hui très considérable.

Depuis le commencement de mes recherches, j'ai eu habituellement le soin de déterminer l'état des battemens du cœur chez tous les malades existans dans les hôpitaux dont le soin m'a été confié, et l'autopsie n'a pas encore démenti la règle établie ci-dessus.

L'impulsion du cœur n'est ordinairement sensible qu'à la région précordiale, et tout au plus dans la moitié inférieure du sternum. Elle l'est dans l'épigastre, chez les sujets dont le sternum est court et dont le cœur a une grande force d'impulsion. Dans l'hypertrophie même, on ne la sent nulle autre part, lors même que les battemens du cœur se font entendre dans quelque autre point, ce qui est rare, comme nous l'avons dit. Mais, quand à l'hypertrophie se joint un certain degré de dilatation, on sent quelquefois distinctement l'impulsion sous les clavicules et dans le côté gauche du thorax, quelquefois même un peu dans le dos.

Il est un cas dans lequel on peut distinguer en quelque manière le choc produit par les battemens du cœur contre les parois thoraciques, de l'impulsion qu'ils communiquent à l'oreille : c'est surtout encore chez les sujets attaqués à la fois d'hypertrophie et de dilatation des ventricules, mais chez lesquels cette dernière affection existe à un degré plus marqué que la première. Quoique, chez ces sujets, le choc du cœur soit ordinairement peu considérable, il devient très marqué dans les momens de palpitation, surtout s'il y a en même temps de la fièvre. Ce choc a cependant un caractère très différent de celui qui est produit par l'hypertrophie simple : les battemens rapides du cœur sont forts, durs, et produisent un bruit analogue à un coup de marteau;

mais ce coup semble frapper un petit espace ; il s'épuise en quelque sorte sur les parois thoraciques, et ne communique pas à l'oreille un soulèvement proportionné à sa force ; il diffère, en un mot, de l'impulsion déterminée par une forte hypertrophie, en ce que, dans cette dernière, les ventricules, gonflés, semblent s'adosser dans toute leur longueur aux parois thoraciques, qui cèdent à l'effort ; tandis que, dans le premier cas, la pointe seule du cœur paraît frapper ces parois d'un coup sec et capable seulement d'y produire une sorte d'ébranlement plutôt qu'un soulèvement réel. Le même phénomène a également lieu dans les palpitations purement nerveuses, mais à un moindre degré (1).

---

(1) La force des battemens du cœur se traduit par celle du choc qui a lieu contre les parois thoraciques, à chaque systole des ventricules ; mais de plus, sauf les cas où un obstacle quelconque s'oppose au libre passage du sang à travers l'orifice aortique, le pouls représente, par ses qualités diverses, les différens degrés d'énergie des contractions du ventricule gauche. Or, avec nos moyens actuels d'investigation, on ne peut estimer que d'une manière vague et insuffisante les nombreuses variétés que le pouls est susceptible d'offrir sous le rapport de sa force : il serait important que l'on pût trouver un moyen qui permît de la calculer aussi rigoureusement que la montre à secondes permet de calculer sa fréquence. C'est dans ce but que le docteur Hérisson a proposé aux médecins d'adopter, dans leurs observations journalières, l'usage d'un instrument qu'en raison de sa destination il a appelé *sphygmomètre*. Cet instrument consiste en un tube de verre gradué, que termine inférieurement une sorte de réservoir rempli de mercure et fermé par une mince peau de baudruche : en exerçant sur celle-ci une

Les évacuations sanguines, la diarrhée, la diète très sévère et longtemps continuée, et en général toutes les causes capables de produire l'affaiblissement de l'économie, diminuent d'une manière notable l'impulsion du

---

pression même légère, on fait sur-le-champ monter le mercure dans le tube, à une hauteur qui varie suivant le degré de pression exercée. Supposez maintenant que l'on applique sur l'artère radiale la peau de baudruche : on verra, suivant la force du pouls, qui représente le plus souvent celle du cœur, et suivant le mode de succession des pulsations artérielles, on verra, dis-je, la colonne mercurielle s'élever plus ou moins dans le tube ; on la verra présenter un mouvement d'ascension, lent ou rapide, égal ou inégal, et tout cela pourra être exactement mesuré.

C'est sans doute une heureuse et ingénieuse idée que d'avoir cherché à remplacer les résultats du simple toucher, souvent incertains, et aussi variables en quelque sorte que la manière de sentir de chaque observateur, par un instrument qui mesure et soumette au calcul les différens degrés de force et d'impulsion des artères, et par conséquent du cœur : mais, il faut le dire, le sphygmomètre, tel que M. Hérisson l'a construit, attend encore, pour être d'une utilité réelle, de grands perfectionnemens, auxquels il ne faut pas désespérer de parvenir.

Quoi qu'il en soit, dans un Mémoire qu'il a lu à l'Académie royale de Médecine, le docteur Hérisson a annoncé qu'à l'aide du sphygmomètre on pourrait, en évaluant plus sûrement la force du pouls, déterminer plus rigoureusement les cas où la saignée pourrait être pratiquée avec le plus d'avantage ; il prétend aussi que son instrument pourra être d'un grand secours pour reconnaître les maladies organiques du cœur, et en diagnostiquer les différentes espèces. Il ne craint pas d'ajouter qu'il est des cas dans lesquels le sphygmomètre pourra fournir

cœur ; et , par conséquent , lorsqu'on voit pour la première fois un malade dans le cours d'une maladie aiguë ou chronique qui a déjà produit une grande diminution des forces, le stéthoscope pourrait ne pas indiquer l'hypertrophie des ventricules , dont le malade serait atteint à un degré médiocre (1).

---

sur le véritable état du cœur des renseignemens plus sûrs que ceux que serait capable de donner le stéthoscope.

Voici, du reste, les caractères sphygmométriques qu'indique M. Hérisson dans son Mémoire, et qu'il dit avoir toujours observés chez les individus qui étaient atteints d'hypertrophie du cœur, sans rétrécissement ou avec rétrécissement des orifices de cet organe :

I. *Hypertrophie sans rétrécissement :*

1° Avec épaississement des parois et diminution de la capacité ventriculaire gauche : *impulsion brusque, résistance artérielle très forte.*

2° Avec épaississement des parois et augmentation de la capacité ventriculaire gauche : *impulsion très forte, inégalité marquée, résistance très grande.*

II. *Hypertrophie avec rétrécissement auriculo-ventriculaire droit, ou rétrécissement ventriculo-pulmonaire :* pouls irrégulier, inégal, intermittent ; la colonne de mercure *hésite* avant de s'élever ; et, quand elle est partie, elle ne redescend point toujours jusqu'à son *point de départ,* ou n'y redescend qu'en deux temps.

III. *Hypertrophie avec rétrécissement auriculo-ventriculaire gauche, ou rétrécissement ventriculo-aortique :* pouls irrégulier, intermittent, inégal , très dépressible ; la colonne de mercure s'abaisse au-dessous de son niveau par une sorte d'aspiration, qui l'entraîne à 1, 2 et 3°, suivant l'importance de l'obstacle, et à des intervalles plus ou moins longs, suivant la nature de l'altération des valvules.   ANDRAL.

(1) Il est bien vrai qu'un certain affaiblissement de l'économie diminue l'impulsion du cœur, et peut rendre moins appréciable un léger degré d'hypertrophie de cet organe. Mais,

L'impulsion du cœur cesse encore assez souvent entièrement, et même dans des cas où il existe une hypertro-

---

ce qui est très important à noter, c'est que dans certains états de l'organisme qui s'accompagnent d'une grande débilité, les battemens du cœur, loin de devenir moins perceptibles, acquièrent au contraire une énergie insolite, et présentent une impulsion telle qu'ils pourraient très facilement faire croire à l'existence d'une hypertrophie. Il semble qu'alors, à mesure que le sang s'appauvrit, et que la faiblesse générale augmente, le système nerveux acquiert une prédominance d'action de plus en plus grande, et que c'est sous l'influence de cet état névrosthénique que les contractions du cœur deviennent plus intenses. L'augmentation d'impulsion qui se remarque en pareil cas est donc le résultat d'un désordre survenu dans l'innervation du cœur, et ce désordre est lié lui-même à la détérioration que le sang a subie : exemple remarquable de l'accroissement d'action d'un organe, au milieu de l'affaiblissement de l'organisme. C'est ainsi que de grandes convulsions prennent souvent naissance à la suite de grandes hémorragies ; ou qu'après des pertes de sang considérables, on peut voir survenir soit diverses formes de délire, soit une exaltation singulière de la sensibilité. Bien funeste serait l'erreur du médecin, qui, en pareil cas, n'ayant égard qu'à ces sortes d'hypersthénies partielles, et négligeant l'état asthénique général auquel elles sont liées, leur opposerait une thérapeutique débilitante ! il verrait, sous son influence, les accidens nerveux s'accroître avec une effrayante rapidité. Qu'il n'oublie jamais que c'est, au contraire, en diminuant l'état asthénique général qu'on les fait disparaître : ainsi les préparations ferrugineuses triomphent des palpitations qui accompagnent la chlorose, palpitations qui sont souvent assez fortes, assez continues, pour qu'elles aient pu en imposer plus d'une fois pour des palpitations liées à une hypertrophie du cœur.   ANDRAL.

phic très marquée, lorsqu'il survient une dyspnée très intense due à une affection quelconque du poumon, et surtout à la péripneumonie, à la pleurésie, à l'œdème du poumon, à l'asthme, et aux congestions qui se forment dans l'agonie (1). Le bruit éclatant qui, comme nous le dirons, accompagne la dilatation du cœur, diminue aussi ou disparaît même entièrement dans les mêmes cas : il ne faut par conséquent rien conclure d'une exploration faite seulement dans de pareilles circonstances (2).

---

(1) Il est des cas très remarquables, indépendamment de celui que signale ici Laënnec, dans lesquels l'hypertrophie des parois du cœur ne se traduit pas par une augmentation d'impulsion. C'est ce que j'ai eu occasion d'observer chez des malades dont le cœur avait acquis une dimension énorme, due à la fois à la dilatation des cavités de cet organe, et à l'épaississement de ses parois : souvent même, en pareil cas, les battemens deviennent à peine perceptibles, et on les entend d'une manière plus obscure et plus confuse que dans l'état normal. Ainsi, l'accroissement de volume du tissu charnu du cœur n'entraîne pas toujours une plus grande énergie dans ses contractions.   ANDRAL.

(2) C'est pendant la systole des ventricules que le cœur vient heurter les parois de la poitrine, et qu'il produit ainsi la sensation du choc : il semblerait, *à priori*, que le contraire devrait avoir lieu, puisqu'en se contractant le tissu charnu qui constitue les parois des ventricules doit revenir sur lui-même et s'éloigner par conséquent des côtes. On a cherché depuis longtemps à se rendre compte de cette sorte de contradiction de la théorie et de l'observation, en établissant qu'au moment où les ventricules se contractent, ils sont poussés en avant par trois causes, savoir, par la dilatation des oreillettes, par celle de l'aorte et de l'artère pulmonaire, et enfin par le redressement qu'éprouve nécessairement subir la crosse de

l'aorte, au moment où le ventricule gauche se contracte. Une pareille explication ne me paraît guère admissible, et je crois, avec M. Bouillaud, que la principale cause du choc de la pointe du cœur contre les parois thoraciques doit être cherchée dans le mode de contraction même des ventricules, ou plutôt dans la disposition des fibres musculaires qui entrent dans la composition de leurs parois. Ces fibres, en effet, ainsi qu'on le sait aujourd'hui, sont contournées sur elles-mêmes, et leur point fixe se trouve être aux cercles tendineux qui séparent les ventricules des oreillettes. Viennent-elles à se raccourcir par suite de leur contraction, la pointe du cœur devra éprouver un mouvement de redressement, pendant lequel, soulevée avec le reste des ventricules, elle viendra frapper les parois de la poitrine. La dilatation des oreillettes et des artères contribue si peu au mouvement des ventricules, pendant leur systole, qu'on voit la pointe du cœur continuer à se soulever, un certain temps après que cet organe, sur un animal vivant, a été séparé du corps.

Le choc produit par le cœur contre les parois thoraciques est dû surtout, dans l'état normal du moins, à la contraction du ventricule gauche : le droit n'y contribue que très faiblement. Le docteur Filhos, auquel on doit de bonnes recherches sur la physiologie et sur la pathologie du cœur, a même essayé d'établir que le ventricule droit est entièrement étranger au phénomène du choc. Il fait remarquer, pour prouver son opinion, que si le ventricule gauche vient heurter les parois de la poitrine pendant qu'il se contracte, cela est dû à la disposition en spirale de ses fibres musculaires vers la pointe du cœur : ainsi contournées, elles relèvent subitement cette pointe, et la lancent en avant. Les fibres du ventricule droit, au contraire, n'étant point contournées en spirale, ne sauraient produire un pareil mouvement (*Dissert. inaug.*, année 1834).

Dans l'état normal, le choc que produit le cœur contre les parois de la poitrine n'a manifestement lieu que pendant la systole des ventricules; mais dans quelques cas pathologiques, il peut en être autrement : j'ai vu, par exemple, un cas dans lequel, à la suite d'un premier choc qui correspondait au moment de la contraction ventriculaire, on percevait de suite deux autres chocs qui correspondaient au temps de la dilatation des ventricules. M. Bouillaud a cité un cas semblable à celui dont je viens de parler : il a vu une femme chez laquelle la main, appliquée à la région précordiale, distinguait trois mouvemens. « Le premier et le plus fort correspondait, dit ce « professeur, au pouls et au premier bruit, à la systole, par consé- « quent; les deux autres succédaient coup sur coup au premier, « et étaient isochrones à la diastole. L'œil, fixé sur la région « précordiale, apercevait les trois battemens indiqués, les deux « derniers toutefois moins nettement que le premier. Enfin, « si l'on regardait attentivement la tête d'une personne qui « explorait les battemens du cœur par l'application immédiate « de l'oreille, on voyait qu'elle était agitée d'un triple mou- « vement pour une seule pulsation de l'artère radiale.» (*Traité clinique des Maladies du cœur*, t. 1, p. 148.)

Dans quelques cas aussi, les oreillettes s'hypertrophient assez pour produire, comme les ventricules, une impulsion très marquée. M. Bouillaud en a également cité un exemple remarquable : il parle, dans son ouvrage, d'une femme qui était atteinte d'une énorme hypertrophie du cœur avec indu- ration de la valvule mitrale, et chez laquelle on voyait distinc- tement un mouvement d'impulsion communiqué à la région sus-mammaire gauche, dans les deuxième et troisième espaces intercostaux ; les battemens ventriculaires se faisaient sentir à deux pouces plus bas. (*Traité des Malad. du cœur*, t. 1, p. 149.)

Le même auteur que je viens de citer, et dont je me plairai souvent dans le cours de ces notes à invoquer le savant témoi- gnage, pense qu'on peut attribuer à l'augmentation de la force d'impulsion du cœur la voussure très prononcée que présente souvent la région précordiale, dans les cas d'hypertrophie con- sidérable de l'organe central de la circulation. Cette voussure, que M. Bouillaud a le premier signalée, existe incontestable- ment dans un grand nombre de cas où le cœur a subi un grand accroissement de volume, je m'en suis plus d'une fois assuré, mais j'hésite à admettre, avec M. Bouillaud, que la dilatation des parois du thorax reconnaisse pour cause, en pareil cas, le choc du cœur contre ces parois. M. Bouillaud invoque, comme cas analogue, ce qui se passe dans les tumeurs anévrysmales : mais si telle était la véritable cause de l'agrandissement que subissent alors les parois thoraciques, il semble que cet agrandissement ne devrait avoir lieu que dans la partie très limitée de la cage de la poitrine qui est en rapport avec la pointe du cœur, puisque c'est cette pointe seule, ou à peu près, qui heurte les parois. D'un autre côté, on voit une pareille dilatation survenir dans des cas où aucun choc n'a lieu : ainsi elle se produit d'une manière plus constante encore et plus marquée, dans les cas où un liquide abondant remplit le péricarde ; elle s'observe également, et dans une plus grande étendue, dans les cas d'épanchemens pleurétiques. Dans toutes ces circonstances diverses, n'y a-t il pas à faire l'application d'une loi toujours la même, en vertu de laquelle toute partie contenante doit se proportionner, en plus comme en moins, aux dimensions de la partie contenue? Mais, quoi qu'il en soit de l'explication du phénomène, son existence est incontestable, il marche avec une augmentation considérable du son mat dans la région précordiale, et pour ma part je ne l'ai jamais encore observé dans les cas de simple hypertrophie concentrique. Si, dans ce dernier cas on constatait bien la voussure, l'opinion qui l'attribue à l'augmentation de l'impulsion du cœur acquerrait un bien plus grand poids; mais notez que, si l'hypertrophie du cœur sans augmentation de son volume pouvait ainsi s'accompagner de la dilatation des parois thoraciques correspondantes, un vide se formerait entre ces parois et le cœur, ce qui ne peut avoir lieu ; ou bien il faudrait alors que, pour combler ce vide, une certaine quantité de sérosité vînt là remplir le péricarde, comme on voit la pie-mère s'abreuver de liquide autour de certains cerveaux, qui, en s'atrophiant, cessent de se trouver en contact avec les parois osseuses du crâne.   ANDRAL.

CHAPITRE III.

DU BRUIT PRODUIT PAR LES MOUVEMENS DU CŒUR.

Les contractions alternatives des diverses parties du cœur produisent un bruit qui devient sensible pour le malade dans les palpitations et dans l'agitation fébrile ou nerveuse, surtout lorsqu'il est couché sur le côté et que l'oreille est appuyée sur un coussin : hors un cas rare dont nous parlerons ailleurs, ce bruit n'est sensible que pour lui. L'application de la main donne bien quelquefois, outre la sensation du choc, quelque chose qui fait présumer plutôt qu'entendre un bruit dans l'intérieur de la poitrine; mais cette perception confuse ne peut être comparée à la netteté de celle que l'on acquiert à l'aide du stéthoscope.

Le stéthoscope, appliqué entre les cartilages des cinquième et sixième côtes sternales, au bas du sternum ou dans tout autre point où les battemens du cœur sont sensibles, fait entendre un bruit distinct dans tous les cas, et lors même que le cœur a moins de force et de volume. Il faut à peine excepter de cette proposition quelques agonies : ordinairement même le bruit des battemens du cœur est encore très sensible, lorsque le pouls ne l'est plus du tout. Dans l'état naturel, ce bruit est double, et chaque battement du pouls correspond à deux sons successifs : l'un, clair, brusque, analogue au claquement de la soupape d'un soufflet, correspond à la systole des oreillettes; l'autre, plus sourd, plus prolongé, coïncide avec le battement du pouls, ainsi qu'avec la sensation du choc décrit dans l'article précédent, et qui indique la contraction des ventricules (1).

Le bruit entendu à la partie inférieure du sternum appartient aux cavités droites ; celui des cavités gauches se fait entendre entre les cartilages des côtes.

Dans l'état naturel, le bruit des contractions du cœur est semblable et égal des deux côtés ; dans quelques cas pathologiques, il devient, au contraire, tout-à-fait dissemblable dans chaque côté.

Le bruit est ordinairement le seul phénomène que présentent les battemens du cœur lorsqu'on les écoute dans un autre point que la région précordiale ; car le

---

(1) L'isochronisme du pouls et du bruit du cœur qui coïncide avec la systole des ventricules avait été généralement admis comme un fait hors de toute contestation jusques dans ces derniers temps, où M. le docteur Marc d'Espine, de Genève, a cherché à établir, par une série d'observations faites avec le plus grand soin, que les pulsations artérielles ne devenaient sensibles qu'après qu'on avait perçu le choc du cœur et le bruit qui l'accompagne. Voici, à cet égard, ce que j'ai moi-même constaté. Lorsque les battemens du cœur ont leur fréquence ordinaire, l'instant où cet organe vient frapper l'oreille est aussi celui pendant lequel le doigt appliqué sur l'artère radiale est soulevé par elle : il en est de même pour les artères de la face et pour la crurale. Quant à l'artère pédieuse, sur laquelle, d'après M. Marc d'Espine, on peut le mieux constater le défaut d'isochronisme entre le pouls et les battemens du cœur, il ne m'a pas paru qu'elle se soulevât plus tard que les autres artères qui viennent d'être nommées. Néanmoins, dans les cas où les battemens du cœur sont plus lents, où ils ne sont pas au nombre de soixante par minute, le fait annoncé par M. Marc d'Espine

choc ne se fait guère sentir, comme nous l'avons déjà dit, qu'entre les cartilages des cinquième et sixième côtes, au bas du sternum, et, chez quelques sujets, à l'épigastre.

Le bruit produit par les battemens du cœur est d'autant plus fort que les parois des ventricules sont plus minces et l'impulsion plus faible : on ne peut par conséquent l'attribuer à la percussion des parois thoraciques. Dans l'hypertrophie médiocre, la contraction des ventricules ne produit qu'un son étouffé, analogue au murmure de l'inspiration, et le *claquement* de l'oreillette est beaucoup moins bruyant que dans l'état naturel. Dans

---

devient facile à constater, non pas dans toutes les artères, mais dans la pédieuse; et plus d'une fois, en pareille circonstance, je me suis assuré que cette artère ne se soulevait qu'à la suite du choc perçu à la région précordiale, c'est-à-dire pendant le très court instant de repos ou de silence qui sépare le premier bruit du second.

Dans un travail expérimental entrepris par une réunion de médecins de Dublin, sur les mouvemens du cœur, ils ont aussi constaté que les pulsations de toutes les artères n'étaient pas complétement isochrones aux contractions des ventricules du cœur, et que cet isochronisme était d'autant moins parfait qu'on examinait des artères plus éloignées du cœur. Ainsi, en faisant sortir à la fois, par une double ponction, du sang de l'artère pulmonaire et du ventricule droit, on s'assura que les deux jets avaient lieu dans le même moment : en répétant la même expérience sur une des artères mésentériques, on arriva à un résultat différent; on vit que le sang jaillissait de l'artère un peu après qu'il s'était échappé de l'ouverture faite au ventricule.   ANDRAL.

l'hypertrophie portée à un degré extrême, la contraction des ventricules ne produit qu'un choc sans bruit, et le bruit de l'oreillette, devenu très sourd, est à peine entendu.

Lorsqu'au contraire les parois des ventricules sont minces, le bruit produit par la contraction des ventricules est clair et assez sonore; il se rapproche de la nature de celui des oreillettes; et s'il y a une dilatation marquée, il devient presque semblable et à peu près aussi fort. Enfin, dans les cas de dilatations un peu considérables, ces deux bruits ne peuvent être distingués ni par leur nature ni par leur intensité, mais seulement par leur rapport d'isochronisme ou d'anachronisme avec le pouls artériel.

Dans l'état naturel, le bruit des contractions alternatives du cœur ne s'entend nulle part aussi fortement qu'à la région précordiale, et il devient plus faible dans les divers points de la poitrine, suivant la progression que nous avons déjà indiquée (pag. 11). Mais dans quelques cas pathologiques, ce bruit peut être plus fort dans d'autres points de la poitrine, ainsi que nous l'avons déjà dit (*ibid.*). Nous aurons d'ailleurs occasion de revenir encore sur cet objet. Dans la dilatation des ventricules, il est ordinairement aussi fort sous les clavicules qu'à la région du cœur.

Chez les sujets sains, mais dont le cœur a des parois un peu minces, la contraction des oreillettes s'entend quelquefois beaucoup plus fortement sous les clavicules que celle des ventricules, quoique la même différence ne s'observe pas à la région précordiale.

Chez les sujets attaqués d'hypertrophie, assez souvent, lorsqu'on ne sent dans la région précordiale qu'un fort soulèvement sans bruit, et qu'on ne peut presque distinguer le bruit de l'oreillette, on entend uniquement ce dernier sous les clavicules et même dans le dos ; et, dans les cas moins graves de ce genre, on l'entend toujours plus distinctement dans ces endroits que dans la région précordiale, surtout chez les sujets maigres et à poitrine étroite.

Quelquefois la contraction de l'oreillette, sans cesser d'être très distincte, ne produit qu'un bruit obtus et aussi peu sonore que celui des ventricules lorsque celui-ci l'est le moins. Le bruit des ventricules devient assez ordinairement alors plus sourd qu'il ne l'est dans l'état naturel, et même que dans l'hypertrophie du cœur.

Cette obscurité du son de l'oreillette peut être due à plusieurs causes différentes. Assez souvent elle dépend d'une disposition naturelle, en vertu de laquelle les plèvres et les bords antérieurs des poumons se prolongent au devant du cœur et le recouvrent complétement. Dans ce cas, le bruit de la respiration empêche quelquefois de bien distinguer les battemens du cœur. Dans tous les cas, les contractions des ventricules, en exprimant l'air contenu dans les portions du poumon placées entre le cœur et le sternum, déterminent un bruit particulier dont nous parlerons plus bas, et qui masque quelquefois entièrement leur bruit propre.

Il n'est pas inutile de faire remarquer que cette disposition du poumon, qui n'est pas rare, peut rendre quelquefois nul un des signes donnés par Avenbrugger et Corvisart comme indiquant l'augmentation de volume du cœur : je veux parler du son mat que doit rendre alors la région précordiale. En effet, lorsque le poumon s'insinue entre le péricarde et le sternum, la région du cœur résonne bien, lors même que cet organe aurait acquis un volume double de l'état naturel. Ceci s'observe principalement dans le cas assez fréquent d'emphysème du poumon compliqué de maladie du cœur.

Le ramollissement de la substance musculaire du cœur, affection qui, quoique très commune, a peu fixé jusqu'ici l'attention des praticiens, me paraît aussi rendre le bruit des oreillettes, et même des ventricules, beaucoup plus sourd que dans l'état naturel.

Enfin la gêne de la circulation du sang dans le cœur, occasionée par un trop grand afflux de ce liquide ou par une maladie grave du poumon, diminue encore et modifie en même temps le bruit des contractions du cœur. Le bruit du cœur présente en outre, dans divers cas pathologiques, des modifications très remarquables, et que nous examinerons dans l'un des chapitres suivans (1).

---

(1) Depuis que Laënnec a appelé l'attention des observateurs sur les bruits du cœur, et qu'il a publié sur ce point le résultat de ses recherches, plusieurs travaux ont été entrepris dans le but de déterminer la cause de ces bruits, cause qu'il n'a point indiquée. En effet, dans le chapitre qu'on vient de lire, Laënnec se contente de signaler les différens états du cœur qui paraissent imprimer à ces bruits des modifications diverses : il constate que le premier bruit, isochrone au choc du cœur et au pouls, doit par conséquent coïncider avec la systole des ventricules; et que le second bruit se fait entendre, au contraire, pendant la diastole des mêmes ventricules et la systole des oreillettes; mais il n'avance pas, ainsi qu'on le

lui a fait dire, que le premier bruit dépend de la contraction des ventricules et le second de celle des oreillettes.

Plusieurs théories ont été proposées, pour se rendre compte des bruits que le cœur fait entendre chaque fois qu'il se contracte. On a attribué la production de ces bruits à la contraction même des parois du cœur; d'autres en ont placé la cause dans le sang lui-même. Le redressement des valvules a été aussi regardé comme l'agent principal du développement de ces bruits ; enfin, on a cherché à les expliquer par le choc du cœur contre les parois thoraciques.

Exposons rapidement chacune de ces théories.

M. le docteur Marc d'Espine, après avoir constaté, comme Laënnec, que le premier bruit coïncide avec la systole des ventricules et le second avec celle des oreillettes, a essayé d'établir que ces deux bruits résident l'un et l'autre dans les ventricules. Partant de ce principe, que tout muscle, en se contractant, produit un certain bruit, il a pensé que la contraction des ventricules devait être la cause du premier bruit du cœur, mais en même temps il a refusé aux oreillettes la faculté de produire le second. Il dit, en effet, n'avoir jamais pu apercevoir dans les parois des oreillettes d'autre mode de contraction qu'une sorte de mouvement vermiculaire tout-à-fait incapable de déterminer l'espèce de bruit qui coïncide avec la dilatation des ventricules : leur appendice seule lui a paru se contracter à la manière de ces derniers. Quelle est donc la cause du second bruit du cœur ? M. Marc d'Espine pense que la dilatation des ventricules est un phénomène tout aussi actif que leur contraction. M. Magendie, en effet, a depuis longtemps signalé la sensation toute particulière de résistance qu'on éprouve, lorsqu'on essaye de comprimer le cœur, pour arrêter le développement de la diastole des ventricules. S'appuyant sur ces données, M. Marc d'Espine place dans la dilatation même des ventricules, la cause du second bruit : si on l'entend plus haut que le premier, c'est que, pendant l'instant de leur diastole, les ventricules s'éloignent des parois thoraciques. D'autres expérimentateurs que M. d'Espine ont d'ailleurs également constaté que la contraction des oreillettes est toute différente de celle des ventricules : ainsi M. Bouillaud, en étudiant les mouvemens du cœur sur un coq chez lequel il avait mis cet organe à nu, affirme n'avoir vu ni senti distinctement aucune contraction des oreillettes ; sur deux lapins, il a vu, à la vérité, les parois de ces cavités se contracter, mais faiblement : en se contractant, ajoute M. Bouillaud, les oreillettes ne se *durcissaient* pas comme les ventricules ; il a remarqué en outre, comme M. Marc d'Espine, que la contraction des oreillettes était beaucoup plus marquée dans les appendices auriculaires que partout ailleurs.

Le frottement du sang contre les parois des cavités du cœur a été regardé, par M. le docteur Pigeaux, comme la cause des bruits que fait entendre cet organe pendant ses mouvemens. Le premier bruit se produit, d'après lui, à l'instant où le sang, chassé des oreillettes, vient à frapper la surface interne des parois des ventricules ; le second bruit se perçoit lorsque le sang, sortant des ventricules, pendant leur systole, arrive dans l'aorte et dans l'artère pulmonaire, et vient frotter contre leurs parois. En supposant que le frottement du sang contre les parois des cavités qu'il traverse eût une part à la production des bruits du cœur, il faudrait au moins ne pas dire, avec M. Pigeaux, que le premier bruit coïncide avec le moment de l'afflux du sang dans les ventricules, puisqu'il est bien démontré que l'instant de la production de ce premier bruit est celui de la systole des ventricules.

C'est par l'impulsion du sang sur les parois des cavités ventriculaires, par les diverses vibrations qui se produisent, lorsque le sang passe des ventricules à travers les orifices de l'aorte et de l'artère pulmonaire, que M. Hope explique le premier bruit. Il se rend compte du second par la réaction des parois des ventricules sur la masse de sang qui y pénètre brusquement pendant leur diastole, ainsi que par la collision de ce liquide.

Une théorie toute différente des précédentes a été proposée par le docteur Rouanet. D'après lui, les bruits du cœur sont produits par le jeu des valvules de cet organe : aussi M. Bouillaud, qui a adopté, à quelques modifications près, la théorie de M. Rouanet, propose-t-il d'appeler du nom de *bruit valvulaire* le double bruit que fait entendre le cœur à l'état normal, distinguant ainsi ce bruit particulier d'autres bruits du cœur, que produisent des causes toutes différentes, et qu'on ne perçoit que dans l'état pathologique. Dans cette théorie, le premier bruit est regardé comme n'étant autre chose que le bruit même qui doit nécessairement avoir lieu par suite du redressement brusque des valvules auriculo-ventriculaires, pendant la systole des ventricules. M. Bouillaud pense que le brusque refoulement des valvules sigmoïdes contre les parois artérielles doit avoir aussi quelque part dans la production de ce premier bruit du cœur. Le second bruit, d'après M. Rouanet, est le résultat du choc en retour, contre les valvules sigmoïdes, de la colonne de sang qui a passé dans les artères. M. Bouillaud est porté à penser que ce second bruit est dû aussi et à l'abaissement soudain des valvules auriculo-ventriculaires, et au redressement des valvules artérielles. Tout en ne niant pas le rôle joué par le choc du sang contre ces dernières valvules, il croit cependant que ce choc n'est pas l'unique cause du second bruit du cœur, et il y ajoute l'influence du mouvement des valvules.

Guidé par des expériences qui lui sont propres et qui ont été plusieurs fois répétées par lui de manière à s'assurer de toute leur exactitude, M. Magendie a établi que les bruits du cœur résultent tout simplement du choc du cœur sur les parois du thorax. Si en effet, comme il l'a plusieurs fois pratiqué, on enlève ces parois, et qu'on applique l'oreille sur le cœur mis à nu, on n'entend plus aucun bruit, à moins que le cœur ne frappe sur les parties environnantes. D'après l'illustre physio-

logiste, le premier bruit, ou le bruit sourd, dépend du choc
de la pointe du cœur sur l'espace intercostal auquel elle correspond, et le second bruit correspond à la dilatation des ventricules, et par conséquent à l'entrée rapide du sang dans ces
cavités. La clarté beaucoup plus grande du second bruit que du
premier dépendrait, d'après M. Magendie, de la masse moins
considérable du corps choquant, et de la nature du corps
choqué (le sternum), qui, entièrement solide, doit être
beaucoup plus sonore que la paroi latérale du thorax, en
grande partie musculaire. M. Magendie a introduit, à travers
les parois thoraciques, une petite tige mobile sur le ventricule
droit, et une autre sur le ventricule gauche, et il s'est assuré que
chacun des bruits du cœur était accompagné d'un choc qui se
manifestait au dehors par un mouvement étendu des petites tiges.

Cette théorie me paraît mieux rendre compte de certains
faits pathologiques que celle de M. Rouanet précédemment
exposée. Je ne vois pas, par exemple, comment, dans cette
dernière, on explique la diminution de plus en plus grande
de la clarté du premier bruit par l'effet d'une hypertrophie
des parois des ventricules, et son augmentation de clarté dans
les cas d'amincissement de ces mêmes parois. Au contraire, la
théorie de M. Magendie explique parfaitement bien ce fait,
qui est en définitive un fait du même ordre que celui-ci qui a
lieu dans l'état physiologique. Si c'est, en effet, l'épaisseur de
la masse choquante qui rend le premier bruit plus sourd que
le second, on conçoit que, plus cette épaisseur augmentera,
et plus ce bruit devra devenir sourd. L'opinion de M. Magendie
sur les bruits du cœur est donc celle que j'adopterais le plus
volontiers : ajouterai-je que je suis depuis longtemps habitué
à accorder une grande confiance aux paroles du savant qui fut
mon premier maître, et dont les enseignemens m'ont été si
utiles. Toutefois je dois consigner ici d'autres expériences
entreprises par M. Bouillaud et par M. Hope, et qui les ont
conduits à des résultats opposés à ceux annoncés par M. Ma-

gendie. Dans ces expériences, les deux auteurs que je viens
de nommer ont enlevé les parois thoraciques de divers animaux ; et ayant mis le cœur à nu, ils affirment qu'ils ont entendu très distinctement les deux bruits du cœur. De nouvelles
observations révèleront sans doute quelques circonstances qui
ont vraisemblablement causé la différence de résultats obtenus par M. Magendie d'une part, par MM. Bouillaud et Hope
d'autre part.

Enfin, avant de terminer cette note, je crois devoir extraire
de l'*Encyclographie des Sciences médicales* (janvier 1836) la
traduction qui y a été donnée d'un rapport lu à la section
médicale de l'association britannique, le 11 août 1835, au nom
d'une commission formée à Dublin, dans le but de faire des
recherches sur les mouvemens successifs des diverses parties
du cœur, et sur les bruits qui les accompagnent : ce qui est
relatif aux bruits doit seul trouver place ici.

Première expérience. — On appliqua un stéthoscope sur la
région cardiaque d'un veau, chez lequel était entretenue une
respiration artificielle : les deux bruits du cœur furent distinctement entendus, le premier prolongé et sourd, le second
court et clair. On enleva alors le sternum et les côtes, et l'on
eut soin que le cœur ne fût en contact avec aucune partie du
thorax. Un stéthoscope muni d'un tube flexible, et placé sur
le péricarde dans la région correspondante aux ventricules,
fit entendre distinctement les deux bruits. En appliquant l'o-
reille très près du cœur, sans pourtant le toucher, on les dis-
tingua également, mais faibles. Une petite pièce de carton
ayant été placée sur la surface des ventricules, et le stéthoscope
ordinaire appliqué à la surface du carton, les deux bruits furent entendus aussi distinctement et presque aussi fortement
qu'ils le sont au travers du sternum. Plaçait-on le stéthoscope
sur les ventricules près de leur pointe, on entendait très distinctement le premier bruit ; le second bruit, au contraire, était
sourd. Le plaçait-on au-dessus de l'origine des grosses ar-

tères, on entendait distinctement les deux bruits, mais particulièrement le second. Distendait-on le péricarde à l'aide de l'eau, on entendait l'un et l'autre bruit, mais pas aussi distinctement qu'avant l'injection.

Deuxième expérience. — Après avoir enlevé, chez un veau préparé comme le précédent, non-seulement le sternum et les côtes, mais encore le péricarde, on vérifia les deux bruits au moyen du stéthoscope appliqué aux différentes parties des ventricules, et le résultat fut le même que dans la précédente expérience. En comprimant les grosses artères près du cœur, on altéra le caractère du second bruit..... On introduisit une aiguille courbe et fine dans l'aorte, et une autre dans l'artère pulmonaire, au-dessous de la ligne où s'attache une des valvules semi-lunaires de chaque vaisseau ; on conduisit les aiguilles environ un demi-pouce vers le haut, et on les fit ressortir des vaisseaux, de sorte que, dans chacun, une valvule se trouvât engagée entre l'aiguille et la paroi de l'artère. Appliquant alors le stéthoscope à l'origine des artères, , on trouva que le second bruit avait cessé, et qu'on n'entendait plus qu'un bruit ressemblant au premier, et coïncidant avec la systole du ventricule..... On s'assura plus tard qu'une des valvules sigmoïdes de chaque artère ne pouvait plus s'abaisser.

Troisième expérience. — Répétition de la précédente : seulement, l'aiguille ayant été mal fixée, on remarqua que, chaque fois qu'elle abandonnait la valvule, le second bruit reparaissait.

Quatrième expérience. — On détacha le cœur de la poitrine d'un veau, et on le plaça sur une table. En appliquant l'oreille armée d'un stéthoscope sur les ventricules, on entendit à chaque systole un bruit unique qui ressemblait à celui qu'on appelle le *premier bruit.* Quand le cœur eut cessé de battre, on détruisit les valvules semi-lunaires, et on remplit les ventricules d'eau : en tenant le cœur verticalement, et en appliquant le stéthoscope sur les ventricules, tandis que la main comprimait ces derniers de manière à pousser l'eau dans les troncs artériels, on entendait un son semblable au premier bruit; lorsque le mouvement de la main se relâchait subitement, on entendait un bruit de la même nature que le précédent. Appliquait-on l'instrument aux ventricules du cœur vide et mort, et frottait-on leurs surfaces internes l'une contre l'autre, on entendait un bruit qui ressemblait en quelque sorte au premier. En introduisant le doigt dans le ventricule gauche par l'ouverture auriculo-ventriculaire et en frottant doucement contre la surface interne, on produisait un bruit qui ressemblait au premier bruit, et qu'on entendait au moyen du stéthoscope en dehors des ventricules. Un tube de verre, par lequel on faisait tomber, d'une hauteur peu considérable, des gouttes d'eau sur les valvules semi-lunaires de l'aorte, donnait lieu à un bruit de la nature du second bruit. En introduisant le tube entre les valvules et en opérant le mouvement de *va-et-vient*, on entendait un son qui ressemblait au bruit de la râpe.

De ces diverses expériences, la commission des médecins de Dublin a tiré les conclusions suivantes :

1° Les bruits du cœur ne sont pas produits par le contact des ventricules avec le sternum ou les côtes; mais ils sont le résultat de mouvemens en dedans du cœur et de ses vaisseaux.

2° Le sternum et la paroi antérieure du thorax, par leur contact avec les ventricules, ajoutent à la clarté de ces bruits.

3° Le premier bruit correspond à la systole ventriculaire, et il coïncide avec elle en durée.

4° La cause du premier bruit est de nature à commencer et à finir avec la systole des ventricules, et cette cause est active pendant toute la durée de la systole.

5° Le premier bruit ne dépend pas de l'occlusion des valvules auriculo-ventriculaires au commencement de la systole, car ce mouvement des valvules n'a lieu qu'au commencement de la systole, et dure beaucoup moins qu'elle.

6° Le premier bruit n'est pas non plus produit par le frot-

tement des surfaces internes des ventricules l'une contre l'autre;
car un frottement semblable n'est pas possible avant que le
sang ne soit expulsé des ventricules, tandis que le premier
bruit commence déjà avec le début de la systole ventriculaire.

7° Le premier bruit est produit, ou par le passage rapide du
sang sur les surfaces internes et irrégulières des ventricules,
pour arriver aux orifices des artères, ou par le *bruit musculaire* des ventricules, ou, ce qui est probable, par l'une et
l'autre de ces causes à la fois.

8° Le second bruit coïncide avec la terminaison de la systole
ventriculaire : pour le produire, il faut que les valvules artérielles n'offrent aucune lésion. Ce bruit semble être causé par
la résistance subite de ces valvules au mouvement des colonnes
sanguines repoussées par l'élasticité des troncs artériels vers le
cœur, après chaque systole des ventricules.

Les médecins dont je viens de reproduire le travail, tel
qu'il a été inséré dans l'*Encyclographie des Sciences médicales*, ont cru devoir terminer leur rapport en déclarant que,
malgré toutes les recherches entreprises jusqu'à ce jour pour
déterminer la nature et la cause des bruits du cœur, un pareil
sujet est loin d'être épuisé; et que, pour décider complétement les questions qu'il soulève, des observations ultérieures
sont encore nécessaires. Je partage cette manière de voir,
et je crois d'ailleurs que la cause qui produit les bruits du cœur
n'est pas simple : il me semble que, parmi les causes diverses
auxquelles chaque auteur a attribué exclusivement ces bruits,
il n'en est aucune qui ne puisse avoir sa part dans leur production; mais aucune non plus ne suffit peut-être seule pour leur
donner naissance. ANDRAL.

CHAPITRE IV.

DU RHYTHME DES BATTEMENS DU COEUR.

J'entends par *rhythme* l'ordre des contractions des diverses parties du cœur telles qu'elles se font entendre et sentir par le stéthoscope, leur durée respective, leur succession, et, en général, leur rapport entre elles.

Je vais, en conséquence, décrire dans leur ordre successif les phénomènes que présentent à l'oreille les battemens du cœur, chez un homme sain et dont le cœur est dans les proportions les plus favorables au libre exercice de toutes les fonctions. Il serait impossible d'indiquer géométriquement ces proportions. Le poids du cœur et l'épaisseur de ses parois, considérés d'une manière absolue, sont des données infidèles (1). Mais je crois, d'après

---

(1) Plusieurs auteurs se sont occupés de déterminer le poids du cœur et ses dimensions, et ils ont espéré l'avoir fait d'une manière assez rigoureuse pour qu'il fût possible d'établir, sous ces deux rapports, une moyenne en deçà et au delà de laquelle commencera l'état pathologique.

Relativement au poids, voici les principaux résultats auxquels on est arrivé, et qui malheureusement ne sont point identiques, ce qui indique ici encore la nécessité de nouvelles observations.

Ainsi Lobstein a fixé le poids du cœur d'un adulte, dans l'état sain, à 9 ou 10 onces, M. Bouillaud à 8 ou 9 onces, et M. Cruveilhier à 6 ou 7 onces seulement. Le poids du cœur se trouve être d'ailleurs en rapport direct avec la taille et la force de la constitution des sujets : c'est ainsi que, chez un individu

toutes les dissections que j'ai faites depuis 1801 jusqu'à ce jour, pouvoir déterminer les proportions naturelles du cœur de la manière suivante, qui, quoique approximative, a cependant une exactitude suffisante.

---

d'une taille colossale et très fortement constitué, et qui n'avait jamais présenté de signe d'affection du cœur, M. Bouillaud a trouvé que le cœur pesait 11 onces. En comparant la moyenne du poids du cœur à l'état normal avec la moyenne de ce même poids dans des cas où le cœur était soit hypertrophié, soit atrophié, le même professeur est arrivé à cet intéressant résultat, savoir : que le poids du cœur le plus hypertrophié est plus que quintuple de celui du cœur le plus atrophié, et presque triple de celui d'un cœur à l'état normal. Le cœur le plus hypertrophié pèserait donc, d'après M. Bouillaud, de 24 à 27 onces. Lobstein affirme avoir rencontré un cœur dont le poids s'élevait jusqu'à 32 onces.

Relativement aux dimensions du cœur, soit de cet organe considéré dans sa totalité, soit de ses diverses parties, voici les mesures qui ont été données par M. Bouillaud, de cœurs qui paraissaient être à l'état normal :

		Pouces.	Lignes.
Circonférence du cœur mesurée à la base des ventricules.	moyenne :	8	9 3/7
	maximum :	10	6
	minimum :	8	»
Longueur du cœur.	moyenne :	3	7 1/3
	maximum :	4	»
	minimum :	3	2 1/2
Largeur du cœur.	moyenne :	2	7 1/2
	maximum :	4	6
	minimum :	3	5
Epaisseur du cœur.	moyenne :	1	11 1/6
	maximum :	2	7
	minimum :	1	5
Epaisseur des parois du ventricule gauche.	moyenne :	0	6 1/2
	maximum :	0	8
	minimum :	0	5

Le cœur, y compris les oreillettes, doit avoir un volume un peu inférieur, égal, ou très peu supérieur au volume du poing du sujet. Les parois du ventricule gauche doivent avoir une épaisseur un peu plus que double de celle des parois du ventricule droit : leur tissu, plus ferme et plus compacte que celui des muscles, doit les

		Pouces.	Lignes.
Epaisseur des parois du ventricule droit. . .	moyenne :	0	2 3/5
	maximum :	0	3 1/2
	minimum :	0	1 1/2
Epaisseur de la cloison inter-ventriculaire.		0	11
Epaisseur des parois de l'oreillette gauche. .	moyenne :	0	1 1/2
	maximum :	0	2
	minimum :	0	» 3/4
Epaisseur des parois de l'oreillette droite. . .	moyenne :	0	1
	maximum :	0	1 1/2
	minimum :	0	» 1/2
Circonférence de l'orifice auriculo-ventriculaire gauche.	moyenne :	3	6 1/3
	maximum :	3	10
	minimum :	3	3
Circonférence de l'orifice auriculo-ventriculaire droit.	moyenne :	3	10
	maximum :	4	»
	minimum :	3	9
Circonférence de l'orifice ventriculo-aortique. .	moyenne :	2	5 1/2
	maximum :	2	8
	minimum :	2	4
Circonférence de l'orifice ventriculo-pulmonaire.	moyenne :	2	7 3/4
	maximum :	2	10
	minimum :	2	6

Je me suis livré, depuis plusieurs années, aux mêmes recherches que M. Bouillaud sur les dimensions du cœur; j'ai trouvé, pour les différentes parties du cœur dont il vient d'être question, les mêmes moyennes que lui, si ce n'est pour la cloison interventriculaire, qui, mesurée très souvent par moi, ne m'a donné, comme moyenne d'épaisseur, qu'une ligne de plus environ que la paroi du ventricule gauche : c'est une épaisseur beaucoup moins considérable que celle qui est indiquée par M. Bouillaud (onze lignes).   ANDRAL.

empêcher de s'affaisser lorsqu'on ouvre le ventricule. Le ventricule droit, un peu plus ample que le gauche, présentant des colonnes charnues plus volumineuses malgré la moindre épaisseur de ses parois, doit s'affaisser après l'incision (1).

Dans un cœur ainsi proportionné, les contractions alternatives des ventricules et des oreillettes, examinées à l'aide du stéthoscope et en touchant en même temps le pouls, présentent les phénomènes suivans :

Au moment où l'artère vient frapper le doigt, l'oreille est légèrement soulevée par un mouvement du cœur isochrone à celui de l'artère, et accompagné d'un bruit un peu sourd quoique distinct. L'isochronisme ne permet pas de méconnaître que le phénomène est dû à la contraction des ventricules.

Immédiatement après, et sans aucun intervalle, un bruit plus éclatant et analogue à celui d'une soupape qui se relève, d'un fouet, ou d'un chien qui lappe, annonce la contraction des oreillettes. Je me sers de ces comparaisons triviales, parcequ'elle me semblent exprimer, mieux qu'aucune description ne pourrait le faire, la nature du bruit dont il s'agit.

---

(1) L'épaisseur des parois du ventricule gauche est plus souvent triple qu'elle n'est double de celle du ventricule droit. Du reste, cette mesure proportionnelle des parois des deux ventricules n'est applicable qu'à l'adulte. Chez l'enfant, l'épaisseur des parois du ventricule gauche est proportionnellement plus considérable encore; elle diminue après l'époque de la puberté; elle reste au même point pendant toute la durée de l'âge adulte; puis, chez le vieillard, elle augmente de nouveau. ANDRAL.

Aucun mouvement sensible à l'oreille n'accompagne ce bruit, aucun intervalle de repos ne le sépare du bruit plus sourd et accompagné de soulèvement indicateur de la contraction des ventricules, qu'il semble borner et interrompre brusquement.

La durée de ce bruit, que j'ai déjà désigné sous le nom de *claquement*, et par conséquent celle de la contraction des oreillettes, est évidemment plus courte que celle de la contraction des ventricules. Cette différence de durée, que Haller regardait comme douteuse, quoiqu'il penchât pour l'affirmative (1), est tout-à-fait incontestable. Elle est, au reste, beaucoup plus facile à vérifier par l'auscultation que par l'inspection, par les raisons que j'ai déjà exposées (pag. 7). Il est encore une circonstance qui a pu contribuer à tenir l'illustre physiologiste de Berne dans l'incertitude : c'est la fréquence assez grande d'une exception dont il sera parlé tout-à-l'heure. Et enfin les observations de Haller, faites sur des animaux expirant sous le scalpel, ne lui permettaient pas d'affirmer que ce qu'il voyait fût absolument l'état physiologique.

Immédiatement après la systole des oreillettes, il y a un intervalle de repos très court, mais cependant bien marqué, après lequel on sent les ventricules se soulever de nouveau avec le bruit sourd et la progression graduelle qui leur sont propres; suit la contraction brusque et sonore des oreillettes, et le cœur retombe encore pour un instant dans une immobilité absolue.

Ce repos après la contraction des oreillettes ne paraît

____

(1) *Elem. phys.*, t. 1.

pas avoir été connu de *Haller*, ou au moins ne l'a-t-il pas regardé comme un état naturel. La seule chose qu'il dise à cet égard me paraît s'appliquer à une espèce d'intermittence dont j'aurai occasion de parler en décrivant les palpitations (1).

La durée respective des contractions des oreillettes et des ventricules me paraît être déterminée assez exactement de la manière suivante : sur la durée totale du temps dans lequel se font les contractions successives des diverses parties du cœur, un tiers au plus ou même un quart est rempli par la systole des oreillettes ; un quart, ou un peu moins, par un repos absolu ; et la moitié ou à peu près par la systole des ventricules.

Ces observations peuvent paraître assez minutieuses à la lecture : j'ose croire cependant qu'elles seront trouvées faciles à vérifier par tout médecin qui voudra écouter pendant quelques minutes les battemens du cœur chez un homme sain et d'une certaine vigueur (2).

------

(1) *Post auricularum constrictionem, celerrimè in calido et sano animale, aliquantò lentiùs in frigido et languente, et nonnunquam satis magno etiam in calidis tempusculo interposito, sequitur ventriculorum contractio* (HALLER, *Elem. phys.*, t. 1, lib. IV, sect. 4, § 21).

(2) Le rhythme des battemens du cœur, tel qu'il vient d'être exposé, a été l'objet d'une contestation assez importante pour mériter d'être rapportée ici. Le professeur J. W. Turner a inséré, dans le troisième volume des *Transactions de la Société médico-chirurgicale d'Edimbourg*, un Mémoire destiné à prouver que Laënnec s'est complétement trompé en attribuant à la contraction des oreillettes le deuxième bruit perçu par l'auscultation des battemens du cœur, et en plaçant le repos

La rareté du pouls est la circonstance la plus favorable pour en reconnaître l'exactitude.

Quand le pouls est lent et rare à la fois, la contraction des ventricules est plus longue que dans l'état na-

---

de cet organe immédiatement après cette contraction. Voici quelle est à peu près l'argumentation de M. Turner.

1° Tous les physiologistes s'accordent à dire que le sang ramené au cœur par les veines distend les oreillettes, qui se contractent et le poussent dans les ventricules; que ceux-ci se contractent immédiatement après, en portant la pointe du cœur vers les parois thoraciques, pour chasser le sang dans les artères; et que c'est alors, *après la contraction des ventricules*, qu'a lieu le repos du cœur. M. Turner cite en preuve un passage d'Harvey (*de Motu cordis*, 1737, p. 31) tout-à-fait concluant; un autre de Lancisi (*de Motu cordis et Anev.*, 1740, p. 192), qui l'est un peu moins; et enfin celui de Haller qu'on vient de lire, et qu'il prétend avoir été mal interprété par Laënnec.

Remarquons ici que cette mésinterprétation du passage cité de Haller porte seulement sur l'ordre dans lequel y sont dites s'effectuer les contractions alternatives des oreillettes et des ventricules. Car, d'ailleurs, Laënnec a eu raison de dire que Haller n'avait pas connu le repos du cœur après chaque double contraction, puisque ce physiologiste ne parle d'un intervalle de repos que comme d'une chose qui a lieu quelquefois (*non-nunquam*); et que, dans un autre passage cité par M. Turner, il présente les contractions des oreillettes comme simultanées au relâchement des ventricules, et réciproquement les contractions des ventricules comme simultanées au relâchement des oreillettes, sans faire mention d'aucun intervalle entre ces deux doubles mouvemens (*Elem. physiol.*, t. 1, lib. IV, sect. 5, § 18).

2° Les mouvemens que l'on observe quelquefois dans les veines jugulaires, lorsqu'il y a maladie du cœur ou des poumons,

turel, le bruit qui l'accompagne est plus sourd, l'oreille est moins fortement soulevée : la systole des oreillettes, au contraire, a toujours sa brièveté et son bruit ordinaires ; elle paraît même plus courte à raison du temps

---

devraient, dans l'hypothèse de Laënnec, coïncider avec le second bruit du cœur, c'est-à-dire avec la contraction des oreillettes ; tandis que, suivant M. Turner, ils précèdent immédiatement le premier bruit du cœur et le pouls artériel. Dans un cas où ces mouvemens étaient très sensibles, le professeur écossais a pu facilement constater : 1° le mouvement veineux ; 2° le pouls artériel et le premier bruit du cœur ; 3° le second bruit du cœur ; 4° un intervalle court, suivi par un nouveau mouvement veineux, etc. Il y avait donc, suivant lui, d'abord contraction des oreillettes indiquée par le mouvement rétrograde du sang dans les veines, puis contraction des ventricules marquée par le mouvement artériel et le premier bruit du cœur, puis second bruit du cœur inconnu dans sa cause, et enfin un intervalle de repos suivi par une nouvelle contraction des oreillettes.

Ainsi M. Turner accorde bien que le premier bruit du cœur est dû à la contraction des ventricules, mais il nie que le second soit dû à la contraction des oreillettes. Il ne sait pas d'ailleurs à quoi rapporter ce dernier, et se demande seulement s'il ne se pourrait pas qu'après avoir été enlevé par la diastole, le cœur, dans sa systole, retombât sur le péricarde, de manière à produire un bruit appréciable.

Remarquons d'abord que, si dans ses mouvemens le cœur s'écarte assez du péricarde pour produire ensuite en retombant sur lui un bruit appréciable, ce ne saurait être dans l'ordre voulu par M. Turner ; car c'est dans la systole que le cœur s'allonge, s'amoindrit, se porte en avant, *s'élève*, et c'est dans la diastole qu'il s'élargit, revient en arrière, *retombe* sur le péricarde, entraîné lui-même par les muscles dilatateurs de la poi-

plus long employé par la systole des ventricules. Le repos après la contraction des oreillettes n'est pas sensiblement plus court. Je n'ai pas besoin de dire que cette comparaison de l'état ordinaire à un état dans le-

---

trine, ainsi que l'a constaté M. Barry, des travaux duquel je suis surpris que M. Turner n'ait pas fait mention.

Remarquons, en outre, que l'argument de M. Turner tiré de ce que le mouvement des jugulaires précéderait un peu le premier bruit du cœur, ou ce que Laënnec appelle la contraction des ventricules, ne saurait être d'un grand poids; car il est évident que le reflux du sang dans les veines doit toujours être postérieur et non isochrone à la contraction des oreillettes, c'est-à-dire à ce qui cause, suivant Laënnec, le second bruit du cœur. Il n'y aurait donc rien d'étonnant à ce que ce bruit fût accompli, et l'intervalle de repos qui le suit presque écoulé, quand le mouvement des jugulaires vient à se manifester.

Quoi qu'il en soit, les doutes élevés par le professeur Turner sur la cause du second bruit du cœur méritent quelque attention. Déjà ils paraissent avoir excité celle d'un élève en médecine attaché à l'hôpital de la Charité, qui, dans une note lue à l'Académie de médecine au mois de mars 1830, s'est attaché à prouver : 1° que les bruits perçus par l'auscultation dans l'analyse des battemens du cœur sont dus au choc du sang sur les parois de cet organe ou sur celles des gros vaisseaux, et non aux contractions des oreillettes ou des ventricules; 2° que le bruit clair appartient aux ventricules, et réciproquement le bruit sourd aux oreillettes; 3° que le choc de la pointe du cœur contre les parois de la poitrine alterne avec le mouvement du pouls, et n'est point isochrone avec lui; 4° enfin, que le repos doit être placé après la contraction des oreillettes.

M. Pigeaux (c'est le nom de cet élève) n'ayant publié, que je sache, aucune des observations sur lesquelles s'appuient ces

quel le pouls est plus rare a été faite sur le même sujet.

Quand le pouls est *rare* et *vif* à la fois, ce repos est plus long que dans l'état ordinaire, et par conséquent plus sensible. Je l'ai trouvé égal à la durée de la contraction des ventricules, chez un apoplectique dont le pouls, très prompt, ne battait qu'environ cinquante-huit fois par minute. Chez un autre individu qui présentait des signes avant-coureurs de la même maladie, et dont le pouls, également prompt, ne battait que quarante fois par minute, j'ai trouvé que ce repos occupait un temps égal à celui dans lequel se faisaient les contractions successives des ventricules et des oreillettes.

Il suit de ces observations que le cœur, loin d'être dans un état de mouvement continuel, comme on le pense communément, présente des alternatives de repos

---

quatre propositions, il ne m'est pas possible de les juger. J'observerai seulement qu'avancer que le choc du cœur contre les parois thoraciques alterne avec le mouvement du pouls, c'est supposer que ce choc n'a pas lieu pendant la contraction des ventricules, supposition démentie par toutes les expériences connues. J'observerai encore qu'il est difficile de placer le repos du cœur après la contraction des oreillettes, lorsqu'on a admis que le bruit sourd appartient aux oreillettes et le bruit clair aux ventricules, vu que le repos s'observe constamment après ce dernier. J'observerai enfin que rapporter les bruits du cœur au choc du sang sur les parois des diverses cavités de cet organe, c'est admettre implicitement que ces bruits ont lieu pendant la dilatation et non pendant la contraction de ces cavités, opinion à laquelle le docteur Barry était arrivé depuis longtemps, ainsi que nous le verrons plus bas. M. L.

et d'action dont les sommes comparées ne s'éloignent guère des proportions que présentent sous le même rapport beaucoup d'autres muscles de l'économie animale, et particulièrement le diaphragme et les muscles intercostaux. En effet, en admettant, par un calcul approximatif très voisin de l'exactitude, que, sur la durée totale du temps rempli par la succession complète des mouvemens du cœur, un quart est occupé par un repos absolu de toutes ses parties, une moitié par la contraction des ventricules, et un quart par celle des oreillettes, on trouvera que, sur vingt-quatre heures, les ventricules ont douze heures de repos et les oreillettes dix-huit. Chez les individus dont le pouls donne habituellement moins de cinquante pulsations par minute, le repos des ventricules est de plus de seize heures par journée (1). Les muscles du mouvement volontaire eux-mêmes n'en ont souvent pas davantage chez les hommes

---

(1) J'ai eu occasion d'observer deux individus chez lesquels, d'une manière toute spontanée, le pouls s'est rallenti à tel point que, pendant plusieurs jours de suite, il ne battit plus que vingt fois, et chez l'autre que seize fois par minute. Ce singulier ralentissement de la circulation n'existait plus lorsque ces malades, qui habitaient la province, vinrent me consulter à Paris; mais il avait été parfaitement bien constaté par les médecins qui les soignaient dans leur pays. L'un de ces individus, âgé de 50 ans environ, présentait quelques accidens qui devaient faire soupçonner chez lui une affection de la moelle épinière dans sa portion cervicale. L'autre, à peu près de même âge, offrait plusieurs signes d'une lésion du cœur: c'était une femme, qui avait une douleur habituelle vers cet organe, douleur qui de temps en temps s'irradiait aux parois de la poitrine et

livrés à des travaux pénibles ; et parmi ceux surtout qui servent à maintenir le tronc et la tête dans l'état de station , il en est certainement qui se reposent moins, d'autant plus que leur action n'est pas toujours complétement interrompue par le sommeil.

D'un autre côté , les muscles soumis à l'empire de la volonté , comme ceux des membres , et qui sont par cela même exposés à recevoir d'elle une grande énergie de contraction , sont aussi ceux qui jouissent du repos

---

au bras gauche; elle étouffait, dès qu'elle marchait un peu vite, ou qu'elle montait un escalier, et cependant on ne découvrait rien d'insolite au cœur , ni par la percussion , ni par l'auscultation. Lorsque cette malade fut examinée par moi, elle offrait encore un bien grand ralentissement de la circulation, puisque son pouls ne battait que vingt-neuf à trente fois par minute ; et le mouvement, loin de l'accélérer, le rendait encore plus rare. J'ai vu, sous l'influence de la digitale, le pouls baisser plusieurs fois à quarante battemens par minute ; je l'ai vu une seule fois, sous la même influence, n'en présenter que vingt-huit. On a cité dans la Gazette des hôpitaux (n° du 9 octobre 1834) l'observation d'un individu chez lequel, à la suite de l'administration de la digitale , le pouls se ralentit au point de ne plus présenter que dix-sept battemens par minute. En se livrant à des recherches de ce genre, il faut bien prendre garde de ne pas se laisser induire en erreur par certains cas, qui sont loin d'être rares, dans lesquels entre des pulsations artérielles fortes et facilement appréciables, il s'en place d'autres très petites, et qui, contrastant par leur grande faiblesse avec celles qui les précèdent et qui les suivent, échappent facilement à l'exploration : on croit alors le pouls beaucoup plus rare qu'il n'est réellement ; il faut au moins être averti de la possibilité d'une méprise de ce genre. ANDRAL.

le plus long. Chez un piéton qui aura marché douze heures sur vingt-quatre, les muscles des jambes et des cuisses n'auront réellement agi que pendant six heures, puisque les mouvemens des fléchisseurs et des extenseurs sont alternatifs : ceux du tronc, au contraire, auront été pendant tout le temps de la marche dans un état de contraction à peu près continuelle, mais beaucoup moins énergique et en quelque sorte automatique. D'où l'on peut conclure que, chez un homme sain, et qui, suivant les règles de l'hygiène, se livre habituellement à un exercice proportionné à ses forces, la somme du mouvement est à peu près la même dans chaque ordre de muscles, et que le cœur ne fait pas exception à cet égard. On peut encore tirer des mêmes faits cette autre conclusion, conforme d'ailleurs à l'expérience, que les professions qui, comme celle de laboureur, conduisent à exercer d'une manière à peu près égale les diverses parties du système musculaire, sont les plus favorables à la santé.

Cette distribution à peu près égale du mouvement dans le système musculaire, malgré une grande inégalité apparente, semble, au reste, être le résultat d'une loi générale dans la nature. Ainsi la durée moyenne du jour, la température moyenne, ne diffèrent pas sensiblement, malgré les apparences contraires, au Sénégal et à Pétersbourg ; et une année dans le même climat ne présente pas sous ces rapports, non plus que sous celui de la quantité de pluie, de différence notable avec l'année qui la précède ou qui la suit. Le calcul qui précède est exact, soit que l'on suppose que la dilatation du cœur est passive, soit que l'on admette, comme je suis très porté à le faire avec Péchlin (1), qu'elle est active : car, dans le dernier cas même, il n'est pas supposable que les mêmes faisceaux musculaires produisent la contraction et la dilatation des cavités du cœur.

La rareté du pouls est une circonstance favorable pour reconnaître l'isochronisme de la contraction des ventricules et de la pulsation artérielle.

Quand, au contraire, le pouls est plus fréquent que dans l'état naturel, c'est-à-dire, quand il bat plus de soixante-douze fois par minute, cet isochronisme est difficile à distinguer ; le repos après la contraction des oreillettes ne se distingue plus, et la durée de la contraction des ventricules est moindre ; celle de la contraction des oreillettes reste la même, ou, si elle est plus courte, cette différence est insensible.

Ces changemens sont d'autant plus prononcés que la fréquence du pouls est plus grande. Il s'y joint ordinairement une diminution de l'impulsion et une augmentation du bruit produit par la contraction des ventricules.

Il résulte de ces observations et des précédentes (pag. 49 et suiv.) que, quand la contraction des ventricules devient plus lente que dans l'état ordinaire, l'excédent de sa durée n'est pas ordinairement pris sur le

---

(1) L'expérience sur laquelle Péchlin fonde son opinion consiste à tenir dans la main le cœur d'un animal vigoureux, d'un requin, par exemple, au moment où il vient d'être séparé du corps : la dilatation des ventricules est assez énergique pour qu'on ne puisse l'empêcher en serrant fortement.

Note de l'auteur.

temps de la systole des oreillettes, ni même sur celui du repos, mais qu'il allonge la somme du temps rempli par les contractions du cœur : aussi le pouls est-il toujours plus rare dans ce cas.

L'hypertrophie des ventricules, lorsqu'elle est médiocre, présente en quelque sorte une exagération du rhythme naturel du cœur. La contraction des ventricules, moins sonore, devient plus facile à distinguer de celle des oreillettes. Le repos après cette dernière est bien marqué, et contraste sensiblement avec le bruit qui le précède et le mouvement qui le suit.

Mais dans l'hypertrophie portée à un très haut degré, le rhythme du cœur est singulièrement altéré. La contraction des ventricules devient extrêmement longue : ce n'est d'abord qu'un mouvement obscur et profond, mais qui augmente graduellement, soulève l'oreille, et produit enfin la sensation du choc. Cette contraction n'est accompagnée d'aucun bruit ; ou, s'il en existe, il se réduit à une sorte de murmure analogue à celui de la respiration. La contraction des oreillettes est extrêmement brève et presque sans bruit ; on l'entend à peine ; quelquefois même elle est tout-à-fait insensible, et à peine la systole des ventricules a-t-elle cessé qu'ils recommencent à se soulever de nouveau. L'intervalle de repos n'existe plus ou se confond avec le commencement presque insensible de la contraction des ventricules.

Dans les cas extrêmes, on n'entend réellement rien, si ce n'est l'espèce de murmure que nous venons d'indiquer, et l'on sent seulement un soulèvement correspondant à chaque battement du pouls.

Il me paraît évident que la brièveté plus grande de

la contraction des oreillettes ou son absence apparente ne tiennent pas seulement, dans ce cas, à la diminution de leur force contractile, mais encore à ce que cette contraction commence alors avant que celle des ventricules ait tout-à-fait cessé. Cela devient surtout sensible dans certains momens où les oreillettes, se contractant avec plus de force et d'une manière en quelque sorte convulsive, font entendre une systole très sonore, qui semble anticiper sur celle des ventricules et l'arrêter au milieu de son développement. Cette anticipation, qui a souvent lieu dans les palpitations, produit un effet très difficile à décrire, quoique facile à reconnaître quand on l'a entendu une fois : c'est une sorte de soubresaut analogue à celui que produirait un ressort placé au-dessous du cœur, et qui, se détendant, viendrait à le frapper subitement et à interrompre son mouvement. Il semble, en un mot, que ce mouvement ne procède pas du cœur lui-même, mais d'un organe contractile plus vigoureux placé au-dessous de lui.

Cette contraction convulsive est quelquefois double, c'est-à-dire que l'on en entend deux successives sans aucun intervalle ; mais immédiatement après, le cœur reprend son rhythme précédent, et cet accident, pendant lequel il me paraît qu'il y a toujours une sorte de disposition à la défaillance, n'est jamais que momentané. Il est quelquefois difficile à distinguer des pulsations complètes très brèves dont il sera parlé à l'article des palpitations.

Lorsque les parois du ventricule gauche sont naturellement minces, ou lorsqu'elles sont amincies, même à un degré médiocre, par l'effet d'une dilatation, le rhythme des battemens du cœur devient tout-à-fait différent.

L'intervalle de repos après la contraction des oreillettes n'est plus sensible. La contraction des ventricules est plus sonore, elle surpasse moins sensiblement en durée celle des oreillettes, et ne s'en distingue plus autant par la nature du bruit. De ces dispositions, il suit nécessairement que, chez les sujets ainsi constitués, le pouls doit être habituellement fréquent, et le synchronisme de la systole des ventricules et de la diastole artérielle plus difficile à reconnaître. Ces sujets sont par là même peu propres à fournir un premier objet d'observation à l'homme qui veut étudier le mécanisme de la circulation à l'aide du stéthoscope. Il vaut mieux ne s'en occuper qu'après avoir bien reconnu, sur des sujets plus heureusement constitués, le rhythme naturel et parfait du cœur que nous avons exposé ci-dessus (p. 45).

Aux phénomènes que nous venons d'exposer se joignent, comme nous l'avons dit, un choc moindre pendant la contraction des ventricules (p. 19), et une grande étendue des battemens du cœur (p. 14). Ces signes réunis indiquent constamment un cœur disposé à la dilatation, c'est-à-dire, pour prendre un terme de comparaison dans un objet qui ne peut en avoir de fixe, un cœur dans lequel les parois du ventricule gauche ont, au plus, une épaisseur double de celles du ventricule droit.

Cet état du cœur est naturel ou congénital chez beaucoup d'hommes. Les sujets chez lesquels il existe peuvent vivre pendant un grand nombre d'années dans un état de santé parfait : seulement cette disposition coïncide ordinairement avec une constitution délicate, une stature grêle et des muscles peu volumineux. Leur poitrine est étroite et leur respiration habituellement un peu courte. Dans les fièvres et les maladies des organes de la respiration, ils éprouvent, toutes choses égales d'ailleurs, une dyspnée plus grande que les malades d'une constitution différente. Pour peu qu'une semblable disposition augmente, il en résulte nécessairement une dilatation du cœur.

Les changemens que cette dernière maladie produit dans le rhythme du cœur consistent seulement en une augmentation de tous les caractères qui indiquent un cœur à parois minces. La contraction des ventricules devient aussi courte et aussi bruyante que celle des oreillettes : et, par conséquent, le pouls devient très fréquent, l'isochronisme de la pulsation artérielle et de la contraction des ventricules devient impossible à sentir ; quelquefois même il semble que, par un renversement de l'ordre naturel, le pouls vienne frapper les doigts au moment même où le bruit produit par la contraction des oreillettes se fait entendre. Ce phénomène n'est souvent qu'une illusion d'acoustique due à la fréquence des contractions du cœur. Mais cependant il est un certain nombre de sujets chez lesquels, dans l'état de santé même, l'isochronisme des battemens des ventricules et du pouls n'est pas parfait, la diastole artérielle retardant toujours un peu. A ces signes tirés du rhythme des battemens du cœur, il faut ajouter que ces battemens ne produisent aucun choc sensible (p. 19), qu'ils s'entendent dans tous ou presque tous les points de la poitrine (p. 14), et quelquefois avec autant ou plus de force sous les clavicules et les aisselles qu'à la région même du cœur. Ce dernier caractère surtout peut être regardé comme pathognomonique, si le sujet n'est pas phthisique et pectoriloque dans les points dont il s'agit (page 12); il est, ainsi que tous les autres, d'autant plus prononcé que la dilatation est plus intense.

Tels sont les phénomènes que présente le rhythme régulier du cœur, tant dans l'état sain de cet organe, que lorsque les parois de ses ventricules sont épaissies ou amincies (1). Mais, dans beaucoup de circonstances, qui toutes ne constituent pas des maladies ni même des indispositions sérieuses, ce rhythme est sujet à des

---

(1) J'ai cité, dans ma *Clinique médicale*, des cas dans lesquels le cœur, dérangé de son rhythme accoutumé, présentait plus de deux bruits à chacun de ses battemens. M. Bouillaud a fait connaître, dans son ouvrage, d'autres cas analogues, qui, par les détails qui les accompagnent, présentent un grand intérêt : ce sont de remarquables anomalies du rhythme du cœur. M. Bouillaud dit n'avoir rencontré ces anomalies que chez des malades qui lui ont présenté, après la mort, un ou plusieurs des orifices du cœur rétrécis, les valvules indurées, et plus souvent des traces d'une péricardite plus ou moins récente. Tantôt, au lieu de deux bruits, il en a trouvé trois, et tantôt quatre. Dans un des cas qu'il rapporte, le premier bruit était formé d'un mélange du claquement normal et d'un léger souffle; il était suivi de deux autres qui se succédaient coup sur coup et étaient accompagnés d'un craquement sec, puis on entendait un quatrième et dernier bruit qui était un souffle très pur. Chez un autre malade il a entendu plusieurs jours de suite trois bruits, et les jours suivant quatre.   ANDRAL.

anomalies variées : les médecins les réduisent ordinairement à trois espèces principales, les *palpitations*, les *irrégularités* et les *intermittences* : nous les rapporterons en conséquence à ces trois chefs, et nous les décrirons sous ces noms, après que nous aurons exposé les anomalies que présente le bruit du cœur.

J'ai supposé, dans tout ce chapitre, le cœur sain ou affecté d'une manière semblable et égale dans ses cavités droites et gauches; mais lorsque l'un des côtés du cœur seulement est affecté, et particulièrement dans le cas de rétrécissement des orifices, le rhythme, le bruit et la force d'impulsion des deux côtés peuvent différer assez pour qu'on puisse être tenté de croire à l'existence de deux cœurs.

J'ai employé partout l'expression de *contraction des oreillettes* : par cette expression, je n'entends rien préjuger sur une question élevée dernièrement par mon ami M. le docteur Barry, médecin distingué des armées anglaises. Ce médecin a cherché à démontrer par des expériences directes, dont il a présenté les résultats à l'Académie des Sciences, que la pression atmosphérique est la cause principale de la circulation veineuse (1). Il remarque d'abord que la dilatation des parois de la poitrine dans l'inspiration produit une tendance au

---

(1) V. *Recherches expérimentales sur les Causes du mouvement du sang dans les viscères, etc.*, par David Barry, M.-D., chevalier de l'ordre de la Tour et de l'Epée, ex-premier chirurgien de l'armée Portugaise. *Paris*, 1825, chez Crevot, libraire.

vide dans toute la cavité thoracique ; que les parois du péricarde et du cœur suivent ce mouvement ; d'où il résulte qu'en même temps que l'air se précipite dans les bronches, le sang est attiré avec rapidité dans l'oreillette droite, et par la même raison, ainsi que par suite de la pression qu'éprouvent les vaisseaux pulmonaires, il se précipite en même temps dans l'oreillette gauche. Les expériences principales sur lesquelles se fonde M. Barry sont les suivantes : 1° si l'on introduit dans la veine jugulaire interne d'un cheval un tube de verre coudé qui plonge de l'autre côté dans un vase plein d'une liqueur colorée, cette liqueur est attirée à chaque inspiration dans la veine, et bientôt il ne reste plus rien dans le vase ; 2" la même expérience faite en adaptant le tube de verre à un siphon métallique que l'on introduit dans le péricarde donne absolument le même résultat ; 3° si, après avoir incisé les tégumens de l'abdomen d'un cheval et écarté la masse intestinale, on dégage la veine cave et on la tient quelque temps dans la main, on sent la veine se vider régulièrement et devenir flasque à chaque inspiration. Témoin de plusieurs des expériences de M. Barry, je suis convaincu de l'exactitude de son opinion, quant à l'influence de la pression atmosphérique sur la circulation veineuse, influence à laquelle on n'avait fait jusqu'ici aucune attention (1). La découverte de

---

(1) La manière dont Haller a traité la question du mouvement du sang dans les veines montre combien il est quelquefois difficile d'atteindre la vérité, lors même qu'on est arrivé à la toucher, pour ainsi dire, du doigt. Après avoir posé en principe que la principale cause du mouvement du sang veineux

M. le docteur Barry est, à mon avis, le complément le plus remarquable qu'ait encore reçu celle de son illustre compatriote Harvey. Or, admettant, comme je le fais, la proposition de M. Barry, il semble d'adord évident qu'on ne peut se refuser à regarder avec lui les oreillettes comme des réservoirs habituellement pleins où les ventricules puisent à chaque diastole; et que dèslors ce que j'ai décrit sous le nom de *contraction des oreillettes* ne doit s'entendre que de leurs sinus ou appendices. S'il en était autrement, et si l'oreillette se

---

est l'action même du cœur, il entrevoit la tendance au vide dans les oreillettes (*Elem. phys.*, lib. vi, sect. iv, § 4), mais cependant il regarde l'action musculaire (*ibid.*, § 6) comme la cause qui contribue le plus au mouvement du sang dans les veines, après l'impulsion primitive donnée par le cœur. Plus loin, il décrit avec soin les phénomènes de la *dérivation* opérée par l'ouverture d'une veine, ou par l'abord du sang rendu plus facile dans diverses parties du système veineux à raison de circonstances accidentelles, et il oublie de rechercher la cause de ce phénomène, qui est évidemment la pression atmosphérique. Enfin, il arrive aussi près que possible du fait découvert par M. Barry. Il a vu les veines se désemplir manifestement dans l'inspiration, se gonfler dans l'expiration. Mais ici il cesse d'observer : il *suppose* que ce dernier phénomène a lieu par *reflux* (*ibid.*, § 10), et il s'en tient à cette proposition, que la respiration peut être rangée parmi les causes, qui d'un côté favorisent, et de l'autre retardent le mouvement du sang veineux : *quæ motum sanguinis venosi partìm adjuvant, partìm morantur, neque adeò inter auxiliares causas rectè referuntur, neque inter eas quæ sanguinis venosi motum retardant* (*ibid.*, § 8).   *Note de l'auteur.*

contractait en totalité, l'inspiration devrait constamment déranger la régularité des battemens du cœur, ce qui n'arrive pas. Je crois que la vérité se trouve ici dans un moyen terme : il me paraît évident, comme à M. Barry, que les oreillettes sont des réservoirs qui contiennent habituellement beaucoup plus de sang que les ventricules n'en prennent à chaque diastole, et que le sinus ou l'appendice se contracte avec beaucoup plus d'énergie que le corps de l'oreillette ; mais ce dernier ne me paraît pas pour cela entièrement passif, et l'inspection attentive du cœur mis à nu chez un animal me paraît même prouver que la totalité de l'oreillette se contracte avec les ventricules, quoique cette contraction soit beaucoup plus énergique et plus sensible dans le sinus. Si l'inspiration ne produit habituellement aucune altération dans le rhythme du cœur, c'est sans doute parce que, le tissu de l'oreillette étant éminemment élastique et extensible, peut être notablement distendu sans inconvénient au moment même où le mouvement de contraction s'y fait sentir, si ce mouvement de contraction vient à coïncider avec l'inspiration.

Si l'on rapproche des expériences de M. le docteur Barry l'observation de Péchlin sur la dilatation active du cœur d'un requin ou de tout autre animal vigoureux, au moment où on vient de le séparer du corps, dilatation tellement énergique qu'elle fait ouvrir la main qui tente de la comprimer (1), le mécanisme de la

---

(1) Je sais les objections que l'on peut faire contre l'expérience de Péchlin. On peut penser que le gonflement et le raccourcissement des fibres du cœur dans la contraction peuvent

circulation veineuse devient facile à comprendre : le sang arrive en abondance dans les oreillettes à chaque inspiration, et les ventricules puisent à chaque diastole dans ces réservoirs ; la contraction de l'oreillette est une réaction nécessitée par la dilatation du ventricule ; elle empêche l'effet du vide de se faire sentir, parce qu'elle est isochrone à la diastole du ventricule. Beaucoup de faits plus ou moins connus s'expliquent aisément, ainsi que le remarque M. Barry, par ceux dont nous venons de parler, et entre autres l'abaissement du cerveau dans l'inspiration et son élévation ou plutôt sa dilatation dans l'expiration ; le reflux du sang dans les veines jugulaires par les efforts de la toux ou

---

simuler une dilatation. M. Barry a remarqué (Mémoire cité) qu'aucun faisceau des fibres du cœur ne semble disposé pour la dilatation, ce qui ne me paraît pas rigoureusement exact, même pour les parois des ventricules, et ce qui est évidemment inexact pour les piliers, puisqu'ils sont disposés d'une telle manière que leur contraction doit nécessairement abaisser les valvules. Mais il n'est nullement nécessaire que la dilatation des ventricules soit active pour que le mécanisme de la circulation soit tel que nous le concevons. Il est certain que les ventricules, après la cessation de leur contraction, ont plus de capacité que pendant sa durée, ou sont plus *dilatés*. Or, cette dilatation active ou passive suffit pour produire la tendance au vide, un *vide virtuel*, qui ne peut manquer d'appeler l'effet de la pression atmosphérique, et d'attirer le sang de l'oreillette. On peut donc regarder au moins comme hasardée l'assertion de Harvey: «*Neque verum est quod vulgò auditur, cor ullo motu « suo aut distensione sanguinem in ventriculis attrahere.*» (De Motu cordis, chap. II.)   *Note de l'auteur.*

d'une expiration prolongée, et la mort subite déterminée par l'introduction de l'air dans la veine jugulaire interne à la suite de l'ouverture de cette veine, accident qui a eu lieu deux ou trois fois depuis quelques années dans des opérations chirurgicales (1).

---

(1) Dans une thèse présentée à la Faculté de médecine de Paris, et qui est le complément du Mémoire précédemment cité (*Dissertation sur le passage du sang à travers le cœur*, par D. BARRY, thèses de la Faculté de médecine de Paris. ann. 1827, n° 117), M. le docteur Barry a cherché à confirmer par de nouvelles expériences sa théorie de la circulation, et à prouver que la dilatation des ventricules est due, comme celle des oreillettes, à l'expansion du thorax dans l'inspiration et au vide que cette expansion détermine autour du centre circulatoire. Seulement il y a entre les oreillettes et les ventricules cette différence essentielle que les derniers sont doués d'une force de contraction si énergique, qu'ils luttent continuellement contre la force d'expansion qui les entraîne, d'où leurs battemens plus ou moins multipliés dans le cours d'une seule inspiration, tandis que les oreillettes et leurs appendices sont dans une dilatation permanente et progressive depuis le commencement jusqu'à la fin de l'inspiration.

Ainsi, selon M. Barry, la circulation cardiaque tout entière est sous la dépendance immédiate de la dilatation du thorax dans l'inspiration, et pour lui le cœur est en réalité le muscle antagoniste du diaphragme et des autres muscles dilatateurs de la poitrine. Il en conclut assez naturellement que, si la force contractile du cœur n'offre pas assez de résistance à la puissance qui le dilate, il y a tendance à la dilatation morbide des cavités de cet organe; et qu'au contraire, si la puissance dilatante est trop faible, il y a tendance à la diminution de ces mêmes cavités. Il en conclut encore que les deux sons que le cœur présente à l'auscultation doivent être rapportés à la dilatation de ses cavités, et non à leur contraction. Il est d'ailleurs d'accord avec Laënnec pour placer le premier de ces sons au moment de la dilatation des oreillettes, et par conséquent de la contraction des ventricules, et le second au moment de la dilatation des ventricules et de la contraction des oreillettes.

Cette dernière conclusion, la seule qui nous intéresse pour le moment, est-elle bien exacte ? Est-il bien vrai que le deuxième son du cœur soit le résultat de la dilatation des ventricules ; et se peut-il que le repos du cœur, qui suit immédiatement ce deuxième son, ait lieu au moment même où les ventricules sont le plus fortement stimulés par le sang qui les distend ? M. Barry, d'accord en cela avec Harvey et tous les expérimentateurs, a constaté dans ses expériences : 1° qu'au moment où le cœur se porte en avant et vient frapper contre les parois du thorax, les ventricules perdent de leur volume, se durcissent, deviennent comme noueux, et sont en un mot évidemment contractés ; 2° que, dans le même temps, les oreillettes et leurs appendices se tuméfient, et viennent occuper l'espace devenu vide par suite de la diminution de volume des ventricules et de leur mouvement en avant ; 3° qu'au moment où le cœur se reporte en arrière, les ventricules sont larges, souples, et évidemment dans un état de dilatation ; 4° qu'à ce même moment, les oreillettes et leurs appendices diminuent de volume, et semblent, en se contractant, se retirer devant les ventricules. M. Barry compare ingénieusement ce mouvement de *va et vient* du cœur à celui du piston d'une machine à vapeur, et paraît n'avoir observé aucun intervalle de repos entre chacun des temps qui le constituent. Seulement sa comparaison suppose que l'un de ces temps est plus prolongé que l'autre, et, suivant toute apparence, ce doit être celui où le cœur se porte en avant. Il résulterait de là que le premier des bruits perçus par l'auscultation, le bruit sourd et prolongé, le bruit accompagné d'impulsion, le bruit dû à la dilatation des oreillettes, suivant M. Barry, ou à la contraction des ventricules, suivant Laënnec, doit correspondre au mouvement du cœur en avant et au choc de cet organe contre les parois thoraciques; et que le bruit clair et bref qui le suit immédiatement, le bruit sans impulsion, doit correspondre au mouvement du cœur en arrière. Mais comme il est impossible de nier qu'après ce second bruit il n'y ait un intervalle de repos, et que cet intervalle de repos ne saurait être placé au moment où les ventricules sont distendus, il est, je crois, nécessaire d'admettre que le mouvement en arrière du cœur n'est pas isochrone à la dilatation des ventricules, qu'il la précède un peu; et qu'il se passe, entre l'instant où ce mouvement s'exécute et celui où les oreillettes entrent en contraction et les ventricules en dilatation, un temps d'arrêt que l'oreille saisit facilement, quoiqu'il soit inappréciable à la vue et au toucher. On revient dès lors à l'opinion de M. Turner, que le second bruit du cœur ne saurait être le résultat de la contraction des oreillettes, et dépend plutôt de la chute du cœur sur le péricarde dans son mouvement en arrière. Peut-être aussi, en considérant que l'inspection du cœur en action ne justifie nullement le temps de repos perçu par l'auscultation, ne serait-il pas hors de toute vraisemblance d'admettre que ce prétendu repos correspond à la contraction des oreillettes trop éloignée pour être entendue, et que le second bruit du cœur est une sorte de bruit de soupape dû au mouvement subit qu'exécutent les valvules mitrales et tricuspides, au moment où les ventricules finissent de se contracter, pour venir fermer l'aorte et l'artère pulmonaire, et livrer passage au sang qui distend les oreillettes. C'est une conjecture que je livre pour ce qu'elle vaut.

M. L.

CHAPITRE V.

DES ANOMALIES DU BRUIT DU COEUR ET DES ARTÈRES.

Les phénomènes dont je vais parler sont d'autant plus remarquables qu'entre tous ceux qu'a fait connaître l'auscultation médiate, seuls ils ne sont liés à aucune lésion des organes dans laquelle on puisse trouver leur cause (1). Ils se rattachent par des circonstances diverses à un phénomène sensible par le tact et non par l'ouïe, et je les décrirai successivement sous les noms de *bruit de soufflet* et de *frémissement cataire*.

ARTICLE PREMIER.

Du bruit de soufflet.

Le cœur et les artères donnent dans certaines circonstances, au lieu du bruit qui accompagne naturellement leur diastole, celui que je désigne sous le nom générique de *bruit de soufflet*, parce que, dans le plus grand nombre des cas, il ressemble exactement à celui que

---

(1) Je ne saurais laisser passer sans commentaire une pareille assertion; et tout en reconnaissant que, dans un assez grand nombre de cas, les différens bruits anormaux que font entendre le cœur et les artères ne se rattachent à aucune lésion susceptible d'être découverte par le scalpel, je pense avec tous les observateurs modernes que, dans beaucoup de cas aussi, ces bruits divers dépendent d'altérations qui sont de nature à être découvertes et constatées. ANDRAL.

produit cet instrument lorsqu'on s'en sert pour animer le feu d'une cheminée, et il est souvent tout aussi intense. Cette comparaison est de la plus parfaite exactitude. Ce bruit peut cependant présenter beaucoup de variétés, dont quelques unes sont même telles que l'on aurait peine à croire qu'elles ne constituent, au fond, qu'un seul et même phénomène. Mais la rapidité avec laquelle elles se succèdent et la manière insensible dont elles dégénèrent l'une dans l'autre, ne permettent aucun doute à cet égard. Elles peuvent se réduire à trois, que je désignerai sous les noms suivans : 1° *bruit de soufflet proprement dit* ; 2° *bruit de scie* ou *de râpe* ; 3° *bruit de soufflet musical* ou *sibilant*.

Bruit de soufflet proprement dit. — Le bruit de soufflet peut accompagner la diastole du cœur et celle des artères, et leur est lié de telle manière qu'il remplace et fait disparaître entièrement le bruit qui leur est naturel, en sorte qu'à chaque diastole, le ventricule, l'oreillette ou l'artère dans lesquels se passe le phénomène font entendre distinctement un coup de soufflet dont le bruit cesse pendant la systole (1). Cependant, dans des cas

---

(1) C'est toujours pendant la diastole des artères que l'on entend les différentes variétés de bruit de soufflet dont ces vaisseaux peuvent être le siége ; mais au cœur ce n'est pas toujours pendant la diastole soit des ventricules, soit des oreillettes qu'on les perçoit. Voici à cet égard ce qu'a appris l'observation :

Dans les cas les plus ordinaires, le bruit de soufflet ou son analogue se fait entendre pendant la systole des ventricules ; il coïncide par conséquent avec le phénomène du pouls, et avec le moment où le cœur vient frapper par sa pointe les pa-

très rares, le bruit de soufflet, dans les carotides surtout, et même dans le cœur, se change en un murmure continu analogue à celui de la mer, ou à celui que l'on entend lorsqu'on approche de son oreille un gros coquillage univalve : alors on ne peut plus distinguer ou

rois thoraciques. Tantôt il se montre seulement vers la fin de la systole ; il en est en quelque sorte la terminaison : tantôt au contraire il commence avec elle, et se prolonge pendant toute sa durée ; lorsqu'il en est ainsi, le premier bruit tout entier est couvert ou masqué par le bruit de soufflet, ou par d'autres bruits analogues.

Dans d'autres cas plus rares, le bruit de soufflet coïncide avec la diastole des ventricules et avec la systole des oreillettes : on peut l'entendre soit seulement à la fin, soit pendant toute la durée de celle-ci.

Ce bruit n'est pas constamment perçu dans le même point : il y a des cas où on l'entend dans toute l'étendue de la région précordiale ; il en est d'autres où il est exlusivement appréciable soit sous le sternum, soit derrière les côtes et leurs cartilages. On peut l'entendre plus particulièrement vers la pointe du cœur, vers le milieu ou enfin vers la base de cet organe.

Etudié sous le rapport des sensations qu'il donne à l'oreille, le bruit de soufflet du cœur présente un grand nombre de variétés, qu'il est nécessaire d'avoir observé soi-même pour en avoir une juste idée, et qu'aucune expression ne saurait représenter d'une manière exacte. Les deux dénominations de *bruit de soufflet* et de *bruit de scie* ou *de râpe* sont peut-être les seules qui retracent fidèlement la sensation qu'on éprouve : il semble effectivement, lorsque ces phénomènes sont bien prononcés, que ce soit le jeu d'un soufflet ou d'une scie qu'on entende. On peut aussi entendre en divers points de la région du cœur une sorte de sifflement plus ou moins prononcé, un

l'on ne distingue que très faiblement la saccade de la
diastole. Quelquefois ce bruit continu existe dans une
des carotides ou des sous clavières, tandis que l'artère
congénère donne le bruit de soufflet ordinaire, c'est-à-
dire rhythmique et isochrone à la diastole artérielle. Le

---

bruit de frôlement, ou bien encore des espèces de cris plus ou
moins aigus qui rappellent assez bien ceux de certains animaux :
mais, encore une fois, aucune description ne peut suppléer,
à cet égard, à l'observation directe.

Le bruit de soufflet, celui de scie, etc., peuvent être les
seuls phénomènes anormaux qu'on observe vers le cœur. J'ai
dans ce moment devant les yeux un jeune homme de vingt-
deux ans, entré à la Charité pour une orchite et pour de légères
douleurs abdominales, et chez lequel aucun symptôme ne portait à soupçonner l'existence d'une affection quelconque des
voies circulatoires : il n'avait jamais eu ni douleur à la région
précordiale, ni dyspnée un peu considérable, ni palpitations
assez fortes pour fixer son attention; jamais non plus il n'a-
vait eu la moindre trace d'œdème. En auscultant le cœur, on
trouvait que le premier bruit était remplacé par un bruit de
soufflet des plus prononcés; et il n'y avait d'ailleurs aucune
espèce de dérangement ni dans l'impulsion du cœur qui était
nulle, ni dans son rhythme qui avait la plus grande régularité,
ni dans l'étendue non plus que dans le nombre de ses battemens. J'ajouterai que cet individu avait eu à l'âge de douze
ans un rhumatisme articulaire aigu, qui avait été d'assez longue
durée. Chez d'autres individus, le bruit de soufflet s'accompagne
de divers phénomènes morbides vers le cœur, tels qu'augmentation de l'impulsion, irrégularité ou intermittence des contractions de cet organe, etc. Ce bruit peut en outre exister seul,
ou coïncider avec des bruits analogues dans les artères, bruits
dont il sera question un peu plus bas : mais ce qu'il importe
de bien remarquer, c'est qu'il n'y a aucune corrélation néces-

plus souvent, le bruit de soufflet est exactement circonscrit par le calibre de l'artère ou par la capacité d'un ventricule. D'autres fois, au contraire, il est diffus et semble se faire dans un espace beaucoup plus vaste que l'artère ou le cœur, dont on ne sent plus du tout l'impulsion ni la forme.

---

saire entre les bruits du cœur et ceux des artères ; bien souvent les premiers s'entendent sans que les seconds soient appréciables, et *vice versd*.

Il est un autre bruit qui accompagne les contractions du cœur, et qui paraît dépendre de l'intensité du choc de cet organe contre les parois thoraciques ; il peut aussi dépendre de son mode de contraction. Ce bruit a un éclat tout particulier, qui rappelle celui que fait entendre un métal qu'on vient à percuter : on peut en prendre une idée exacte (ainsi que l'a fait remarquer M. Filhos qui, en raison de cette circonstance, l'a appelé *tintement auriculo-métallique*) en appliquant la paume d'une main sur le pavillon de l'oreille, et en percutant sur elle avec un doigt de l'autre main. Cet éclat métallique des battemens du cœur se montre dans une foule de circonstances où, sans être organiquement malade, le cœur est plus ou moins fortement troublé dans son action : aussi l'observe-t-on, par exemple, soit dans un grand nombre de névroses de cet organe, soit pendant l'existence d'un mouvement fébrile, qui se prolonge plus ou moins. Mais il se montre aussi dans beaucoup de cas d'affections organiques du cœur, et surtout dans son hypertrophie. Laënnec, qui avait observé ce bruit, l'avait désigné sous le nom de cliquetis métallique. On ne l'entend le plus ordinairement qu'à la région précordiale; quelquefois cependant, on peut le percevoir ailleurs. Ainsi M. Bouillaud dit l'avoir entendu très distinctement dans la région de la fosse sous-épineuse de l'omoplate gauche, chez deux individus atteints d'une inflammation très étendue du poumon gauche.   ANDRAL.

Bruit de scie ou *de râpe.*— Le bruit de scie est tout-à-fait semblable à celui que donne cet instrument à une distance plus ou moins grande; il ressemble encore assez bien à celui d'une râpe ou lime à bois, et il porte avec lui la sensation âpre que donne le bruit de ces instrumens.

Bruit de soufflet musical ou *sibilant.* — Cette variété ne se présente que dans les artères, ou au moins je ne l'ai jamais rencontrée dans le cœur. Le bruit de soufflet artériel dégénère fréquemment, et surtout dans les momens où le malade est plus agité que de coutume par une cause quelconque, en un sifflement analogue à celui du vent qui passe à travers une serrure ou à la résonnance d'une corde métallique qui vibre longuement après avoir été touchée. La résonnance du diapason dont on se sert pour accorder les instrumens à clavier peut encore être imitée parfaitement par le bruit sibilant des artères.

Ces sons, toujours peu intenses, sont cependant très appréciables, et on peut facilement trouver la note qu'ils représentent à un diapason donné; bien plus, dans des cas rares il est vrai, la résonnance monte ou descend par intervalles d'un ton ou d'un demi-ton, comme si l'artère était devenue une corde vibrante sur laquelle un musicien, en avançant ou reculant le doigt, ferait résonner successivement deux ou trois notes. Ce fait étant un des plus extraordinaires de ceux que m'ait présentés l'auscultation, j'en rapporterai ici un exemple remarquable.

Le 13 mars 1824, je fus consulté par une dame chez

laquelle je trouvai quelques signes de phthisie pulmonaire. En explorant la région sous-clavière droite, j'entendis un bruit de soufflet médiocrement intense. Je voulus voir s'il n'existait pas aussi dans la carotide du même côté. Je fus étrangement surpris d'entendre, au lieu du bruit de soufflet, le son d'un instrument de musique exécutant un chant assez monotone, mais fort distinct et susceptible d'être noté. Je crus d'abord que l'on faisait de la musique dans l'appartement situé au-dessous de celui dans lequel nous étions. Je prêtai l'oreille attentivement ; je posai le stéthoscope sur d'autres points : je n'entendis rien. Après m'être assuré que le son se passait dans l'artère, j'étudiai le chant : il roulait sur trois notes formant à peu près un intervalle d'une tierce majeure ; la note la plus aiguë était *fausse* et un peu trop basse, mais pas assez pour pouvoir être marquée d'un *bémol*. Sous le rapport de la *valeur* ou durée, ces notes étaient assez égales entre elles : la *tonique* seule était de temps en temps prolongée, et formait une *tenue* dont la valeur variait. Je notai en conséquence ce chant ainsi qu'il suit :

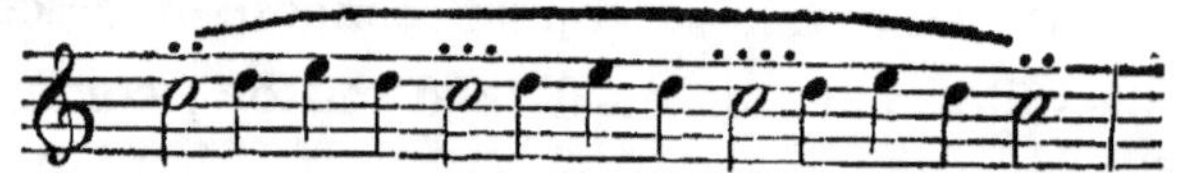

Le son était faible et comme éloigné, un peu aigre et fort analogue à celui d'une guimbarde, avec la différence que cet instrument rustique ne peut exécuter que des notes pointées, et qu'ici, au contraire, toutes les notes étaient coulées. Le passage d'une note à une autre était évidemment déterminé par la diastole artérielle, qui, dans les tenues mêmes, rendait parfaitement la légère saccade que les musiciens expriment par un *coulé-pointé*. La faiblesse du son m'avait fait croire au premier moment qu'il se passait dans l'éloignement ; mais en écoutant attentivement et touchant du doigt l'artère, on reconnaissait que le son était lié à un léger frémissement de l'artère, qui dans ses diastoles, semblait venir frotter en vibrant l'extrémité du stéthoscope. De temps en temps d'ailleurs la *mélodie* cessait tout-à-coup et faisait place à un bruit de râpe très fort. Cette alternation faisait un effet dont je ne puis donner l'idée, au risque d'employer une comparaison bizarre, qu'en le comparant à une marche militaire dans laquelle les sons des instrumens guerriers sont de temps en temps interrompus par le bruit rauque du tambour.

J'étudiai ces phénomènes pendant plus de cinq minutes. J'interrompis ensuite l'examen, et je notai ce qui précède, en attendant mon confrère M. le doct. Boirot-Desserviers, médecin des eaux de Néris, qui devait voir avec moi la malade. A son arrivée, nous ne trouvâmes plus dans la carotide qu'un bruit de soufflet, médiocre quant à l'intensité, mais extrêmement diffus et presque continu. La sous-clavière n'en donnait plus du tout. La carotide et la sous-clavière gauches étaient dans l'état naturel ainsi que le cœur. Le pouls était régulier et donnait quatre-vingt-quatre pulsations par minute. La malade toussait depuis plusieurs mois et avait quelquefois craché du sang en certaine quantité. Elle était sujette en outre à éprouver une agitation nerveuse assez marquée.

Depuis cette époque, j'ai rencontré deux sujets dont

les carotides sifflaient sur deux notes à un intervalle
d'un ton :

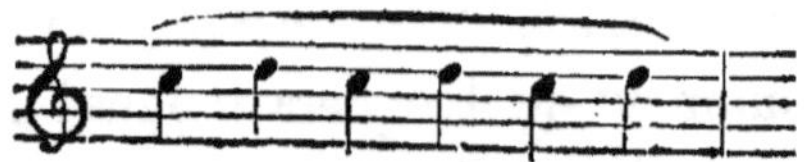

et un troisième chez lequel le sifflement, prolongé jusqu'à la diastole suivante, montait alors d'un demi-ton :

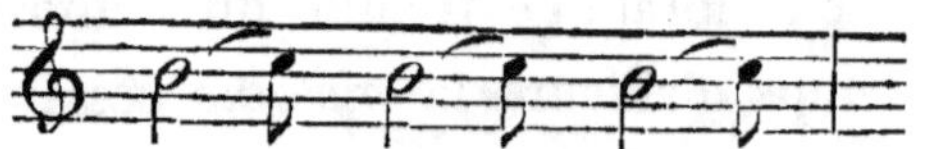

Chez une dame d'une constitution très nerveuse, et
âgée d'environ trente ans, qui me consulta au mois de
juillet 1825, et qui était attaquée d'une légère hypertrophie avec dilatation du ventricule gauche du cœur,
ce ventricule donnait un bruit de soufflet très marqué.
La carotide droite donnait un souffle sibilant léger analogue au son d'un diapason. Ce sifflement était par
momens isochrone à la pulsation artérielle; d'autres fois
il se prolongeait et rejoignait la pulsation suivante, de
manière qu'on ne pouvait plus distinguer l'isochronisme,
et que l'effet de ce sifflement ressemblait à la voix d'un
ventriloque ou à celle d'un ramoneur entendue de loin,
et sans qu'on puisse distinguer les mots, à raison de
l'éloignement et de l'étroitesse du tuyau de la cheminée.
Le lendemain, ce phénomène n'existait plus.

Le bruit de soufflet sibilant pourrait quelquefois être
confondu, dans l'artère sous-clavière, par un observateur inexpérimenté, avec des bruits dont le siége et la
nature sont tout-à-fait différens. Quelquefois les pulsations de cette artère battant violemment pressent assez
fortement le sommet du poumon pour y déterminer,

dans quelques rameaux bronchiques , un râle sibilant ou muqueux manifeste, et dont on reconnaît aisément la cause par son isochronisme avec la pulsation artérielle. Je crois même me rappeller avoir entendu le tintement métallique déterminé de cette manière dans une excavation tuberculeuse du sommet du poumon.

Le bruit de soufflet du cœur devient rarement sibilant , et jamais d'une manière très marquée.

Le bruit de soufflet , tant dans le cœur que dans les artères , peut exister avec ou sans augmentation de la force d'impulsion.

Le bruit de soufflet peut se manifester à la fois dans les quatre cavités du cœur et dans toute l'étendue du système artériel. Je ne crois pas que les veines puissent le donner. Cependant j'ai quelquefois soupçonné que le bruit de soufflet confus et sans diastole distincte que l'on entend surtout sur les parties latérales du cou, avait son siège dans les jugulaires internes ; mais comme, au bout de quelques heures, le bruit redevenait rhythmique et isochrone à la pulsation de la carotide , il me paraît évident que, dans l'un et l'autre cas , cette artère en était toujours le siége. Le bruit de soufflet occupe beaucoup plus souvent les ventricules du cœur que les oreillettes : cependant il existe quelquefois uniquement dans ces dernières ; très souvent il n'existe que dans l'un des ventricules. Il existe souvent à un haut degré dans le cœur, sans que les artères donnent aucun bruit semblable : plus rarement ces dernières donnent le bruit de soufflet simple ou sibilant, le bruit du cœur étant tout à-fait naturel. Ordinairement un petit nombre d'artères le présentent à la fois, tandis que les troncs dont elles naissent et les rameaux dans lesquels elles se terminent ne donnent que leur bruit normal. Les carotides et les sous-clavières sont celles qui le présentent le plus ordinairement ; viennent ensuite l'aorte ventrale , la crurale et la brachiale. Les artères du côté droit le donnent plus fréquemment et avec une plus grande intensité de sons que celles du côté gauche.

Causes du bruit de soufflet. — J'ai vu mourir de maladies aiguës ou chroniques très variées , un assez grand nombre de sujets qui avaient présenté le bruit de soufflet pendant les derniers temps de leur vie , et quelquefois pendant plusieurs mois, d'une manière très manifeste , dans le cœur et dans diverses artères ; et à l'ouverture de leur corps, je n'ai trouvé aucune lésion organique qui coïncidât constamment avec ces phénomènes , et qui ne se rencontre fréquemment chez des sujets qui ne les ont nullement présentés. Dans la première édition de cet ouvrage , j'avais considéré le bruit de soufflet du cœur comme un signe de rétrécissement de ses orifices, et effectivement il existe presque toujours dans ce cas : mais je l'ai aussi rencontré très fréquemment depuis chez des sujets qui n'avaient rien de semblable ; et d'un autre côté , j'ai trouvé des ossifications des valvules dont l'existence n'avait pas été annoncée par cette anomalie. J'avais également remarqué que le bruit de soufflet du cœur se manifestait souvent dans l'agonie et dans d'autres circonstances où le cœur est trop plein de sang , et qu'il cédait alors quelquefois promptement à la saignée. J'inclinais à la même époque vers l'idée que le bruit de soufflet des artères se liait à la rougeur artérielle regardée par quelques auteurs modernes comme une affection inflammatoire, et à laquelle nous consacrerons un chapitre particulier. Mais depuis, chez tous les sujets que j'ai eu occasion d'ouvrir après avoir présenté le bruit de soufflet artériel, j'ai trouvé les membranes de l'artère pâles et tout-à-fait saines.

Le bruit de soufflet du cœur se rencontre aussi très fréquemment chez des sujets qui n'ont aucune affection organique de ce viscère.

D'après ces données, il ne restait que deux conjectures à faire sur la cause du bruit de soufflet artériel : et il était évident qu'il était dû à un état vital particulier, à une sorte de spasme ou de tension de l'artère ; ou bien il devait son origine à un état particulier du sang ou à la manière dont ce liquide était mu. Cette dernière supposition n'était guère admissible, puisque souvent le phénomène existe dans la carotide ou l'artère brachiale, la sous-clavière et l'aorte ascendante ne le donnant pas ; et j'inclinais en conséquence vers la première hypothèse, lorsque M. Erman, secrétaire de la classe de physique de l'Académie royale des sciences de Berlin, me fit l'honneur de m'écrire au sujet de mon ouvrage, au mois de mars 1820. Il me faisait connaître des expériences acoustiques sur la contraction musculaire qu'il avait faites plusieurs années auparavant, et qui ont été insérées dans les *Annales de physique de Gilbert* (1).

Les expériences dont il s'agit pouvant conduire à la

____

(1) GILBERT's, *Annalen für Physick*, ann. 1812, tom. 1. pag. 19.

III.   6

solution de la question dont nous nous occupons en ce moment, je vais les exposer , ainsi que quelques autres qu'elles m'ont suggérées. Voici les faits qui m'ont été communiqués par M. Erman ; je les extrais de sa lettre même , où ils sont présentés sous un point de vue plus en rapport avec notre objet que dans le mémoire dont je viens de parler.

Première expérience de M. Erman.—Si on applique l'oreille sur le poignet d'un homme qui serre fortement le poing, on entend un bruit tout-à-fait analogue à celui d'une voiture roulant rapidement dans le lointain , et qui, comme ce dernier, se compose de plusieurs bruits successifs et très rapprochés. Si la contraction musculaire cesse, le bruit disparaît entièrement ; si elle augmente , les vibrations partielles qui constituent le bruit de rotation deviennent plus fréquentes ; si, au contraire, l'intensité de la contraction diminue , les vibrations deviennent plus rares, et leurs intervalles paraissent plus longs.

Deuxième expérience de M. Erman. — Si, l'oreille et la mâchoire appuyées sur un corps d'une densité moyenne, comme un coussin de cuir ou un livre broché, on serre fortement entre les dents molaires un nœud fait dans un mouchoir , on obtient absolument le même résultat.

M. Erman conclut de ces expériences que la contraction musculaire se compose de *reprises et d'intermittences successives;* que cette succession est d'autant plus rapide que la contraction est plus intense, de sorte que l'on peut déterminer exactement son degré d'énergie à l'aide d'une montre à secondes.

Depuis que M. Erman a bien voulu me communiquer ces résultats, j'ai appris que M. Wollaston avait publié des expériences semblables dans les *Transactions philosophiques* pour l'année 1810. Je ne sais si M. Erman en a eu connaissance, ce qui semble assez probable d'après leur ressemblance. Le fait du bruit donné par la contraction musculaire, dans l'obturation de l'oreille avec le pouce, avait d'ailleurs été reconnu, ainsi que le remarque M. Wollaston, par *Grimaldi* (1), qui l'attribuait à *l'agitation des esprits animaux qui courent çà et là perpétuellement.*

Les expériences de M. Wollaston sont, au reste, les mêmes que celles qu'a faites depuis M. Erman. Il en tire exactement les mêmes conclusions ; et il a cherché en outre à démontrer, par une expérience ingénieuse, que la rapidité des bruits successifs dont se compose le bruit rotatoire est en raison directe de l'énergie de la contraction musculaire. A cet effet, pour parvenir à compter ces bruits successifs, il a fait, le long d'un des bords d'une planche d'environ deux pieds et demi de longueur, des crans ou coches, à un huitième de pouce de distance ; plaçant ensuite le coude sur l'une des extrémités de cette planche, et pressant l'ouverture du conduit auditif externe avec le pouce, de manière à déterminer le bruit musculaire, il a promené un bâton arrondi le long des crans de la planche avec une rapidité qu'il a cherché à rendre telle que le passage d'un cran à l'autre fût isochrone à la succession des bruits musculaires partiels, et il lui a semblé qu'il parvenait

____

(1) *Physico-mathesis de lumine*, p. 383.

aisément à obtenir ce résultat : il a trouvé, de cette manière , en comptant les crans de la planche , que le
maximum des contractions observées dans une seconde
était de 35 ou 36, et le minimum de 14 à 15, et que les
contractions étaient d'autant plus rapides que le mouvement musculaire était plus énergique.

M. Wollaston paraît, au reste, sentir lui-même que
ce mode de détermination n'a rien de bien exact. Pour
moi, il m'a paru tout-à-fait impossible de comparer les
successions de sons dont il s'agit , sous le rapport de la
vitesse, et je doute qu'on puisse y parvenir, soit à l'aide
de la montre à secondes seule , soit même en y joignant
un terme de comparaison analogue à celui dont s'est
servi M. Wollaston. La pensée ne peut suivre, en calcu-
lant, une telle rapidité et reste même fort en arrière. J'ai
cherché quelquefois à compter aussi vite qu'il m'était
possible, les yeux fixés sur une pendule , soit en pen-
sant les noms de nombre, soit en me servant de ceux
des notes de la gamme, et je n'ai jamais pu arriver au-
delà de 7 à 8 dans l'espace d'une seconde. Je sais que
les doigts d'un musicien peuvent produire une succession de sons beaucoup plus rapide, et que l'oreille
reconnaît si elle est bien ou mal exécutée, par un
moyen de comparaison semblable à celui qu'a employé M. Wollaston. Elle estime la valeur des notes
brèves par celles des notes plus longues qu'elle vient
d'entendre ; elle reconnaît les *doubles croches* à une
vitesse double de celle des *croches*, ou quadruple des
noires, et elle n'a ainsi qu'à comparer la différence
de l'unité au double ou au quadruple ; et si même la
vitesse devient un peu grande, l'oreille ne peut plus

juger qu'à peu près la différence du simple au double, et nullement les notes plus rapides : aussi les marque-t-on communément sans *valeur* sous le nom de *notes d'a-grément* ou de *port de voix*. Si la vitesse de succession devient extrême, l'oreille peut à peine la distinguer de la simultanéité. Un *arpegio* rapide ressemble tout-à-fait à un accord, et tous les accords à trois ou quatre cordes du violon ou de la basse ne sont réellement que des *arpegio*. Par ces raisons, le moyen d'appréciation de M. Wollaston me paraît tout-à-fait nul.

Nous verrons d'ailleurs, tout-à-l'heure, qu'en répétant les expériences dont il s'agit d'une autre manière, il y a lieu de douter si la rapidité de succession des différens bruits est réellement moindre ou plus grande dans certaines circonstances. M. Erman m'engageait à répéter ses expériences à l'aide du stéthoscope, et à étendre ces observations à l'étude des affections spasmodiques, et particulièrement du tétanos. Je les ai répétées un grand nombre de fois sur les muscles de toutes les parties du corps, et dans divers états de santé ou de maladie, et je vais exposer sommairement les résultats que j'en ai obtenus.

Toutes les fois qu'on applique l'oreille nue ou armée du stéthoscope sur un muscle en contraction, et mieux encore sur une des extrémités de l'os auquel s'attache ce muscle, on entend un bruit analogue à celui d'une voiture qui roule dans le lointain, et qui, quoique continu, est évidemment formé par une succession de bruits très courts et très rappochés. Mais il ne m'a pas paru que la rapidité de cette succession et l'intensité du bruit fussent dans un rapport bien constant avec l'énergie absolue ou relative de la contraction musculaire. Je n'ai pas observé de différence évidente à cet égard entre un homme de force moyenne et un matelot d'une stature athlétique, dont la force, mesurée par différens moyens, m'a paru à peu près quadruple de celle d'un homme ordinaire. L'énergie relative de la contraction ne m'a pas paru accélérer plus évidemment la rapidité de la succession des bruits successifs. Si, la tête appuyée sur un oreiller un peu ferme, on vient à contracter énergiquement les masseters et à diminuer ensuite la force de la contraction, dans le premier moment la roue semble rouler avec une grande rapidité sur un terrain égal ; dans le second, au contraire, il semble qu'elle roule sur un pavé un peu cahoteux ; ou si l'on se fait l'image d'une roue dentelée, la dentelure paraît fine et égale dans le premier cas, plus grosse et plus inégale dans le second, et par conséquent on est d'abord porté à penser que la succession de bruit est moins rapide dans le dernier. Mais, en y faisant bien attention, il semblerait plutôt que le mouvement s'arrête de temps en temps pour un instant très court, sans que, d'ailleurs, la rapidité de succession soit évidemment diminuée, lorsqu'on desserre un peu les mâchoires. Quant à l'intensité du bruit, elle paraît ordinairement plus grande quand la contraction est moindre. Si d'ailleurs on prolonge l'expérience, et si l'on maintient pendant quelque temps la contraction au degré où on l'a réduite, le bruit rotatoire reprend son premier caractère, et semble, comme en commençant, plus sourd et plus rapide.

Au reste, le bruit dont il s'agit n'accompagne pas toutes les contractions musculaires, et il en est de très énergiques qui ne le donnent nullement. Je vais exposer successivement les cas dans lesquels j'ai constaté l'existence ou l'absence de ce phénomène.

Quoique l'état de station exige une action musculaire puissante, aucun des muscles qui l'opèrent ne donne de bruit de rotation ; mais si, dans cet état, on vient à tendre quelqu'un des muscles qui y concourent, ceux de la partie antérieure de la cuisse, par exemple, le bruit de rotation se fait entendre. Il en est de même dans la contraction tonique volontaire de tous les muscles. La contraction clonique volontaire, ou suivie d'un relâchement alternatif, donne un bruit beaucoup plus faible et presque insensible dans la plupart des cas ; elle est d'ailleurs beaucoup plus difficile à étudier, à raison des mouvemens des membres.

Le tétanos et les autres spasmes toniques donnent quelquefois le bruit de rotation, mais à un degré médiocre, et très souvent ils ne le donnent pas du tout : je ne l'ai point entendu dans les muscles masseters et temporaux, chez plusieurs sujets attaqués de trismus. Je ne l'ai trouvé dans aucun muscle, chez une jeune fille attaquée d'une catalepsie très caractérisée ; mais je l'ai entendu chez une dame attaquée d'un catochus dont les accès nocturnes duraient autant que le sommeil et cessaient au moment où elle se réveillait. Pendant toute la durée de l'accès, la malade restait dans un état de rigidité tétanique très difficile à vaincre ; le stéthoscope, appliqué sur les muscles affectés, donnait un bruit de roulement marqué, mais plus faible que celui de la contraction volontaire.

Une contraction spasmodique très légère et dont l'état

apparent du tronc et des membres n'avertit nullement, peut, au contraire, donner un bruit de rotation très intense, et souvent j'en ai entendu de semblables donnés par les grands pectoraux et les grands dorsaux, en explorant la poitrine de divers malades pendant qu'ils croisent les bras. Il faut même prendre garde de confondre ces bruits avec ceux qui se passent dans l'intérieur de la poitrine, et c'est à quoi l'on est exposé surtout si l'on emploie l'auscultation immédiate : car l'effort nécessaire pour appliquer exactement l'oreille détermine toujours dans les muscles du cou de l'observateur lui-même un bruit de rotation très marqué.

J'ai entendu aussi un bruit de rotation très fort et qui me paraissait dû à la contraction du muscle peaucier, chez un sujet attaqué de fièvre continue grave.

J'ai cherché à étudier, à l'aide de l'auscultation, un mode de la contraction musculaire fort peu connu, dont, entre tous les physiologistes, Barthez seul, à ma connaissance, a dit quelque chose, et qu'il a désigné sous le nom de *force de situation fixe*. Certains individus, d'ailleurs d'une force médiocre, ont la singulière faculté de mettre quelque partie de leur corps dans une situation donnée, et de l'y maintenir par une sorte de spasme tellement énergique que l'on fracturerait les os plutôt que de vaincre la résistance musculaire. C'est surtout parmi les bateleurs que l'on rencontre des exemples de cette propriété. Ainsi l'on en voit qui portent des poids énormes sur la mâchoire inférieure, d'autres sur la jambe fléchie en arrière ; quelques-uns, et ce sont ordinairement des femmes, posent l'occiput sur une chaise, les talons sur une autre, courbent leur corps en arc, et se font poser sur la poitrine une enclume du poids de plusieurs quintaux sur laquelle on coupe, à grands coups de marteau, une barre de fer. L'envie d'échapper au service militaire a porté plusieurs individus, qui avaient cette force de situation fixe dans divers membres, à simuler des anky-loses de l'épaule, du coude et du genou surtout. J'ai été témoin moi-même d'un cas de ce genre. Un mili-taire, homme d'une force et d'une stature moyennes, se présenta, en 1795, à la visite de réforme. Il venait de passer six mois à l'hôpital, à la suite d'un coup de feu qui ne paraissait avoir intéressé que la peau et le tissu cellulaire, à un pouce au-dessus de la rotule droite. Cet homme était guéri depuis longtemps ; mais la jambe était restée fléchie à angle droit sur la cuisse, et le genou paraissait ankylosé, quoique rien n'indiquât une affection de l'articulation. Tous les efforts d'extension faits par des hommes robustes furent inutiles, et en conséquence on lui donna son congé. Le jour même, l'un des chirur-giens qui avaient assisté à l'examen le rencontra mar-chant très librement et la béquille sous le bras. Il paraît que des supercheries de ce genre se sont multipliées ; car dans les dernières instructions relatives à la conscription, on trouve un article qui prescrit, dans les cas d'anky-lose sans déformation évidente de l'articulation, de faire mettre le membre dans une machine qui puisse produire une extension modérée, et de faire placer un factionnaire à côté de l'individu pendant un certain nombre d'heures pour l'observer.

La propriété dont il s'agit étant assez rare, j'ai été longtemps avant de trouver l'occasion de l'étudier. Enfin, je suis venu à me rappeler un jeu d'écolier qui m'a paru devoir rentrer tout-à-fait dans la catégorie des faits que Barthez entend désigner sous le nom de *force de situation fixe* : si l'on affronte l'extrémité des doigts de chaque main à un pouce de distance du sternum, les coudes médiocrement écartés du tronc, que l'on applique une courroie sur chaque coude, et que deux hommes, chacun plus fort que le sujet de l'expérience, tirent sur les courroies de toutes leurs forces, mais sans saccade, ils ne parviendront jamais à lui faire écarter les doigts. Dans cet état, on ne s'aperçoit pas soi-même qu'on emploie une force très considérable pour résister à la traction qui se fait sur les membres. J'ai étudié par l'auscultation la contraction des muscles grands pectoraux et grands dorsaux pendant cette expérience, et je n'ai entendu aucun bruit de rotation.

De ces faits contradictoires on peut conclure 1° que la contraction musculaire est accompagnée, dans la plupart des cas, d'un bruit de rotation, c'est-à-dire formé par la succession de sons intermittens ou rémittens tellement rapprochés qu'ils se confondent ; 2° que les circonstances où ils n'existent pas ne peuvent encore être déterminées qu'expérimentalement ; 3° que la puissance de la contraction musculaire, considérée soit absolument, soit relativement à l'individu, ne parait être pour rien dans la production ou l'intensité de ce bruit. J'ai trouvé également que l'intensité du bruit de rotation n'était proportionnée ni au volume, ni à la longueur des muscles ou de leurs tendons ; que ce bruit n'accompagne pas la roideur cadavérique ; qu'il n'a pas lieu dans le moment où l'on détruit cette roideur en étendant avec force les muscles roidis, ni dans les mouvemens que l'on imprime ensuite aux membres du cadavre ; qu'il n'existe pas dans la contracture permanente et chronique des membres , telle que celle qui a lieu chez les scorbutiques , les sujets attaqués de goutte atonique , et quelques paralytiques par suite d'apoplexie.

En faisant les diverses expériences que je viens de rapporter, je fus souvent frappé de la ressemblance parfaite qu'a le bruit musculaire, dans certaines circonstances, avec le bruit de soufflet des artères et du cœur. Dans l'expérience de la contraction des masseters , la tête appuyée sur l'oreiller , surtout si l'on contracte et resserre alternativement les muscles , on obtient un bruit tout-à-fait semblable à celui d'une artère qui donne le bruit de soufflet. Dans l'expérience suivante, la similitude est encore plus parfaite :

Si l'on applique le stéthoscope sur l'un des condyles de l'humérus d'un homme dont un aide soutient le bras, et qu'on lui dise d'étendre et de fléchir alternativement et sans effort l'avant-bras sur le bras , on entend un bruit tout-à-fait semblable à celui que donne le jeu d'un soufflet. Cette similitude parfaite du bruit musculaire intermittent et du bruit de soufflet du cœur et des artères me paraît décider entièrement les questions que j'ai posées ci-dessus sur la nature de ce bruit, et prouver qu'il est dû à une véritable contraction spasmodique, soit du cœur, soit des artères. La possibilité d'un spasme du cœur n'a pas besoin d'être démontrée , puisque cet organe est musculaire. Quant aux artères , les fibres circulaires dont se compose leur membrane moyenne ou fibreuse semblent annoncer un tissu doué de la faculté de se contracter. Rien ne prouve d'ailleurs que

le tissu musculaire seul soit susceptible de contraction
et de spasme, ou plutôt une multitude de faits prouvent
le contraire, puisque l'on trouve, dans divers cas pathologiques, les conduits cystique, hépatique ou cholédoque
contractés au point d'empêcher le passage de la bile et
de produire un ictère universel ; que l'urètre et les conduits lacrymaux se contractent souvent manifestement
sur la sonde, et que la peau même se crispe et présente
la chair de poule par l'effet d'une impression morale.

D'un autre côté, les circonstances dans lesquelles se
développe le bruit de soufflet, la rapidité avec laquelle
il paraît et disparaît dans quelques circonstances, semblent annoncer un phénomène qui est sous la dépendance immédiate d'une anomalie de l'influx nerveux.

Le bruit de soufflet existe presque constamment
dans le cœur chez les sujets atteints de rétrécissement
des orifices de cet organe : il se rencontre assez souvent
chez des sujets atteints d'hypertrophie ou de dilatation ;
mais on le trouve plus fréquemment encore, tant dans
le cœur que dans les artères, chez des personnes qui
n'ont aucune lésion de ces organes et qui sont attaquées
d'affections très diverses. Le seul trouble de la santé
qui m'ait paru coïncider constamment ou à peu près
avec le bruit de soufflet du cœur et des artères, est une
agitation nerveuse plus ou moins marquée, et qui est
toujours en raison directe de l'étendue du bruit de
soufflet, c'est-à-dire du nombre et du volume des artères qui le présentent. On ne rencontre, au contraire,
jamais ce bruit dans l'orgasme fébrile bien caractérisé,
à moins que le sujet ne soit d'une grande mobilité nerveuse. Nous reviendrons, au reste, sur les symptômes

concomitans et consécutifs du bruit de soufflet, à l'article des névroses du cœur et des artères.

Lorsque le bruit de soufflet existe à la fois dans l'aorte, dans les carotides et dans les troncs artériels des membres, le malade est dans un état d'angoisse et d'anxiété extrêmes. Si le cœur et la plupart des artères présentent le même phénomène, la vie est en péril; mais cependant il est bien rare que le malade succombe, quand il n'y a pas en même temps affection organique du cœur. Quand, au contraire, une ou deux artères seulement sont affectées, les sous-clavières et les carotides, par exemple, l'état dés fonctions n'annonce pas même toujours, à proprement parler, un état de maladie. Le bruit de soufflet est très commun, à un léger degré, chez les hypocondriaques et les femmes hystériques. Il se remarque surtout, chez eux, dans la sous-clavière, dans la carotide et quelquefois dans l'aorte. ventrale. Les gens délicats, irritables, sujets à des hémorragies sanguines, présentent surtout fréquemment ce phénomène; mais je l'ai trouvé aussi chez des hypocondriaques déjà sur le retour et très cáchectiques. Je l'ai rencontré fréquemment chez des sujets attaqués d'hémorragies diverses, et entre autres d'hémoptysie, de ménorrhagie et·d'apoplexie sanguine. Il est, au contraire, très rare chez les personnes atteintes d'inflammations franches et graves. Je l'ai rencontré seulement une fois dans toute l'étendue de l'aorte chez un enfant délicat et irritable attaqué du croup. Le phénomène persista plus de deux ans après la convalescence.

C'est surtout chez les hypocondriaques jeunes et

d'une constitution un peu sanguine que l'on peut se convaincre que le bruit de soufflet n'a pas d'autres caractères que ceux d'une affection nerveuse et spasmodique. La plupart de ces sujets ne le présentent que par momens et dans une ou deux artères seulement. Si, lorsqu'ils sont dans un état de calme, on applique le stéthoscope sur la carotide ou au-dessous de la clavicule, on n'entend que le bruit naturel des artères. Mais que le malade vienne à s'agiter en quelque manière, qu'il marche un peu vite, qu'il tousse, qu'il inspire fortement, qu'il éprouve une émotion de plaisir ou de chagrin, d'espoir ou de crainte, le son de la saccade artérielle se change sur-le-champ en un bruit de soufflet qui quelquefois devient sibilant, et à mesure que le malade se calme, redevient sourd et finit par disparaître.

Chez ces sujets, après que le bruit de soufflet a tout-à-fait disparu, on peut le faire reparaître en pressant légèrement l'artère avec le doigt au-dessus ou au-dessous du point où l'on ausculte, et surtout en diminuant et augmentant alternativement cette pression. Quelquefois même il suffit d'appuyer un peu fortement l'oreille sur le stéthoscope. Chez les sujets qui présentent le bruit de soufflet dans le cœur ou dans une artère, on le détermine souvent à volonté de la même manière dans une autre, et particulièrement dans les brachiales et les crurales.

Il me semble que les faits positifs et négatifs que nous venons d'exposer tendent tous à prouver que le bruit de soufflet est le produit d'un simple spasme, et ne suppose aucune lésion organique du cœur ni des artères. Ce que nous dirons du frémissement cataire et des phénomènes de la grossesse confirmera encore cette proposition (1).

(1) M. Andral pense que le bruit de soufflet peut, dans quelques circonstances, être rapporté à une augmentation de la quantité du sang. Je suis tout-à-fait de son avis, et le bruit de soufflet qu'on observe quelquefois chez les pléthoriques, chez les sujets menacés d'une hémorragie prochaine, chez la plupart des femmes à l'approche de leurs règles, et qui, dans ces derniers cas, n'a guère lieu que dans les vaisseaux qui avoisinent les parties par où l'hémorragie doit se faire, me paraît, comme à lui, être dû plutôt à cette cause qu'à un trouble de l'innervation. Je donne des soins depuis plusieurs années à un jeune homme dont le cœur est plus volumineux qu'il ne devrait être, sans qu'il y ait précisément hypertrophie, et qui éprouve souvent en conséquence le besoin d'être saigné. On entend habituellement chez lui, dans le cœur, l'aorte, les sous-clavières, les carotides, et même les brachiales, un bruit de soufflet très prononcé; mais jamais ce bruit n'est si fort ni si étendu que lorsque le besoin d'une saignée nouvelle se fait sentir, au point que j'ai quelquefois chez lui tiré l'indication de la saignée de cette augmentation du bruit de soufflet. Toutefois, ce phénomène est une exception, et il est beaucoup plus commun de voir le bruit de soufflet augmenter après qu'avant la saignée. J'ai même vu quelquefois, chez des femmes chlorotiques, ce bruit de soufflet diminuer et disparaître après quelques semaines de l'usage des ferrugineux et d'une alimentation mieux dirigée, c'est-à-dire lorsqu'on les avait mises dans des conditions propres à augmenter la masse du sang, ou tout au moins à en modifier les qualités. M. L.

Frappé des cas incontestables dans lesquels le bruit de soufflet du cœur existe sans aucune lésion organique qui puisse en rendre compte, Laënnec, comme je l'ai déjà dit dans une précédente note, a voulu faire jouer un trop grand rôle au spasme du cœur dans la production de ce bruit. Voici, dans

Avant de terminer cet article, nous croyons devoir dire deux mots de quelques phénomènes qu'un obser-

---

l'état actuel de nos connaissances, ce que me paraît avoir appris l'observation sur les causes variées tant du bruit de soufflet que des autres bruits que l'on peut entendre à la région précordiale.

Ces bruits peuvent résulter :

1° De la gêne qu'éprouve le sang à traverser aussi librement que de coutume les différens orifices du cœur ;

2° Du reflux insolite du sang à travers les orifices par lesquels il a déjà passé ;

3° D'une modification survenue dans le jeu des valvules et dans leurs mouvemens ;

4° D'un mode anormal de contraction du tissu charnu du cœur;

5° D'une augmentation survenue dans sa force d'impulsion;

6° D'une tumeur qui a exercé sur lui une compression plus ou moins considérable ;

7° Du frottement que les deux feuillets du péricarde exercent l'un contre l'autre, dans les cas où les tissus qui occupent ce sac membraneux sont altérés;

8° Il reste enfin des cas non encore suffisamment expliqués dans lesquels certains de ces bruits prennent naissance; c'est ce qu'on observe d'une part chez les chlorotiques, et d'autre part chez les individus qui ont subi des pertes de sang abondantes et rapides. Hâtons-nous d'ajouter que, dans ces cas, les bruits anormaux qui se manifestent au cœur sont beaucoup plus rares que ceux dont les artères deviennent le siége.

Reprenons tour-à-tour chacun de ces ordres de causes.

A. Les circonstances qui s'opposent à ce que le sang traverse librement les diverses cavités du cœur sont de plusieurs sortes, elles ont toutes pour résultat, sinon constant et nécessaire, au moins fréquent, de donner lieu à la production des différens bruits de soufflet, de sifflement, de scie, de râpe, de frôle-

vateur peu expérimenté pourrait quelquefois confondre avec ceux dont nous venons de parler. Le premier est

---

ment, etc. J'ai dit que ce résultat n'était ni constant ni nécessaire ; en effet, il m'est souvent arrivé de rencontrer après la mort les valvules aortiques épaissies et déformées par des ossifications, chez des sujets qui, pendant la vie, ne m'avaient présenté, à la région du cœur, aucun bruit insolite. Cette anomalie me paraît surtout être commune chez les individus avancés en âge. Il n'est pas non plus très rare de rencontrer des personnes dont le pouls, intermittent et inégal, paraît annoncer qu'un obstacle considérable s'oppose à la libre sortie du sang à travers l'orifice aortique, et qui cependant n'offrent, comme les précédens, aucune trace de bruit de soufflet ou autre à la région du cœur.

Les circonstances qui, en empêchant le sang de passer avec sa liberté accoutumée à travers les orifices, produisent le bruit de soufflet ou ses analogues, peuvent être rapportées à une modification survenue dans la quantité même du sang, à un changement de diamètre des cavités du cœur, au rétrécissement de ses orifices, à la perte du poli de sa surface interne.

J'ai signalé depuis longtemps l'état pléthorique comme une des conditions de l'organisme au milieu desquelles peut se produire le bruit de soufflet du cœur : la note précédente, de M. M. L., expose mes idées à cet égard, et les confirme. Je crois qu'en pareil cas on peut se rendre compte de la manifestation de ce bruit en admettant que les cavités du cœur se trouvent momentanément trop petites et ses orifices trop étroits relativement à la quantité surabondante de sang qui, dans un temps donné, doit les traverser ; une saignée peut alors le faire disparaître ; nous verrons au contraire, plus bas, d'autres cas dans lesquels cette même saignée lui donne sur-le-champ naissance. Je dois ajouter, toutefois, que je n'ai jusqu'à présent rencontré que très peu d'individus chez lesquels j'aie pu

le bourdonnement de la conque marine ; le second , le cliquetis métallique dont nous avons déjà parlé ail-

---

regarder le simple état pléthorique comme la cause véritablement productrice du bruit de soufflet du cœur : il y a d'autres états de l'économie, dont je vais successivement parler, qui lui donnent bien plus souvent naissance.

Un changement de diamètre survenu dans les cavités du cœur change indubitablement la nature des bruits que cet organe fait entendre pendant son battement. L'agrandissement de ces cavités a été regardé par Laënnec comme une des circonstances qui augmentent d'une manière notable l'éclat des bruits du cœur. J'ai constaté l'existence d'un véritable bruit de soufflet chez des malades qui n'avaient d'autre lésion, reconnue par l'autopsie, qu'une dilatation de la cavité du ventricule gauche avec hypertrophie de ses parois : les orifices du cœur avaient leur calibre ordinaire, et les valvules étaient exemptes de toute altération. M. Bouillaud a observé des cas analogues : il dit seulement que, dans ces cas, le bruit de soufflet ne se faisait entendre que par intervalles, et qu'il ne lui semblait devenir évident que dans les momens où, sous l'influence d'une fatigue, d'un effort ou d'une émotion, il survenait des mouvemens du cœur plus violens qu'à l'ordinaire.

Il est un autre cas inverse du précédent, dans lequel un bruit de soufflet apparaît également au cœur : c'est celui où les cavités du cœur sont devenues beaucoup plus petites que de coutume, soit qu'il y ait simple atrophie de cet organe, soit que ses parois ayent subi une hypertrophie concentrique. Il me semble manifeste que, relativement à la production des bruits anormaux, cet état du cœur équivaut à l'étroitesse de ses orifices.

Des concrétions sanguines se forment quelquefois dans le cœur pendant la vie. Quel que soit le point de cet organe dans lequel elles s'arrêtent, elles ont pour effet de diminuer l'espace qui doit être occupé par le sang dans son cours, et par consé-

leurs ; et le troisième est un bruit donné par le poumon dans certaines circonstances.

---

quent elles peuvent aussi donner naissance à des bruits anormaux, et particulièrement au bruit de soufflet : plusieurs observations qui tendent à confirmer cette assertion ont été publiées. Je crois toutefois qu'il faut ici user d'une grande réserve, et que, dans les cas où rien sur le cadavre ne peut rendre compte des bruits anormaux entendus pendant la vie, il ne faut pas trop légèrement les attribuer aux caillots que l'on trouve dans le cœur, car le plus souvent ceux-ci ne se sont formés qu'après la mort. J'aurai occasion de revenir plus bas sur ce sujet.

Enfin l'étroitesse d'un des orifices du cœur, quelle qu'en soit la cause, soit congénitale, soit acquise, doit être placée au premier rang, sous le double rapport de l'importance et de la fréquence, parmi les états morbides qui produisent le bruit de soufflet, celui de râpe ou de scie, etc. Tantôt, en pareil cas, ces bruits surviennent lentement pendant le cours d'une affection chronique de l'organe central de la circulation; tantôt ils se manifestent brusquement, et ils sont le premier signe qui révèle l'existence d'une maladie du cœur. Il en est ainsi, en particulier, dans ces cas où, pendant le cours d'un rhumatisme articulaire aigu, l'endocarde vient à s'enflammer : des bruits plus ou moins analogues au bruit de soufflet se produisent alors ; soit qu'ils dépendent d'une augmentation subite d'épaisseur de la membrane interne du cœur, particulièrement vers les orifices et sur les replis valvulaires ; soit qu'on doive plus spécialement les rattacher à l'obstacle produit par le sang lui-même, qui se coagule et s'arrête par une sorte de cristallisation sur les points où l'endocarde enflammé a perdu son poli, comme on le voit aussi s'arrêter et se solidifier dans les veines dont un travail de phlegmasie s'est emparé. Les bruits de soufflet ou autres, dus à une semblable cause, peuvent ne se montrer que d'une manière momentanée, ou devenir per-

I. On sait que si l'on approche de son oreille un gros coquillage univalve, tel qu'un buccin ou une grosse

---

manens, en prenant une intensité de plus en plus grande, et en changeant de caractère ; ils peuvent aussi ne se faire entendre qu'à de certains intervalles, et d'une manière en quelque sorte intermittente, suivant, dans leurs différens degrés de développement, les variétés d'engorgement de l'endocarde.

On observe enfin un certain nombre de cas dans lesquels, pour expliquer de légers bruits de râpe ou de frôlement, on ne trouve autre chose sur les valvules que quelques inégalités et une sorte de dépoli de leur surface, ou d'autres fois une augmentation d'épaisseur en certains points de leur étendue.

B. Il est un état morbide que Laënnec n'avait pas connu , et d'où il résulte qu'une ou plusieurs des valvules du cœur sont altérées de telle façon qu'elles permettent au sang de revenir dans la cavité qu'il vient d'abandonner. Cet état, que l'on désigne actuellement sous le nom d'*insuffisance des valvules*, et à la description duquel je consacrerai une note ultérieure, produit aussi, pendant chaque battement du cœur, un bruit insolite, semblable à celui auquel donne lieu le rétrécissement d'un des orifices de cet organe ; mais seulement ce bruit a lieu dans un temps différent. Ainsi, en supposant que ce soit l'une des valvules auriculo-ventriculaires qui soit devenue insuffisante, le bruit de soufflet coïncidera avec le moment de la systole des ventricules, ou, en d'autres termes, avec le premier bruit du cœur ; si, au contraire, l'insuffisance réside dans les valvules artérielles, le bruit de soufflet se fera entendre pendant la diastole des ventricules, ou, en d'autres termes, pendant la durée du second bruit du cœur. Le souffle qui se produit en pareil cas paraît résulter du frottement qui doit avoir lieu, de la part de la colonne sanguine, sur le pourtour des orifices du cœur à travers lesquels elle vient à repasser, repoussée qu'elle est, par l'élasticité de l'artère, vers les valvules, qui ne

porcelaine, on entend un bourdonnement continu que
le peuple dit être celui de la mer, et qui a lieu au

---

peuvent plus se fermer pour s'opposer à son retour dans les
cavités du cœur. Ce souffle sera plus prononcé, si les valvules
devenues insuffisantes présentent en même temps dans leur
texture certaines altérations qui ont produit des inégalités,
des aspérités plus ou moins considérables, soit à leur surface,
soit sur leurs bords : or, ce cas est de tous le plus commun.

C. Si, par leurs mouvemens d'élévation ou d'abaissement, les
valvules, soit artérielles, soit auriculo-ventriculaires, entrent
au moins pour quelque chose dans la production des bruits du
cœur, il doit s'en suivre que toute modification survenue dans
le jeu naturel de ces valvules, qu'un simple changement dans
leur degré de tension, d'élasticité, etc., doivent altérer ces
bruits, soit sous le rapport de leur intensité, soit sous celui de
leur nature.

D. Bien qu'à l'état normal la contraction même du tissu
charnu du cœur ne semble pas être la cause principale de ses
bruits, il est cependant très vraisemblable que, lorsque cette
contraction devient beaucoup plus énergique, elle apporte
dans les bruits du cœur un changement, d'où résulte dans ces
bruits un autre timbre, et souvent aussi une modification dans
leur durée. On ne peut pas nier, par exemple, quelle que soit
l'explication qu'on veuille donner du phénomène, que, lorsque
les parois du ventricule gauche sont considérablement épaissies,
le premier bruit ne se prolonge davantage, et ne devienne
beaucoup plus sourd.

E. Ce que je viens de dire de l'influence exercée par une
modification survenue dans la contraction normale du cœur,
sur la nature ou sur l'intensité des bruits qu'il fait entendre,
s'applique aussi à l'influence que doit exercer sur ces mêmes
bruits l'augmentation du degré ordinaire d'impulsion du cœur
 thoraciques. Il me paraît au moins très vraisem-

reste, quoique d'une manière moins marquée, lorsqu'on fait l'expérience avec une carafe ou une cafetière.

---

blable, ainsi que je l'ai déjà dit plus haut, que l'apparition du
tintement métallique reconnaît une semblable cause, bien qu'on
puisse aussi le rapporter au redressement plus brusque ou plus rapide des valvules, et que certaines altérations du tissu de ces
replis puissent aussi concourir à le produire.

F. Ce n'est encore que par voie d'analogie et par le raisonnement que l'on a admis qu'en supposant qu'une tumeur
développée autour du cœur le comprime assez pour gêner le
passage du sang à travers ses cavités ou ses orifices, elle devrait
produire le bruit de soufflet : il faudrait pour cela que cette
tumeur fût très considérable, et surtout qu'elle eût altéré et
plus ou moins désorganisé le tissu charnu du cœur, comme dans
certains cas de cancers de cet organe, dont j'ai publié ailleurs
les observations.

G. Les maladies du péricarde doivent aussi être placées au
nombre des lésions qui sont susceptibles de produire, à la
région précordiale, des bruits de nature diverse. Ce sont surtout les nombreuses variétés de bruit de frottement qui se manifestent en pareil cas ; et je pense que ce n'est que dans des
cas au moins très rares, que le bruit de soufflet est le résultat d'une simple affection du péricarde, sans complication
d'aucune lésion du côté de la membrane interne du cœur.
M. Bouillaud, qui d'abord, dans un article du Dictionnaire de
Médecine et Chirurgie pratiques, avait admis que le bruit de
soufflet pouvait dépendre d'une affection du péricarde, à professé dans son Traité des Maladies du cœur une autre opinion ;
et il est à cet égard d'un avis semblable à celui que je viens
d'émettre. Il remarque, avec beaucoup de justesse, que ce qui
peut ici facilement induire en erreur, c'est la complication si
fréquente de la péricardite et d'une inflammation de l'endocarde : on peut dès lors facilement prendre le change, et se-

Ce bruit n'a rien de commun avec le bruit musculaire ; car il a lieu également si l'on se contente d'approcher l'oreille à quelque distance d'un coquillage posé sur une cheminée. Il paraît dû au mouvement de l'air et à la répercussion des bruits légers qui se font autour de

---

tribuer à la première de ces affections des phénomènes qui dépendent de la seconde ; et cela avec d'autant plus de facilité que les symptômes de la péricardite, plus saillans et plus généralement connus, attirent spécialement l'attention.

H. Dans tous les cas que je viens de passer en revue, les différens bruits anormaux que l'on entend à la région du cœur peuvent s'expliquer d'une manière toute mécanique : mais en dehors de ces cas, on en trouve encore d'autres dont l'explication rigoureuse ne saurait être donnée. Tout ce que nous savons, et c'est déjà avoir fait un grand pas, c'est que la manifestation de ces bruits (qui, différant moins par leur nature que par leur intensité, peuvent tous être représentés par l'expression générique de *bruit de soufflet*) coïncide avec certains états bien déterminés de l'économie, à savoir, avec une altération du sang qui consiste dans une diminution de sa quantité absolue ou du moins de quelques-uns de ses principes. Il ne m'est pas encore démontré que l'hystérie ou telle autre névrose, lorsqu'elle existe sans ces conditions du sang, puisse produire, au cœur pas plus que dans les artères, le bruit de soufflet. Faut-il admettre, dans ce cas, un rétrécissement spasmodique des orifices du cœur, d'où obstacle au libre passage du sang et explication facile du bruit qui se fait entendre, comme on admet un rétrécissement spasmodique des muscles constricteurs de la glotte pour se rendre compte de certaines difficultés subites qu'éprouve l'air à traverser le larynx ; d'où, aussi, à l'intérieur de ce conduit, production de bruits anormaux, tels qu'inspiration sifflante, ronflement, voix croupale, etc.

ANDRAL.

l'observateur ; car le bruissement augmente lorsque quelqu'un écrit dans l'appartement où se fait l'expérience.

II. Nous avons déjà parlé ailleurs du *cliquetis métallique* que produit dans différentes circonstances la percussion de la peau avec la main (t. 1, p. 143). Un bruit analogue me frappa en répétant, le poing fermé, l'expérience que m'avait indiquée M. Erman. Je le crus d'abord produit par le froissement des doigts entre eux ; mais, en étudiant avec soin ce phénomène, j'ai reconnu qu'il se passe dans les tendons ou dans leurs gaînes, où l'on sait qu'il se trouve souvent, ainsi que dans les capsules synoviales, une petite quantité d'un fluide aériforme. Les expériences suivantes me paraissent convaincantes à cet égard :

1° Si l'on applique le stéthoscope sur la paume de la main, et que l'on frotte un peu rapidement les doigts l'un sur l'autre, sans cesser de les maintenir dans l'extension, on entend le *cliquetis métallique* avec une force extraordinaire.

Si, au contraire, on se contente de les frotter lentement, quoiqu'avec force, et sans que l'un abandonne l'autre, on n'entend plus que le bruit du frottement.

2° Si, dans la même position, on se contente d'agiter rapidement les doigts, en les tenant écartés l'un de l'autre, on entend le même bruit, mais plus faible et plus éloigné.

3° Si, la paume de la main immédiatement appliquée sur l'oreille, on frappe l'occiput avec l'extrémité du doigt indicateur, on entend distinctement , outre le bruit du choc, qui ressemble à un petit coup de marteau, le cliquetis qui semble évidemment se faire dans toute la longueur du doigt.

On entend quelquefois un léger cliquetis de cette nature dans la région précordiale, chez les sujets atteints de palpitations nerveuses , surtout lorsque , le cœur battant avec violence et vélocité , quoique sans une grande force réelle d'impulsion , sa pointe seule vient frapper les parois thoraciques. A chaque pulsation des ventricules, un petit cliquetis se fait alors entendre , et traverse le stéthoscope de manière qu'il semblerait qu'il se fait dans l'intérieur du tube. Dans d'autres cas , j'ai entendu dans la même région , mais plus profondément, un bruit semblable au *cri du cuir* d'une selle neuve sous le cavalier. J'ai cru pendant quelque temps que ce bruit pouvait être un signe de péricardite ; mais je me suis convaincu depuis qu'il n'en était rien. Il m'a paru qu'il avait lieu quand le cœur , volumineux ou distendu par le sang, se trouve à l'étroit dans le médiastin inférieur , qu'il y a quelques bulles d'air dans le péricarde, et dans un cas dont il sera parlé tout-à-l'heure.

III. Enfin , il est deux circonstances dans lesquelles un obervateur inexpérimenté pourrait croire à l'existence d'un bruit de soufflet sans qu'elle fût réelle. Chez quelques sujets , les plèvres et les bords antérieurs des poumons se prolongent au devant du cœur et le recouvrent presque entièrement. Si on explore un pareil sujet au moment où il éprouve des battemens du cœur un peu énergiques, la diastole du cœur comprimant ces portions de poumon et en exprimant l'air, altère le bruit de la respiration de manière à ce qu'il imite plus ou moins bien celui d'un soufflet ou celui d'une râpe à bois douce. Mais, avec un peu d'habitude, il est très facile de distinguer ce bruit du bruit de soufflet donné par le cœur lui-même : il est plus superficiel ; on entend au-dessous le bruit naturel du cœur ; et en recommandant au malade de retenir pendant quelques instans sa respiration, il diminue beaucoup ou cesse presque entièrement. La pression exercée par la diastole du cœur sur le poumon peut encore déterminer une crépitation dans le cas d'emphysème pulmonaire ou interlobulaire, et souvent une variété du râle muqueux fort analogue au *cri du cuir*, quand il y a un peu de mucosité dans les bronches.

La seconde cause d'erreur est le bruit musculaire lui-même développé accidentellement dans un muscle voisin de l'artère qu'on explore : cela se remarque surtout dans la carotide, chez quelques personnes qui se trouvent dans un état d'agitation nerveuse plus ou moins marqué. Si, le sujet étant assis, on lui fait pencher la tête sur le côté gauche, de manière qu'elle ne soit plus soutenue que par le muscle sterno-mastoïdien du côté droit, ce muscle entre souvent alors dans le mode de contraction qui donne le bruit de rotation. Or, la carotide se soulevant à chaque diastole imprime une petite secousse au muscle, dont le bruit de rotation paraît alors intermittent comme la saccade artérielle, et ressemble par cela même beaucoup au bruit de soufflet : mais avec un peu d'attention on reconnaît que le bruit est plutôt rémittent qu'intermittent. On doit d'ailleurs se défier de la position du sujet ; et en lui faisant faire un très léger mouvement de tête dans le sens où on explore, ou en la soutenant, ne fût-ce que d'un doigt, on fait sur-le-champ cesser le bruit musculaire : car le bruit de rotation se manifeste surtout lorsque les muscles se contractent ou tendent à se contracter, et qu'à raison de la position où ils se trouvent et de l'antagonisme, ils sont dans un état d'extension qu'ils ne peuvent faire cesser. J'ai quelquefois soupçonné que le murmure continu dont j'ai parlé plus haut pouvait aussi dépendre d'une contraction spasmodique du sterno-mastoïdien et du peaucier. Je l'ai quelquefois fait cesser, mais pas toujours, en détendant ces muscles.

Dans cet article, peut-être un peu long, sur le bruit de soufflet du cœur et des artères, Laënnec ne me semble pas avoir suffisamment distingué ce qui est d'application pratique d'avec ce qui n'est que de pure curiosité. Il est, à mon avis, impossible de rapporter à des causes semblables le *bruit de soufflet* proprement dit, le *bruit de râpe* et le *bruit de cuir*, et de ne pas attacher plus d'importance aux deux derniers de ces phénomènes qu'au premier. Le bruit de soufflet proprement dit, celui qui est sibilant ou musical, paraît bien n'être, comme il le dit, qu'un phénomène purement vital, lié à un trouble de l'innervation, ou tout au plus, et dans quelques cas seulement, à une modification de la quantité ou des qualités du sang : mais le bruit de râpe et le bruit de cuir se rattachent constamment à des altérations organiques bien prononcées. Le premier, lorsqu'on l'entend dans la région du cœur (et, malgré l'autorité de mon vénéré maître, je nie qu'on l'ait jamais entendu ailleurs), est un indice certain d'un obstacle mécanique apporté au cours du sang ; et peut être regardé, ainsi que nous le verrons par la suite, comme le signe pathognomonique de l'induration cartilagineuse ou osseuse des valvules du cœur. Il faut seulement, pour que ce signe ait toute sa valeur, qu'il soit constant, et, qu'une fois développé, il ne cesse jamais complétement. Le second indique également d'une manière certaine que la surface libre du péricarde est devenue rugueuse et inégale; et peut être regardé, en conséquence, comme le signe d'une péricardite sans épanchement, ou avec épanchement médiocre. C'est l'analogue du bruit de frottement étendu dans la pleurésie sans épanchement, et il me semble impossible qu'il ait jamais pu reconnaître pour cause une exhalation gazeuse dans le péricarde, ou la compression par le cœur en mouvement d'une portion de poumon emphysémateuse. Nous reviendrons, du reste, sur ce bruit en temps et lieu. **M. L.**

Les différens bruits anormaux que font entendre les artères, lorsqu'on les ausculte, ont été décrits par Laënnec avec son talent ordinaire; mais on ne saurait admettre l'explication qu'il en a donnée : rapporter ces bruits à une simple modification du système nerveux, c'est créer une hypothèse que rien ne justifie. Souvent, à la vérité, on les entend chez des individus atteints de différentes névroses; mais c'est qu'alors il existe chez eux d'autres états morbides, auxquels on peut rapporter leur production. Il s'en faut qu'il soit démontré, ainsi que Laënnec l'a établi, que ces bruits s'entendent particulièrement chez les hypocondriaques, et qu'un certain degré d'agitation nerveuse suffise pour leur donner naissance.

Les bruits anormaux des artères peuvent constituer un bruit ou intermittent ou continu. M. Bouillaud a très justement comparé une des variétés les plus communes de celui-ci au bruit que fait entendre le jouet d'enfant connu sous le nom de *diable*, lorsqu'il a été mis en mouvement, et qu'il tourne avec rapidité sur le cordon qui le fait alternativement monter et descendre. On peut observer tour-à-tour sur la même artère le bruit de souffle, soit continu, soit intermittent. Une des variétés les plus curieuses de ce bruit, est celle qui rappelle tout-à-fait le bourdonnement de la mouche, et qui a été effectivement désignée sous le nom de *bruit de mouche.*

J'ai toujours entendu les différens bruits anormaux des artères en même temps que le premier bruit du cœur, c'est-à-dire pendant la durée de la systole des ventricules et de la diastole artérielle.

On a reconnu ces bruits dans la plupart des artères assez superficiellement situées ou assez volumineuses pour que leurs battemens puissent être perçus, soit par le doigt, soit par l'oreille. J'en ai constaté l'existence tout le long de la portion dorsale de la colonne vertébrale; et là, le souffle que percevait l'oreille avait manifestement son siége dans l'aorte thoracique descendante. Il n'est pas très rare d'entendre ce même souffle sur le trajet des artères humérales, sur celui des radiales, ainsi qu'au pli de l'aîne, dans la direction des artères fémorales, là où l'application du doigt fait sentir leurs battemens. Dans ces différentes artères, je n'ai jamais entendu que le souffle intermittent : il ne devient continu que dans les carotides; et c'est spécialement dans ces dernières artères qu'apparaissent le bruit de diable et le bruit de mouche. D'après M. Bouillaud, les différens bruits anormaux dont les carotides peuvent devenir le siége seraient plus fréquens et plus prononcés dans la carotide gauche que dans la droite : je ne saurais être à cet égard de l'avis de mon savant collègue; de nombreuses observations ne me permettent pas de douter qu'au contraire ce ne soit la carotide droite qui en soit le siége le plus fréquent; c'était aussi ce qu'avait avancé Laënnec. Il est extrêmement rare que ces bruits existent dans d'autres artères, lorsqu'ils ne se font pas entendre dans la carotide droite; dans quelques cas cependant, je n'ai distingué le bruit de soufflet que dans la carotide gauche, la droite n'en offrait aucune trace. Le plus ordinairement l'existence de ce bruit dans une artère quelconque entraîne sa manifestation dans la carotide droite; et, au contraire, il se montre très souvent dans celle-ci, sans qu'ailleurs on en trouve aucun vestige.

Quelle que soit l'artère où l'on entende soit le bruit de soufflet, soit un autre bruit anormal, on peut en faire varier l'intensité, et même le faire disparaître et le reproduire tour-à-tour, en exerçant sur le vaisseau différens degrés de pression. M. Bouillaud a remarqué que, dans certains cas du moins, en éloignant le larynx de celle des carotides où se perçoit le bruit de soufflet, il disparaît ou s'affaiblit; il se montre de nouveau, ou reprend une plus grande intensité, dès qu'on laisse le larynx revenir à sa place naturelle. M. le docteur Donné a aussi trouvé que, si des individus qui présentent le souffle carotidien viennent à se livrer à un effort un peu violent, ce souffle disparaît tout-à-coup.

Les cas dans lesquels la diastole artérielle s'accompagne d'un bruit insolite me semblent pouvoir se ranger dans les séries suivantes, qui comprennent, comme on va le voir, des états morbides de l'organisme fort différens les uns des autres.

Première série. Maladies du tissu des artères. Une inflammation de ces vaisseaux, des produits accidentels développés dans l'épaisseur de leurs parois, sont autant de circonstances qui peuvent coïncider avec la production des bruits qui nous occupent. Dans les cas de cette première série, il semble qu'on puisse se rendre compte de leur apparition, en admettant qu'à chaque coup de piston donné par le ventricule gauche, la diastole artérielle ne se faisant qu'incomplétement, par suite de la perte d'élasticité que l'artère malade a subie, le sang passe à travers une cavité devenue plus étroite, d'où augmentation du frottement de ce liquide contre les parois artérielles, et apparition de bruits anormaux, par un mécanisme semblable à celui qui, en pareil cas, les produit dans le cœur.

Deuxième série. Compression des artères par une tumeur. J'ai constaté l'existence d'un bruit de souffle intermittent à la carotide gauche, dans un cas où un goître volumineux appuyait fortement sur cette artère. M. Bouillaud a entendu ce même bruit dans les artères iliaques, chez une femme qui portait une tumeur de l'ovaire gauche. De pareils cas doivent être toutefois assez rares, parce que les bruits de soufflet ne peuvent alors se produire qu'à la condition que les tumeurs développées dans le voisinage des artères exerceront sur elles une compression assez énergique pour surmonter la force avec laquelle le sang envoyé par le cœur dans les artères distend les parois de celles-ci et augmente leur calibre. Voilà sans doute pourquoi, en appuyant avec le stéthoscope sur une artère, on ne parvient pas toujours à y faire naître un bruit de souffle : il faut pour cela que le cœur n'ait qu'une force d'impulsion peu considérable.

Troisième série. Maladies du cœur. Ici encore, comme dans la première et la deuxième série, on ne voit apparaître, dans le plus grand nombre des cas du moins, que le bruit de souffle intermittent. Plusieurs sortes d'affections du cœur peuvent donner naissance à ce bruit. Et d'abord il peut coïncider avec une hypertrophie considérable des parois du ventricule gauche : il résulte alors de ce que le sang, poussé avec une énergie extraordinaire dans l'aorte, va exercer sur les parois de tout l'arbre artériel un frottement plus considérable. Cela posé, on conçoit que, lorsque, sous l'influence de simples palpitations nerveuses, le cœur vient à se contracter avec une force inaccoutumée, le frottement de la colonne de sang contre les parois artérielles devra également augmenter, et les vaisseaux qui la reçoivent pourront aussi faire entendre un bruit de souffle. Supposez, au contraire, une grande diminution dans l'énergie normale des battemens du cœur, soit par suite d'un amincissement de ses parois, soit par suite d'un affaiblissement général de la constitution, affaiblissement auquel le cœur participe : que devra-t-il en résulter ? c'est que la force manquera au cœur pour mettre suffisamment en jeu l'élasticité des artères, à chaque contraction des ventricules ; et, si la quantité de sang est restée considérable, il traversera des vaisseaux à calibre devenu insuffisant pour le recevoir, un frottement insolite s'exercera, et le bruit de soufflet pourra encore prendre naissance.

Il est encore un autre cas de maladie du cœur, dont j'ai déjà parlé, et dans lequel les valvules aortiques, devenues insuffisantes, permettent au sang de rentrer dans le cœur, pendant la durée de la diastole ventriculaire. Dans ce cas, au moment où le reflux a lieu, on entend, tant à la région du cœur, que dans l'aorte et dans la plupart des grosses bronches artérielles, un bruit de soufflet qui diffère de tous les autres par l'instant où il devient perceptible : on l'entend en effet immédiatement après le premier bruit du cœur, alors que les ventricules sont en diastole, et que les artères, tout-à-l'heure dilatées, reviennent sur elles-mêmes. M. le docteur Guyot, à qui l'on doit un bon travail sur l'insuffisance des valvules du cœur, me paraît avoir bien expliqué ce phénomène par le frottement que doit exercer le sang, dans sa voie rétrograde, contre les bords des valvules sigmoïdes plus ou moins altérées, contre les parois de l'aorte ascendante, ainsi que contre celles des grosses branches qui naissent de sa crosse.

Quatrième série. Névroses diverses. Ici reviendrait la discussion de la question déjà agitée, à savoir, jusqu'à quel point certains troubles de l'innervation peuvent déterminer dans les artères le bruit de soufflet ou intermittent ou continu. Ce que j'ai déjà dit plus haut suffit pour répondre à cette question ; tout ce que j'ajouterai ici, c'est que j'ai souvent appliqué le stéthoscope sur les artères carotides d'épileptiques, d'hystériques, d'hypocondriaques, et que chez aucun d'eux, à moins qu'il n'y eût en même temps anémie, chlorose, ou maladie du cœur, je n'ai pu constater dans ces artères aucun bruit insolite. Si jamais on arrivait à en bien constater un en pareils cas, on ne pourrait s'en rendre compte qu'en admettant dans les parois des artères une contraction spasmodique, qui en diminuant leur calibre, augmenterait le frottement que le sang exerce sur elles; ce serait donc encore, dans ce cas, par un même mécanisme que dans les cas précédens, que le bruit de soufflet des artères prendrait naissance. Mais, jusqu'à présent, on n'a jamais pu constater d'une manière bien évidente l'existence d'un tissu contractile dans les parois des artères. Admettre la possibilité d'un état spasmodique de ces vaisseaux, au moins avant leurs divisions capillaires, c'est donc créer une hypothèse que ne justifie pas l'anatomie. Je sais bien d'ailleurs que ce ne serait pas là une raison pour nier que de pures affections nerveuses ne pussent produire dans les artères le bruit de soufflet; car celui-ci pourrait alors prendre naissance sous l'influence d'autres causes que celles d'un spasme du tissu artériel : connaissons-nous les modifications délicates, et très variées sans doute, que les affections nerveuses peuvent créer, soit dans nos solides, soit dans nos liquides? Laënnec a parlé quelque part de gaz qui se développeraient dans le cœur et dans les vaisseaux, à la suite de certains troubles du système nerveux: aucun fait bien positif ne prouve que cela soit; mais est-il si déraisonnable de supposer que cela puisse être, lorsqu'on voit le même phénomène avoir lieu ailleurs. Quoi de plus commun, par exemple, que la tympanite hystérique; et comment comprendre autrement cet accident, qu'en admettant que, sous l'influence du trouble survenu dans l'innervation, le sang qui parcourt les innombrables vaisseaux de la membrane muqueuse intestinale laisse échapper certains élémens qui s'en séparent, sous forme de gaz, à la surface interne des voies digestives? Savons-nous encore quelle est la puissance mystérieuse, qui, mise en jeu par une passion, appelle ou chasse le sang des vaisseaux capillaires de la face, qui rougit ainsi ou se décolore avec la rapidité de l'éclair?

Cinquième série. Altérations du sang. Elles doivent être placées, sans contredit, au nombre des causes les plus fréquentes et les plus actives de la production des bruits anormaux des artères, et c'est surtout sous leur influence que le souffle intermittent des artères se change en souffle continu, et que le *bruit de diable* prend naissance. La maladie dans laquelle ce bruit a son maximum de développement est certainement la chlorose; à tel point que M. Bouillaud a proposé de désigner indifféremment la variété du souffle continu des artères dont il est ici question sous les noms de *bruit de diable* et de *bruit chlorotique*. Depuis que M. Bouillaud a annoncé l'existence de ce bruit chez les filles atteintes de chlorose, je l'ai rencontré constamment en pareille circonstance; et, dans les cas où les autres symptômes de la maladie étaient encore assez peu tranchés pour laisser quelque doute dans mon esprit, l'existence du bruit de diable dans les carotides m'a aidé à asseoir plus sûrement mon diagnostic : je n'hésitais plus alors à donner les préparations ferrugineuses. Au contraire, dans d'autres cas où, avec certaines apparences de chlorose, le bruit de diable n'existait pas, j'ai vu échouer ces mêmes préparations. Il commence souvent à se faire entendre à une époque où les différens symptômes de la maladie ne sont encore que faiblement prononcés; il augmente d'intensité à mesure que ces symptômes eux-mêmes deviennent plus tranchés ; et parfois il persiste avec beaucoup de force, alors même que la maladie a de beaucoup reculé, et que tout signe de chlorose a disparu. Je crois que, tant qu'il se montre, il est bon de continuer l'emploi des préparations ferrugineuses; sinon, plus ou moins rapidement après qu'on aura cessé de les administrer, on courra grand risque de voir les accidens chlorotiques se reproduire. Dans la chlorose d'ailleurs, on n'observe pas seulement le bruit de diable ; on peut aussi observer le souffle intermittent, et d'autres fois le bruit particulier connu sous le nom de *bruit de mouche*.

Dans une autre maladie où il y a, aussi manifestement que dans la chlorose, altération du sang, dans le scorbut, l'on a eu également l'occasion de constater le bruit de soufflet des artères. Il était des plus évidens chez un homme qui vint succomber dans mes salles de la Pitié pendant le cours du mois d'octobre 1835. Cet individu présentait tous les symptômes du scorbut le plus avancé : il avait eu de nombreuses épistaxis , et des pétéchies couvraient toute la périphérie cutanée. On entendait chez lui le *bruit chlorotique* dans toutes les grandes artères sur lesquelles le stéthoscope pouvait être posé : on l'entendait aussi à la région du cœur. A l'ouverture du cadavre , on ne trouva aucune lésion appréciable dans l'appareil circulatoire : il n'y avait d'autre altération notable que des ecchymoses disséminées sur les membranes muqueuses et séreuses. J'ai eu récemment l'occasion d'observer un autre individu qui était atteint d'un *purpura hœmorragica* , et chez lequel , dans un court espace de temps , avaient eu lieu d'abondantes hémorragies à la surface de la plupart des membranes muqueuses : je constatai chez lui l'existence d'un bruit de souffle continu des plus prononcés dans l'artère carotide droite : c'était tout-à-fait le bruit chlorotique.

Le même bruit se fait encore très souvent entendre dans plusieurs artères, et spécialement dans les carotides , chez les femmes qui, atteintes de cancer utérin , ont eu des hémorragies abondantes et répétées. Je l'ai trouvé chez un homme qui, sujet à un flux hémorroïdal , avait perdu rapidement beaucoup de sang par l'anus. On observait en même temps chez lui de la dyspnée, des palpitations, des digestions pénibles, et tout ce cortége de symptômes qui accompagnent la chlorose.

Enfin l'on voit encore assez souvent les différens bruits anormaux des artères , et en particulier le bruit de diable , se montrer avec une intensité et une durée plus ou moins grandes chez des malades auxquels, dans un court espace de temps , on a fait subir plusieurs saignées. Il y a, du reste , sous ce rapport, de très notables différences individuelles : ainsi j'ai vu des personnes chez lesquelles, à la suite d'une seule saignée, l'artère carotide droite venait à présenter un beau bruit de souffle ; j'en ai vu d'autres, au contraire, chez lesquelles il ne se montrait pas, bien qu'on les eût largement saignées à plusieurs reprises.

Quelle est la cause du bruit de soufflet des artères, chez les individus que comprend cette cinquième série ? Se produit-il parce que le sang appauvri qui entre dans les artères à chaque contraction des ventricules, n'y est plus lancé avec assez d'énergie de la part du cœur pour forcer ces vaisseaux à se dilater convenablement : de là passage du sang à travers une cavité qui reste plus étroite que de coutume, et dès lors augmentation du frottement, et par suite apparition du bruit de soufflet ou de ses analogues ? S'il en est ainsi, ce que je suis loin d'affirmer, la cause immédiate qui, chez les individus chlorotiques ou anémiques, produit le souffle artériel, serait la même que celle à laquelle nous l'avons attribué dans les séries précédentes.

Sixième série. Elle diffère des cinq précédentes en ce que les cas qu'elle renferme ne se tiennent plus par aucun lien, et qu'on ne peut plus rattacher à un fait général, comme à une loi, le bruit de soufflet qui, dans ces cas aussi, se fait entendre dans les artères. Ici viennent se ranger un certain nombre d'états morbides, tous différens les uns des autres, dans lesquels j'ai constaté l'existence de ce bruit, et dans lesquels cependant n'existait, ni comme maladie principale, ni comme complication, aucune des lésions que nous avons retrouvées dans les cinq autres séries. J'ai, par exemple, rencontré quelquefois le souffle carotidien chez des femmes atteintes de cancer de l'utérus, à une époque où elles n'avaient eu encore aucune métrorrhagie, et bien que la leucorrhée dont elles étaient atteintes ne fût pas assez abondante pour les avoir épuisées. Je vais rapporter ici quelques-uns de ces cas exceptionnels dans lesquels j'ai observé ces singuliers bruits d'artères, d'autant moins explicables, que, dans d'autres cas en apparence semblables, on ne les retrouvait pas : leur apparition était ici l'exception, tandis que, dans les séries précédentes, elle était la règle. Les faits de ce genre qu'on va lire ont été re_cueillis sous mes yeux par M. Huc-Mazelet, dans mes salles de la Pitié : il les a déjà publiés dans sa dissertation inaugurale.

Ier CAS. *Gastrite chronique; cancer de l'utérus.* Lieb, âgée de trente-trois ans, mariée, cheveux châtains, peau blanche, assez d'embonpoint, réglée à dix-huit ans, à époques régulières, sans douleurs de reins : l'écoulement dure cinq jours ; elle n'est sujette à des fleurs blanches que depuis six ans, apparaissant par intervalles et peu abondantes. Elle n'a eu ni toux, ni hémoptysie, ni douleurs de poitrine ; elle n'a jamais eu de palpitations ni de douleurs précordiales. Depuis quatre mois, suspension de la menstruation et de tout écoulement sanguin; dès-lors la leucorrhée continue, assez abondante, tachant le linge, accompagnée de malaise général, de courbature, d'anorexie, qui ont persisté jusqu'à son entrée dans les salles ; elle est couchée au n° 10, salle Saint-Thomas. A la visite, elle présente les symptômes suivans : face pâle, fatiguée ; rien du côté de l'encéphale et des organes des sens ; la langue est sèche, très rouge, dépouillée de son épithélium ; la bouche présente un grand nombre de concrétions pelliculeuses (diphtérite); la soif est vive ; depuis deux jours, douleur de gorge et déglutition difficile ; l'épigastre est indolent à la pression, mais la douleur est déterminée par l'ingestion des alimens : elle n'a eu ni nausées, ni vomissemens ; l'abdomen est un peu ballonné, tendu, indolent; les selles naturelles. La leucorrhée est fort abondante. Au toucher, on reconnaît que le vagin est rempli de tubercules durs ; le col de l'utérus est détruit ; le doigt pénètre librement dans l'utérus ; du reste, ces parties ne sont pas douloureuses. Le membre inférieur gauche est œdémateux ; il existe une douleur très vive dans la fesse gauche, au niveau de l'échancrure sciatique, sans changement de couleur à la peau, sans fluctuation, mais augmentée par la pression et les mouvemens de la hanche.

La peau est sèche et peu chaude, le pouls est à 92. Depuis cinq jours, époque à laquelle elle fait remonter la douleur de la hanche; elle a des frissons tous les soirs, suivis de chaleur et de sueur légère chaque nuit. Signes négatifs du côté des poumons; le cœur présente un peu d'impulsion, mais sans modification de la nature des bruits; rien d'anormal dans la matité de la région précordiale. Il existe dans la carotide droite un bruit de *soufflet continu* avec saccades très prononcé; simple choc dans la carotide gauche.

Elle mourut. On constata sur le cadavre un état de phlegmasie très prononcé de l'estomac, une vaste suppuration avec carie de la cavité cotyloïde gauche, et un cancer encéphaloïde du col utérin.

IIᵉ cas. *Gastro-entérite aiguë.* Robert, commissionnaire, âgé de trente-neuf ans, de Paris : système pileux développé, peau brune, bonne constitution, n'a jamais été malade antérieurement, n'a eu ni rhumes, ni hémoptysies, ni dyspnée, ni palpitations. Il est reçu le 23 juillet 1834 à la salle Saint-Léon, lit n° 23. Depuis quinze jours il a le dévoiement, de l'anorexie, de la lassitude; quelques vomissemens au début; depuis huit jours, quelques sueurs sans frissons; enfin depuis quatre jours, un peu de toux avec expectoration. A la visite, il présente un enduit jaunâtre de la langue, qui est rouge à la pointe; un peu de sécheresse avec amertume de la bouche; soif vive, anorexie. Du reste, l'épigastre est indolent, l'abdomen bien conformé, souple et indolent. Il y a eu la veille trois selles liquides; expectoration comme dans la bronchite aiguë; point douloureux sous le sein gauche : la percussion de la poitrine n'offre rien d'anormal; à l'auscultation on découvre un peu de râle sibilant, en arrière, des deux côtés; le cœur est à l'état normal; le pouls bat 56. Il existe un *bruit de soufflet continu musical* bien prononcé dans la carotide droite; simple choc dans la carotide gauche.

IIIe cas. *Fièvre typhoïde*. Beaumont, chapelier, âgé de vingt ans, du Calvados, à Paris depuis trois ans, d'une bonne constitution, n'a jamais eu de rhumatisme ni de palpitations : il s'est seulement quelquefois enrhumé ; et il y a deux mois, il fut pris d'hémoptysie avec toux violente, dyspnée et beaucoup de fièvre, accidens pour lesquels on le saigna. Depuis huit jours il a de l'insomnie, des étourdissemens, de la lassitude accompagnée de perte d'appétit ; il n'a pas eu d'épistaxis. A la visite, le 28 novembre 1834, il présente de plus un enduit de la langue blanc et épais, avec mauvais goût de la bouche, de l'altération et de la sécheresse à la gorge ; l'épigastre est indolent ; l'abdomen est souple, sans douleur ; quelques gargouillemens se font sentir près du cœcum ; les selles sont naturelles ; il n'existe dans ce moment ni toux ni dyspnée ; la percussion de la poitrine est normale ; l'auscultation révèle un peu de râle sibilant et sous-crépitant à droite, en arrière et en bas ; la percussion et l'auscultation du cœur sont normales ; les battemens sont un peu forts et vites, mais il faut remarquer que le pouls est à 124 ; un peu de chaleur à la peau. Il n'y pas eu de sueurs dès le début ; un seul frisson a eu lieu le 27, jour de l'entrée à l'hôpital. On constate de plus *un bruit de soufflet intermittent* à la carotide droite ; à gauche, le bruit de soufflet existe fort léger ; le bruit du choc normal se rapprocherait du bruit de frottement ; il est trop rude pour mériter le nom de bruit de soufflet.

Plus tard, ce malade présente les symptômes d'une affection typhoïde bien caractérisée.

IVe cas. *Hypérémie encéphalo-rachidienne*. Guérin, cordonnier, âgé de trente-quatre ans, de Paris, a toujours joui d'une bonne santé jusqu'à l'apparition des premiers symptômes de l'affection qui l'amène à l'hospice de la Pitié (salle Saint-Léon, n° 20). Dès l'âge de vingt ans il est sujet à des étourdissemens, par suite desquels il fait de fréquentes chutes ; on l'a saigné plusieurs fois. Depuis cinq ans, il a des douleurs au bas de la colonne vertébrale, s'irradiant dans les cuisses ; de temps en temps elles s'exaspèrent en forme d'accès, et semblent remonter vers la tête : alors il est pris d'étourdissemens, de bourdonnemens d'oreilles, d'une sensation de constriction dans la poitrine et les bras. Ordinairement, de fortes palpitations précèdent chaque accès. Il a eu quelquefois des convulsions ; du reste, la colonne vertébrale est bien conformée, et la pression n'y fait naître de douleur en aucun point ; l'émission des urines est lente et difficile, les organes digestifs et respiratoires sont dans l'état normal ; il y a un peu d'impulsion au cœur, sans modification toutefois de la nature du bruit de ses battemens ; aucune matité précordiale anormale. Dans la carotide droite, un *bruit de soufflet continu* (de diable) très marqué ; bruit de choc à gauche.

V^e CAS. *Varioloïde.* R..., étudiant en médecine, âgé de vingt ans, du Gers, à Paris depuis un mois, peau assez blanche, cheveux bruns, système pileux presque nul, muscles assez prononcés, ayant toujours joui d'une bonne santé, n'ayant eu ni palpitations, ni rhumes, ni hémoptysies, ni rhumatismes, ayant été vacciné, a eu, il y a huit mois , huit accès de fièvre intermittente grave. Il entre, le 9 décembre 1834, dans la salle Saint-Léon, n° 7 , pour une varioloïde qui date de huit jours, et dont la marche a été simple. Le malade l'attribue au contact du cadavre d'un varioleux qu'il disséquait à l'École pratique. A la visite, on constate la présence des pustules varioliques , dont plusieurs, sur la face, sont déjà en état de dessiccation; la déglutition est un peu douloureuse ; du reste, fonctions digestives à l'état normal. Il existe une toux légère, avec expectoration muqueuse, mais nuls signes physiques anormaux ; le pouls, peu développé, bat 84 ; la peau est moite ; au cœur, il y a un peu d'impulsion, et rien d'anormal dans le rhythme et la nature du bruit des battemens ni dans la matité précordiale ; de plus, *bruit de soufflet à la carotide gauche ;*

à droite, simple choc. Il n'a pas eu d'épistaxis, et n'a pas été saigné avant son entrée.

VIe CAS. *Fièvre intermittente.* Grangé, ferblantier, âgé de seize ans, du département du Nord, à Paris depuis quatre mois, cheveux châtains, yeux bruns, bonne constitution, bonne santé antérieure, tant avant que depuis son arrivée à Paris, est pris, le 6 mars 1834, d'un frisson qui persiste pendant deux heures, et qui est accompagné de toux, avec soif vive, sensation de barre dans les hypocondres, et est suivi de chaleur et de sueur abondante : l'accès se reproduit tous les deux jours, avec diminution d'appétit pendant l'apyrexie. Il fut examiné à la visite du 13 mars, à la fin du cinquième accès, qui était survenu à cinq heures du matin : la peau était encore chaude et moite ; le pouls à 92, la respiration à 28 ; le cœur n'offrait rien de particulier, nulles palpitations n'étant survenues pendant l'accès ; il présente un *bruit de soufflet* bien prononcé dans les carotides, continu dans la carotide droite, intermittent et moins prononcé à gauche.

VIIe CAS. *Fièvre intermittente.* Françoise Gautier, âgée de vingt-quatre ans, de Paris, réglée à quatorze ans, menstrues régulières de quatre jours de durée, précédées quelquefois de douleurs lombaires, sans autres accidens, n'ayant jamais eu ni leucorrhée, ni palpitations, entre dans la salle Saint-Thomas, au n° 13, le 21 janvier 1834, pour une fièvre quotidienne et presque subintrante, qui a débuté, quinze jours auparavant, par un frisson avec céphalalgie, toux, douleurs de reins, suivi de chaleur et de sueur abondante, avec diminution des douleurs de reins, mais persistance de la céphalalgie et de la toux. A la visite, langue blanchâtre, soif, anorexie, persistance de la céphalalgie et de la toux, sans caractère anormal de la percussion et de l'auscultation de la cavité thoracique ; pas de palpitations, bruits du cœur naturels, le pouls à 96, *bruit de soufflet* intermittent de la carotide droite, bruit de choc à gauche. Les règles sont survenues, le soir même de son entrée, à leur époque ordinaire : elles se suspendent le 25, le quatrième jour après leur apparition. Le 26, la céphalalgie, momentanément suspendue, s'était reproduite : on pratique une saignée de quatre palettes. Le bruit de soufflet persiste sans variations, et existe encore le 3 février, jour de la sortie.

VIIIe CAS. *Tubercules pulmonaires.* Védron, jardinier, âgé de vingt ans, cheveux châtains, yeux bleus, système pileux peu développé, constitution du reste bonne, face encore pleine, quoiqu'il ait maigri depuis le début de la maladie, n'a jamais eu de rhumatismes ni rien d'anormal du côté du cœur ou des poumons avant les premiers jours d'octobre 1834, où il fut pris d'une première hémoptysie, sans toux ni dyspnée : dès-lors il en eut deux nouvelles, et dès la troisième l'haleine devint courte, la toux fréquente avec expectoration abondante. Examiné le 10 décembre, il présente tous les signes de l'existence d'une caverne pulmonaire sous la clavicule droite. Le cœur, exploré, est dans l'état normal, sauf un peu d'impulsion et d'étendue dans les battemens; le pouls est à 108, la peau chaude et moite; sueurs générales depuis quinze jours. A la carotide droite, *bruit de bourdonnement,* se suspendant par intervalles pour ne laisser qu'un bruit de soufflet continu ; à gauche, bruit de choc. Il est bon de noter que le malade a été saigné deux fois avant son entrée à l'hôpital. Il est saigné de nouveau le jour de son entrée : le *caillot est large,* consistant ; la *couenne a cinq lignes d'épaisseur.* Le bruit carotidien n'en est pas modifié.   ANDRAL.

ARTICLE II.

Du Frémissement cataire du cœur et des artères.

J'ai désigné sous ce nom, dans la première édition de cet ouvrage, une sensation particulière que perçoit dans certains cas la main appliquée sur la région du cœur, et que j'ai indiquée avec Corvisart, qui, je crois, a le premier rencontré ce symptôme, comme un signe de l'ossification des valvules, et particulièrement de la valvule mitrale. Ce phénomène s'observe effectivement dans presque tous les cas où il y a un rétrécissement un peu notable des orifices du cœur; mais je l'ai rencontré fréquemment depuis sans qu'il y eût aucune lésion organique de ce viscère (1). J'ai observé de plus dans

---

(1) Il est à craindre que Laënnec n'ait encore été entraîné ici par le penchant qu'il avait à rapporter à un trouble nerveux la plupart des bruits anormaux du cœur et des artères. Je dois déclarer, pour ma part, que, toutes les fois que j'ai eu occasion d'examiner après la mort le cœur d'individus chez lesquels j'avais observé quelque temps de suite le frémissement cataire, j'ai toujours trouvé, à l'un des orifices de cet organe ou dans le péricarde, des lésions qui me rendaient parfaitement compte de sa production. C'étaient assez souvent des ossifications, qui garnissaient les valvules et en rendaient la surface inégale. C'étaient d'autres fois des épaississemens considérables de ces replis membraneux ; ailleurs, le cœur était sain, mais le péricarde était tapissé, à la surface interne de ses deux feuillets, de fausses membranes dont le frottement mutuel pouvait très bien expliquer le frémissement cataire. Il peut arriver que ce phénomène, après avoir été très prononcé pendant quelque temps, devienne plus rare, et cesse enfin totalement. Ce sont des cas de ce genre que Laënnec avait sans doute en vue, lorsqu'il a rapporté à une lésion toute simple de l'innervation la production du frémissement cataire. A cet égard, je ferai remarquer que, dans les cas mêmes où j'ai vu disparaître ce phénomène, il y avait en même temps d'autres signes d'affection organique du cœur: sa disparition ne prouvait pas pour moi que c'était là un phénomène tout nerveux, mais bien qu'une lésion des valvules,

les artères un phénomène qui me paraît tout-à-fait identique, quoiqu'il présente quelques différences légères et variables.

Le frémissement cataire du cœur peut être comparé assez exactement au frémissement qui accompagne le murmure de satisfaction que font entendre les chats quand on les flatte de la main. On peut encore s'en faire une idée en passant une brosse un peu rude sur la paume de la main recouverte d'un gant. Ce frémissement devient souvent plus sensible quand le malade parle, sans doute parce qu'il se confond alors avec la sensation assez analogue que donne la résonnance de la

---

susceptible de n'exister que momentanément, lui avait donné naissance. Pourquoi, par exemple, ne pourrait-il pas survenir à propos d'un état inflammatoire aigu et passager des valvules, d'où résulterait soit une tuméfaction également passagère de ces replis, soit la production à leur surface ou d'une fausse membrane, ou d'une végétation, qui elle-même pourrait n'être autre chose à son origine que du sang coagulé? Cette végétation se détruirait plus tard, et le sang qui la compose, se liquéfiant de nouveau, rentrerait dans le torrent circulatoire, etc. J'ai observé récemment une jeune femme, qui, atteinte depuis long-temps d'accidens divers caractérisant une maladie organique du cœur, comme dyspnée habituelle, palpitations, œdème léger et toujours momentané du pourtour des malléoles, fut prise tout-à-coup d'une oppression extrême, et de palpitations beaucoup plus violentes que celles qu'elle avait précédemment éprouvées. En même temps le pouls devint petit, filiforme, et singulièrement intermittent; les jambes et les cuisses s'œdématièrent tout-à-coup : la main, appliquée sur la région précordiale, reconnaissait à chaque battement du cœur un frémissement cataire très prononcé; il n'y avait, à cette région, ni son

voix dans la poitrine (tom. 1er, pag. 82). Ce frémissement est presque toujours borné à la région précordiale gauche , sur laquelle il faut appliquer la main avec une force médiocre pour le sentir. Cependant je l'ai senti quelquefois sous presque toute la partie antérieure de la poitrine , et même à la partie supérieure du sternum.

Le frémissement cataire artériel présente plusieurs variétés : le plus souvent il consiste en une sensation de frémissement fort analogue à celle que nous venons de décrire , et exactement bornée au calibre de l'artère. Alors on le sent mieux à l'aide d'une pression modérée

---

mat remarquable , ni douleur. Le cœur repoussait fortement l'oreille ; ses battemens étaient irréguliers et intermittens comme ceux du pouls ; ils ne s'accompagnaient d'aucun bruit de soufflet ni de râpe , mais seulement d'un cliquetis métallique très fort, qui était surtout appréciable vers la pointe de l'organe. Quinze jours environ se passèrent dans le même état ; au bout de ce temps, le frémissement cataire devint de moins en moins prononcé, et enfin disparut : dès qu'il commença à diminuer, le pouls se releva, et se mit en rapport de force avec le cœur ; il ne conserva plus que quelques intermittences éloignées les unes des autres ; le cliquetis métallique ne se fit plus entendre, bien que le cœur conservât toujours une forte impulsion, manifestant ainsi la persistance de son état d'hypertrophie ; enfin toute trace d'œdème disparut. — Une des circonstances les plus remarquables de cette observation , c'est que le frémissement cataire ne fut ici accompagné d'aucun souffle, d'aucun bruit de scie ou de râpe, et cependant les caractères du pouls venaient se joindre à l'existence du frémissement vibratoire perçu par la main pour attester qu'il y avait un obstacle à l'orifice aortique du cœur.   ANDRAL.

que si l'on appuie trop légèrement les doigts ; mais si on presse trop l'artère il diminue. Dans ce cas le frémissement paraît saccadé comme la pulsation artérielle elle-même. Quelquefois, au contraire, et particulièrement dans la carotide, le frémissement est beaucoup plus étendu que le diamètre de l'artère, et paraît se faire plus superficiellement. Le frémissement cataire de la carotide est quelquefois sensible dans un espace de deux pouces en largeur sur les parties latérales du cou, et alors il l'est d'autant plus que l'on pose plus légèrement l'extrémité des doigts. Ce frémissement paraît alors continu, et l'on ne sent nullement la saccade artérielle. Enfin, parfois il semblerait que le frémissement fût dû à un gaz ou à un fluide impondérable exhalé par les parois de l'artère, et qui formerait un courant circulant autour d'elle ou s'échappant en rayonnant de tous les points de ses parois : c'est l'image la plus approximative que j'en puisse donner ; mais je suis loin de croire que les choses soient telles. Ce n'est point un gaz, car il n'y a pas de crépitation dans le tissu cellulaire ; ce n'est point un courant électrique, car la main ne sent rien d'analogue à la secousse ou à l'étincelle électrique. Je me propose depuis longtemps de voir si un électromètre pourrait donner quelque notion plus positive sur la nature de ce phénomène, mais comme il est assez rare, je n'ai pas encore eu occasion de donner suite à cette idée. Les artères où l'on observe le plus communément ce phénomène sont les carotides, puis les sous-clavières, les brachiales et les crurales ; il est rare qu'on puisse le sentir dans l'aorte ascendante, c'est-à-dire au-dessous de la partie supérieure du sternum, et même dans l'aorte ventrale : nous avons déjà remarqué qu'une pression trop forte diminue l'intensité du phénomène, et ce n'est ordinairement qu'à l'aide d'une pression très grande qu'on peut sentir l'aorte ventrale.

Le frémissement cataire n'est pas très sensible dans les petites artères, et en particulier dans les radiales. Cependant, lorsque le frémissement cataire existe dans le cœur ou dans quelque grosse artère, et même lorsqu'il n'y a dans ces organes que le bruit de soufflet sans frémissement cataire, le pouls présente souvent un diminutif de ce dernier phénomène, consistant en un léger frémissement qui paraît indépendant de la diastole artérielle, quoiqu'il l'accompagne. Corvisart a connu ce caractère du pouls, quoiqu'il n'ait pas remarqué le frémissement cataire des artères majeures, car il le donne comme un signe à l'aide duquel on peut présumer qu'un frémissement plus marqué se rencontrera à la région du cœur et qu'il existe des ossifications des valvules (1). Ce caractère du pouls, au reste, n'est pas constant ; il se rencontre fréquemment, comme nous venons de le dire, dans des cas où il n'y a point ailleurs de frémissement cataire, et il manque quelquefois lorsque ce phénomène existe à la région du cœur. Toutes les fois que je rencontre ce caractère du pouls, je remarque qu'un grand nombre d'élèves ne le sentent point, et je n'avais pu moi-même le saisir avant l'époque à laquelle j'ai rencontré le frémissement cataire dans les grosses artères.

Rien n'est plus rare que de trouver le frémissement

---

(1) *Essai sur les Maladies du Cœur*, etc., 3ᵉ édit., p. 240.

cataire dans le cœur ou dans une artère, sans que le bruit de soufflet y existe également : je doute même que le premier phénomène existe sans aucune trace du second. Je n'ai rencontré que deux cas dans lesquels il y avait un frémissement cataire très évident dans l'artère carotide, avec un bruit de soufflet tellement obscur qu'on pouvait douter de son existence. Plus souvent j'ai trouvé le bruit de soufflet moins marqué qu'on n'eût pu le croire d'après l'intensité du frémissement cataire ; mais dans presque tous les cas le premier phénomène est beaucoup plus caractérisé et plus saillant que le second.

D'un autre côté, on peut affirmer que le frémissement cataire ne peut être regardé comme un phénomène identique avec le bruit de soufflet et dû à la même cause, car les bruits de soufflet les plus intenses ne sont pas toujours ceux qui sont accompagnés de frémissement cataire : très souvent, lorsque le bruit de soufflet est diffus, le frémissement cataire est tout-à-fait borné au volume de l'artère, et *vice versâ*.

Le frémissement cataire et le bruit de soufflet des artères sont souvent accompagnés d'une impulsion plus forte que dans l'état naturel ; mais d'autres fois, au contraire, cette impulsion est plus faible. J'ai souvent trouvé les battemens de la carotide gauche plus forts que ceux de la droite, lorsque cette dernière seule donnait le bruit de soufflet et le frémissement cataire.

La saignée, qui diminue ordinairement l'intensité de ces phénomènes, d'autres fois les modifie seulement et d'une manière bizarre. Ainsi, après une saignée, chez un hémiplégique qui ne présentait aucun signe de maladie du cœur, d'inflammation ni de pléthore, j'ai trouvé le bruit de soufflet beaucoup moindre dans le cœur, l'aorte et la carotide gauche, mais plus fort dans la carotide droite, où le frémissement cataire était aussi plus marqué.

Il semblerait que la cause immédiate d'un phénomène aussi saillant que le frémissement cataire pût être facilement pénétrée. Cependant j'avoue que quelque peine que je me sois donnée à cet égard, je n'en ai pu trouver aucune raison satisfaisante : ce que je puis assurer, c'est qu'il ne se lie à aucune altération organique constante, et que, dans les artères en particulier, on trouve, chez les sujets qui ont présenté le frémissement cataire le plus évident, toutes et chacune des tuniques artérielles dans l'état naturel sous le rapport de la couleur, de la consistance, de l'épaisseur et de toutes les propriétés physiques (1).

Il me paraît au moins extrêmement probable que le

----

(1) Le frémissement cataire des artères peut bien n'être, comme le bruit de soufflet, qu'un phénomène vital, que l'effet d'un trouble de l'innervation; mais le frémissement cataire du cœur est, comme le bruit de râpe avec lequel il coïncide constamment, l'effet d'un obstacle mécanique apporté au cours du sang. Pour mon compte, du moins, je ne l'ai jamais senti que chez des sujets qui, à l'autopsie, ont présenté soit une induration des valvules du cœur ou des artères, soit un défaut de proportion manifeste entre le volume du cœur et le calibre des gros vaisseaux. Je ne me rappelle pas non plus avoir rencontré de sujets qui le présentassent d'une manière intermittente, chose qui devrait être commune, si ce n'était qu'un phénomène nerveux. M. L.

frémissement cataire tient à une modification particulière de l'innervation (1). J'ai eu, en 1823, dans les salles de Clinique, un malade tombé dans un état de cachexie très prononcé par suite de la syphilis, et qui, couché ou debout, ne présentait ni dans le cœur, ni dans aucune artère, ni frémissement cataire, ni bruit de soufflet, ni aucun signe de maladie organique quelconque. Lorsque ce malade se relevait dans son lit en s'appuyant sur le coude, un frémissement cataire léger, mais bien sensible, se manifestait dans l'étendue d'un pouce carré, un peu au-dessus de la clavicule droite, et l'on entendait alors au même endroit un bruit de soufflet très diffus, sans saccade artérielle, et tellement continu, que ce sujet est du nombre de ceux qui m'ont fait douter si le même phénomène ne pouvait pas quelquefois avoir lieu dans la jugulaire interne. Ces phénomènes cessaient subitement en faisant mettre le malade sur son séant et à son aise.

ARTICLE III.

Des Battemens du cœur entendus à une certaine distance de la poitrine.

Une opinion fondée sur des traditions de praticiens plutôt que sur des témoignages positifs d'observateurs de profession, veut que les battemens du cœur puissent quelquefois être entendus à une certaine distance des malades. Corvisart, qui connaissait cette tradition,

---

(1) Cette assertion reste complétement à démontrer.

ANDRAL.

dit n'avoir pu vérifier ce fait qu'une seule fois, et en approchant l'oreille *très près* de la poitrine du malade (1). Il y a déjà bien des années que quelques malades m'ont affirmé avoir éprouvé des palpitations de cœur telles qu'on les entendait à la distance de plusieurs pas ; et l'un d'eux, ainsi que des personnes dignes de foi qui l'avaient vu dans cet état, m'a attesté que chez lui les battemens du cœur étaient entendus dans la chambre voisine de celle où il couchait.

En 1823, j'eus pour la première fois occasion d'observer ce phénomène chez une jeune fille. Depuis ce temps je l'ai cherché avec soin, et je me suis convaincu que, s'il est très rare à un aussi haut degré d'intensité que dans les cas dont je viens de parler, il est très commun à un degré moindre, et tel que l'on puisse entendre le cœur à une distance de deux à dix pouces de la poitrine. Quelques-uns de mes confrères, à qui j'ai fait part de cette observation, ont aussi, depuis, rencontré plusieurs fois le même phénomène; et M. le doct. Lerminier, entre autres, a eu la complaisance d'envoyer à ma clinique, dans le cours de l'année 1824, deux malades qui le présentaient d'une manière assez marquée.

Je n'ai pas eu occasion d'entendre les battemens du cœur à plus d'un pied et demi ou deux pieds de distance ; mais ce seul fait suffit pour faire admettre facilement la possibilité de les entendre de plus loin. J'ai constaté plusieurs fois, par l'isochronisme parfait de ces battemens avec ceux du pouls, que le bruit entendu est celui de la contraction des ventricules. Je ne me rappelle

---

(1) *Ouvr. cité*, p. 136.

pas avoir rencontré de cas où il fût donné par les oreillettes.

Sur plus de vingt sujets chez lesquels j'ai entendu les battemens du cœur à une distance de deux pouces à deux pieds de la poitrine, trois ou quatre au plus étaient attaqués de maladies organiques du cœur. Tous les autres ne présentaient que des palpitations purement nerveuses ; plusieurs même n'en éprouvaient qu'après avoir marché un peu vite ou monté rapidement un escalier , et le phénomène n'existait chez eux que dans cette circonstance. Chez tous il a été passager, et plusieurs de ces sujets sont revenus au bout d'un certain temps à un état de santé parfaite. Le bruit de soufflet et le frémissement cataire existent souvent à un léger degré dans le cœur, et surtout dans les artères , chez les personnes dont on entend le cœur à distance.

Je n'ai vu succomber aucun des sujets qui m'ont présenté ce phénomène, ce qui , joint à sa liaison fréquente avec une agitation nerveuse momentanée et avec le bruit de soufflet et le frémissement cataire , doit faire penser qu'il est peu grave en lui-même.

Je n'ai, d'après ce que je viens de dire , aucune certitude relativement à l'état des organes de la circulation auquel il peut être dû ; mais plusieurs motifs me font croire qu'il est dû le plus souvent à une exhalation gazeuse plus ou moins abondante dans le péricarde. Tous les bruits qui se passent dans l'intérieur du corps, et que l'on peut entendre à l'oreille nue , sont dus aux mouvemens de quelque substance qui se trouve en contact avec un gaz. C'est ainsi que l'on entend les borborygmes dans les intestins, la fluctuation hippocratique dans le pneumo-thorax avec épanchement liquide, et même celle qui a lieu dans l'estomac, le bruit de la crépitation déterminé par l'inspiration ou par les battemens du cœur dans quelques emphysèmes des parois thoraciques, le craquement des doigts chez certains sujets dont les articulations contiennent habituellement un gaz, un bruit analogue, et accompagné de crépitation manifeste sous la main, dans les pneumarthroses qui succèdent fréquemment au rhumatisme articulaire, et particulièrement dans l'articulation du genou. Je pense que le développement d'une certaine quantité de gaz dans les cavités du cœur pendant l'agonie pourrait encore donner quelquefois lieu au même phénomène; mais cet accident serait trop promptement suivi de mort pour qu'il fût facile à constater. M. Ségalas, à qui j'avais fait part de cette conjecture, me dit, quelques jours après, qu'ayant tué un chien par l'injection de l'air dans la veine jugulaire, il avait entendu distinctement et fortement les battemens du cœur pendant l'agonie. Des occupations multipliées m'ont empêché jusqu'ici de chercher à produire, chez les animaux, un pneumo-péricarde artificiel, en injectant de l'air dans le péricarde et l'y maintenant de manière à ce qu'il ne pût en sortir que par la voie de l'absorption, expérience qui d'ailleurs me paraît bien difficile à exécuter parfaitement; mais j'ai remarqué que la région du cœur rendait souvent par la percussion un son très clair chez les sujets dont on entend le cœur à distance (1).

____

(1) Au moment où l'on m'apporte la dernière épreuve de cet ouvrage, indisposé depuis quelques jours, j'ai observé sur

L'intermittence du phénomène et son apparition subite après un exercice un peu violent, relativement à l'individu, ne me paraît infirmer nullement l'opinion que

---

moi-même le phénomène du bruit du cœur sensible pour les assistans, et j'ai pu lui reconnaître une cause tout-à-fait évidente, toute physique, et qui, de même nature que celle dont il vient d'être parlé, doit certainement être beaucoup plus fréquente.

Je venais de me faire saigner du pied, et de me remettre au lit, où je restai quelques minutes assis, le dos à peine appuyé, la tête droite et sans appui, me trouvant très bien dans cette position. Tout-à-coup je sentis les contractions de mon cœur (chose très rare chez moi), et je les entendis en outre très distinctement. Les contractions, régulières, sans force insolite, avaient seulement la fréquence que leur donnait un degré de fièvre médiocre. Il me semblait qu'à chaque contraction le cœur frappait et repoussait légèrement un voile médiocrement tendu. J'examinai la région de l'estomac, que je trouvai très distendu par des gaz, et fortement résonnant par la percussion la plus légère. Je fis approcher la tête d'une personne présente, à environ six pouces des parois de ma poitrine, et elle entendit très distinctement les battemens de mon cœur. Dès lors je commençai à penser qu'un certain degré de distension flatueuse de l'estomac et son adossement intime au diaphragme pouvaient produire le phénomène dont il s'agit. Un instant après, je n'en doutai plus : l'éructation de quelques gaz le fit disparaître. *Note de l'auteur.*

Cette note était un post-criptum dans la deuxième édition; j'ai dû la rapporter à sa véritable place. Il s'y rattache un souvenir bien douloureux pour tous les amis de la science : Laënnec était, quand il l'écrivit, déjà sur son lit de mort, et ce sont presque les dernières lignes que sa main ait tracées.

M. L.

je viens d'exposer. On voit des exhalations gazeuses se former en quelques instans à la suite des fortes contusions et des fractures. Le ventre, dans beaucoup d'affections nerveuses ou fébriles, prend quelquefois tout-à-coup un volume énorme, à raison de l'augmentation subite de la quantité des gaz qu'exhalent habituellement les intestins. Dans les pneumarthroses du genou, la crépitation la plus manifeste paraît et disparaît quelquefois à plusieurs reprises dans l'espace d'une seule journée.

L'ossification de la pointe ou de quelque autre partie extérieure du cœur pourrait encore donner lieu au même phénomène : mais je n'en ai vu aucun exemple.

Il est incontestable que les battemens du cœur peuvent quelquefois s'entendre à une certaine distance des parois de la poitrine ; je m'en suis assuré moi-même dans plus d'un cas, soit chez des individus qui avaient une maladie organique du cœur, soit chez d'autres qui n'avaient que de simples palpitations nerveuses. Le cas le plus remarquable de ce genre que j'aye eu occasion d'observer, est celui d'une jeune dame qui présentait plusieurs symptômes d'hystérie, et qui, à intervalles irréguliers, tombait sans connaissance et sans mouvement. Durant ces crises, qui se prolongeaient parfois pendant plusieurs heures, l'appareil circulatoire devenait le siége des désordres suivans : le pouls, plutôt petit que développé, acquérait une fréquence telle qu'on pouvait à peine compter les pulsations ; la peau était froide et la face cyanosée ; enfin, le cœur battait avec une telle force, que, placé à plusieurs pieds de distance de la malade, j'entendais très distinctement cet organe venir frapper les parois thoraciques. Pendant les cinq ou six jours qui suivaient ces crises, la respiration restait gênée, et quelques palpitations se faisaient sentir, puis tout rentrait dans l'ordre, et l'on ne trouvait plus aucune trace de maladie du côté de l'appareil circulatoire.

Quant à la théorie proposée par Laënnec pour expliquer ces battemens du cœur qu'on entend ainsi à distance, elle ne me paraît reposer sur aucun fait : ce n'est que par pure supposition que Laënnec admet que des gaz, par leur présence dans les cavités du cœur, peuvent produire un pareil phénomène. Les prétendus faits analogues que cite l'auteur à l'appui de son opinion ne le sont véritablement pas : ainsi quel rapport y a-t-il entre les borborygmes qui se développent dans les intestins remplis d'air et de liquide, et le bruit que fait entendre le cœur dans certains cas ? Le premier de ces faits ne pourrait être rapproché du second, que si, dans le cœur, on percevait des bruits semblables à ceux auxquels donnent lieu des déplacemens de gaz. Il reste à prouver que les articulations se remplissent fréquemment de gaz à la suite de rhumatismes : c'est là une opinion au moins très hypothétique, et l'on peut expliquer tout autrement la crépitation que présentent certaines articulations qui ont été enflammées, ainsi que le craquement des doigts que font entendre presque à volonté certains individus : ce sont là des résultats du frottement qui a lieu entre les surfaces articulaires; c'est le même bruit que celui qui a lieu dans le péricarde, lorsqu'à sa surface interne de fausses membranes glissent l'une sur l'autre. Quant à l'expérience de M. Ségalas invoquée par Laënnec, elle ne prouve absolument rien, si ce n'est que le trouble que doit apporter l'introduction de l'air dans le sang a pour effet de faire battre le cœur avec plus de violence. Il n'est même pas dit, dans le compte que rend Laënnec de cette expérience, qu'elle ait donné lieu au phénomène dont il s'agit ici, savoir, aux battemens du cœur perçus à distance.

ANDRAL.

CHAPITRE VI.

DES PALPITATIONS.

Le mot *palpitation du cœur*, dans le langage médical usuel, peut être défini un battement du cœur sensible et incommode pour le malade, plus fréquent que dans l'état naturel, et quelquefois inégal sous les rapports de fréquence et de développement.

Si l'on étudie à l'aide du stéthoscope les battemens du cœur chez plusieurs malades attaqués de palpitations, on verra qu'il en est de beaucoup d'espèces, et qui n'ont guère entre elles que ce caractère commun, *le malade sent battre son cœur.* Assez souvent il *entend* aussi ces battemens, et surtout quand il est couché. Debout, il ne sent et n'entend ordinairement que la contraction des ventricules; couché sur le côté, il sent souvent retentir dans l'oreille un battement double de celui du pouls, c'est-à-dire la contraction alternative des ventricules et des oreillettes. J'ai répété souvent cette observation sur moi-même dans des insomnies accompagnées d'agitation nerveuse et de légères palpitations.

Dans beaucoup de cas, les palpitations consistent uniquement dans l'augmentation de fréquence des battemens du cœur. Leur force n'est pas d'ailleurs plus grande que dans l'état naturel; et la main appliquée à la région précordiale ne sent absolument rien, quoique le malade imagine, d'après la sensation qu'il éprouve, que son cœur bat beaucoup plus fort qu'à l'ordinaire.

Cette espèce de palpitation a surtout lieu chez les personnes attaquées de dilatation des ventricules du cœur. C'est celle de toutes qui dure le plus longtemps. J'ai vu une palpitation de cette espèce persévérer, sans aucun intervalle, pendant huit jours chez une religieuse âgée d'environ soixante-dix ans : le pouls, extrêmement petit et faible, battait constamment, pendant tout ce temps, de cent soixante à cent quatre-vingts fois par minute.

D'autres palpitations consistent dans une augmentation de fréquence et de force à la fois des battemens du cœur. Ce sont surtout celles qui ont lieu, chez un homme sain d'ailleurs, par l'effet de la course ou de tout autre exercice capable d'essouffler, ou qui sont déterminées par une affection morale. Les palpitations qui ont lieu chez un homme attaqué d'hypertrophie du cœur à un léger degré ont aussi ce caractère : l'impulsion des ventricules devient dans ce cas plus forte que dans l'état naturel.

Ces deux espèces de palpitations ne peuvent être distinguées que par le rapport du malade, et par l'accélération de la circulation.

Le bruit et l'étendue des battemens du cœur sont presque toujours augmentés dans les divers cas dont je viens de parler ; et, par cette raison, il ne faut jamais tirer de conclusions de l'analyse des battemens du cœur que quand elle a été faite après un repos assez long, si le sujet a fait de l'exercice ; ou dans l'état de calme le plus parfait, s'il est attaqué de maladie du cœur (1).

______

(1) Il est, au contraire, d'autres cas dans lesquels, jusqu'à l'agonie et presque jusqu'au dernier souffle, alors que la peau est

Dans l'hypertrophie simple et portée à un haut degré, les palpitations, étudiées par le stéthoscope, présentent les phénomènes suivans : les ventricules se
contractent avec une impulsion très forte, et semblent
soulever les parois thoraciques dans une étendue et à
une hauteur beaucoup plus considérable que dans l'é-
tat de calme. Leur bruit, au contraire, est plus sourd
et moins marqué que dans cet état. Ces phénomènes

---

froide et que le pouls ne ressemble plus qu'à un fil qui ne se
saisit qu'à de longs intervalles, le cœur hypertrophié continue
à offrir dans ses battemens une force singulière, et repousse
encore l'oreille appliquée sur la région précordiale. J'ai surtout
constaté ce fait chez des individus dont l'orifice aortique, rétréci,
ne se laissait depuis longtemps traverser par le sang que d'une
manière difficile et insuffisante ; et c'est soutout dans ces cas
qu'en l'absence presque complète du pouls, ou du moins malgré son extrême faiblesse et le refroidissement des extrémités, la
persistance d'une forte impulsion à la région du cœur peut au-
toriser à pratiquer des saignées, qui, plus d'une fois, sont suivies
du plus grand succès. J'ai vu des cas de ce genre, dans lesquels,
à peine le sang était-il sorti de la veine, que le pouls reparaissait, la peau se réchauffait, l'état d'asphyxie se dissipait, et en
même temps les battemens du cœur lui-même devenaient moins
violens. Ne semble-t-il pas qu'en cas pareil le cœur lutte en
quelque sorte et se débat pour chasser de ses cavités le sang qui
les obtrue : mais vainement s'épuise-t-il à surmonter l'obstacle
qu'il trouve à son orifice aortique, il resterait impuissant contre
lui, et il se laisserait de plus en plus distendre par le sang qu'y
apportent incessamment les veines, si, d'une manière artificielle, on ne venait diminuer rapidement la masse totale du
sang.   ANDRAL.

et la fréquence augmentée des battemens ne permettent souvent pas de distinguer les contractions de l'oreillette (pag. 58). L'étendue des battemens du cœur n'est pas d'ailleurs augmentée ; et malgré l'accroissement de force de cet organe, souvent double ou triple de l'état ordinaire, le pouls est presque toujours deux ou trois fois plus faible et plus petit que dans ce dernier état. Quand la palpitation dure plusieurs jours de suite, qu'il s'y joint beaucoup d'étouffement, et que le malade, épuisé par une longue maladie et leuco-phlegmatique, présente une face et des extrémités froides et violettes, qu'il approche de l'agonie, le pouls devient presque insensible, les battemens du cœur, excessivement fréquens, perdent leur force d'impulsion, deviennent quelquefois un peu plus sonores, et cessent assez souvent de pouvoir être sentis d'une manière distincte quelques jours avant la mort du malade.

Dans l'hypertrophie accompagnée de dilatation, l'impulsion, le bruit et l'étendue des battemens du cœur sont ordinairement également augmentés par l'effet des palpitations. C'est surtout dans ce cas, et lorsque les deux affections dont il s'agit existent à un degré médiocre, que l'on observe les battemens du cœur analogues à un coup de marteau dont il a été parlé plus haut (pag. 20).

CHAPITRE VII.

DES IRRÉGULARITÉS DES BATTEMENS DU CŒUR.

Les irrégularités des battemens du cœur peuvent exister sans palpitations. Chez les vieillards, on les rencontre souvent presque toutes sans altération notable de la santé.

Celles qui ont lieu pendant les palpitations consistent le plus souvent uniquement dans des variations de la fréquence des battemens du cœur. Tantôt cette fréquence varie à chaque instant, tantôt on observe seulement de temps à autre quelques contractions plus lentes ou plus courtes que les autres. Quelquefois, au milieu d'une série de pulsations très égales entre elles, il en survient une seule plus courte de moitié que les autres dans ses deux temps. Ce phénomène produit sur le pouls quelque chose d'analogue à l'intermittence ; et il détermine complètement cette sensation, comme nous le verrons plus bas, pour peu que la pulsation plus courte soit en même temps plus faible que les autres. Les variations de fréquence portent le plus souvent, comme dans ce cas, sur des pulsations complètes du cœur. Cependant il arrive quelquefois qu'elles dépendent seulement de l'augmentation ou de la diminution de durée de la contraction des ventricules.

Ces irrégularités de fréquence ont lieu le plus souvent chez les sujets attaqués de dilatation du cœur.

C'est dans les momens de palpitations surtout que l'on observe, chez les personnes attaquées d'hypertrophie, ainsi que nous l'avons dit plus haut (pag. 58), des contractions des ventricules prolongées, et qui ne laissent nullement entendre celles des oreillettes. Sans doute ces dernières n'en ont pas moins lieu, puisqu'on ne peut concevoir la circulation sans elles ; mais l'absence totale ou presque totale d'intervalle sensible entre les contractions des ventricules ne permet pas d'entendre celles des oreillettes, qui sont alors plus faibles que dans l'état naturel, et qui, commençant nécessairement avant que la contraction aussi énergique que prolongée des ventricules ait cessé, sont masquées par ces dernières.

J'ai parlé précédemment d'une autre espèce d'anticipation de la contraction des oreillettes sur celle des ventricules, remarquable au contraire par sa force plus grande qu'à l'ordinaire (pag. 58) : il est inutile d'y revenir ici.

Je crois avoir observé aussi, quoique rarement, dans les palpitations, une anticipation inverse et tout aussi brusque, c'est-à-dire celle de la contraction des ventricules sur celle des oreillettes. Ce phénomène produit l'effet suivant : au milieu de pulsations assez régulières, et dans chacune desquelles on entend distinctement la contraction des oreillettes et celle des ventricules, on sent tout-à-coup, au moment où l'oreille cesse d'être soulevée par cette dernière, au lieu du claquement de l'oreillette, une nouvelle contraction des ventricules accompagnée d'un choc beaucoup plus fort, après lequel le cœur reprend son rhythme précédent.

Il arrive quelquefois, quoique très rarement, dans les palpitations, que chaque contraction des ventricules

est suivie de plusieurs contractions successives de l'o-
reillette, qui, réunies, n'occupent pas plus de temps
qu'une seule contraction ordinaire. J'ai compté quelquefois dans ces sortes de palpitations deux pulsations
des oreillettes pour une des ventricules; d'autres fois
il y en a quatre; mais le plus souvent le nombre de
ces contractions successives et correspondant à une
seule contraction des ventricules est de trois. J'ai vu
cet état de la circulation persister très régulièrement
pendant plusieurs jours chez une femme attaquée
d'hypertrophie du ventricule gauche : à une contraction
des ventricules remarquable par sa longue durée et par
la force avec laquelle elle frappait l'oreille presque
sans bruit, succédaient sans aucune variation trois
contractions bruyantes de l'oreillette, qui, réunies, ne
duraient pas autant à beaucoup près que la contraction
des ventricules. Quelquefois, dans une longue suite
de contractions régulières du cœur, on en entend seulement une ou deux de cette espèce. Cette espèce de
palpitation, non plus que la précédente (pag. 142), ne
produit aucune altération sensible dans le pouls. Je ne
l'ai observée que chez des sujets attaqués d'hypertrophie des ventricules.

Tels sont les phénomènes que présentent le plus ordinairement les palpitations avec irrégularités : je suis
loin de croire qu'il n'en existe pas d'autres, et j'en
connais même de très caractérisés que je n'ai pas eu
encore occasion d'étudier à l'aide du stéthoscope. Il
en est un surtout que je regrette de n'avoir pas rencontré depuis que je m'occupe de ce moyen d'exploration, et qui s'observe cependant quelquefois dans les

palpitations dépendant d'hypertrophie du cœur : c'est une suspension du pouls pendant laquelle l'artère reste pleine et tendue, et résiste fortement au doigt qui la presse. Ce phénomène a lieu plus fréquemment, ou plutôt presque constamment, dans les quintes de toux ; mais l'agitation des parois thoraciques ne permet guère alors d'examiner la région du cœur.

CHAPITRE VIII.

DES INTERMITTENCES DES BATTEMENS DU CŒUR.

On entend communément par *intermittence* une suspension subite et momentanée du pouls, pendant laquelle l'artère affaisée ne se sent plus sous le doigt.

La durée des intermittences est très variable. Elle est quelquefois moindre que celle d'une pulsation artérielle ; d'autres fois elle est absolument égale ; et enfin elle est, dans certains cas, plus longue.

On peut distinguer deux sortes d'intermittences : les unes, *vraies*, consistent réellement dans la suspension des contractions du cœur ; les autres, *fausses*, correspondent à des contractions tellement faibles qu'elles ne se font pas sentir dans les artères, ou qu'elles ne leur communiquent qu'une impulsion à peine sensible.

Les intermittences de la première espèce sont les plus communes : elles existent souvent chez les vieillards sans aucun trouble dans la santé ; chez ceux même d'entre eux qui n'y sont pas sujets, elles se manifestent à l'occasion d'indispositions très légères. Chez l'homme dans la vigueur de l'âge, elles ne s'observent guère que dans les maladies du cœur, et particulièrement dans l'hypertrophie des ventricules et dans les momens de palpitations : elles seraient peut-être plus convenablement désignées sous les noms d'*arrêts* ou d'*hésitations* du pouls. Si l'on examine à l'aide du stéthoscope les battemens du cœur chez un sujet qui présente de semblables intermittences, on reconnaîtra d'abord qu'elles sont toujours placées après la contraction des oreillettes. Elles ne diffèrent par conséquent en rien du repos qui existe très sensiblement en ce moment, ainsi que nous l'avons déjà dit (page 47), lorsque le pouls est rare : seulement, au lieu de revenir régulièrement après chaque contraction des oreillettes, et d'offrir une durée égale, ce qui rendrait alors le pouls *rare* (pag. 49), elles ne surviennent que par intervalles, au milieu de contractions fréquentes et souvent même irrégulières dans leur fréquence ; et par conséquent, au lieu de rendre le pouls plus rare et de présenter l'image du repos naturel après la contraction complète des diverses parties du cœur, elles semblent être une suspension subite de la circulation.

La durée de cette espèce de suspension anomale est très variable ; et souvent, dans une suite assez rapprochée de semblables intermittences, les unes égalent en durée une contraction complète du cœur, d'autres n'occupent que la moitié, le tiers ou le quart de cet intervalle, et d'autres enfin sont si courtes qu'on ne les sentirait certainement pas dans un pouls moins fréquent et qui en offrirait de semblables après chaque contraction des oreillettes.

Leur retour n'offre pas moins d'irrégularité ; et souvent, après avoir senti un repos inégal après deux ou trois contractions successives ou très rapprochées des oreillettes, on n'en retrouve de nouveau qu'après dix, vingt, et même cent pulsations complètes du cœur.

Si l'on se contente de toucher le pouls sans examiner comparativement les battemens du cœur avec le stéthoscope, on confond nécessairement cette espèce d'intermittence très réelle avec la fausse intermittence produite par les variations de durée et de force à la fois des battemens du cœur qui a été décrite ci-dessus (pag. 142). Mais cette fausse intermittence est, d'après ce qu'on vient de lire, très facile à distinguer par le stéthoscope d'avec les *arrêts* ou *hésitations* du cœur. Il n'est pas aussi aisé de préciser en quoi elle diffère des contractions multiples de l'oreillette (pag. 143). Ces pulsations plus faibles et plus courtes étant en même temps beaucoup plus fréquentes, ressemblent tout-à-fait à des contractions de l'oreillette. Si, après une contraction des ventricules bien reconnaissable à son impulsion et à son bruit sourd et prolongé, il en survient trois faibles et accompagnées d'un bruit éclatant, on ne peut savoir si elles sont dues à une contraction de l'oreillette faite en trois temps, ou si la première de ces trois contractions est celle de l'oreillette, et si les deux suivantes forment une pulsation complète du cœur. Mais s'il y a deux ou quatre contractions semblables, l'incertitude n'existe plus.

La dernière espèce d'intermittence, ou celle qui consiste dans l'absence d'une pulsation complète, qui revient quelquefois avec une périodicité exacte, à des intervalles plus ou moins éloignés, le pouls étant d'ailleurs régulier, constitue le signe avant-coureur de la diarrhée critique découvert par Solano de Lucques. Cet accident de la circulation n'est pas rare, et je l'ai observé fréquemment dans quelques épidémies; mais il est probable qu'il est dans le génie de quelques constitutions médicales de ne pas le présenter, car, quelque soin que j'aie pris de le rechercher dans d'autres temps, je n'ai pu le rencontrer. Cette espèce d'intermittence correspond plus souvent à une contraction des ventricules beaucoup plus faible que les autres, qu'à une interruption réelle de leur mouvement; et souvent le pouls même présente de temps en temps, dans ces cas, une pulsation extrêmement faible au lieu d'une intermittence totale.

Je n'ai pas encore trouvé l'occasion d'examiner l'état du cœur pendant l'espèce d'intermittence qui est accompagnée de la persistance de l'état de plénitude de l'artère (pag. 144). L'analogie doit porter à croire qu'elle a lieu immédiatement après la contraction des ventricules; que ces organes restent dans l'état de contraction tant qu'elle dure, et que leur diastole et la systole des oreillettes qui l'accompagne ne commencent que lorsque cet état de spasme ou de contraction permanente des ventricules a cessé (1).

---

(1) Les intermittences des battemens du pouls peuvent être un phénomène tout nerveux : les maladies aiguës en offrent de fréquens exemples. Toutefois, lorsqu'elles persistent indéfiniment et sans que le système nerveux paraisse être d'ailleurs autrement troublé, il devient au moins extrêmement probable qu'elles dépendent de quelque rétrécissement de l'orifice aortique. Cette dernière altération peut être, du reste, assez peu

Plusieurs des faits exposés dans cette analyse des battemens du cœur ont dû prouver que l'application de la main sur la région de cet organe et l'exploration du pouls sont des moyens bien suffisans de s'assurer de l'état de la circulation. L'état du pouls surtout, examiné ainsi qu'on l'a fait jusqu'ici, seul et sans le comparer à celui du cœur, est aussi souvent propre à induire en erreur

---

avancée pour ne traduire son existence par aucun autre symptôme : on n'observe ni palpitations, ni gêne de la respiration, ni œdème; et l'auscultation, pas plus que la percussion, ne révèle aucune lésion du côté du cœur. Les intermittences peuvent être habituelles, ou ne se montrer qu'à de certains intervalles, et sous l'influence de causes appréciables. C'est ainsi que j'ai été consulté par un homme de soixante ans environ, qui faisait naître à volonté, chez lui, ces intermittences en montant un peu vite un escalier : hors cette circonstance, il n'en éprouvait jamais, et il ne présentait d'ailleurs aucun signe d'affection du cœur. J'ai vu plusieurs individus qui paraissaient, comme le précédent, très bien portans, et chez lesquels le pouls, ordinairement très naturel, devenait intermittent, sous l'influence de toutes les causes physiques ou morales qui accéléraient la circulation. Il est, enfin, d'autres personnes chez lesquelles ces mêmes intermittences se produisent ainsi, à des intervalles plus ou moins éloignés les uns des autres, d'une manière toute spontanée. Il y a de ces malades qui annoncent chaque intermittence qui a lieu dans leur pouls par un arrêt qu'ils sentent très distinctement avoir lieu dans les contractions de leur cœur. Cette sensation est pour quelques-uns très pénible; elle est accompagnée d'une vive anxiété, et par fois suivie de quelques palpitations plus ou moins violentes, après lesquelles le cœur ne présente plus rien d'insolite, ni pour le malade, ni pour le médecin.

Chez d'autres malades, l'intermittence habituelle du pouls

qu'à fournir des indications utiles ; et malgré les ingénieuses et subtiles recherches de Galien, de Solano, de Bordeu, de Fouquet, et des médecins chinois, je pense que tout praticien de bonne foi a dit plus d'une fois avec Celse : « *Venis.... maximè credimus fallacissimæ rei.* » Je n'entends pas contester l'exactitude de toutes les observations des auteurs que je viens de citer, et je reconnais volontiers même que plusieurs des plus

---

coïncide bien avec les signes qui caractérisent une affection du cœur ; mais, en auscultant cet organe, on ne découvre aucun de ces bruits qui se lient ordinairement à un rétrécissement de l'orifice aortique. L'absence de ces bruits n'est pas une raison suffisante pour se refuser à admettre l'existence de ce rétrécissement : on peut seulement en induire que, par son siége, l'altération qui le produit, tout en s'opposant au libre passage du sang, ne détermine aucun bruit anormal. C'est ainsi que chez une femme morte à la Charité, après avoir présenté un pouls des plus intermittens, mais sans aucun bruit de frottement à la région précordiale, je trouvai les trois valvules sigmoïdes de l'aorte envahies, à leur base seulement, par des points cartilagineux et osseux : dans le reste de leur étendue, elles étaient parfaitement saines ; les parois du ventricule gauche étaient hypertrophiées, et sa cavité médiocrement dilatée. On n'avait saisi autre chose, pendant la vie, à la région précordiale, que des battemens irréguliers et qui soulevaient fortement l'oreille.

Les intermittences qui se lient de la manière la plus incontestable à un rétrécissement de l'orifice aortique du cœur peuvent diminuer et même disparaître à la suite de quelques émissions sanguines, du repos, et d'une diète convenable ; mais on les voit aussi se reproduire avec la plus grande facilité sous l'influence de la moinde activité imprimée de nouveau à la circulation.

ANDRAL.

curieuses sont justes en général ; que l'on voit souvent
le pouls dicrote précéder ou accompagner les hémorragies nasales , le pouls ondulant coïncider avec la
sueur , le pouls intermittent avec la diarrhée , et que
l'on peut admettre, avec d'assez nombreuses exceptions,
la distinction des pouls *supérieur* et *inférieur*.

Mais si l'on doit convenir de l'utilité de l'exploration
du pouls sous ces rapports, il est plus évident encore
que souvent le pouls ne donne que des renseignemens
nuls ou trompeurs sous des rapports beaucoup plus essentiels , et particulièrement sous ceux de l'indication
de la saignée , du pronostic dans toutes les maladies,
et du diagnostic dans plusieurs. Ce que Celse en dit en
parlant des fièvres s'applique avec plus d'exactitude
encore aux maladies des poumons et du cœur. Nous
avons vu que , dans la péripneumonie et la pleurésie,
l'absence de la fièvre et un pouls tout-à-fait naturel
coïncident souvent avec une lésion grave , étendue , et
au-dessus de toutes les ressources de la nature et de
l'art. Dans la phthisie , la fièvre hectique est quelquefois
suspendue pendant des mois entiers. Dans les maladies
du cœur , le pouls est souvent faible , quelquefois même
presque insensible , quoique les contractions du cœur,
et particulièrement celles du ventricule gauche , soient
beaucoup plus énergiques que dans l'état naturel. Dans
l'apoplexie , au contraire , on rencontre souvent un
pouls très fort chez des sujets dont le cœur ne donne
presque plus d'impulsion.

Ces deux observations contraires seront faciles à vérifier par tout médecin qui se servira avec quelque suite
du stéthoscope. Je les ai répétées chaque jour depuis

dix ans : elles me paraissent tout-à-fait inexplicables, si l'on n'admet pas dans les artères une action indépendante de celle du cœur. Au reste, beaucoup d'autres faits semblent prouver que les divers systèmes d'organes qui servent à la circulation, malgré leur dépendance nécessaire et réciproque, ont aussi une existence particulière, qui, dans certains états de maladie et chez quelques individus, est peut être plus marquée et en quelque sorte plus isolée que dans l'état ordinaire. Les observations des praticiens de tous les âges sur les effets différens des saignées générales ou locales, artérielles ou veineuses, déplétives ou dérivatives, rentrent dans cette catégorie de faits. On en peut dire autant du soulagement très grand ou de la guérison complète de plusieurs espèces de maladies par une hémorragie de quelques onces, comparée à l'inutilité des saignées les plus copieuses dans les mêmes cas; du peu d'affaiblissement produit par certaines pertes utérines ou par un flux hémorrhoïdal excessivement abondant, comparativement au collapsus que produit chez les mêmes individus l'application de quelques sangsues. Je connais un homme qui a supporté plusieurs fois, sans s'en sentir aucunement affaibli, des saignées de huit à douze onces, et chez lequel l'application de deux sangsues à l'anus, faite dans deux occasions différentes, a produit chaque fois un anéantissement des forces musculaires égale à celui d'un malade qui quitte pour la première fois son lit après une fièvre grave de trois ou quatre septénaires.

Ces faits prouvent, ce me semble, entre autres choses, que la circulation capillaire est en quelque sorte indépendante de la circulation générale. L'influence de cette dernière sur la première paraît surtout bien peu forte dans certaines hémorragies utérines, intestinales, nasales et pulmonaires, que les saignées les plus abondantes suspendent à peine ou même ne peuvent aucunement modérer.

L'exploration du pouls est donc loin de pouvoir donner l'idée de l'état de la circulation en général : elle ne peut même pas faire connaître la manière dont elle se fait dans le cœur; car le pouls ne correspond qu'à la contraction du ventricule gauche, qui peut être régulière, ainsi que nous l'avons déjà dit, quand celles des oreillettes et du ventricule droit ne le sont nullement.

Le pouls ne peut même donner d'une manière sûre et constante l'indication de la saignée. Tous les praticiens savent que, dans certains cas, et particulièrement dans l'apoplexie, la péripneumonie, la pleurésie, et les maladies inflammatoires des organes abdominaux, la faiblesse et la petitesse du pouls ne sont pas toujours des contre-indications à la saignée; et que souvent même l'artère reprend, dans ces cas, de la plénitude et de la force après une perte de sang plus ou moins forte. La distinction de ce pouls *fictitiè debilis* est même un des points de pratique les plus importans et les plus difficiles dans le traitement des maladies aiguës; c'est un de ceux qui doivent le plus fixer l'attention du médecin, car c'est dans ce cas surtout que l'erreur est mortelle.

Le stéthoscope donne, à cet égard, une règle plus sûre que le tact des plus habiles praticiens. Toutes les fois que les contractions des ventricules du cœur ont de l'énergie, on peut saigner sans crainte, le pouls se relèvera ; mais si les contractions du cœur sont faibles, le pouls eût-il encore une certaine force, il faut se défier de la saignée.

Lorsque le pouls est très fort et les contractions du cœur médiocrement énergiques, ce qui, comme je l'ai dit, arrive assez ordinairement chez les apoplectiques, on peut encore saigner utilement tant que l'on ne s'aperçoit pas d'une diminution très sensible dans le bruit et l'impulsion des contractions du cœur. Mais quand le pouls et le cœur sont également faibles, il faut se garder d'ouvrir la veine quels que soient le *nom* et le siége de la maladie : on détruirait infailliblement le peu de ressources qui peuvent rester encore à la nature. Tout au plus, s'il y a quelques signes de congestion sanguine locale, peut-on se permettre d'essayer, par l'application de quelques sangsues, si le malade est encore en état de supporter utilement la saignée des capillaires.

La sûreté et la facilité avec lesquelles le stéthoscope donne ou exclut l'indication de la saignée dans les cas dont je viens de parler, et qui jusqu'ici ont été regardés par tous les praticiens comme du nombre des plus épineux, me paraissent être un des plus grands avantages que l'on puisse retirer de cet instrument ; c'est au moins le plus général, puisqu'il se rapporte à un des moyens thérapeutiques les plus utiles sans contredit ou les plus nuisibles qui soient au pouvoir de la médecine, et dont l'emploi peut avoir lieu dans presque toutes les maladies (1).

____

(1) Laënnec a sans doute grande raison d'insister, dans les considérations qu'on vient de lire, sur l'extrême importance

On aurait peut-être droit de s'étonner que l'exploration du pouls ait été si généralement employée par les médecins de tous les âges et de tous les peuples, malgré son incertitude avouée par les plus instruits d'entre eux. La raison d'une pareille faveur est cependant facile à sentir ; elle est dans la nature humaine : ce moyen

qu'il y a à ne pas se contenter de l'examen du pouls, mais à s'enquérir aussi, par l'auscultation, de l'état du cœur ; il n'a pas moins raison d'établir qu'il n'y a souvent aucun rapport entre l'énergie des battemens artériels et celle de l'organe central de la circulation : mais faut-il conclure de ce fait incontestable que les artères sont animées, dans leur mouvement de dilatation, d'une force propre, qui les soustrait, en partie du moins, à l'influence du cœur ? Je ne le crois pas. Cela ne pourrait être tout au plus soutenu que pour les vaisseaux capillaires. Remarquez d'abord que, dans les cas les plus avérés, et les plus souvent observés, où l'on constate un désaccord entre le pouls et le cœur, c'est celui-ci dont les contractions restent énergiques, et c'est l'artère dont le choc ordinaire est devenu plus faible. Or la petitesse anormale du pouls dépend toujours en pareil cas d'un état pathologique du cœur : ainsi elle se montre comme conséquence nécessaire, soit d'un rétrécissement de l'orifice aortique porté à un certain degré, soit d'une diminution considérable de la cavité du ventricule gauche (dans le cas même où il y a hypertrophie de ses parois), soit d'un agrandissement extrême de cette même cavité. Quant au cas contraire, celui où le pouls reste fort, bien que les contractions du cœur soient devenues beaucoup plus faibles, il est au moins infiniment plus rare que le précédent ; et je doute fort que, dans l'apoplexie même, citée par Laënnec comme la maladie dans laquelle on observe le plus souvent ce désaccord entre les pulsations du cœur et celles des artères, on l'ait bien souvent constaté.   ANDRAL.

est employé parce qu'il est d'un usage facile; il donne aussi peu de peine et d'embarras au médecin qu'au malade ; le plus habile , après l'avoir employé avec toute l'attention dont il est capable , ose à peine en tirer quelques inductions , et hasarder des conjectures qui ne se vérifient pas toujours ; et , par conséquent, le plus ignorant s'expose fort peu en en tirant toutes les inductions possibles. Par cela même , ce moyen convient mieux aux hommes médiocres par la nature et par l'éducation, qui , parmi les médecins, comme dans les autres classes de la société , feront toujours le plus grand nombre , que des moyens tout-à-fait sûrs , et qui permettraient de juger habituellement et facilement de l'habileté du médecin , par l'exactitude de son diagnostic et de ses prédictions.

Cette raison , plus qu'aucune autre , me porte à croire que longtemps après que l'utilité de l'auscultation médiate aura été reconnue unanimement par tous les médecins instruits , beaucoup de praticiens négligeront ou dédaigneront même l'emploi de ce moyen , comme ils contestent les avantages de la percussion , et ne croiront pas avoir perdu leur temps à tâter le pouls d'un hypocondriaque ou à examiner jour par jour les déjections d'un péripneumonique.

Les faits que je viens d'exposer relativement à la discordance, souvent très grande, qui peut exister entre les battemens du pouls et ceux du cœur, particulièrement sous le rapport de la force, sont contradictoires à l'opinion la plus universellement adoptée par les physiologistes modernes , et qui veut que l'action des artères soit tout-à-fait dépendante de celle du cœur. Bichat

lui-même est tombé dans cette erreur. « A chaque
« espèce de mouvemens du cœur, dit-il, correspond
« une espèce particulière de pouls. Je suis étonné que
« les auteurs, qui ont tant disputé sur la cause de ce
« phénomène, n'aient pas imaginé de recourir à l'expé-
« rience pour éclaircir la question. Sans doute il y a
« une foule de modifications dans le pouls qu'il leur au-
« rait été impossible de voir coïncider avec les mouve-
« mens du cœur ; mais le pouls rare et fréquent, le
« fort et le faible, l'intermittent, l'ondulant, etc., se
« conçoivent tout de suite en mettant le cœur à décou-
» vert, et en plaçant en même temps le doigt sur une
« artère. On voit constamment alors, pendant les
« instans qui précèdent la mort, que quelle que soit la
« modification de la pulsation artérielle, il y a toujours
« une modification analogue dans les battemens du cœur,
« ce qui ne serait pas certainement si le pouls dépen-
« dait spécialement de la contraction vitale des artères...
« Je n'ai jamais vu le mouvement du cœur ne pas cor-
« respondre constamment à celui des artères, etc. (1).

Je ne sais jusqu'à quel point on peut comparer les
battemens du cœur *vus*, aux battemens artériels *sentis*,
et je crois que cette comparaison est de sa nature très
sujette à illusion, d'autant qu'on ne peut la faire que
sur un animal expirant dans les tortures ; mais je puis
assurer que l'on se convaincra promptement de l'exactitude de l'opinion contraire, en examinant comparativement le pouls et le cœur de certains malades, et
surtout des apoplectiques et des personnes attaquées de

---

(1) BICHAT, *Anatomie générale*, t. II, p. 136, édit. Béclard.

maladies du cœur. Tout ce que nous avons dit du bruit de soufflet et du frémissement cataire du cœur et des artères vient encore à l'appui de l'opinion que nous adoptons.

En terminant cette analyse des contractions du cœur dans l'état de santé et de maladie, je dois dire que l'exploration du cœur est celle dans laquelle l'auscultation immédiate, comparée avec l'auscultation médiate, présenterait le moins d'infériorité, si, pour les raisons que nous avons exposées ailleurs, elle n'était, dans la plupart des cas, à peu près impraticable. Ses principaux inconvéniens seraient l'impossibilité de bien appliquer l'oreille au bas du sternum chez beaucoup de sujets, l'auscultation simultanée des deux côtés du cœur dans presque tous les cas, la réunion du bruit de la respiration et de ceux des gaz existant dans l'estomac à celui des battemens du cœur, et quelquefois l'intensité beaucoup trop grande du bruit et de l'impulsion de cet organe perçus par une surface trop étendue, intensité qui ne permet pas d'analyser facilement les mouvemens de ses diverses parties. La même chose a lieu, au reste, pour les autres bruits qui se passent dans l'intérieur de la poitrine; et, lorsqu'ils sont très forts, l'oreille les apprécie beaucoup moins bien que lorsqu'ils ont une intensité médiocre. Nous avons vu que la pectoriloquie est toujours beaucoup moins évidente chez les sujets à voix forte et grave que chez ceux dont la voix n'a qu'un timbre ordinaire ou même faible. On juge aussi beaucoup mieux de la netteté de la respiration ou de son mélange avec une espèce quelconque de râle, quand elle n'a qu'une intensité médiocre, que quand elle est très bruyante. Chez les enfans surtout , et chez les sujets maigres , dont la respiration est ordinairement très sonore , je recommande souvent au malade de modérer ses efforts d'inspiration.

Je me suis demandé souvent la raison de cette différence qui semblait d'abord impliquer contradiction. J'ai répété un grand nombre de fois des expériences comparatives pour m'assurer que je ne me trompais pas , et je suis demeuré convaincu de l'évidence de ce que je viens d'exposer. En y réfléchissant ensuite, j'ai trouvé que ces faits se liaient à beaucoup d'autres ; et qu'en général , quand nos sensations passent une certaine mesure , il devient à peu près impossible d'apprécier des différences même très grandes dans leur intensité : ainsi un caillou qui frappe un membre et le meurtrit à peine , et une balle qui le traverse , produisent à peu près la même sensation : une brûlure produite par une goutte de cire enflammée, et dont l'effet se borne à soulever l'épiderme , cause autant de douleur qu'une escharre profonde faite par le fer incandescent ; et , pour ne chercher de comparaison que dans les perceptions de l'ouïe elle-même , une dissonnance entre deux instrumens bruyans , deux trompettes , par exemple , est moins sensible qu'entre deux violons.

SECTION DEUXIÈME.

DES MALADIES DU COEUR.

CHAPITRE PREMIER.

DES MALADIES DU CŒUR EN GÉNÉRAL.

ARTICLE PREMIER.

Symptômes communs à toutes les maladies du cœur.

Dans l'analyse qui précède, on a pu reconnaître que l'usage du stéthoscope donne des signes plus précis et plus propres à faire facilement distinguer les principales maladies du cœur, que ceux qui ont été connus jusqu'à présent : ces signes nous permettront d'être court sur l'exposition des symptômes généraux et locaux par lesquels on avait cherché jusqu'ici à reconnaître ces affections, et nous commencerons d'abord par exposer les symptômes qui se rencontrent dans la plupart d'entre elles, lorsqu'elles sont portées à un certain degré de gravité.

Les maladies du cœur les plus graves et les plus fréquentes sont la dilatation des ventricules, l'épaisissement de leurs parois, et la réunion de ces deux affections. Le plus souvent un seul ventricule est affecté ; quelquefois les deux le sont à la fois de la même manière ou d'une manière inverse : ainsi il n'est pas rare de voir coïncider la dilatation du ventricule droit avec l'hypertrophie du gauche, et *vice versá.*

La persistance du trou de Botal, la perforation de

la cloison des ventricules, l'ossification des valvules sigmoïdes de l'aorte, celle de la valvule mitrale, les excroissances placées sur les mêmes parties, les productions de diverse nature qui peuvent se développer dans le cœur, sont des affections beaucoup plus rares, et qui, pour la plupart, ne troublent la santé que lorsqu'elles sont arrivées à un degré assez intense pour déterminer l'hypertrophie ou la dilatation des ventricules.

La dilatation ou l'hypertrophie des oreillettes, plus rares encore, sont peut-être toujours des affections consécutives produites par un état pathologique des valvules ou des ventricules. Nous examinerons successivement chacune de ces affections, et nous parlerons ensuite des maladies du péricarde et de celles de l'aorte.

Les symptômes généraux de toutes ces affections sont presque les mêmes : une respiration habituellement courte et gênée, des palpitations et des étouffemens constamment produits par l'action de monter, par la marche rapide, par les affections vives de l'ame, et revenant même souvent sans cause connue; des rêves effrayans, un sommeil fréquemment interrompu par des réveils en sursaut, et une sorte de pâleur cachectique avec penchant à la leucophlegmatie, qui arrive effectivement pour peu que la maladie augmente. A ces symptômes se joint assez souvent l'*angine de poitrine*, affection nerveuse que nous décrirons en son lieu.

Lorsque la maladie est arrivée à un degré intense, il est facile de la reconnaître au premier coup d'œil. Incapable de supporter la position horizontale, le malade, assis plutôt que couché dans son lit, la tête penchée sur sa poitrine ou renversée sur ces oreillers, conserve jour et nuit cette position; la face, plus ou moins bouffie, quelquefois très pâle, présente le plus souvent une teinte violette foncée, tantôt diffuse, tantôt bornée aux pommettes. Les lèvres, gonflées et proéminentes à la manière de celles des nègres, présentent cette lividité d'une manière plus intense encore ; elles l'offrent même souvent lorsque le reste de la face est tout-à-fait pâle. Les extrémités inférieures sont œdémateuses ; le scrotum ou la vulve, les tégumens du tronc, les bras et la face même, sont successivement envahis par l'infiltration. L'exhalation augmente également, ou l'absorption diminue dans les membranes séreuses : de là l'ascite, l'hydrothorax et l'hydropéricarde, qui accompagnent les altérations organiques du cœur plus souvent qu'aucune autre maladie.

Le trouble de la circulation capillaire n'est pas marqué seulement par l'hydropisie et la couleur violette de la face, couleur qui se remarque aussi quelquefois aux extrémités ; la même stase sanguine a lieu dans les organes internes : de là l'hémoptysie (1), les douleurs d'es-

---

(1) La plupart des praticiens placent l'hémoptysie au nombre des accidens qui ont lieu communément pendant le cours des affections organiques du cœur, c'est là une grave erreur : j'ai particulièrement fixé mon attention sur ce point, et je puis affirmer qu'il n'y a qu'un très petit nombre d'individus atteints de ces sortes d'affections, qui présentent des crachemens de sang. Il est cependant une lésion qu'on rencontre bien plus souvent chez ces malades que chez d'autres : c'est l'apoplexie pulmonaire ; mais il est à remarquer que, dans les cas même où, après la mort, on retrouve dans les poumons des traces de cette lésion, le plus souvent, pendant la vie, il n'y a point eu de sang expectoré. ANDRAL.

tomac, les vomissemens (1) que l'on remarque quelquefois dans les maladies du cœur, l'apoplexie qui les termine assez souvent, et particulièrement la dyspnée et l'oppression, qui les ont fait longtemps confondre avec beaucoup d'autres sous le nom d'*asthme*. Ces symptômes d'ailleurs présentent, dans les maladies du cœur, des caractères particuliers et propres à aider à les distinguer des affections que l'on pourrait le plus facilement confondre avec elles, et particulièrement des asthmes, dont la principale cause est le catarrhe sec ou une affection nerveuse.

La circulation générale n'est pas toujours aussi altérée dans les maladies du cœur que la circulation capillaire. Quelquefois le pouls est à peu près naturel, et la main, appliquée sur la région du cœur, n'y sent que des battemens réguliers et d'une force médiocre; mais,

---

(1) Je ne pense pas qu'on puisse rapporter au seul fait d'une stase sanguine toute mécanique dans les parois de l'estomac, les vomissemens qui surviennent parfois pendant le cours des maladies du cœur. S'il en était ainsi, ces vomissemens seraient beaucoup plus communs, puisque, dans toute affection organique du cœur un peu intense, les parois de l'estomac et des intestins deviennent le siége d'une hypérémie mécanique plus ou moins prononcée. Les vomissemens qui s'observent parfois chez des individus atteints de maladies du cœur doivent être considérés comme purement accidentels : ils annoncent une complication d'état phlegmasique vers l'estomac, et bien souvent ils dépendent de l'ingestion plus ou moins prolongée de substances âcres et autres dans cet organe, comme la digitale, la scille, différentes résines données à titre d'hydragogues, etc.

ANDRAL.

dans d'autres cas, le pouls est très fort ou tout-à-fait insensible ; le cœur donne une impulsion très forte ou nulle, et des irrégularités évidentes existent dans ses contractions. Dans cet état, les palpitations sont continuelles, leur nature varie comme celle de l'affection qui les produit.

Un état si grave n'est pas toujours sans ressources, et l'on voit quelquefois l'emploi sagement combiné de la saignée, des diurétiques et des toniques faire disparaître la suffocation imminente, les palpitations et l'hydropisie, et rendre au malade, pour un temps souvent fort long, une santé supportable. Ce n'est ordinairement qu'après un grand nombre d'attaques semblables survenant à des intervalles assez éloignés, qu'il finit par succomber (1).

---

(1) **On ne saurait trop** appeler l'attention des praticiens sur des faits de ce genre, qui sont loin d'être rares. Les maladies du cœur doivent être placées au nombre des affections, qui, après avoir mis ceux qui en sont atteints le plus près possible des portes du tombeau, peuvent cependant revenir à un état meilleur, et permettre encore à ceux qui en sont atteints une assez longue existence. J'ai vu même plusieurs individus chez lesquels un grand nombre d'années s'étaient écoulées entre une première attaque d'hydropisie qui s'était complétement dissipée, et une autre qui, à son tour, se dissipait aussi ou persistait jusqu'à la mort : celle-ci ne tarde pas à survenir lorsque l'hydropisie s'établit d'une manière définitive. **On voit des ané**vrysmatiques présenter ainsi jusqu'à **huit ou dix retours d'hydro**pisies, avant de succomber : en général, plus elles se répètent, et moins elles s'enlèvent facilement. La réapparition de chaque hydropisie est communément précédée ou au moins accompagnée d'une exaspération dans les divers accidens de la maladie

ARTICLE II.

*Altérations produites par les maladies du cœur sur la
texture des autres organes.*

A l'ouverture du corps des malades qui succombent
à une affection organique du cœur, on trouve, outre
la lésion qui constituait essentiellement la maladie et la
diathèse séreuse générale qui l'accompagne presque toujours, tous les signes de la stase du sang dans les capil-

---

du cœur ; la dyspnée se montre plus intense, les palpitations
sont plus fortes ; on observe un grand tumulte à la région précordiale ; les bruits de soufflet apparaissent ; le pouls devient
irrégulier, intermittent, et parfois d'une fréquence extrême,
ou d'une remarquable petitesse, etc. Tous ces accidens, et en
particulier l'hydropisie, disparaissent souvent, comme par enchantement, sous l'influence d'une ou plusieurs émissions sanguines ; mais, ce qu'il ne faut jamais oublier, c'est que, plus
l'hydropisie se répète, et moins les saignées deviennent utiles;
et enfin il arrive un moment où non seulement elles ne sont
plus avantageuses, mais elles deviennent évidemment nuisibles : sous leur influence, la diathèse séreuse, qui d'abord
était vaincue par elles, augmente au contraire de plus en plus;
le trouble du cœur s'accroît, et l'asphyxie devient imminente.
C'est là un cas bien remarquable dans lequel, suivant l'ancienneté plus ou moins grande de la maladie et la somme différente de forces que possède encore l'économie, des symptômes
semblables sont ou diminués ou accrus par une même sorte de
médication : tant il est vrai qu'en thérapeutique surtout, les
conditions dynamiques des organes doivent être prises en considération plus grande que les altérations qu'y saisissent nos

laires internes : le foie, les poumons, les capillaires sous-séreux, sous-muqueux et sous-cutanés, sont gorgés de sang ; les membranes muqueuses, et particulière-ment celles de l'estomac et des instestins, présentent une teinte rouge ou violette. Cette teinte varie beau-coup en intensité et en étendue. Quelquefois elle existe seulement çà et là sous la forme de petits points ou de taches disséminées sur la surface de la membrane ; d'autres fois elle en occupe uniformément toute l'é-tendue ; il semble même qu'elle soit accompagnée de quelque boursoufflement ; de sorte que, si l'on s'en rap-portait à cette seule apparence, si l'on n'examinait pas

---

sens ! Il est aussi des cas de ce genre dans lesquels, sans qu'au-cun traitement actif ait été employé, la nature, comme disait Sydenham, se suffit à elle-même, et seule rétablit l'ordre : c'est ainsi que j'ai vu récemment à la Charité un homme qui entra dans cet hôpital avec les signes d'une maladie du cœur telle-ment avancée qu'il fut regardé comme véritablement voué à une mort prochaine ; la face était infiltrée et livide ; les membres fortement œdématiés et glacés, et une ascite considérable exis-tait. Ce malade, tout haletant, passait les nuits hors de son lit, les jambes pendantes et le tronc soutenu dans la position verticale par de nombreux oreillers ; le pouls, à peine perceptible et très irré-gulier, donnait cent soixante battemens par minute ; les pulsa-tions du cœur offraient un tumulte difficile à décrire. L'état de ce malade me parut tellement désespéré, que je ne tentai au-cune médication. Quel ne fut pas mon étonnement, lorsque, peu de jours après son entrée, je vis les épanchemens séreux se résorber spontanément, la respiration devenir plus libre, le pouls perdre sa fréquence, etc. ? Au bout de deux semaines de séjour dans mes salles, ce malade ne présentait plus que les signes d'une affection du cœur encore peu avancée.   ANBRAL.

l'état du cœur, et si l'on ne savait pas que le malade
a pu, jusqu'au dernier instant de sa vie, prendre, sans
éprouver aucune douleur, du vin et d'autres substances
stimulantes, on pourrait être tenté de croire qu'il a succombé à une violente inflammation de l'estomac et des
intestins.

Cette rougeur est, au reste, chez un grand nombre
des sujets qui ont succombé à une maladie du cœur,
beaucoup plus intense, et surtout plus étendue que
celle qu'on rencontre chez les sujets qui sont morts
d'une véritable inflammation intestinale, comme la dy-
senterie; et ce fait, comme beaucoup d'autres, est une
preuve que la rougeur ne suffit pas pour caractériser
une inflammation de la membrane muqueuse des intestins, de même que la couleur violette de la face chez les
asthmatiques ne constitue pas un érysipèle.

Les malades qui succombent aux maladies du cœur,
et particulièrement à la dilatation des ventricules, sont
aussi plus sujets que d'autres à présenter une rougeur
intense des membranes internes des cavités du cœur et
des gros troncs artériels, rougeur dont nous parlerons
en traitant des maladies de l'aorte.

Lancisi et Sénac, fondés sur une observation assez
incomplète de Fabrice de Hilden, mettent le sphacèle
des membres au nombre des affections organiques qui
peuvent être un effet des maladies du cœur ou des gros
vaisseaux. Giraud, chirurgien en second de l'Hôtel-
Dieu de Paris, a cru, d'après quelques faits qui se sont
présentés à lui, devoir renouveler cette opinion; et,
depuis, quelques praticiens ont pensé même que la
gangrène sénile a pour cause ordinaire l'ossification

des artères. Corvisart doute avec raison qu'il y ait eu dans ces cas autre chose que coïncidence de deux maladies étrangères l'une à l'autre (1). La seule rareté de la gangrène spontanée des membres, comparée à la fréquence des maladies du cœur et des ossifications des artères, suffit en effet pour ôter toute probabilité à cette opinion. On peut en dire autant de celle du professeur Testa de Bologne, qui pense que l'ophthalmie, et quelquefois la perte de l'œil, peuvent être rangées au nombre des effets des maladies du cœur (2).

Aucun des symptômes et des effets que nous venons d'exposer ne peut servir à caractériser et à faire reconnaître les maladies du cœur, puisqu'ils leur sont communs avec beaucoup d'autres maladies, et particulièrement avec presque toutes les maladies chroniques du poumon. L'exploration du pouls, comme nous l'avons vu (p. 146), est loin de donner des renseignemens plus sûrs; l'application de la main sur la région du cœur, si l'on en excepte un très petit nombre de cas, est plus propre à inspirer une trompeuse sécurité ou des craintes mal fondées, qu'à donner quelques lumières : car, outre que jamais elle ne fait sentir que les contractions du ventricule gauche, pour un malade chez lequel on sentira habituellement des battemens forts ou tumultueux, on en trouvera cent autres affectés au même degré ou à un degré plus intense, et chez lesquels le cœur ne peut être senti ou ne se sent que confusément et à peine.

L'auscultation médiate est donc le seul moyen de re-

---

(1) *Essai sur les Maladies du cœur*, p. 182.
(2) *Della Malattie del cuore*, lib. II, cap. IX. *Boulogne*, 1810.

connaître les maladies du cœur, et encore doit-on dire que, de toutes les maladies qu'elle peut faire reconnaître, ce sont celles qui peuvent le plus souvent échapper à un observateur même attentif. On a dû voir que l'étude de l'état physiologique du cœur demande beaucoup plus de temps et d'application que celles de la voix, de la respiration et du râle. D'un autre côté, lorsque l'on est privé, comme il arrive presque toujours dans les hôpitaux, de renseignemens sur la santé antérieure d'un malade, on pourra quelquefois penser qu'il est attaqué d'hypertrophie ou de dilatation du cœur, tandis qu'il n'a réellement que des palpitations nerveuses. Il ne m'est jamais arrivé de tomber dans cette erreur, sans m'apercevoir moi-même de la méprise au bout d'un certain temps ; mais elle peut durer longtemps si l'on examine rarement les malades, et surtout si on ne les trouve jamais dans un certain état de calme.

Une autre cause d'erreur beaucoup plus insidieuse, ce sont, comme je l'ai déjà dit, les maladies du poumon qui diminuent l'étendue de la respiration, telles que la péripneumonie, l'emphysème à un haut degré, et particulièrement la pleurésie chronique. Dans des cas de cette espèce, il m'est quelquefois arrivé de trouver des cœurs énormément dilatés ou épaissis, à l'ouverture de sujets chez lesquels j'avais trouvé les contractions de cet organe parfaitement naturelles sous le rapport du bruit, de l'impulsion et du rhythme. Il semble que la diminution de l'action du poumon force le cœur à modérer la sienne (1). J'ai rapporté dans le cours de cet

____

(1) Comment concilier cette manière de voir avec l'obser-

ouvrage quelques faits de ce genre (Obs. v, vi, viii, xxiv). Ces cas, au reste, sont rares, et je ne crois pas que, dans un hôpital même, on puisse en établir la proportion à plus d'un sur vingt maladies du cœur faciles à reconnaître. Dans la ville, l'erreur dont il s'agit doit être beaucoup plus rare encore, parce que l'on obtient presque toujours sur la santé antérieure du malade plus de renseignemens même que l'on en demande.

ARTICLE III.

Des Causes des maladies du cœur.

Les causes des maladies du cœur sont variables comme leur nature : celle des ossifications tiennent à des aberrations de la nutrition dont il n'est pas facile de connaître le principe. Corvisart penchait à croire que les végétations des valvules doivent leur origine au vice vénérien. Nous exposerons plus bas une autre opinion fondée sur la manière dont elles se forment.

La dilatation et l'épaisissement des ventricules, mala-

---

vation, qui prouve que, chez les malades atteints d'un emphysème pulmonaire considérable, les battemens du cœur augmentent ordinairement d'énergie et d'étendue? Cette opinion de Laënnec serait, au contraire, en rapport avec un fait que l'on a de continuelles occasions de constater chez les vieillards : chez eux, en effet, on trouve bien souvent après la mort le cœur hypertrophié, et les valvules qui bordent ses orifices ossifiées, sans qu'ils ayent présenté ni palpitations, ni aucun signe d'affection du cœur; mais, chez eux aussi, le poumon a subi un degré notable de raréfaction.   ANDRAL.

dies beaucoup plus communes, ont aussi des causes plus nombreuses, et dont la liaison avec l'effet est plus facile à saisir. Toutes les maladies qui produisent une forte dyspnée et qui durent longtemps amènent presque nécessairement l'hypertrophie ou la dilatation du cœur, à raison des efforts habituels auxquels cet organe est obligé pour faire pénétrer le sang dans le poumon, malgré la résistance que lui oppose la cause de la dyspnée. C'est ainsi que la phthisie pulmonaire, l'empyème, la péripneumonie chronique, l'emphysème du poumon, produisent des maladies du cœur (1) ; c'est encore par la même raison que les exercices qui demandent des efforts pénibles et propres à gêner la respiration sont une des causes éloignées les plus communes de ces maladies.

D'un autre côté, les maladies du cœur peuvent aussi, à raison des rapports intimes qui existent entre cet organe et ceux de la respiration, déterminer plusieurs espèces de maladies du poumon. Elles sont une des causes les plus fréquentes de l'œdème du poumon, de l'hémoptysie et de l'apoplexie pulmonaire (2) ; mais

---

(1) Il semblerait, d'après cette phrase, qu'il est très commun d'observer des maladies du cœur chez les phthisiques : or il n'en est point ainsi, et, quelle que soit la valeur des théories qui pourraient faire admettre comme fréquente une semblable complication, toujours est-il qu'elle est assez rare, et que le plus grand nombre des malades qui portent des tubercules pulmonaires, succombent sans avoir présenté aucun symptôme qu'on pût rattacher à la co-existence d'une affection organique du cœur. ANDRAL.

(2) On a déjà vu, dans une note précédente, qu'il y avait beaucoup à rabattre de cette prétendue fréquence des hémoptysie chez les personnes atteintes de maladies du cœur. ANDRAL.

lorsqu'elles coïncident avec la pleurésie chronique , la phthisie, l'emphysème, et , en général , avec une maladie chronique du poumon, si l'on étudie avec soin l'histoire de la santé du malade, on trouvera presque toujours que la maladie du cœur est consécutive.

Il résulte de ces faits, comparés avec ceux que nous avons exposés en parlant de l'emphysème du poumon et du catarrhe pulmonaire, qu'un *rhume négligé* est souvent la cause originelle des maladies du cœur les plus graves.

A toutes ces causes , il faut encore ajouter la disproportion congénitale entre le volume du cœur et le diamètre de l'aorte. Corvisart a peut-être été trop loin en affirmant qu'il ne peut exister de dilatation du cœur, sans l'existence préalable d'une semblable disproportion, d'un rétrécissement ou d'un obstacle analogue à la circulation situé plus ou moins loin du cœur (1) ; mais cependant on ne peut disconvenir qu'il ne soit assez commun de trouver une aorte de petit diamètre chez les sujets dont le cœur est attaqué d'hypertrophie ou de dilatation. Toutefois cela ne s'observe pas toujours ; et quoique cette cause de dilatation soit très rationnelle, on peut facilement concevoir , indépendamment d'elle, l'augmentation de volume du cœur. On sait que l'action énergique et fréquemment réitérée de tous les muscles en augmente notablement le volume , que le bras droit d'un maître d'armes, les épaules d'un portefaix , les mains de la plupart des ouvriers, acquièrent, par l'exercice, une grosseur disproportionnée à celle des autres parties du corps ; et l'on sent , par conséquent, que les

____

(1) *Essai sur les Maladies du cœur*, p. 203.

palpitations, même purement nerveuses, ou occasionées par des affections morales, peuvent, lorsqu'elles reviennent trop fréquemment, déterminer à la longue un véritable accroissement de nutrition du cœur.

Il est une autre cause congénitale qui me paraît occasioner les maladies du cœur plus souvent encore que la petitesse du calibre de l'aorte. Très peu d'hommes naissent avec des organes bien proportionnés et dans un équilibre parfait, soit entre eux, soit dans leurs diverses parties. Le cœur, plus qu'aucun autre viscère, présente des proportions extrêmement variées, même dans l'état sain; et toutes les recherches que j'ai faites, à l'aide du stéthoscope, sur les organes circulatoires, me prouvent qu'un très grand nombre d'hommes naissent avec un cœur à parois un peu trop minces ou un peu trop épaisses d'un seul côté ou des deux côtés. J'ai déjà dit quelque chose de ce fait, en exposant l'analyse des battemens du cœur, et j'aurai encore occasion d'y revenir. Il suffira, pour le moment, de remarquer qu'une semblable disposition doit rendre le développement d'une maladie du cœur beaucoup plus facile chez les sujets qui la présentent, si d'ailleurs ils se trouvent exposés à l'influence des causes qui peuvent déterminer une gêne fréquente ou habituelle de la circulation, telles que les affections morales et les palpitations qui en dépendent, les professions et les exercices qui exigent de grands efforts des bras, des poumons ou des muscles de la poitrine.

Cet aperçu rapide sur les maladies du cœur en général me semble contenir tout ce qu'il y a de vraiment essentiel à connaître sur les effets et les causes de ces maladies. Peut-être cependant pourrait-on y désirer quelques détails de plus sur l'influence des causes morales, et spécialement de la peur et de l'inquiétude, sur celle de l'hérédité, sur les liaisons qui existent entre les affections du cœur et les affections cérébrales, gastriques, rhumatismales, strumeuses, etc. Ces divers points de doctrine seront pour la plupart examinés au fur et à mesure qu'il sera question de chaque maladie du cœur en particulier; néanmoins nous engageons nos lecteurs à consulter, pour plus ample information, quelques-uns des ouvrages auxquels Laënnec lui-même renvoie souvent dans le cours de ce volume, et notamment ceux de BERTIN (*Traité des Maladies du cœur et des gros vaisseaux*. Paris, 1824), de BURNS (*Observ. on some of the most frequent and important diseases of the Eart*. Edimb., 1809), de CORVISART (*Essai sur les maladies du cœur*, etc., 3e édit. Paris, 1818), de KREYSIG (*Die Krankheiten der Hersens*, etc. Berlin, 1814-1817) ou la traduction italienne qui en a été faite par M. Ballerini (*Le Malattie del cuore trattate systematicamente*, etc. Pavia, 1819-22), et de TESTA (*Delle Malattie del cuore*. Firense, 1823).   M. L.

Depuis la publication de l'ouvrage de Laënnec, d'intéressantes recherches ont été faites sur la part que peuvent prendre, dans le développement des maladies du cœur, les inflammations soit du péricarde, soit de l'endocarde. Déjà, dans la première édition de ma *Clinique médicale*, j'avais appelé l'attention sur des faits de ce genre; j'avais signalé la péricardite au nombre des affections qui peuvent avoir une influence réelle sur la production de l'hypertrophie du cœur, et j'avais cité des observations à l'appui de cette opinion. Dans le même ouvrage, j'avais aussi établi que plusieurs hypertrophies du cœur peuvent reconnaître pour point de départ une inflammation de la menbrane interne du cœur, et je comparais, sous le rapport de son mécanisme, cette hypertrophie à celle que subit aussi la tunique charnue de l'estomac, à la suite ou pendant le cours des phlegmasies chroniques de la membrane muqueuse gastrique.

Dans ces derniers temps, les travaux de M. Bouillaud sont venus confirmer mes opinions sur ce sujet, publiées en 1826, ainsi que l'idée que j'avais émise alors sur le rapport qui existe souvent entre le rhumatisme et le développement ultérieur d'une maladie du cœur. Les recherches de M. Bouillaud ont surtout montré une coïncidence beaucoup plus fréquente qu'on ne l'avait soupçonné avant lui, entre le rhumatisme et certaines affections du cœur. On ne peut plus révoquer en doute aujourd'hui que, dans un grand nombre de rhumatismes articulaires aigus, la membrane interne du cœur n'ait une singulière tendance à s'enflammer : il en résulte divers accidens sur lesquels nous reviendrons plus tard. Je rappellerai seulement ici que, sans le secours de l'auscultation, il serait le plus souvent impossible de reconnaître l'endocardite qui vient ainsi compliquer un rhumatisme, ou qui paraît à sa suite : dès lors on comprendra facilement comment une pareille affection a dû rester si long-temps méconnue, et comment elle échappe encore dans la plupart des cas, si l'on n'ausculte avec soin et chaque jour la région du cœur chez tous les rhumatisans. Je ne doute plus, pour ma part, du rôle important que joue le rhumatisme articulaire aigu dans la production des maladies organiques du cœur. D'un côté, je me suis assuré par une investigation attentive, qu'un assez grand nombre d'individus atteints de diverses lésions du cœur avaient eu antécédemment un rhumatisme aigu, et que c'était à dater de cette époque, ou peu de temps après, qu'ils avaient commencé à remarquer en eux quelques accidens du côté du cœur, comme palpitations, dyspnée, etc.; d'un autre côté, ayant observé chaque jour l'état du cœur chez beaucoup de rhumatisans, j'ai, en quelque sorte, entendu naître sous mon oreille l'affection du cœur. D'abord, soit pendant que les douleurs articulaires existent encore, soit après qu'elles ont cessé, on perçoit un bruit de soufflet, qui, faible à son commencement, devient chaque jour plus prononcé. A cette première période de la maladie, il n'y a le plus souvent ni douleur à la région précordiale, ni palpitations, ni dyspnée ; plus tard, ces deux derniers symptômes apparaissent ; ils coïncident le plus souvent avec un état d'hypertrophie des parois du cœur, hypertrophie qui survient plus ou moins rapidement, comme résultat de l'endocardite, celle-ci étant la première lésion qui a marché avec le rhumatisme, ou qui lui a succédé. J'ai vu d'autres cas dans lesquels, plusieurs années après qu'un rhumatisme articulaire aigu avait eu lieu, on ne trouvait rien autre chose au cœur qu'un bruit de soufflet, que n'accompagnait aucun autre signe d'affection de cet organe. En pareil cas, il faut admettre, à l'un des orifices du cœur, l'existence d'un rétrécissement qui n'a entraîné à sa suite (ce qui est fort rare) aucun épaississement des parois de l'organe, ou aucun agrandissement de ses cavités. Il s'est présenté, dans mon service à la Charité, un jeune homme âgé de dix-huit ans, qui, à l'âge de douze ans, avait été atteint d'un rhumatisme articulaire aigu des mieux caractérisés. Ce malade était entré à la Charité pour une légère entérite, et d'ailleurs il n'avait jamais éprouvé le moindre accident qui pût faire soupçonner chez lui l'existence d'une affection du cœur : cependant l'on entendait à la région précordiale un bruit de soufflet très intense, qui coïncidait avec le moment de la contraction des ventricules. Il faudrait, du reste, se garder de rapporter à une endocardite, des bruits de soufflet d'une autre espèce, qui apparaissent souvent chez les rhumatisans, lorsqu'on les a très abondamment saignés : j'en ai parlé dans une note précédente.

ANDRAL.

CHAPITRE II.

DE L'HYPERTROPHIE DU COEUR.

Caractères anatomiques de l'hypertrophie du cœur. — J'entends par *hypertrophie* ou accroissement de nutrition du cœur l'augmentation d'épaisseur de sa substance musculaire, et par conséquent des parois de ses ventricules, sans que d'ailleurs ces cavités soient augmentées dans la même proportion. Le plus souvent même elles perdent notablement de leur capacité primitive. Cette affection, qui n'est pas très commune, paraît n'avoir pas fixé l'attention de Corvisart; car, dans tout son ouvrage, il suppose que l'épaississement des parois du cœur est toujours joint à une dilatation proportionnée de ses cavités (1).

---

(1) M. Bertin, dans son *Traité des Maladies du cœur et des gros vaisseaux*, publié en 1824, s'est attaché à prouver que l'hypertrophie et la dilatation du cœur peuvent exister isolément, et a décrit avec beaucoup de soin et d'exactitude les diverses variétés que présentent ces deux affections. Un rapport fait à l'Académie des Sciences en 1821 montre que, dès 1811, il avait communiqué à cette savante compagnie un Mémoire qui renferme les fondemens des distinctions qu'il établit à cet égard.

Je serais assurément fort éloigné, lors même que cette pièce authentique n'existerait pas, d'accuser de plagiat, pour ce dont il s'agit, cet honorable collègue, pour lequel je fais depuis vingt-cinq ans profession d'estime et d'attachement. J'ai décrit ce que j'ai vu : il est tout naturel qu'en matière d'obser-

L'épaississement, dans ce cas, est toujours accompagné d'une augmentation considérable de la fermeté du tissu de cet organe, à moins qu'à l'hypertrophie ne se joigne l'affection que nous décrirons sous le nom de *ramollissement du cœur.*

L'hypertrophie peut exister dans l'un des ventricules seulement, ou dans les deux à la fois. Les oreillettes peuvent être affectées en même temps et de la même

---

vation pure et simple, deux hommes examinant attentivement le même objet voient de même : s'il en était autrement, le fait ne serait pas certain. J'ai été amené d'abord à distinguer l'hypertrophie de la dilatation du cœur plus soigneusement que ne l'avait fait Corvisart, parce que j'ai examiné la question sous le point de vue de l'hypertrophie en général, dans les cours que j'ai faits autrefois sur l'anatomie pathologique. Plus tard, mes recherches stéthoscopiques m'ont conduit à mettre plus d'importance à cette distinction. Je trouvai que les deux affections avaient des signes tout-à-fait différens.

Je n'ai jamais cru être le premier à faire ces observations, qui ont déjà été faites en grande partie dans des cas particuliers, comme M. Bertin lui-même le remarque très bien, par Morgagni (*Epist.* XVII, *art.* 21; *Epist.* XXIX, *art.* 20), par Corvisart lui-même (p. 335), et par Burserius, qui a exposé les mêmes faits d'une manière générale (*Instit. med.*). On en trouve d'autres exemples dans les ouvrages de MM. Burns et Kreysig. Je n'ai suivi, au reste, pour ces faits, d'autre marche que celle que j'ai adoptée dans tout le cours de cet ouvrage, où je n'ai cité d'observations autres que les miennes que pour quelques cas rares, difficiles à constater, et ceux-ci ne sont pas du nombre. Si cependant j'avais connu sur ce point des recherches aussi suivies et aussi complètes que celles de M. Bertin, je me serais fait un devoir de les citer.   *Note de l'auteur.*

manière ; mais le plus souvent elles restent aussi minces que dans l'état naturel, même lorsque le ventricule correspondant a acquis une épaisseur démesurée. Dans quelques cas seulement, que nous aurons soin de faire connaître, les oreillettes peuvent être seules affectées d'hypertrophie (1).

Lorsque le ventricule gauche est attaqué d'hypertrophie, les parois de ce ventricule acquièrent une épaisseur plus considérable que dans l'état naturel : je l'ai trouvée quelquefois de plus d'un pouce ou même de dix-huit lignes à la base du ventricule, ce qui est le double ou le triple de l'état sain. Cette épaisseur diminue insensiblement de la base à la pointe du ventricule, où elle se réduit quelquefois à presque rien. Dans d'autres cas, cependant, la pointe même du ventricule participe à cette affection : je l'ai trouvée quelquefois

---

(1) L'hypertrophie du cœur peut affecter, selon M. Bertin, trois formes principales. Tantôt les parois d'une ou de plusieurs cavités du cœur sont épaissies, sans que la capacité de ces mêmes cavités soit moindre ou plus grande ; tantôt cette capacité s'est agrandie en même temps que les parois ont augmenté d'épaisseur (anévrysme actif du cœur de Corvisart) ; tantôt enfin l'épaississement des parois du cœur est joint à un rétrécissement notable de ses cavités. Ces trois formes de l'hypertrophie ont été désignées par M. Bertin (*ouv. cité*, p. 283) sous les noms d'*hypertrophie simple*, d'*hypertrophie excentrique* et d'*hypertrophie concentrique*. Ces dénominations me paraissent heureuses, et méritent d'être conservées. Je doute cependant de l'existence d'une hypertrophie vraiment *simple*, ou du moins qui reste telle jusqu'à la fin : cette forme ne me paraît être que le premier degré de l'hypertrophie avec dilatation.   M. L.

épaisse de deux à quatre lignes; ce qu'on peut estimer être le double ou le quadruple de l'état naturel. Les colonnes charnues et les piliers des valvules acquièrent une grosseur proportionnée au degré de l'hypertrophie. La cloison interventriculaire, qui, sous ce rapport, paraît appartenir au ventricule gauche beaucoup plus qu'au droit, participe notablement à la maladie, mais ordinairement moins, proportion gardée, que le reste des parois du ventricule. Il y a cependant des exceptions à cet égard, et, ainsi que l'a très bien remarqué M. Bertin, l'hypertrophie est quelquefois inégale dans chaque portion des ventricules, ou peut même n'être sensible que dans un point de l'un d'eux, et occuper exclusivement la base, la pointe ou le milieu, la cloison ou la partie mobile, la surface extérieure ou les colonnes charnues. C'est surtout la partie voisine des valvules qui m'a paru le plus souvent présenter ces épaississemens partiels dans le ventricule gauche. La substance musculaire du ventricule affecté présente une fermeté quelquefois plus que double de sa consistance naturelle, et une couleur rouge plus intense. La cavité du ventricule paraît souvent avoir perdu en capacité ce que ses parois ont gagné en épaisseur. Quelquefois je l'ai trouvée tellement petite dans des cœurs deux fois plus volumineux que le poing du sujet, qu'elle aurait pu à peine loger une amande revêtue de son écorce ligneuse. Le ventricule droit, d'autant plus petit que l'hypertrophie du gauche est plus prononcée, est aplati le long de la cloison interventriculaire, et ne descend pas jusqu'à la pointe du cœur. Dans les cas extrêmes, il semble en quelque sorte pratiqué dans l'épaisseur des parois du gauche.

L'hypertophie du ventricule droit présente les caractères anatomiques suivans : les parois de ce ventricule sont plus épaisses et plus fermes que dans l'état naturel ; elles ne s'affaissent point, ou elles s'affaissent peu lorsqu'on les incise ; leur épaississement est plus uniforme que celui du ventricule gauche, car il est à peu près le même dans toute l'étendue du ventricule. Il est cependant toujours plus marqué aux environs de la valvule triglochine et dans la portion du ventricule qui forme l'origine de l'artère pulmonaire. Les colonnes charnues et les piliers présentent une augmentation considérable de volume ; et cet état, beaucoup plus sensible que dans l'hypertrophie du ventricule gauche, est même, avec la grande fermeté de la substance du cœur, ce que l'hypertrophie du ventricule droit offre de plus remarquable et de plus facile à apercevoir au premier abord ; car l'épaisseur absolue des parois de ce ventricule n'est pas, ordinairement au moins, très considérable : je ne l'ai jamais trouvée de plus de quatre ou cinq lignes. M. Bertin l'a trouvée de onze à seize lignes sur une femme chez laquelle le trou de Botal était encore ouvert (1). M. le docteur Louis a observé un cas semblable (2).

Signes de l'Hypertrophie du ventricule gauche. — Il semble que c'est surtout à cette affection que devraient se rapporter les signes attribués par Corvisart à l'*anévrysme actif* du cœur ; et, en effet, on peut dire en général, et avec une exactitude qui serait suffisante

---

(1) *Ouv. cité*, obs. 87.

(1) *Archiv. génér. de médec.* Décembre 1823.

pour un tableau nosologique tel que ceux de Sauvage, Cullen, etc., que les symptômes de l'épaississement des parois du ventricule gauche sont, outre ceux des maladies du cœur en général, un pouls fort et développé, des pulsations fortes et sensibles, soit pour le malade, soit par l'application de la main sur la région du cœur, l'absence ou la diminution du son donné par la percussion exercée sur cette même région, et la teinte de la face plutôt rouge que violette. Aucun de ces symptômes, au reste, n'est constant, et il n'est pas rare de trouver une hypertrophie considérable du ventricule gauche chez des sujets qui n'ont présenté presque aucun d'eux. Le pouls surtout est trompeur, et il est peut-être aussi commun de le trouver faible que fort chez les sujets attaqués d'hypertrophie au plus haut degré. L'inspection de la poitrine ne laisse apercevoir les pulsations du cœur que chez les sujets maigres et délicats, et elle ne prouve que l'agitation de cet organe. Je ne puis, sous ce rapport, être de l'avis de M. Bertin, qui paraît attacher quelque importance au degré de mouvement visible que les battemens du cœur impriment aux parois thoraciques. La percussion et l'application de la main sur la région du cœur, moyens d'exploration préférables, deviennent tout-à-fait nuls dans beaucoup de cas, et surtout pour peu que le sujet soit gras ou infiltré.

L'auscultation médiate fournit des résultats beaucoup plus constans et plus positifs. La contraction du ventricule gauche, explorée entre les cartilages des cinquième et sixième côtes sternales, donne une impulsion forte qui soulève la tête de l'observateur, et un bruit plus sourd que dans l'état naturel : elle est d'autant plus prolongée que l'hypertrophie est plus considérable. La contraction de l'oreillette est très brève, peu sonore, et par cela même à peine sensible dans les cas extrêmes.

Les battemens du cœur ne s'entendent que dans une petite étendue. Le plus souvent on les entend à peine sous la clavicule gauche et le haut du sternum (1). Quelquefois on ne les entend que dans l'étendue où on peut les sentir, c'est-à-dire entre les cartilages des cinquième et septième côtes. Très rarement l'impulsion du cœur se sent au-delà des mêmes limites, si ce n'est dans les momens de palpitations (2).

Le malade éprouve plus habituellement dans cette maladie que dans aucune autre le sentiment continuel des battemens du cœur ; mais il est moins sujet aux fortes attaques de palpitations, si ce n'est par l'effet de quelques causes extérieures, comme les affections mo-

______

(1) Les battemens du cœur entendus dans ces points et dans des points plus éloignés encore, comme la partie antérieure droite de la poitrine, le côté droit ou le dos, sont presque toujours dus aux bruits réunis des deux côtés du cœur : quelquefois cependant, dans les points les plus éloignés, on n'entend que le bruit d'un côté, ce dont on peut s'assurer facilement quand les bruits des deux côtés du cœur sont tout-à-fait dissemblables.

Note de l'auteur.

(2) Lorsque l'hypertrophie est très considérable, les parties de la poitrine qui sont frappées par le cœur ne sont plus les mêmes ; ainsi, au lieu de battre entre le cinquième et le sixième espace intercostal, la pointe vient choquer le septième et parfois le huitième espace ; la base, au contraire, se fait entendre beaucoup plus près de la clavicule, et l'on peut en percevoir les mouvemens jusqu'entre la troisième et la quatrième côte.

ANDRAL.

rales et les exercices violens. Les irrégularités et les intermittences sont assez rares dans ces palpitations, qui consistent plus dans l'augmentation d'impulsion des ventricules que dans celle du bruit (1). Cependant j'ai cru trouver quelquefois la cause d'irrégularités habituelles du pouls et du cœur, chez des sujets qui d'ailleurs ne présentaient que de légers signes d'hypertrophie, dans les épaississemens partiels que j'ai indiqués plus haut, et qui ont fixé d'une manière particulière l'attention de M. Bertin (2).

---

(1) La modification la plus ordinaire que subissent les bruits du cœur dans les cas d'hypertrophie, c'est une diminution de l'intensité de ces bruits, qui deviennent d'autant plus sourds que l'épaisseur des parois a acquis plus d'épaisseur. Que si, en même temps, il existe un certain degré de dilatation des cavités, on peut entendre le tintement métallique ; mais celui-ci n'est souvent que passager : il a lieu, par exemple, pendant la durée des palpitations, et cesse avec elle ; un repos plus ou moins prolongé le fait souvent disparaître. Quant aux bruits de soufflet, ils sont au moins très rares dans les cas où aucun rétrécissement des orifices du cœur n'accompagne son hypertrophie.

Andral.

(2) Lorsque le cœur a subi, dans son volume, une augmentation considérable, soit par suite de l'hypertrophie de ses parois, soit par suite de la dilatation de ses cavités, la portion des parois thoraciques qui est en rapport avec cet organe change elle-même de dimension : elle acquiert une convexité plus grande que la même partie qui lui correspond à droite ; il en résulte une *voussure* de la région précordiale, qui devient surtout très manifeste, lorsqu'après avoir découvert le thorax, on l'examine en se plaçant au pied du lit du malade, pendant que celui-ci reste couché sur le dos. J'ai plus d'une fois constaté l'exactitude

L'hypertrophie simple du ventricule gauche est, de toutes les affections de cet organe, celle qui détermine le plus souvent l'apoplexie. On trouve dans l'ouvrage de M. Bertin (1) plusieurs exemples remarquables de cette terminaison, sur laquelle Legallois et M. le professeur Richerand ont appelé l'attention des médecins, et que Corvisart a regardée comme plus rare qu'elle ne l'est effectivement.

Signes de l'Hypertrophie du ventricule droit. — Les signes de l'hypertrophie du ventricule droit ne diffèrent guère, suivant Corvisart, de ceux de la même affection dans le ventricule gauche, que par une plus grande gêne de la respiration, et une couleur plus foncée de la face. « Les battemens de cœur qui se manifestent plus sensi-« blement du côté droit de la poitrine pourraient aussi « être donnés comme signes de la dilatation du ventri-« cule droit ; mais..... ce signe n'a que très peu de va-« leur s'il est isolé (1). » Il eût pu ajouter qu'on ne peut guère sentir (à la main) le cœur du côté droit de la poitrine, si ce n'est dans le cas où cet organe est déjeté par un épanchement dans la plèvre gauche, ou par une tumeur développée dans le côté gauche de la poitrine.

Lancisi avait donné comme un signe de l'anévrysme du ventricule droit , le gonflement des veines jugulaires

de ce signe, dont on doit la connaissance à M. Bouillaud; mais seul, il ne suffirait pas pour révéler l'existence d'un anévrysme du cœur, puisqu'on le retrouve aussi dans l'hydropéricarde.

ANDRAL.

(1) *Ouv. cité*, obs. 74, 75, 76, 78, 80.
(2) *Ibid.*, p. 149.

externes, accompagné de pulsations analogues et isochrones à celle des artères. Corvisart rejette ce signe,
en se fondant sur ce qu'il a été, dit-il, « observé sur
« des sujets dans lesquels les cavités gauches ont été
« trouvées dilatées, et que d'ailleurs cette pulsation
« peut être confondue…. avec celle des carotides (1). »

Sous le rapport de la valeur de ce signe, mes observations me donnent un résultat qui n'est pas d'accord
avec l'opinion de Corvisart. Je l'ai trouvé constamment
dans tous les cas d'hypertrophie un peu considérable
du ventricule droit qui se sont présentés à moi. Je ne
l'ai jamais observé chez des sujets attaqués d'hypertrophie du gauche, à moins qu'il n'y eût en même temps
une semblable affection dans le ventricule droit ; et je
puis assurer qu'il faudrait être bien peu attentif, et
n'avoir jamais vu ces pulsations des jugulaires, pour
les confondre avec le soulèvement produit par les battemens de la carotide. Ces pulsations, d'ailleurs, se bornent
ordinairement à la partie inférieure des veines jugulaires,
et ne sont plus sensibles, ou le sont beaucoup moins,
vers la partie moyenne du cou, où la veine jugulaire
externe se rapproche de la carotide, dont elle n'est
plus séparée que par le muscle sterno-mastoïdien. Quelquefois cependant ce reflux du sang s'étend plus loin,
et même au-delà des veines jugulaires. Hunauld (1) l'a
vu s'étendre d'une manière très manifeste jusqu'aux
veines superficielles du bras. J'ai vu un cas semblable
l'année dernière, et le battement isochrone au pouls

----

(1) *Ouv. cité*, p. 149.
(1) *Mémoires de l'Académie des Sciences.*

était de plus très sensible dans un rameau veineux fortement dilaté et aussi gros qu'une plume d'oie, qui, du haut du sternum, venait affluer dans la jugulaire externe. On peut donc regarder ce symptôme, toutes les fois qu'il existe, comme un signe propre au moins à faire soupçonner l'hypertrophie du ventricule droit.

Les contractions du cœur dans l'hypertrophie du ventricule droit, explorées par le stéthoscope, se présentent absolument avec les mêmes caractères que dans l'hypertrophie du ventricule gauche : le bruit des contractions du ventricule affecté est seulement moins sourd. Mais, dans l'hypertrophie du ventricule droit, le cœur donne une impulsion plus forte sous la partie inférieure du sternum qu'entre les cartilages des cinquième et septième côtes, et le contraire a lieu, comme nous l'avons vu, dans les affections du gauche. Chez la plupart des hommes, le cœur s'entend également dans l'un et l'autre lieu. Chez ceux mêmes qui ne présentent aucun signe de maladie du cœur ; on les entend quelquefois plus facilement sous le sternum qu'entre les cartilages des côtes ; et il m'a paru que ce signe coïncidait constamment avec une prédisposition marquée à l'hypertrophie ou à la dilatation du ventricule droit.

Je regarde ce signe tiré du lieu où le cœur se fait entendre le plus distinctement et sentir avec le plus de force, comme tout-à-fait sûr. J'ai eu assez d'occasions de le vérifier par l'autopsie pour pouvoir le regarder comme infaillible quand il est bien marqué. Parmi les observations que je n'ai pu faire que sur le vivant, on en trouvera plus bas une fort intéressante (au Chapitre de l'*endurcissement cartilagineux et osseux des valvules du cœur*), et qui, quoique dénuée de la certitude absolue que pourrait donner l'ouverture, n'en paraîtra pas moins une preuve incontestable que les battemens des cavités droites s'entendent principalement sous le sternum, et ceux des cavités gauches entre les cartilages des côtes. Il est cependant une exception à cet égard : quand le ventricule gauche, par suite d'une hypertrophie avec ou sans dilatation, a acquis un volume énorme, et que le droit, très petit, semble, comme nous l'avons dit, creusé dans un point des parois de l'autre, ce dernier devient tout-à-fait antérieur, et ses battemens se sentent alors beaucoup mieux sous le sternum que dans l'espace précordial gauche, tandis que les contractions du ventricule droit devenu postérieur ne se sentent pas. On peut néanmoins, dans ces cas, éviter l'erreur par l'absence du reflux du sang dans les veines.

L'hypertrophie simple et sans dilatation du ventricule droit est beaucoup plus rare encore que celle du gauche (1).

De l'Hypertrophie simultanée des deux ventricules. — Lorsque les deux ventricules à la fois sont attaqués

______

(1) L'hypertrophie du ventricule droit paraît exercer sur le poumon la même influence que celle du ventricule gauche sur le cerveau, et disposer, par conséquent, à l'apoplexie pulmonaire et à l'hémoptysie. MM. Bertin et Bouillaud disent en avoir observé plusieurs exemples, et veulent que l'on distingue soigneusement ces hémorragies actives, *artérielles*, des hémorragies veineuses pulmonaires ou autres qu'on observe habituellement dans le dernier stade de toutes les maladies du cœur. Je crois qu'il y a dans cette distinction plus d'imagination que de véritable observation.   M. L.

d'hypertrophie, ils descendent l'un et l'autre jusqu'à la pointe du cœur, et présentent d'ailleurs les caractères anatomiques indiqués ci-dessus.

Les signes de cette affection consistent dans la réunion de ceux qui sont propres à l'hypertrophie de chacun des ventricules, mais avec prédominance presque constante de ceux qui indiquent l'hypertrophie du ventricule droit (1).

CHAPITRE III.

DE LA DILATATION DES VENTRICULES DU COEUR.

Caractères anatomiques de la dilatation du cœur. — La dilatation des ventricules du cœur, nommée par Corvisart *anévrysme passif*, présente les caractères anatomiques suivans : agrandissement de la cavité des ventricules, amincissement de leurs parois. A ces ca-

---

(1) L'hypertrophie du cœur, lorsqu'elle n'est pas portée à un haut degré, et lorsqu'elle n'est accompagnée ni d'une dilatation considérable de ses cavités, ni d'un rétrécissement de ses orifices, est une des lésions de cet organe qui s'accompagnent des symptômes les moins graves. Ainsi, dans l'état de repos du moins, la dyspnée est peu considérable, la circulation veineuse est fort peu troublée, et, par suite, on observe que rarement des accumulations de sérosité, soit dans le tissu cellulaire, soit dans le péritoine. Toutefois, ces accidens divers peuvent survenir lorsque les malades se sont beaucoup fatigués, ou que quelque émotion a agi sur eux ; et, au contraire, l'hypertrophie peut devenir et rester plus ou moins longtemps une lésion complétement latente, si la condition d'un repos prolongé est rigoureusement observée.   ANDRAL.

ractères se joint ordinairement un ramollissement marqué de leur substance musculaire, avec une coloration quelquefois plus violette que dans l'état naturel, d'autres fois plus pâle et presque jaunâtre. Quelquefois ce ramollissement est tel, surtout dans les parois du ventricule gauche, qu'on peut les écraser entre les doigts. L'amincissement peut être porté au point que la partie la plus épaisse des parois du ventricule gauche n'ait que deux lignes d'épaisseur, et que sa pointe en offre à peine une d'une demi-ligne. La pointe du ventricule droit présente souvent un amincissement plus grand encore ; quelquefois elle semble seulement formée par un peu de graisse et par le feuillet de la membrane interne ou séreuse du péricarde qui revêt le cœur. Les colonnes charnues, et particulièrement celles du ventricule gauche, sont manifestement plus écartées l'une de l'autre que dans l'état naturel. La cloison interventriculaire perd beaucoup moins de son épaisseur et de sa consistance par l'effet de la dilatation que le reste des parois du cœur.

La dilatation peut n'affecter qu'un des ventricules ; mais il est plus ordinaire de les trouver dilatés tous les deux à la fois ; chose d'autant plus remarquable que le contraire a lieu pour l'hypertrophie. Lorsqu'un seul ventricule est affecté, la pointe descend plus bas que celle de l'autre ; mais cette disproportion n'est pas à beaucoup près aussi marquée que dans l'hypertrophie ; et l'agrandissement de la cavité dilatée paraît se faire plutôt dans le sens de son diamètre que dans celui de sa longueur : aussi les cœurs dont les deux ventricules sont dilatés sont-ils arrondis et presque aussi larges à leur pointe qu'à leur base, et ils présentent plutôt la forme d'une coupe ou d'une gibecière que la forme conique qui est naturelle à cet organe.

Burns a pensé que la dilatation du cœur peut être portée au point de produire la rupture. Cela semble possible, surtout à raison du ramollissement presque inséparable de la dilatation ; mais je n'en connais aucun exemple.

Il ne faut pas confondre avec la dilatation du cœur la distension des cavités de cet organe que l'on observe chez beaucoup de cadavres, et qui tient à la stase du sang dans les derniers momens de l'agonie. Il suffit, au reste, d'être averti pour ne pas faire une semblable méprise. Beaucoup de cœurs qui semblent volumineux à l'ouverture du péricarde, ne le sont plus après avoir été incisés.

Signes de la dilatation du ventricule gauche. — Les signes de la dilatation du ventricule gauche sont, suivant Corvisart, « un pouls mou et faible, des palpitations « faibles, sourdes, rentrées : la main sent un corps « mou qui vient soulever les côtes et non les frapper « d'un coup vif et sec ; il semble qu'on les affaiblit par « une forte pression. Il y a une absence de son fort « étendue à la région du cœur. »

Nous avons déjà exposé notre sentiment sur le pouls considéré comme signe dans les maladies du cœur : quant à ce que l'on peut reconnaître, dans le cas dont il s'agit, par l'application de la main sur la région du cœur, je puis assurer que, dans la plupart des cas de dilatation du cœur que j'ai observés, on ne sentait pas à la main les contractions de cet organe. J'ai souvent trouvé aussi cette affection assez marquée chez des sujets dont la région précordiale résonnait assez bien.

Le seul signe certain de la dilatation du ventricule gauche est celui que donne le stéthoscope, c'est-à-dire le son clair et bruyant des contractions du cœur écoutées entre les cartilages des cinquième et septième côtes sternales. Le degré de clarté de ce son et son étendue sont la mesure de la dilatation : ainsi, lorsque le bruit de la contraction du ventricule est aussi clair que celui de la contraction de l'oreillette, si en même temps le cœur s'entend aisément dans la partie droite du dos, la dilatation est extrême (1).

M. Bertin pense que la dilatation du cœur doit toujours son origine à des obstacles au cours du sang, tels que l'ossification des valvules, l'étroitesse congénitale de l'aorte et de l'artère pulmonaire, les professions qui obligent à des efforts pénibles, les maladies du pou-

---

(1) On peut élever quelques doutes sur la valeur de ce signe, comme propre à caractériser la dilatation des cavités du cœur. En effet, ce son clair et bruyant, dont parle ici Laënnec, paraît être, dans certains cas du moins, une simple modification du bruit valvulaire : il suffit que les replis membraneux qui bordent les orifices du cœur ayent subi un certain degré d'altération dans leur texture, pour qu'en se redressant ils fassent entendre un son ou plus clair ou plus éclatant. On conçoit, du reste, qu'en admettant que les bruits du cœur dépendent principalement du jeu des valvules, de leur redressement, etc., ces bruits devront avoir plus de retentissement, si les parois du cœur sont minces ; et qu'ils devront, au contraire, devenir plus sourds, si les parois du cœur ont acquis une plus grande épaisseur que de coutume. ANDRAL.

mon. On ne peut nier que ces causes ne soient propres à produire la dilatation du cœur ; mais il me semble que la cause la plus puissante de cette affection est la conformation originelle du cœur. La dilatation de cet organe est plus commune chez les femmes, qui, en général, ont naturellement les parois des ventricules plus minces que les hommes (1).

Signes de la dilatation du ventricule droit. — La dilatation du ventricule droit présente, suivant Corvisart, à peu près les mêmes caractères quant à l'état du pouls et des battemens du cœur, qui s'entendent cependant un peu mieux à droite, c'est-à-dire près du sternum et vers l'épigastre, que dans la région du cœur proprement dite. Il attache cependant peu d'importance à ce signe, ainsi qu'à celui de Lancisi, c'est-à-dire au gonflement des veines jugulaires externes. Ceux qu'il regarde comme plus certains sont : un étouffement plus grand que dans les affections du ventricule gauche, une diathèse séreuse plus marquée, des hémoptysies plus fréquentes, une teinte livide plus foncée de la face, et portée quelquefois jusqu'au violet-noir.

Ces observations sont, en général, exactes ; mais je ne peux encore ici être de l'avis de mon célèbre maître sur la valeur de deux de ces signes, le gonflement des jugulaires et l'étendue de l'absence du son à la région du cœur. Un gonflement habituel des veines jugulaires externes, mais sans battemens sensibles, m'a paru être le signe *équivoque* le plus constant et le plus caractérisé

—————————

(1) L'exactitude de cette assertion ne m'est pas démontrée.

ANDRAL.

de la dilatation des cavités droites du cœur. Ce gonflement ne cesse point quand on comprime la veine au haut
du cou. Quant à l'absence du son, il m'est souvent arrivé de trouver les cavités droites très dilatées chez des
sujets dont la poitrine résonnait très bien dans la région
précordiale et sous le sternum; et, en général, il m'a
paru que l'affection du cœur qui produisait le plus fréquemment l'absence du son n'était pas celle-ci, mais
bien l'hypertrophie avec dilatation dont je parlerai plus
bas. La remarque de Corvisart sur la lividité plus intense de la face dans la dilatation du cœur n'est peut-
être pas non plus d'une exactitude parfaite. Il est très
vrai, comme il l'observe, qu'elle est plus foncée dans la
dilatation des cavités droites que dans celles des cavités
gauches, et on peut en dire autant de la lividité des extrémités; mais cependant il m'est arrivé assez souvent
de voir la face très pâle et d'un jaune terne, et les lèvres
décolorées, chez des sujets attaqués de dilatation du
cœur; et, d'un autre côté, l'hypertrophie avec dilatation des cavités droites m'a paru être l'affection qui est
le plus fréquemment accompagnée d'une lividité très
intense de la face et des extrémités, d'un grand étouffement, d'hémoptysies fréquentes ou considérables, et
d'une infiltration séreuse très étendue.

Le seul signe pathognomonique et constant de la dilatation du ventricule droit est le son bruyant du cœur
exploré sous la partie inférieure du sternum. On mesure le degré de la dilatation par l'étendue dans laquelle le cœur se fait entendre, et suivant l'espèce
d'échelle de progression que nous en avons tracée
(page 11).

J'ai rencontré quelques cas dans lesquels un cœur assez fortement dilaté ne donnait, plusieurs jours avant la mort et avant que l'agonie commençât, qu'une impulsion sans bruit ou accompagnée d'un bruit très sourd. Dans ce cas, il y avait en même temps hypertrophie plus ou moins prononcée : le volume de l'organe était considérable ; il remplissait exactement le médiastin inférieur et s'y trouvait évidemment gêné. D'autres causes avaient d'ailleurs contribué à obscurcir le bruit du cœur, et particulièrement le ramollissement de sa substance ou la gêne de la respiration due à une affection grave du poumon.

Les palpitations, chez les sujets attaqués de dilatation du cœur, consistent principalement en une augmentation de la fréquence et du bruit des contractions ; mais l'impulsion, loin d'être augmentée, paraît souvent plus faible que dans l'état habituel du malade. Les irrégularités de force et de fréquence, et les intermittences du pouls qui les accompagnent, sont assez rares, quoiqu'elles soient un peu plus communes que dans l'hypertrophie.

CHAPITRE IV.

DE LA DILATATION AVEC HYPERTROPHIE DES VENTRICULES DU CŒUR.

La réunion de ces affections est extrêmement commune ; elle l'est même beaucoup plus que la dilatation simple, et surtout que l'hypertrophie sans dilatation. Cette complication constitue l'*anévrysme actif* de Corvisart ; elle peut exister dans l'un des ventricules seulement, ou dans les deux à la fois. C'est dans ce dernier cas surtout que le cœur acquiert un volume prodigieux et quelquefois plus que triple de celui du poing du sujet. Cette augmentation de volume est due à la fois à l'épaississement des parois des ventricules et à l'agrandissement proportionnel de leurs cavités. Leur substance musculaire acquiert ordinairement en même temps une fermeté plus grande ; la pointe du cœur devient plus mousse ; mais rarement elle disparaît assez complétement pour que cet organe présente, comme dans la dilatation simple, la forme d'une gibecière. A un degré médiocre, les ventricules sont dilatés et leurs parois semblent seulement n'être pas amincies, ou bien il y a hypertrophie évidente des parois sans diminution de l'ampleur des cavités. Dans quelques cas rares, des points divers des parois du même ventricule présentent des caractères d'hypertrophie, et d'autres ceux de la dilatation, ainsi que l'a remarqué avec raison M. Bertin (1).

Les signes de cette affection sont un composé de ceux de l'hypertrophie et de ceux de la dilatation. Les contractions des ventricules donnent à la fois une impulsion forte et un bruit assez marqué : celle des oreillettes sont

---

(1) M. Bertin désignait cette dernière forme de la dilatation du cœur sous le nom de dilatation *mixte*. Il admettait aussi une dilatation *simple*, c'est-à-dire sans épaississement ni amincissement des parois du cœur, et avait même la prétention de l'avoir signalée le premier (*ouv. cité*, p. 376). Mais ici encore, je crois qu'il était dans l'erreur, et qu'il n'y a point de dilatation simple qui reste telle jusqu'à la fin. L'ouvrage de M. Bertin ne contient du moins aucune observation probante de cette dilatation simple. Les trois observations données comme telles

sonores. Les pulsations s'entendent dans une grande étendue ; et quelquefois même, surtout chez les sujets maigres et chez les enfans, l'impulsion est également sentie sous les clavicules, dans les côtés, et même un peu dans la partie gauche du dos. Il m'est arrivé d'entendre et de sentir la contraction des ventricules à la partie postérieure inférieure droite de la poitrine chez une femme attaquée de cette maladie ; et quoiqu'elle fût d'une taille et d'une force médiocres, l'impulsion et le bruit étaient plus intenses en cet endroit qu'ils ne le sont à la région précordiale chez un homme robuste et bien constitué.

Les contractions des ventricules, dans cette affection, peuvent très facilement être senties par l'application de la main sur la région du cœur. On trouve alors, surtout dans les momens de palpitations, des battemens brusques, secs, violens qui repoussent fortement la main. Si l'on examine attentivement le malade dans les momens où il est le plus calme, on voit souvent que sa tête, ses membres, et les couvertures même de son lit, sont fortement ébranlés à chaque contraction du cœur. Les battemens des carotides, des radiales et des autres

---

(la 80ᵉ, la 86ᵉ et la 87ᵉ) sont des exemples, l'une d'une hypertrophie du ventricule gauche avec rétrécissement de sa cavité, le ventricule droit étant sain ; l'autre, d'une dilatation du ventricule droit avec hypertrophie telle que ses parois, denses, compactes et fermes, étaient aussi épaisses que le sont ordinairement celles du ventricule gauche ; la troisième enfin, d'une hypertrophie concentrique du ventricule droit, avec dilatation du ventricule gauche, dont les parois étaient aussi *plus épaisses* qu'elles ne le sont ordinairement.   M. L.

artères superficielles sont souvent visibles. Si l'on presse la région du cœur, cet organe, suivant l'expression de Corvisart, « semble s'irriter contre la pression, et « réagir plus fortement encore. » A ces battemens énergiques correspond, dit-il, quand la maladie affecte le ventricule gauche, un pouls fréquent, fort, dur, vibrant, difficile à supprimer. Ce caractère du pouls s'observe effectivement assez souvent dans l'hypertrophie avec dilatation, comme dans l'hypertrophie simple du ventricule gauche : je ne puis cependant le regarder, avec Corvisart, comme un *signe* de l'anévrysme actif du ventricule gauche ; car, comme je l'ai dit ailleurs, on trouve très souvent un pouls petit et faible, quoique d'ailleurs régulier, chez des hommes dont le cœur a un très grand volume, et bat habituellement avec violence, et *vice versâ*.

Les palpitations qui ont lieu dans l'affection dont il s'agit, observées à l'aide du stéthoscope, présentent les mêmes caractères que les contractions habituelles que nous avons décrites plus haut, mais seulement avec un degré d'énergie de plus ; rarement elles sont accompagnées d'irrégularités, si ce n'est aux approches de la mort et lorsqu'elles se sont affaiblies. Quelquefois on distingue, dans ces palpitations, outre l'impulsion que le cœur semble donner par une large surface, un coup plus sec, plus sonore, plus bref, quoique isochrone, et qui semble frapper les parois de la poitrine par une bien moindre surface. Ce coup paraît évidemment produit par le relèvement brusque et énergique de la pointe du cœur.

L'analyse des battemens du cœur faite alternativement à droite et à gauche, c'est-à-dire sous la partie inférieure du sternum et entre les cartilages des cinquième et septième côtes gauches, fait connaître exactement quel est le ventricule affecté, s'il n'y en a qu'un, ou l'affection des deux, si elle existe, comme il arrive plus communément. Il serait inutile de répéter les signes qui ont déjà été exposés suffisamment. La dilatation avec hypertrophie des ventricules du cœur étant de toutes les affections de cet organe celle dans laquelle il acquiert le volume le plus considérable, c'est aussi dans ce cas que l'absence du son à la région du cœur se remarque le plus souvent et avec le plus d'étendue.

CHAPITRE V.

DE LA DILATATION DE L'UN DES VENTRICULES AVEC HYPERTROPHIE DE L'AUTRE.

Cette espèce de complication n'est pas très rare quoiqu'elle le soit plus que la précédente. Ses signes sont encore un mélange de ceux de l'hypertrophie et de ceux de la dilatation, avec prédominance des uns ou des autres, suivant que la première de ces affections est plus ou moins intense que la seconde. L'analyse comparée des deux côtés du cœur est encore un moyen sûr de reconnaître toutes les complications de ce genre qui peuvent exister. J'ai rencontré fréquemment les suivantes : 1° l'hypertrophie avec dilatation du ventricule gauche et la dilatation simple du droit ; 2° l'hypertrophie avec dilatation du ventricule gauche et l'hypertrophie simple du droit ; 3° l'hypertrophie avec dilatation du droit et la dilatation simple du gauche ; 4° l'hypertrophie simple du droit avec dilatation du gauche : cette dernière est plus rare.

Je n'ai pas souvenir d'avoir rencontré la dilatation du ventricule droit coïncidant avec une hypertrophie très considérable et simple du ventricule gauche ; et je pencherais même à croire que cet état est presque impossible, puisque, dans le cas d'une grande hypertrophie du ventricule gauche, le droit paraît, comme nous l'avons dit, être creusé dans l'épaisseur de ses parois.

Au reste, malgré l'évidence des signes que donne l'auscultation médiate dans les maladies du cœur, ces maladies seront toujours celles sur le diagnostic desquelles on pourra le plus facilement commettre des erreurs grossières, surtout si l'on se borne à l'exploration d'un seul moment, et si l'on ne prend pas en considération les symptômes généraux et les maladies qui peuvent compliquer celles du cœur. Le stéthoscope pourrait, par exemple, dans un moment d'agitation nerveuse, donner des signes propres à faire croire à un observateur peu exercé qu'il existe une dilatation ou une hypertrophie, quoique le cœur fût tout-à-fait dans l'état naturel ; et, d'un autre côté, on pourrait, dans certains cas, méconnaître une maladie du cœur, quoiqu'elle fût portée à un degré très intense. Nous avons déjà dit (pag. 168) quelque chose des cas où de telles erreurs sont possibles ; mais nous croyons devoir revenir encore sur leurs causes, parce qu'il est très facile de les commettre.

La dilatation et l'hypertrophie du cœur ne sont, au fond, que des défauts de proportion entre cet organe et les autres, ou de ses diverses parties entre elles ; et tel cœur dont le seul volume est une cause de souffrance perpétuelle, et devient enfin une cause de mort, n'occasionerait aucune incommodité s'il était placé dans une poitrine un peu plus vaste, et chez un sujet dont les poumons et les vaisseaux capillaires fussent d'une texture un peu plus forte.

Très peu d'hommes, au reste, ont le cœur parfaitement bien proportionné, soit dans ses diverses parties, soit par rapport au volume et à la force des autres organes. On sait qu'il est peu d'organes qui présentent, sous ces deux rapports, des proportions aussi variables. Il est, en général, avantageux que le cœur soit plutôt petit que grand ; mais tous les sujets dont le cœur offre un volume un peu considérable n'éprouvent pas toujours pour cela les accidens qui constituent ce que l'on appelle une *maladie du cœur*, surtout s'ils sont d'ailleurs forts et robustes.

Chez les enfans, en particulier, le cœur est peut-être toujours, proportion gardée, un peu plus grand que chez l'adulte, et beaucoup d'entre eux présentent, d'une manière assez marquée, les signes stéthoscopiques de l'hypertrophie ou de la dilatation, plus souvent encore ceux des deux affections réunies, sans être dans un état de maladie, et l'équilibre se rétablit vers l'âge de puberté.

Un homme jeune ou dans la force de l'âge, et doué d'ailleurs d'une bonne constitution, peut avoir une hypertrophie ou une dilatation du cœur assez marquée sans éprouver d'accidens notables. Quelques palpitations peu fortes et de peu de durée et une respiration un peu courte sont les seuls indices généraux de la disposition existante. Souvent, chez les gens du peuple surtout, le malade en est si peu incommodé qu'il n'y fait nulle attention, et qu'il n'en parle que quand on l'interroge. J'ai rencontré de semblables dispositions chez des sujets attaqués de diverses maladies étrangères à l'état des organes circulatoires. J'ai constamment vérifié, par l'autopsie, chez ceux qui ont succombé, que l'état du cœur était tel que le stéthoscope l'avait indiqué.

Si, par l'effet d'une maladie quelconque ou des progrès de l'âge, il survient chez ces sujets un amaigrissement notable et une grande diminution des forces, la disproportion entre le cœur et les autres organes devenant plus marquée, quoique l'état du premier n'ait pas changé (l'amaigrissement marchant beaucoup plus lentement dans les viscères que dans les organes extérieurs), les symptômes généraux des maladies du cœur se manifestent. Une femme délicate, un homme livré à des occupations sédentaires, et dont la constitution aurait été amollie par le défaut d'exercice, éprouveraient beaucoup plus tôt des accidens graves par l'effet d'une semblable disproportion.

D'après ce qui précède, on voit qu'on se compromettrait quelquefois si l'on prononçait d'après la seule exploration par le stéthoscope qu'un malade éprouve les signes d'une maladie du cœur. Mais la connaissance que l'on acquiert, dans ces cas, de l'existence d'un cœur volumineux, quoique le sujet n'en éprouve pour le moment aucune incommodité, n'en est pas moins très précieuse ; car alors on peut, à l'aide des moyens propres à diminuer l'énergie et la nutrition trop actives du cœur, prévenir le développement d'une maladie de cet organe; et cela est beaucoup plus facile, chez les jeunes gens surtout, que d'entraver la marche d'une maladie déjà déclarée, et même que d'en calmer les symptômes les plus incommodes. Un des plus grands avantages de l'auscultation médiate est sans doute cette facilité de reconnaître non seulement le plus léger degré d'hypertrophie ou de dilatation du cœur, mais même la simple disposition à ces affections, chose impossible par les seuls signes tirés du pouls, de la percussion et de l'état des fonctions, comme le reconnaît Corvisart (1).

J'ai dit que, dans certains cas, les contractions du cœur perdent tout-à-fait les caractères qui annoncent la dilatation ou l'hypertrophie, quoique ces affections soient portées à un très haut degré. Ces cas sont : 1° l'agonie, et l'orthopnée qui la précède ordinairement de quelques jours ou même de quelques semaines ; 2° la coïncidence d'une autre affection capable par elle-même de produire une forte dyspnée, comme la péripneumonie, l'œdème du poumon, l'hydrothorax, la pleurésie avec épanchement considérable, etc.

Dans le premier cas, c'est-à-dire lorsque les malades sont dans un état d'orthopnée suffocante qui ne doit cesser qu'avec la vie, l'impulsion et le bruit des contractions du cœur cessent presque entièrement, quel que soit le volume de l'organe affecté, et leur fréquence devient si grande qu'on ne peut plus les compter. Corvi-

____

(1) Ouv. cité, p. 159.

sart avait aussi noté cette disparition presque complète des battemens du cœur vers la fin des maladies de cet organe. « Ils se changent à cette époque, dit-il, en *un* « *bruissement étendu, un tumulte obscur et profond* « *impossible à décrire* (1). »

Quand, au contraire, la dyspnée considérable qui accompagne une maladie du cœur dépend principalement d'une affection du poumon ou d'un épanchement dans les plèvres, l'impulsion et le bruit des contractions du cœur se réduisent souvent à ce qu'ils sont dans l'état naturel (pag. 168); et, si on les examine alors pour la première fois, ils ne donnent aucun lieu de soupçonner une hypertrophie ou une dilatation, lors même que ces affections sont très considérables.

CHAPITRE VI.

DE LA DILATATION ET DE L'HYPERTROPHIE DES OREILLETTES DU CŒUR.

La dilatation des oreillettes est un cas rare, absolument parlant, et surtout comparativement à la fréquence de celle des ventricules. On voit cependant quelquefois, chez les sujets attaqués d'hypertrophie ou de dilatation des ventricules, les oreillettes présenter aussi une augmentation de volume proportionnelle ; mais il est beaucoup plus commun de trouver les oreillettes de grandeur tout-à-fait naturelle chez des sujets dont les ventricules présentent une énorme augmentation de volume. Quel-

____

(1) *Ouv. cité*, p. 141.

quefois aussi, mais bien rarement, on trouve les oreillettes évidemment dilatées, quoique les ventricules soient dans l'état naturel. Pour fixer les idées sur ce qu'on doit entendre par *dilatation des oreillettes*, il convient de déterminer autant que cela peut être, c'est-à-dire par un à peu près, les proportions les plus naturelles des cavités du cœur.

La raison indique et l'observation prouve que, chez un sujet sain et bien constitué, les quatre cavités du cœur doivent être, à très peu de chose près, égales entre elles. Mais comme les parois des oreillettes sont très minces, et que celles des ventricules ont beaucoup d'épaisseur, les premières, lorsqu'elles sont simplement pleines et non pas distendues, ne forment guère que le tiers du volume total de l'organe, ou, ce qui revient au même, le volume des oreillettes égale à peu près la moitié de celui des ventricules.

Les oreillettes sont d'ailleurs égales en capacité, quoique quelques anatomistes aient pensé que la droite était un peu plus vaste, trompés sans doute par sa forme plus aplatie, par la longueur plus grande de son sinus ou appendice, et surtout par l'état de distension dans lequel on la trouve chez la plupart des cadavres, à raison de l'accumulation du sang qui s'y fait dans les derniers momens de la vie.

Il ne faut pas confondre cette distension, qui se remarque aussi, quoique plus rarement, dans l'oreillette gauche, avec la dilatation réelle de ces cavités. La méprise serait facile si l'on jugeait d'après le premier coup d'œil; car, à raison de la grande extensibilité du tissu des oreillettes, cette distension, lors même qu'elle ne date que de quelques heures avant la mort, peut être portée au point d'égaler à peu près le volume des ventricules.

Pour juger s'il y a dilatation ou simple distension, il suffit de vider les oreillettes par les orifices des vaisseaux qui s'y rendent. Dans le cas de simple distension, elles reviennent sur-le-champ à peu près à leur volume naturel. Si, au contraire, elles sont réellement dilatées, elles conservent, quoique vides, presque toute l'ampleur qu'elles avaient étant pleines.

Il est encore un autre signe auquel on peut, même au premier coup d'œil, reconnaître que le grand volume des oreillettes est dû à l'accumulation du sang pendant les dernières heures de la vie, et non à une augmentation permanente de capacité. Dans le premier cas, les parois de l'oreillette sont fortement tendues sur le sang qu'elles renferment, et leurs parties les plus minces en laissent apercevoir la couleur; dans le second cas, au contraire, les oreillettes, quoique très volumineuses, sont évidemment capables de contenir encore plus de sang qu'elles n'en renferment, et leurs parois, plus opaques, paraissent n'avoir pas encore prêté autant qu'elles en étaient susceptibles.

Je n'ai jamais rencontré de dilatation évidente des oreillettes sans que l'épaisseur de leurs parois ne parût en même temps un peu augmentée; et, d'un autre côté, je n'ai point vu l'hypertrophie des oreillettes sans une augmentation quelconque de leur capacité. Il faut, au reste, de l'attention et l'habitude d'examiner souvent ces organes, pour bien juger de l'hypertrophie des oreillettes; car, comme leurs parois sont naturellement fort minces, une augmentation du double (et il est rare qu'elle aille là) est à peine sensible pour un œil peu exercé. M. Bertin a vu une oreillette gauche qui avait acquis trois lignes d'épaisseur (1).

La cause la plus commune de la dilatation de l'oreillette gauche est le rétrécissement de l'orifice auriculo-ventriculaire, par suite de l'induration cartilagineuse ou osseuse de la valvule mitrale ou de végétations développées à sa surface. Les mêmes causes produisent quelquefois la rétraction de la valvule mitrale et l'ouverture permanente de l'orifice auriculo-ventriculaire. La dilatation et l'hypertrophie peuvent alors avoir lieu par la seule action du ventricule sur l'oreillette. Je n'oserais affirmer qu'il ne puisse exister d'affection des oreillettes sans altération des valvules ; mais je ne me rappelle pas en avoir jamais vu. La dilatation de l'oreillette droite a lieu le plus souvent à l'occasion de l'hypertrophie du ventricule droit. Les maladies du poumon que Corvisart range parmi les causes ordinaires de cette dilatation me paraissent ne produire le plus souvent que la simple distension cadavérique dont il a été parlé ci-dessus.

Corvisart ne distingue point les signes de la dilatation des oreillettes de ceux de la dilatation des ventricules auxquelles elles correspondent. Ces dilatations sont trop rares, et j'ai eu trop peu d'occasions de les observer depuis que j'ai commencé à étudier les maladies du cœur à l'aide de l'auscultation médiate, pour que je puisse assurer encore que les signes auxquels j'ai reconnu quelquefois l'existence de ces affections soient tout-à-fait

____

(1) *Ouv. cité*, obs. 88, p. 334.

constans : je crois cependant être certain que les signes que la dilatation des oreillettes peut donner sous le stéthoscope doivent, comme leurs signes généraux, se confondre avec ceux de la lésion des ventricules ou des valvules qui lui a donné naissance, et qu'ainsi les signes de la dilatation de l'oreillette gauche sont de nature à être confondus avec ceux de l'ossification de la valvule mitrale, et que ceux de la dilatation de l'oreillette droite ne peuvent être distingués des signes de l'hypertrophie du ventricule du même côté.

Il m'a paru, au reste, que toutes les fois que les oreillettes ont un grand volume, soit par l'effet d'une dilatation réelle, soit par celui de la distension qui a lieu pendant l'agonie, leurs contractions, au lieu du bruit éclatant qu'elles font entendre dans l'état naturel, et que j'ai comparé à celui d'une soupape, ne donnent plus qu'un bruit de soufflet plus ou moins fort ou au moins un son sourd. Je n'ai jamais reconnu bien évidemment que les contractions des oreillettes donnassent quelque impulsion, même dans les cas où l'épaisseur de leurs parois était notablement augmentée.

Je crois devoir rappeler encore ici un signe négatif dont j'ai déjà parlé dans l'analyse des battemens du cœur : c'est que, dans beaucoup de cas d'hypertrophie des ventricules, on distingue à peine la contraction des oreillettes lorsqu'on explore la région du cœur. Si, au contraire, on applique le stéthoscope au haut du sternum, au-dessous des clavicules ou sur les côtés, on les distingue parfaitement et avec un bruit souvent très éclatant. Ce signe, comme je l'ai dit, me paraît indiquer positivement que les oreillettes ne participent en rien à l'affection des ventricules.

CHAPITRE VII.

DES DILATATIONS PARTIELLES DU CŒUR.

Le cœur peut dans quelques circonstances être affecté d'une dilatation partielle et réellement anévrysmatique. Corvisart en a vu une de ce genre chez un
jeune nègre qui mourut dans un état de suffocation :
« la partie supérieure et latérale de ce ventricule (le
« gauche) était surmontée d'une tumeur presque aussi
« volumineuse que le cœur lui-même..... L'intérieur
« de cette tumeur contenait plusieurs couches de cail-
« lots assez denses, parfaitement semblables à ceux
« qui remplissent une partie de la cavité des anévrysmes
« des membres..... La cavité de cette tumeur commu-
« niquait avec l'intérieur du ventricule par une ouver-
« ture qui avait peu de largeur, et dont le contour était
« lisse et poli (1). »

Corvisart cite une observation analogue d'après les
Miscellanea naturæ Curiosorum.

Je n'ai eu qu'une seule occasion de voir un cas de ce
genre : je la dois à M. Bérard, prosecteur de la Faculté
de Médecine, qui a eu la complaisance de m'apporter
la pièce. Un second cas s'est présenté à lui depuis, et il
a consigné ces deux observations dans sa Dissertation
inaugurale (2). Dans l'un et l'autre cas, la dilatation

____

(1) *Ouv. cité*, p. 283.

(2) *Dissertation sur plusieurs points d'anatomie pathologique et de pathologie ;* thèses de la Faculté de Méd. de Paris,
ann. 1826, n° 23.

existait dans la partie inférieure ou la pointe du ventricule gauche, et avait à peu près le volume d'un œuf
de cane, avec une forme globuleuse. Une sorte de
gorge ou d'enfoncement circulaire la distinguait extérieurement de la partie supérieure des ventricules. Dans
la pièce que j'ai vue, la communication du ventricule
gauche avec la tumeur avait plus d'un pouce de diamètre ; l'intérieur de la tumeur était tapissé de concrétions fibrineuses, jaunâtres, à demi-sèches, disposées
en couches concentriques, et d'une consistance tantôt
ferme, tantôt un peu friable, tout-à-fait semblables,
en un mot, à celles qui se trouvent dans l'intérieur des
anévrysmes. Les plus fermes étaient les plus extérieures :
elles adhéraient tellement aux parois du sac anévrysmal
qu'il était impossible de les séparer sans racler en même
temps une partie de la substance musculaire du cœur.
Cette disposition existait jusque sur le contour de l'ouverture de communication, qui n'était pas parfaitement
lisse. Les parois du sac présentaient, à gauche, d'une
manière évidente, la continuation des fibres charnues
du cœur; mais à droite ou en dedans, point où la tumeur
dépassait de plus d'un travers de doigt la cloison des
ventricules et la pointe du ventricule droit, ses parois
paraissaient formées uniquement par le feuillet séreux du
péricarde fortifié intérieurement par les couches fibrineuses, et extérieurement par une adhérence des deux
feuillets du péricarde, au moyen d'un tissu cellulaire
accidentel très serré, adhérence qui existait dans toute
la surface du cœur.

Le second cas, observé par M. Bérard, ne différait
du premier que par les points suivans :

Les feuillets du péricarde adhéraient entre eux dans les parties correspondant à la tumeur seulement. Les concrétions fibrineuses étaient plus molles, et paraissaient par conséquent plus récentes; enfin il y avait, outre la dilatation partielle, hypertrophie avec dilatation des deux ventricules (1).

L'aspect général de la pièce, qui m'a été montrée par M. Bérard, me porte à croire que ces sortes de dilatations se forment à la suite d'ulcérations de la face interne des ventricules : l'amincissement de la substance musculaire, l'union intime qui existait entre elle et les concrétions fibrineuses, la disparition de toute trace des colonnes charnues, et l'analogie de ce cas avec l'anévrysme faux consécutif des artères, ne permettent guère, ce me semble, de doutes à cet égard.

On n'a pu obtenir presque aucun renseignement sur les sujets de ces observations. Je ne sais si le stéthoscope pourrait donner quelque signe d'une pareille lésion.

---

(1) Le célèbre tragédien Talma, mort à la suite d'un rétrécissement du rectum ou plutôt d'une oblitération complète de cet intestin, qui avait rendu pendant longtemps l'excrétion des matières fécales très laborieuse et enfin impossible, était atteint d'une dilatation partielle du cœur tout-à-fait semblable à celles qui viennent d'être décrites. « Dans le ventricule gauche du « cœur, dit M. Biett, historien de la maladie, était une poche « anévrysmatique de la grosseur d'un petit œuf, remplie de « couches fibrineuses, dures et adhérentes, et dont les parois « paraissaient formées par la double épaisseur des deux feuil- « lets de la membrane séreuse du cœur. » (Voy. *Revue méd.*, janvier 1827. *Séances de l'Académie de médecine*).

M. L.

J'en dirai autant d'une autre espèce de dilatation observée par *Morand* (1), et dont j'ai communiqué un second exemple à la Société de la Faculté de Médecine (2). Je veux parler d'une dilatation formée au milieu d'une des languettes de la valvule mitrale, et qui présente l'aspect d'un dé à coudre ou d'un doigt de gant saillant dans l'oreillette. Dans le cas que j'ai vu, à la face supérieure de cette valvule s'élevait une sorte de petite poche d'un demi-pouce de longueur, de plus de quatre lignes de diamètre, et percée à ses extrémités de deux ouvertures, dont l'inférieure était la plus large. Cette dernière avait des bords assez irréguliers et comme frangés, de sorte que la lame inférieure de la valvule mitrale paraissait avoir été rompue en cet endroit, et le petit sac anévrysmal semblait formé par la dilatation de la lame supérieure; seulement l'ouverture supérieure était évidemment l'effet d'une rupture déjà ancienne de ce sac, car elle était fort lisse.

Il est une autre espèce de dilatation partielle du cœur que j'ai rencontrée plusieurs fois, et qui tient peut-être en grande partie à une variété de conformation originelle. On sait que le ventricule droit présente deux parties distinctes, quoique réunies, dont l'une descend vers la pointe du cœur, tandis que l'autre, formant un angle presque droit avec la première, se dirige à gauche et en avant vers l'artère pulmonaire, qui

---

(1) MORAND, *Hist. de l'Acad. des Scienc.*, ann. 1829. Obs. anat. 7.

(2) *Bulletin de la Faculté de médecine de Paris*, n° 14, 2ᵉ année, p. 207.

la termine. J'ai trouvé quelquefois un étranglement très marqué entre ces deux portions du ventricule droit, de sorte qu'il semblait que l'une et l'autre eussent été dilatées, tandis que leur point de réunion était resté dans l'état naturel. Plus communément encore on trouve la portion antérieure ou pulmonaire du ventricule droit manifestement dilatée, tandis que sa partie inférieure postérieure ne l'est pas sensiblement. On peut même dire que, dans la plupart des cas de dilatation du ventricule droit, la première portion est plus dilatée que la seconde.

Cette différence devient encore plus évidente quand à la dilatation se joint un certain degré d'hypertrophie ; car alors la portion pulmonaire du ventricule acquiert souvent une fermeté telle que ses parois ne s'affaissent point après avoir été incisées ; chose qui n'arrive presque jamais pour la portion inférieure du ventricule (1).

---

(1) Dans tout ce qui précède, Laënnec n'a rien dit de la dilatation qui peut avoir pour siége, unique ou principal, l'un des orifices du cœur : ce genre d'altération a été cependant plus d'une fois constaté. On a vu des cas dans lesquels l'orifice aortique, par exemple, avait subi un tel agrandissement, que les valvules sigmoïdes étaient devenues trop petites pour clore entièrement, en se redressant, l'entrée du ventricule gauche : de là résultait, à chaque dilatation de ce ventricule, le reflux dans son intérieur d'une partie du sang que, pendant sa contraction, il avait lancé dans l'aorte. C'est là un des cas de la maladie connue aujourd'hui sous le nom d'*insuffisance des valvules*, et sur laquelle nous reviendrons plus bas.   ANDRAL.

CHAPITRE VIII.

DE L'ENDURCISSEMENT DE LA SUBSTANCE MUSCULAIRE DU CŒUR.

Nous avons déjà noté que, dans l'hypertrophie du cœur, sa substance musculaire acquiert une fermeté et une consistance insolites. Corvisart a vu cette consistance portée à un tel point que le cœur résonnait quand on le frappait, comme aurait pu faire un cornet. Le scalpel, en l'incisant, éprouvait une grande résistance, et faisait entendre un bruit de crépitation singulier. Cependant la substance charnue du cœur « avait sa couleur « propre, et ne paraissait convertie ni en substance « osseuse, ni en substance cartilagineuse, ni en rien de « semblable. »

J'ai longtemps regardé comme un cas extrêmement rare cette espèce d'induration, que Corvisart dit cependant avoir vue plusieurs fois, mais que je n'avais jamais rencontrée. En 1821, faisant l'ouverture du corps d'un homme qui avait succombé à une hypertrophie simple et très intense du ventricule droit, je m'avisai de frapper sur ce ventricule avec un scalpel, et j'entendis une résonnance tout-à-fait semblable à celle que l'on eût obtenue en percutant un de ces cornets de cuir qui servent à jouer au trictrac. Il est à noter que le cœur s'était vidé, au moment de son excision, de presque tout le sang qu'il contenait et qui était assez liquide. J'ai répété fréquemment depuis l'expérience, et j'ai obtenu pour résultat que les ventricules hypertrophiés donnent toujours un son de cornet proportionné à l'hypertrophie. Je n'ai jamais rencontré, en incisant ces cœurs, le bruit de crépitation dont parle Corvisart. J'ai remarqué seulement comme lui que ces cœurs sont plus dificiles à inciser, à cause de la plus grande fermeté de la substance musculaire, qui ne paraît d'ailleurs nullement altérée. L'ouvrage de M. Bertin contient trois observations d'hypertrophie avec endurcissement très marqué du cœur (1). Dans le dernier de ces cas, l'endurcissement du ventricule affecté n'était que partiel, et les autres points de ses parois étaient légèrement ramollis.

Corvisart pensait que l'endurcissement du cœur doit rendre la contraction des ventricules plus difficile et leur mouvement plus borné. Je ne puis adopter cette opinion, car les cœurs les plus fermes que j'aie rencontrés étaient aussi ceux qui donnaient l'impulsion la plus forte. Je ne puis non plus admettre avec MM. Bertin et Bouillaud (2), que l'endurcissement du cœur puisse être regardé comme un premier degré de son ossification, car les traces anatomiques du passage de l'une de ces affections à l'autre manquent. L'endurcissement du cœur occupe ordinairement la totalité d'un ventricule; l'ossification une petite partie de ses parois, et rarement, comme nous le verrons, la substance musculaire : et si à ces raisons, tirées de la simple observation, on en veut ajouter de théoriques, l'endurcissement suppose un surcroît de nutrition; la formation

---

(1) *Ouv. cité*, obs. 93, 94, 95.
(2) *Ibid.*, p. 405.

d'une production osseuse ne suppose point surcroît, mais bien perversion dans l'action nutritive.

CHAPITRE IX.

DU RAMOLLISSEMENT DE LA SUBSTANCE MUSCULAIRE DU COEUR.

Nous avons déjà eu occasion de parler de cet état de la substance charnue du cœur. On le reconnaît à la flaccidité de cet organe, qui, au premier aspect, paraît comme flétri, et dont la substance se déchire avec la plus grande facilité. Le ramollissement est quelquefois porté à un point tel que le tissu du cœur devient presque friable, comme nous l'avons dit, et qu'on peut facilement pénétrer dans les ventricules en les pressant entre les doigts. Dans cet état, le cœur est rarement gorgé de sang, et, quelle que soit la maladie à laquelle le sujet a succombé, il paraît seulement à demi plein, légèrement aplati et affaissé. Si on l'incise, les parois des deux ventricules s'affaissent également, quelle que soit leur épaisseur.

Le ramollissement du cœur est presque toujours accompagné d'un changement quelconque de sa couleur. Quelquefois elle devient plus intense et tout-à-fait violette : cela a surtout lieu dans les fièvres continues graves. Plus ordinairement, au contraire, le ramollissement du cœur est accompagné d'une décoloration marquée de sa substance, qui prend une teinte jaunâtre assez analogue à celle des feuilles mortes les plus pâles. Cette teinte jaunâtre n'occupe pas toujours toute l'épaisseur des parois du cœur ; souvent elle est très prononcée dans le milieu de cette épaisseur, et fort peu à l'extérieur et à la surface interne. Assez souvent le ventricule gauche et la cloison inter-ventriculaire la présentent d'une manière très marquée, tandis que le ventricule droit conserve sa couleur naturelle et une fermeté plus grande. Enfin quelquefois on trouve encore çà et là des points rouges et d'une assez bonne consistance dans des cœurs dont la substance est d'ailleurs très fortement ramollie et tout-à-fait jaunâtre. Cette espèce de ramollissement jaunâtre se rencontre surtout dans des cœurs d'une bonne proportion, et dans ceux où la dilatation du cœur est jointe à un médiocre degré d'hypertrophie. On l'observe aussi dans la dilatation simple, quoique, le plus ordinairement, le ramollissement qui accompagne la dilatation des ventricules coïncide, comme celui qui a lieu dans les fièvres, avec une coloration plus intense de la substance musculaire.

Il est une troisième espèce de ramollissement dont nous aurons occasion de parler ailleurs, qui est accompagnée d'une pâleur blanchâtre de la substance du cœur. Ce ramollissement n'est jamais porté à un point tel que cette substance en devienne friable ; et souvent même le degré de consistance de la substance du cœur ne paraît pas sensiblement diminué, quoique cet organe soit devenu flasque, et que ses parois s'affaissent totalement après l'incision. Cette sorte de ramollissement accompagne ordinairement la péricardite, et ne s'observe dans aucun autre cas.

Le ramollissement du cœur n'ayant pas jusqu'ici fixé l'attention des praticiens, et coïncidant presque toujours avec d'autres maladies de cet organe, il est fort difficile de déterminer quel peut être le degré de danger que présente cette affection, et à quels signes on peut la reconnaître.

Sous ce dernier rapport, j'ai dit (pag. 34) que le ramollissement du cœur est une des causes qui me paraissent rendre le son des oreillettes et même celui des ventricules plus obtus que dans l'état naturel. Je dois ajouter que ce caractère du son n'est jamais assez marqué pour le rendre analogue à celui d'une lime ou même d'un soufflet.

On peut encore s'attendre à trouver le cœur en cet état quand, chez un malade attaqué de dilatation avec ou sans hypertrophie, il y a eu de longues et fréquentes attaques d'étouffement, quand il y a eu une agonie très lente, de plusieurs semaines, par exemple, et quand la teinte violette de la face, des extrémités et des autres points de la surface du corps a annoncé, long-temps avant la mort, la stase du sang dans le système capillaire (1).

---

(1) J'ai souvent ouvert des cadavres d'individus morts avec l'ensemble des symptômes que retrace ici Laënnec, et je n'ai point trouvé que leur cœur fût ramolli. Quant aux signes stéthoscopiques, qui sont indiqués dans les alinéa suivans comme propres à annoncer l'existence d'un ramollissement du cœur, ils restent à vérifier, et je doute fort qu'ils aient été constatés par Laënnec lui-même un assez grand nombre de fois pour qu'on puisse leur attribuer une grande valeur dans le diagnostic de la perte de consistance du cœur. Il en est de même de ce teint pâle et jaunâtre, de cette flétrissure de la peau, qui, d'après Laënnec, accompagnent cette lésion, et qu'aucun observateur

Il paraît que le ramollissement du cœur que l'on rencontre chez les sujets dont l'agonie a été très lente est une affection aiguë : c'est surtout celui-là qui est rarement complet, et qui n'existe que par endroits dans la substance du cœur.

Les sujets, au contraire, qui présentent un cœur ramolli et jaunâtre dans toute son étendue paraissent être dans cet état depuis longtemps. Ce ramollissement total du cœur est ordinairement, et peut-être toujours, accompagné d'un certain degré de cachexie, lors même qu'il existe chez des sujets d'ailleurs bien portans, robustes, et en état de vaquer à des travaux pénibles, ce qui se voit quelquefois. Leur teint est pâle et jaunâtre, leur peau flétrie ; et lors même qu'ils sont attaqués de dilatation ou d'hypertrophie, comme il arrive presque toujours, ils ne présentent point le gonflement et la

---

ne regardera jamais comme des caractères suffisans pour affirmer l'existence du ramollissement du cœur. Je crois qu'en général tout ce qui est dit, dans ce chapitre, sur les symptômes de ce ramollissement, est plutôt le résultat de vues théoriques, que de la simple observation. La symptomatologie du ramollissement du cœur me paraît rester toute entière à faire. Le bruit sourd et obtus qui, suivant Laënnec, remplace alors le bruit normal du cœur dans les deux temps de chacun de ses battemens, n'a-t-il pas été imaginé d'après l'idée que la fibre musculaire qui se contracte doit faire entendre, lorsqu'elle a perdu sa consistance, un bruit différent de celui qui est perçu lorsqu'elle a encore sa consistance normale ? Mais que devient cette vue de l'esprit, si les bruits du cœur dépendent, non de la contraction de son tissu, mais du simple redressement de ses valvules ?   ANDRAL.

lividité de la face, que l'on regarde comme l'un des signes généraux les plus constans des maladies du cœur. Leurs lèvres sont rarement violettes, et plus rarement encore gonflées; presque toujours elles sont, au contraire, presque complétement décolorées.

Quand le cœur donne, sans impulsion notable, un son également médiocre, sourd et obtus dans ses deux contractions, on doit penser qu'il est ramolli, mais de bonne proportion.

Quand ce ramollissement existe avec dilatation des ventricules, le bruit produit par les contractions du cœur, quoique fort, a quelque chose de sourd, et perd le caractère éclatant qui annonce ordinairement la dilatation.

Quand le ramollissement coïncide avec l'hypertrophie, le bruit de la contraction des ventricules est tellement obtus qu'on ne l'entend presque plus : c'est dans les cas extrêmes de ce genre que le cœur donne une impulsion tout-à-fait sans bruit. Il m'a paru aussi que le ramollissement des fibres charnues du cœur contribuait beaucoup à rendre la contraction des ventricules plus lente et comme graduée. Quelquefois cependant, dans les attaques de palpitations, un cœur ramolli, et qui habituellement ne donnait qu'une impulsion lente et qu'un bruit très sourd, reprend tout-à-coup une énergie très grande, et donne des contractions vives, courtes et analogues à des coups de marteau; mais après cette espèce d'effort, qui peut durer plusieurs jours, il retombe dans son état habituel de mollesse et de langueur.

Quant au danger qui peut résulter du ramollissement

du cœur, je pense qu'il doit varier suivant la nature et l'intensité de l'affection qu'il accompagne.

Le ramollissement du cœur coïncidant avec les fièvres essentielles n'est ordinairement accompagné d'aucun changement de couleur, ou même existe avec une coloration plus intense et presque violette de la substance du cœur : quelquefois cependant il est jaunâtre. Je crois qu'on peut le comparer au ramollissement gluant des muscles que l'on observe souvent dans les mêmes maladies, et qui est aussi accompagné d'une rougeur plus intense que dans l'état naturel. Le ramollissement du cœur, de même que l'état gluant ou poisseux des muscles, s'observe surtout dans les fièvres putrides, et particulièrement quand ces fièvres ont présenté d'une manière très prononcée les symptômes que les anciens pathologistes regardaient comme les indices de la putridité, c'est-à-dire l'intumescence livide de la face, le ramollissement des lèvres, des gencives, et en général de la membrane interne de la bouche, l'enduit fuligineux de la langue et des gencives, l'aspect terreux de la peau, le météorisme du ventre, et des déjections très fétides.

Je n'oserais assurer que ce ramollissement du cœur ait lieu dans toutes les fièvres essentielles : cependant je l'ai rencontré dans ces cas toutes les fois que j'y ai fait attention, et il m'a paru toujours d'autant plus marqué que les signes d'une altération des liquides étaient plus prononcés. Serait-il la cause de la fréquence extraordinaire du pouls, qui survient souvent dans la convalescence des fièvres, et qui dure quelquefois plusieurs semaines, quoique le malade reprenne des forces et de l'embonpoint ?

M. Bouillaud, dans l'ouvrage qu'il a rédigé sous les yeux de M. le professeur Bertin (1), regarde le ramollissement du cœur comme un effet de l'inflammation, et il pense qu'il en est de même de *l'endurcissement plus ou moins prononcé et de la diminution ou de l'augmentation de coloration*. La seule preuve qu'il apporte à l'appui de cette manière de voir, c'est que les muscles

---

(1) J'attribue l'opinion dont il s'agit à M. Bouillaud, d'après le témoignage de M. Bertin, qui m'a dit que tout ce qui, dans cet ouvrage, à rapport à l'influence de l'inflammation sur le développement de la plupart des affections organiques du cœur et des gros vaisseaux appartient exclusivement à M. Bouillaud : ces opinions sont d'ailleurs celles que le même auteur a professées depuis dans un ouvrage plus récent (*Traité de l'Encéphalite*. Paris, 1825). *Note de l'auteur*.

Les idées de M. Bouillaud, à cet égard, doivent être étudiées dans le *Traité clinique des Maladies du cœur* qui a paru en 1835, et non dans les ouvrages antérieurs du même auteur cités par Laënnec. J'aurai occasion de revenir sur ces idées à propos de la cardite. Je dirai seulement ici, que le ramollissement du cœur, comme celui de tous les autres organes, ne me paraît nullement lié d'une manière nécessaire à un travail phlegmasique antécédent ou actuel; et qu'il est tout simplement, pour moi, l'expression d'une altération inconnue, que subit, dans son essence, le mouvement nutritif des parties dont il s'empare. Tel est aussi l'avis de Laënnec : toutefois, moins exclusif que lui, j'accorderai qu'en tant qu'apportant un trouble dans la nutrition des tissus, l'inflammation peut être regardée comme une des causes de leur ramollissement; et ici je ne puis plus partager l'opinion de Laënnec, lorsqu'il avance que le propre de l'inflammation est d'augmenter la consistance des tissus au lieu de la diminuer. De nombreux faits démentent

atteints d'une phlegmasie aiguë, le cerveau, le foie, les poumons, les reins et la rate dans l'état d'inflammation se ramollissent. Je remarquerai d'abord que le choix de ces exemples renferme un cercle vicieux ; car il faudrait commencer par prouver que le ramollissement de ces divers organes, lorsqu'il existe seul et sans présence de pus, est l'effet d'une inflammation. D'un autre côté, si

---

cette manière de voir : le poumon enflammé, et alors que son parenchyme n'est pas encore infiltré de pus, se brise, se déchire, sous le doigt qui le presse, avec la plus grande facilité ; dans les gastrites aiguës, dans celles que détermine un poison irritant dans l'estomac, les tuniques de cet organe se ramollissent à tel point, qu'en les tiraillant légèrement on en opère la déchirure. On ne peut pas nier que le ramollissement du cerveau ne se lie, dans un grand nombre de cas, à l'encépalite, à celle que produit, par exemple, un corps étranger qui vient à traverser l'encéphale ; et tout le monde sait que les tuniques artérielles enflammées se rompent avec une facilité singulière, lorsqu'on applique sur elles une ligature. Citerai-je enfin, comme dernier exemple, le ramollissement pultacé que subissent les lames de la cornée transparente, dans ces ophthalmies aiguës où l'inflammation, franchissant la conjonctive, vient s'attaquer au tissu même de la cornée qu'elle détruit et perfore? Si donc le ramollissement, comme toute altération de nutrition, peut se produire sans qu'il soit possible de démontrer que le tissu qu'il a frappé ait été auparavant le siége d'une stimulation qui y a appelé plus de sang que de coutume, d'un autre côté ce serait se refuser à l'évidence, que de ne pas admettre que les parties qui se sont enflammées d'une manière aiguë, tendent, en général, à perdre leur consistance et à se ramollir : l'induration, au contraire, ne se montre le plus souvent qu'à la suite des inflammations chroniques.   ANDRAL.

le ramollissement du cœur est le résultat d'une inflammation, cette inflammation est un degré quelconque de celle qui produit du pus, ou bien elle constitue une sorte d'inflammation toute différente dans sa nature, et qui ne tend nullement à cette production. Dans la première hypothèse, le ramollissement du cœur est une affection si commune qu'on devrait quelquefois au moins la trouver portée au point d'infiltration purulente : or, c'est ce que je n'ai jamais vu. Dans des cœurs tellement ramollis qu'ils s'écrasent en pulpe sous les doigts, les faisceaux musculaires conservent leurs formes, et ne présentent aucune trace de pus dans leurs interstices, et je ne sache pas non plus que d'autres observateurs aient vu du pus dans ces cas.

Si le ramollissement du cœur est une affection de telle nature qu'elle ne tend pas à la formation du pus, qu'elle n'est accompagnée ni de douleurs locales, ni d'aucun des accidens locaux et généraux qui constituent l'orgasme inflammatoire ; si les moyens thérapeutiques utiles contre l'inflammation sont directement opposés à ceux que semble réclamer l'état des malades chez lesquels on trouve le plus souvent le ramollissement du cœur, pourquoi donner le même nom à des affections aussi différentes ?

Le ramollissement du cœur me paraît être une affection *sui generis*, produit d'un trouble de la nutrition par lequel les élémens solides du tissu diminuent en proportion de ce que les élémens liquides ou demi-liquides augmentent. Tous les muscles se ramollissent à un médiocre degré dans une foule de maladies aiguës et chroniques : quelques jours suffisent pour produire cet effet, comme on peut s'en assurer non-seulement par l'autopsie, mais même en palpant les membres des malades; et ce changement a lieu sans aucun signe d'inflammation. Dans la convalescence, la fermeté des chairs revient souvent très promptement et avant l'embonpoint. Dans l'inflammation musculaire, au contraire, affection très rare, si ce n'est dans les cas chirurgicaux, le ramollissement ne s'observe que là où le muscle est détruit par la suppuration; à une ou deux lignes du foyer, la substance musculaire, diversement colorée, suivant qu'elle est plus ou moins imprégnée de sang ou de pus concret ou liquide, est plus ou moins ferme et souvent plus ferme que dans l'état naturel : si elle paraît plus molle, c'est seulement dans les points où le pus concret commence à se ramollir; et c'est par conséquent au ramollissement du pus lui-même qui, dans les muscles, le tissu cellulaire, celui du poumon et de tous les organes parenchymateux, aussi bien qu'à la surface des membranes, est souvent exhalé sous la forme concrète, qu'il faut attribuer alors la fonte des tissus avec lesquels il est combiné. Je crois qu'on peut regarder comme une loi générale dans l'économie que tous les tissus mous durcissent par l'effet d'une inflammation vraie, c'est-à-dire tendant à la formation du pus ; et je ne crois pas qu'on puisse définir autrement l'inflammation, à moins de rendre ce mot synonyme d'*affection*.

Les tissus durs seuls, tels que les os, les cartilages et même les tissus fibreux, perdent de leur dureté dans l'inflammation, à raison de l'abord d'une plus grande quantité de lymphe plastique et moins consistante que la substance osseuse elle-même.

Le ramollissement du cœur et des muscles est une affection qui a d'ailleurs des analogues dans tous les tissus de l'économie, et que l'on peut trouver particulièrement dans le rachitis , dans le ramollissement blanc du cerveau , et dans ce ramollissement transparent, incolore, gélatiniforme de la membrane muqueuse de l'estomac et des intestins , que Hunter regardait comme un effet dû à l'action du suc gastrique sur cette membrane , et dont MM. Jaeger (1) et Cruveilhier (2) ont publié récemment des exemples. Ces divers ramollissemens peuvent , il est vrai , être quelquefois bornés , comme la gangrène, par un cercle inflammatoire ; mais le plus souvent le ramollissement existe seul , et lors même qu'il paraît combiné avec l'inflammation , ce n'est pas une raison pour ne pas distinguer ces deux affections , puisqu'elles peuvent exister isolément.

Le ramollissement du cœur à la suite des fièvres continues graves me paraît être une affection de peu d'importance , et qui , comme les autres effets de l'altération de la nutrition dans ces maladies , doit se dissiper facilement à l'aide d'un régime analeptique.

Quant au ramollissement qui accompagne les maladies chroniques et celles du cœur en particulier, il indique particulièrement l'usage des amers , des ferrugineux et des anti-scorbutiques , si d'ailleurs ces moyens ne sont pas contre-indiqués par la maladie principale. J'ai souvent pensé que le ramollissement du cœur était une disposition prochaine à l'atrophie ou à l'hypertrophie :

____

(1) *Journal de Hufeland.* Mai, 1811.
(2) *Méd. éclairée par l'Anat. pathol.* Limoges, 1821.

il est au moins, comme ces deux affections, le produit d'une simple altération dans la nutrition de cet organe. Il n'y a point ici de *perversion* évidente de la nutrition, puisqu'il n'y a point de prod uction accidentelle. Il semble donc probable que, quand le cœur est dans l'état de ramollissement, s'il est en même temps hypertrophié, on peut espérer plus de succès de la méthode débilitante, vu le trouble qui existe déjà dans la nutrition de cet organe; et que si, au contraire, il est dans de bonnes proportions, on peut craindre plus que dans toute autre circonstance, par la même raison, le développement de l'hypertrophie et celui de la dilatation, à raison de la résistance moindre des parois du cœur.

CHAPITRE X.

DE L'ATROPHIE DU COEUR.

Le cœur est évidemment susceptible, comme les muscles du mouvement volontaire, de diminuer de volume et de perdre de sa force par l'influence de toutes les causes qui occasionent l'amaigrissement; mais cet effet y est moins marqué, et n'est sensible qu'au bout d'un temps plus ou moins long (1). On peut remarquer, en

______

(1) J'ai indiqué, dans mon *Précis d'Anatomie pathologique*, trois formes principales d'atrophie du cœur. Dans la première de ces formes, le cœur conserve son volume normal, parce que les cavités ont gagné en étendue ce que les parois ont perdu en épaisseur. Dans une seconde forme, le volume du cœur est augmenté, parce que les cavités se sont de plus en plus dilatées

général, que le cœur des sujets morts par suite de maladies qui produisent un amaigrissement considérable, comme les cancers et la phthisie à marche lente, est, en général, petit. J'ai cru souvent même reconnaître à une sorte de flétrissure de cet organe qu'il avait perdu notablement de son volume. Le ramollissement du cœur, qui, comme nous l'avons dit, est aussi accompagné d'une sorte de flétrissure extérieure, me paraît par cela même être un acheminement à l'atrophie, si d'ailleurs l'activité augmentée de la nutrition ne s'y oppose pas, ou si l'affluence d'une trop grande quantité de sang vers le cœur ne détermine pas la dilatation. Les faits dont je viens de parler sont ceux sur lesquels se fondent l'indication la plus rationnelle du traitement de l'hypertrophie du cœur, puisqu'ils font concevoir la possibilité de la guérison, et indiquent les moyens qu'on peut employer à cet effet.

Dans quelques cas de péricardite chronique ou devenue telle, le cœur, longtemps comprimé par un épanchement abondant, m'a semblé en être devenu plus petit. M. Bertin rapporte une observation de ce genre (1).

à mesure que les parois se sont amincies. Dans une troisième forme, enfin, le cœur est réduit, dans sa totalité, à des dimensions plus petites que de coutume ; il y a à la fois diminution de l'ampleur des cavités et amincissement des parois.

Andral.

(1) J'ai trouvé le cœur atrophié dans certaines péricardites chroniques, àl a suite desquelles des fausses membranes très épaisses et très denses s'étaient produites autour du cœur, et l'enveloppaient comme une sorte de coque. J'ai constaté en-

La diminution du volume du cœur ne me paraît, dans aucun cas, pouvoir être regardée comme une maladie. Je n'ai jamais vu aucun symptôme qui pût être attribué à cette cause ; ou plutôt tous les sujets chez lesquels j'ai trouvé le cœur plus petit qu'il ne l'est habituellement chez l'adulte m'ont paru être moins sujets aux affections inflammatoires et à toutes celles qui dénotent un trouble quelconque de la circulation. Cependant plusieurs hypocondriaques sujets à des lipothymies pour des causes très légères m'ont présenté sous le stéthoscope un cœur très petit, et l'on sait que les femmes, beaucoup plus sujettes que les hommes à cette affection, ont aussi en général le cœur plus petit.

CHAPITRE XI.

DES DÉPLACEMENS DU COEUR.

Le cœur, quoique maintenu dans sa position par le diaphragme, les gros vaisseaux, la construction du médiastin, et surtout par l'état de plénitude habituelle de la poitrine, peut cependant, dans certains cas, être

---

cort un état d'atrophie de cet organe dans d'autres cas où au sein même de son tissu avaient pris naissance certains produits accidentels, soit des cancers, soit des tubercules. Entre autres cas de ce genre que je pourrais citer, je rapporterai celui d'un enfant de trois ans chez lequel une couche épaisse de matière tuberculeuse entourait le cœur de toutes parts : chez cet enfant, je trouvai à peine quelques vestiges de fibres charnues dans les parois du ventricule droit. ANDRAL.

rejeté à droite ou à gauche par un épanchement solide, liquide ou même aériforme dans l'une ou l'autre plèvre, par des tumeurs volumineuses développées dans les poumons, et, comme nous l'avons vu (tom. 1ᵉʳ, p. 372), par l'emphysème de cet organe (1). Une tumeur développée dans le médiastin supérieur ou un anévrysme volumineux de la crosse de l'aorte peuvent aussi le pousser en bas (2); et dans ce cas, la portion du diaphragme sur laquelle il repose se trouve déprimée, et fait saillie dans l'abdomen. Quelquefois même on a observé cette espèce de descente du cœur, quoiqu'il n'existât aucune cause visible de compression : cette disposition a été indiquée par quelques auteurs sous le nom de *prolapsus* du cœur.

Lorsque le cœur a un volume plus considérable que dans l'état naturel, sa pointe se porte à gauche, et les oreillettes à droite, de sorte qu'il finit par être posé presque transversalement dans la poitrine. Cette remarque faite par M. Bertin (3) est très exacte, et je l'ai souvent faite moi-même.

Ces diverses sortes de déplacemens n'ont aucun inconvénient notable lorsqu'ils n'existent qu'à un léger degré. S'ils sont très marqués, ils peuvent donner lieu

---

(1) Dans l'observation de Boerhaave, citée précédemment (t. II, p. 678), le cœur avait été rejeté dans la cavité droite de la poitrine par l'énorme masse cancéreuse qui remplissait la plèvre gauche.　　　　　　　　　　　　　M. L.

(2) *Voy.* Morgagni, *De Sedib. et caus. morb.*, epist. XVII, n° 25.

(3) *Ouv. cité*, p. 44.

à des accidens; mais alors ils sont la suite de lésions beaucoup plus graves par elles-mêmes. Corvisart pense que le *prolapsus* du cœur est toujours la suite d'une dilatation considérable de cet organe, et que son effet est de produire des douleurs vives et continues dans l'œsophage et surtout vers le cardia, avec difficulté dans la déglutition, des douleurs d'estomac, trouble constant dans les fonctions digestives, des nausées et des vomissemens. Il pense, en outre, que le cœur ainsi descendu fait sentir ses battemens bien au-dessous du lieu où il les imprime ordinairement, et que c'est un des signes principaux auxquels on peut reconnaître ce déplacement.

Je crois que ce signe serait au moins fort équivoque. On sent les battemens du cœur à l'épigastre, même à la main, chez un grand nombre d'hommes, et surtout chez ceux qui ont le sternum court, quoique le cœur soit dans sa place ordinaire : on ne pourrait par conséquent rien conclure de ce signe, que chez les sujets dont le sternum est long.

Quant aux déplacemens latéraux, pour peu qu'ils fussent considérables, il serait fort aisé de les reconnaître à l'aide du stéthoscope (1). Il en serait de même

---

(1) Un fait des plus intéressans est venu démontrer pour moi toute la vérité de la conjecture exprimée ici par mon cousin. Au mois de mars 1828, il est mort dans les salles de la clinique de la Charité, un malade chez lequel le cœur avait été déjeté à droite par une tumeur anévrysmale, de l'aorte descendante, tumeur qui finit par s'ouvrir dans la plèvre gauche. Le stéthoscope permit de suivre *jour par jour* les progrès de ce dépla-

du renversement de position des viscères que l'on trouve chez quelques sujets, et par suite duquel le cœur se trouve placé à droite et le foie à gauche.

On trouve dans les Éphémérides des Curieux de la Nature (1), l'histoire d'un malade dont le cœur était situé perpendiculairement à la colonne vertébrale, comme chez les quadrupèdes, et chez lequel on ne trouvait aucune trace du poumon gauche. Cette dernière circonstance doit porter à croire que l'auteur était peu capable de faire une observation anatomique exacte, et qu'il a vu une position anomale du cœur due au rétrécissement de la poitrine après une pleurésie chronique (2).

CHAPITRE XII.

DES VICES DE CONFORMATION DU COEUR.

Les vices de conformation du cœur, autres que ceux qui naissent de l'hypertrophie ou de la dilatation de ses diverses parties, rentrent presque tous dans la catégorie

---

cement du cœur. L'anévrysme lui-même, à cheval sur la colonne vertébrale, dont il embrassait comme une selle toute la partie antérieure, avait été reconnu à ses *battemens simples* dès l'admission du malade à l'hôpital, c'est-à-dire, près de trois mois avant la mort. C'est un des plus beaux diagnostics qu'il me soit arrivé de porter.   **M. L.**

(1) *Eph. nat. cur.*, vol. x, obs. 39.

(2) Pour plus amples détails sur les déplacemens du cœur, consultez TESTA (*ouv. cité*, t. III, cap. 18), et KREYSIG (*ouv. cité*, sect. IV, art. 2).   **M. L.**

des monstruosités, et présentent le résultat d'un développement incomplet, anomal ou surabondant.

L'observation a fait connaître, surtout depuis quelques années, de nombreuses variétés de ces vices de conformation : nous allons indiquer sommairement celles qui ont été constatées jusqu'ici. 1° La persistance du trou de Botal après la naissance : ce cas est assez commun pour avoir été vu par presque tous les hommes qui se sont livrés avec un peu de suite à l'étude de l'anatomie pathologique. 2° La perforation de la cloison des ventricules : il n'en existe qu'un petit nombre d'observations. Dans toutes celles qui ont été publiées, au moins à ma connaissance, l'ouverture de communication était bien évidemment très ancienne, et elle paraissait être congénitale. On conçoit cependant la possibilité de la formation d'une semblable communication par un ulcère placé sur les parois de la cloison des ventricules. Un élève de la Faculté (M. Fouilhoux) m'a présenté dernièrement un cœur qui offrait dans la cloison des ventricules une ouverture capable d'admettre une plume d'oie ; elle était placée dans le ventricule droit, au-dessous de l'une des lames de la valvule tricuspide, et aboutissait dans le ventricule gauche, un peu au-dessous de la naissance des valvules sigmoïdes de l'aorte. De ce côté, elle était assez lisse ; du côté du ventricule droit, au contraire, et dans l'épaisseur de la cloison, sa surface était inégale, altérée, évidemment ulcéreuse, et recouverte de concrétions fibrineuses. L'ulcération avait au moins un diamètre double de celui de l'ouverture du côté du ventricule droit, et s'étendait en outre à environ trois lignes dans l'épaisseur de la cloison, où

elle avait formé un petit cul-de-sac rempli de concrétions fibrineuses. Ce cœur donnait le bruit de soufflet
dans les derniers temps de la vie. M. le docteur Thibert
a recueilli, il y a quelques années, un exemple d'une
semblable perforation placée au point de réunion de la
cloison des oreillettes et de celle des ventricules, de sorte
que les quatre cavités du cœur communiquaient ensemble (1). 3° Le trou de Botal et le canal artériel à la fois ont
été trouvés persistans par MM. Deschamps, Fouquier
et Thibert, en France; Monro et Burns, en Angleterre.
4° Hunter a vu l'artère pulmonaire, oblitérée à son
origine, recevoir uniquement le sang par le canal artériel. 5° On a vu, chez un enfant qui a vécu sept jours,
le cœur n'offrir, comme celui des poissons, qu'une oreillette et qu'un ventricule, duquel naissaient, par un tronc
commun, l'aorte et l'artère pulmonaire (2). 6° On a vu
également l'aorte naître du ventricule droit, et l'artère
pulmonaire du gauche. 7° MM. Wolf (3) et Breschet ont
vu chacun un exemple de cœurs qui n'avaient qu'un
ventricule, quoiqu'ils eussent deux oreillettes; le sujet
de l'observation de Wolf a vécu vingt-deux ans. 8° Bertin
père a trouvé la crosse de l'aorte double chez un enfant
de douze à treize ans : « l'aorte sortait simple du ven-
« tricule gauche, se divisait ensuite en deux branches
« qui se réunissaient pour former l'aorte inférieure, à

----

(1) V. *Bulletin des Séances de la Faculté de Médecine*, etc.,
ann. 1819.

(2) Burns, *ouv. cité*, p. 27. — *Ephem. nat. cur.* Dec. 1;
ann. iv et v, obs., 40, et Dec. ii, ann. x, obs. 44.

(3) Kreysig, *ouv. cité*, vol. iii, p. 200.

« peu près comme les deux bras d'un fleuve confluent
« après avoir formé une île (1). » 9° On a vu naître
l'aorte des deux ventricules à la fois. Ce vice de conformation a été observé par Sandifort en Hollande, Scander
et Tilman en Allemagne, et le docteur Nevins en Angleterre. 10° M. Holmes, médecin au Canada, a vu chez
un jeune homme de vingt-un ans l'oreillette droite,
grosse comme la tête d'un fœtus à terme, communiquer
avec le ventricule gauche, et non avec le droit. Les
ventricules communiquaient entre eux par une ouverture à bords *tendineux* (2).

Les valvules peuvent aussi présenter des vices de
conformation, moins importans, il est vrai, mais qui
ne laissent pas que d'êtres graves. Nous avons rapporté
plus haut un exemple d'une sorte de dilatation anévrysmatique de la valvule mitrale déjà observée par
Morand (*V*. pag. 211). On rencontre quelquefois de
petites ouvertures à bords lisses et oblongues sur les
diverses valvules du cœur. J'en ai vu sur la valvule
tricuspide, qui, par leur rapprochement, présentaient
un réseau très étendu (3).

---

(1) BERTIN, *ouv. cité*, p. 433.

(2) *Transact. of Med. Chir. Soc. of Edimb.*, t. 1, 1824.

(3) Les valvules qui entourent les orifices artériels du cœur
peuvent présenter des vices de conformation qui portent sur
leur nombre. J'ai ouvert dernièrement, à la Charité, le cadavre
d'un homme de moyen âge chez lequel les valvules **sigmoïdes**
de l'artère pulmonaire étaient au nombre de quatre : il y en
avait trois d'égale grandeur, et une autre plus petite.

ANDRAL.

Le cas suivant me paraît encore être le résultat d'un développement anomal : des élèves m'apportèrent, dans l'hiver de 1823, le cœur d'un adulte légèrement hypertrophié dans toutes ses parties, et dont tous les orifices valvulaires étaient rétrécis. La valvule triglochine présentait une adhérence intime des bords de ses trois lames vers leurs extrémités; les pointes seules, restées libres, laissaient entre elles une ouverture qui permettait à peine l'introduction du bout du petit doigt. La valvule mitrale était exactement dans le même état. Il existait, en outre, dans son épaisseur, de légères incrustations cartilagineuses. Les sigmoïdes de l'aorte et de l'artère pulmonaire adhéraient également les unes avec les autres, dans l'étendue d'une ligne ou deux, au point où elles se touchent. La texture des valvules n'était d'ailleurs nullement altérée; on ne pouvait distinguer les bords réunis, tant les lames valvulaires, dans ces points, étaient exactement confondues en une seule. Ce sujet avait présenté, d'une manière très marquée, le bruit de soufflet des deux côtés du cœur. On peut supposer qu'un pareil vice de conformation soit la suite d'une inflammation des valvules qui aurait eu lieu chez le fœtus; mais cependant il est difficile de croire que la lymphe plastique qui réunit les organes après l'inflammation ait été si exclusivement exhalée sur les bords des valvules, que de sa conversion en un tissu organisé il ne soit résulté aucune autre adhérence, aucun épaississement au point de réunion des valvules, ni aucune production exubérante dans le voisinage.

Sous le point de vue pratique, ces divers vices de

conformation se réduisent à un seul, la communication contre nature des cavités du cœur; et de toutes les causes qui peuvent la produire, la persistance du trou de Botal est de beaucoup la plus commune. Quelquefois elle a lieu seulement par le défaut de recollement complet des deux lames de la valvule qui existe chez le fœtus, et l'on peut faire pénétrer obliquement un stylet, ou même une plume d'oie, d'une oreillette dans l'autre. Cette disposition n'est nullement rare, et ne paraît donner lieu à aucun accident. Dans d'autres cas, on trouve le trou de Botal dilaté de manière à rester continuellement béant. On l'a trouvé plusieurs fois assez grand pour pouvoir y admettre le doigt. Je l'ai vu, chez un homme de quarante ans, capable de recevoir le pouce : c'est ce cas qui constitue, à proprement parler, une conformation contre nature.

On pense communément que cette conformation est toujours congénitale; mais quelques observations qui se sont présentées à moi me feraient pencher à croire qu'il est possible qu'une semblable perforation se forme quelquefois accidentellement, ou au moins que, lorsque le trou de Botal persiste dans l'état décrit ci-dessus, il peut se faire qu'un coup, une chute, un exercice violent, déterminent le décollement des lames valvulaires qui s'étaient incomplétement soudées lors de la naissance, et par suite la dilatation de cette ouverture, et son accroissement progressif. L'historique de quelques-uns des cas consignés dans divers auteurs, et particulièrement dans l'ouvrage de Corvisart, serait assez propre à confirmer cette opinion; car on voit dans plusieurs que les sujets des observations dont il s'agit n'avaient éprouvé, jusqu'à un certain âge, aucun signe des maladies du cœur, et qu'ils rapportaient l'origine de leur maladie à quelque accident de la nature de ceux que nous venons d'indiquer.

Je ne sache pas qu'on ait jamais observé l'ouverture du trou de Botal, et en général la communication des cavités du cœur, sans qu'il en fût résulté une hypertrophie avec dilatation de la totalité ou de quelqu'une des parties du cœur, et particulièrement de ses cavités droites, soit qu'on veuille attribuer cet effet aux qualités trop stimulantes du sang artériel, soit qu'il dépende en partie, comme je serais porté à le croire, de la nécessité où se trouvent les cavités droites, naturellement plus faibles, d'une action plus énergique pour résister à l'impulsion du sang venant des cavités gauches. Les accidens de ces affections se joignent donc toujours nécessairement à ceux que la communication contre nature des cavités du cœur peut produire par elle-même. Ceux qu'on lui attribue communément se réduisent à quatre principaux : une grande sensibilité à l'impression du froid, des syncopes très fréquentes, une gêne de la respiration plus continuelle que dans la plupart des autres maladies du cœur, et une coloration violette ou bleuâtre de la peau beaucoup plus étendue que dans aucune autre maladie, et quelquefois même générale. Ce dernier symptôme a été désigné par divers auteurs sous les noms d'*ictère bleu*, de *maladie bleue* ou de *cyanose*. Au reste, dans quelques maladies du poumon, et particulièrement dans l'emphysème, la coloration bleue de la peau est quelquefois tout aussi marquée et tout aussi étendue que dans le cas dont il s'agit. D'un autre côté, on a trouvé quelquefois le trou de Botal dilaté à un degré notable chez des sujets qui ne présentaient de lividité qu'à la face et aux extrémités. Le sujet chez lequel j'ai trouvé le trou de Botal assez dilaté pour admettre le pouce était dans ce cas (1).

Je n'ai point eu occasion d'étudier, à l'aide du stéthoscope, les particularités que la circulation peut présenter dans le cas de communication contre nature des cavités du cœur. Je pense, au reste, que cette exploration ne fournirait aucun signe utile pour le diagnostic ; car les deux côtés du cœur se contractant à la fois et étant pleins l'un et l'autre, les deux masses de sang qui se heurtent ne doivent pas produire de bruit bien distinct. Corvisart dit cependant que, dans ce cas, on sent, en appliquant la main à la région du cœur, une espèce de *bruissement* et un *trouble indéfinissable* (2). Je n'ai point observé ce symptôme chez le sujet dont j'ai déjà parlé (3).

---

(1) Le docteur J. M. Miquel, chef de clinique à l'hôpital de la Charité, a publié dans la *Revue médicale* (janvier 1828) une observation de persistance du trou de Botal sans une coloration insolite de la peau.   M. L.

(2) *Ouv. cité*, p. 237 et 300.

(3) Consultez, sur les vices de conformation du cœur, Burns (*ouv. cité*, p. 11), Kreysig (*ouv. cité*, sect. III, p. 100), un opuscule du docteur Farre (*On Malformation of the human Heart*. London, 1814), et le mémoire de M. Louis inséré dans les *Archives générales de médecine* (t. III, nov. et déc. 1823), et intitulé : *De la communication des cavités droites avec les cavités gauches du cœur.*   M. L.

CHAPITRE XIII.

DE LA CARDITE OU INFLAMMATION DU COEUR.

L'inflammation est une affection aussi rare dans le cœur qu'elle est commune dans plusieurs autres organes ; aussi est-elle fort peu connue , soit sous le rapport anatomique, soit sous celui de ses symptômes. Je n'entends au reste , parler, dans ce chapitre , que de celle qui affecte la substance musculaire du cœur.

On peut distinguer deux espèces de cardite : la cardite générale, ou occupant la totalité du cœur , et la cardite partielle, ou bornée à un point peu étendu de cet organe.

Il n'existe peut-être pas un seul exemple incontestable et bien décrit de l'inflammation générale du cœur, soit aiguë, soit chronique. La plupart des observations données sous ce nom par divers auteurs, et particulièrement celles que Corvisart a consignées dans son ouvrage, sont évidemment des péricardites dans lesquelles le cœur présentait l'espèce de décoloration qui accompagne souvent cette maladie , et que nous décrirons en son lieu. Rien ne prouve que cette pâleur soit l'effet d'une inflammation , à moins que l'on ne veuille prendre le mot *inflammation* comme synonyme d'*altération* ou de *maladie*. L'inflammation augmente, en général , la rougeur et la densité de tous les tissus ; et la décoloration dont il s'agit est ordinairement accompagnée d'un ramollissement notable du cœur. D'ailleurs , dans ces exemples , le péricarde était plein de pus; mais il n'y en avait pas un atome dans la substance propre du cœur, et la présence du pus est le seul signe incontestable de l'inflammation. La rougeur et l'injection même des capillaires sont des signes équivoques, puisqu'on peut les déterminer sur le cadavre en mettant une partie dans une position déclive, et que tout annonce que ces apparences, d'une nature très fugace, dépendent beaucoup plus souvent de la longueur ou des accidens particuliers de l'agonie que d'un état de maladie antérieur.

D'après ces principes même, il paraît constant que l'inflammation générale du cœur a été observée. *Meckel* (1) a vu chez un homme de cinquante ans, mort d'une péricardite compliquée d'inflammation de la substance propre du cœur, du pus infiltré entre les fibres musculaires du cœur. Mais cette observation, la seule, à ma connaissance, d'où l'on puisse conclure quelque chose pour le fait dont il s'agit, est décrite d'une manière si peu précise, qu'elle prouve à peine la possibilité du fait, et qu'elle ne pourrait être d'aucune utilité pour la description générale de la maladie.

Je ne connais aucun exemple incontestable de gangrène du cœur.

Les exemples d'inflammations partielles et caractérisées par l'existence d'un abcès ou d'une ulcération dans l'épaisseur des parois du cœur sont beaucoup plus communs et plus exactement décrits.

Benivenius paraît être le premier qui ait rencontré un abcès dans l'épaisseur des parois du cœur. *Bonnet* a

____

(1) *Mémoires de l'Académie de Berlin*, t. XII, ann. 1756, p. 31.

réuni dans son *Sepulchretum* un assez grand nombre de cas semblables. Je n'ai observé cette affection qu'une seule fois. L'abcès, situé dans l'épaisseur des parois du ventricule gauche près de sa base, aurait pu contenir tout au plus une aveline ; il y avait en même temps péricardite chez ce sujet, qui était un enfant d'environ douze ans. J'ai trouvé aussi, à l'ouverture du corps d'un homme de soixante ans, qui, né dans l'opulence et dans un rang élevé, mourut à l'hôpital de la Charité par suite des malheurs de la révolution, du *pus concret,* c'est-à-dire une exsudation albumineuse de la consistance du blanc d'œuf cuit et de couleur de pus, interposé entre les faisceaux charnus du ventricule gauche. La maladie avait présenté les symptômes d'une inflammation aiguë de quelqu'un des viscères thoraciques, sans qu'on eût pu en assigner précisément le siége. L'orthopnée et un sentiment d'angoisse inexprimable en avaient été les symptômes principaux.

Il est impossible, dans l'état actuel de la science, d'indiquer les signes auxquels on pourrait reconnaître un abcès du cœur. Il paraît seulement que, dans quelques cas, cette affection peut exister sans trouble notable dans la santé. Le sujet de l'observation de *Benivenius* était un pendu qui ne paraissait pas malade au moment où il subit son supplice.

Les ulcères du cœur ont été encore plus fréquemment observés que les abcès : on en a rencontré à sa face externe et à sa face interne (1). Toutes les observations

---

(1) MORGAGNI, *De Sed. et Caus. Morbor.* Epist. xxv, n° 17 et seq.

données sous ce nom ne sont cependant pas également exactes ; et, en lisant le *Sepulchretum*, il est facile de voir qu'assez souvent une péricardite avec exsudation pseudo-membraneuse inégale et rugueuse a été prise, ainsi que le remarque avec raison *Morgagni* (1), pour une ulcération de la face externe du cœur. Il est néanmoins hors de doute que l'on a vu des ulcérations de la face extérieure du cœur. *Olaüs-Borrichius* a décrit un cas de ce genre de manière à ne laisser rien à désirer : « *Cordis exterior caro, profundè exesa, in lacinias* « *et villos carneos putrescentes abierat* (2). » Peyer (3) et *Graetz* (4) ont décrit des cas tout-à-fait semblables.

Les ulcères à la surface intérieure des ventricules du cœur sont plus communs que ceux de sa surface externe, ou au moins il en existe un plus grand nombre d'exemples incontestables, parce que rien ne peut en imposer à cet égard. *Bonet*, *Morgagni* et *Senac* en ont réuni un grand nombre dans leurs ouvrages.

Les signes des ulcères du cœur sont aussi obscurs que ceux de ses abcès. Morgagni, en comparant les histoires de ce genre publiées jusqu'à l'époque à laquelle il écrivait, remarque que les symptômes variaient chez chaque malade, et en conclut qu'aucun ne peut servir de signe. Je ne sais si l'auscultation en donnera de plus sûrs, et j'avoue que je ne le pense pas. Je n'ai eu qu'une seule occasion d'observer un ulcère du cœur : il était

(1) *De Sed. et Caus. morb.*, epist. xxi, n° 2; epist. xxv, n° 24.
(2) *Sepulchr.*, lib. ii, obs. 86.
(3) *Ibidem*, sect. ii, obs. 21.
(4) *Disp. de Hydr. pericard.*, § 2.

situé à la face interne du ventricule gauche, et avait un pouce de longueur sur un demi-pouce de large, et une profondeur de quatre lignes au centre. Le malade était attaqué d'une hypertrophie du ventricule gauche qui avait été reconnue; mais le stéthoscope ne nous fit entendre aucun bruit particulier d'après lequel on pût soupçonner, non-seulement l'ulcère, mais même la rupture du ventricule gauche qui s'ensuivit deux jours avant la mort, à en juger d'après l'exacerbation subite des symptômes qui survint vers cette époque.

Cet accident terrible est heureusement fort rare et presque toujours la suite d'une ulcération des parois des ventricules. *Morand* a réuni quelques observations de ce genre dans les Mémoires de l'Académie des Sciences pour l'année 1732. Morgagni a décrit un cas semblable (1).

Les ruptures du cœur par suite d'un violent effort et sans ulcération préalable sont beaucoup plus rares, et le nombre de celles qu'on peut regarder comme exactes et incontestables est même très petit. Plusieurs sont assez incomplétement décrites pour qu'il soit permis de soupçonner, ainsi que l'insinue *Morgagni* (2), que ce qu'on a pris pour une rupture du cœur n'était peut-être que le résultat d'un coup de scalpel donné par un pro-secteur maladroit ou peu attentif. La méprise est ce-pendant facile à éviter, car une semblable maladresse ne remplira jamais le péricarde de sang caillé; ce qui a toujours lieu dans les véritables ruptures du cœur.

---

(1) *De Sed. et Caus. Morb.* Epist. XXVII, n° 8.
(2) *Ibid.*, epist. LXIV, n° 14.

Plus souvent encore, même dans des observations très récentes, la lésion est trop incomplétement décrite pour qu'on puisse affirmer qu'elle n'ait pas été consécutive à une ulcération.

Les exemples les mieux constatés de ruptures du cœur sans ulcération préalable sont ceux que rapportent Haller (1) et Morgagni (2).

Il y a lieu de s'étonner que l'amincissement des parois du cœur, particulièrement vers sa pointe et à la paroi postérieure du ventricule droit, chez les sujets dont le cœur est surchargé d'une grande quantité de graisse, ne donne pas lieu à la rupture de cet organe; il est même à remarquer que les exemples de rupture du ventricule droit sont beaucoup plus rares que ceux de la même lésion du gauche, et que les ruptures de ce dernier se font très rarement vers la pointe, qui est cependant le point où ses parois ont le moins de force et de consistance (3).

----

(1) *Elem. physiol.*, t. i, lib. iv, sect. iv, § 13.

(2) *Op. cit.*, epist. xxvii, n° 2.

(3) L'*Apoplexie du cœur,* affection dont je suis surpris que Laënnec n'ait pas fait mention, et dont M. Cruveilhier a fait connaître récemment plusieurs exemples (*Anat. pathol. du corps humain*, 3ᵉ livr. in-fol., Paris, 1829), paraît être beaucoup plus souvent que l'inflammation du cœur la cause d'une rupture des parois de cet organe. Cette apoplexie n'a été observée jusqu'à ce jour que dans les parois du ventricule gauche hypertrophié. Elle donne lieu, comme celle de tous les autres muscles, à la formation de foyers sanguins, dont les parois sont formées par les fibres musculaires rompues dans quelques points, simplement écartées dans d'autres. Ces foyers, lorsqu'ils

La rupture des oreillettes sans ulcération préalable,

---

sont très récens, ne contiennent que du sang noir et cailleboté; quand ils ont quelques jours de date, leurs parois sont d'un rouge noirâtre à une profondeur plus ou moins grande, et on distingue, au milieu du sang qu'ils contiennent, quelques débris de fibres musculaires; plus tard, le liquide qu'ils renferment prend une couleur lie-de-vin, et semble formé d'un mélange de sang et de pus; plus tard encore, ce liquide devient presque entièrement purulent, et leurs parois se tapissent de fausses membranes. M. Rousset, dans la thèse que j'ai déjà citée au chapitre de l'apoplexie pulmonaire (*Recherches anatomiques sur les hémorragies*, Paris, 1827, n° 75), rapporte une très belle observation d'apoplexie musculaire presque universelle, et dans laquelle le cœur était le siége de trois foyers sanguins aux divers degrés énoncés ci-dessus.

Ces foyers sanguins ou purulens-sanguins des parois du cœur finissent ordinairement par s'ouvrir soit en dedans dans la cavité du ventricule, soit en dehors dans celle du péricarde. Dans ce dernier cas, leur rupture détermine presque toujours une mort subite. Dans le premier cas, au contraire, leur rupture donne lieu à la formation d'une excavation qui communique avec celle du ventricule, et que remplit aussitôt le sang contenu dans ce ventricule. Ce sang ne doit pas tarder, suivant l'ingénieuse observation de M. Cruveilhier (*Dictionn. de méd. pratique*, t. III, art. APOPLEXIE, propos. XXIII), à déjeter en dehors la paroi restante du foyer apoplectique, ou, en d'autres termes, la portion amincie du ventricule; et il est probable que c'est à des excavations semblables que sont dues ces dilatations partielles du cœur que M. Breschet a décrites sous le nom d'*a-névrysmes faux consécutifs du cœur*, et dont il a été cité plus haut (p. 208) deux belles observations recueillies par M. Bérard. Dans une note *sur une espèce particulière d'anévrysme du cœur* (*Journal hebdomadaire de Médecine*, t. II, p. 363),

et par suite de violents efforts, a été observé plus rare-

M. Reynaud a cependant essayé de prouver que ces enfonce-
mens observés dans les parois du ventricule gauche étaient
quelquefois réellement le résultat d'une dilatation particlle,
puisqu'on les avait vus tapissés par une membrane qui se continuait avec celle du ventricule lui-même. Mais dans le cas qu'il
cite comme preuve, on remarque que la membrane qui tapissait les excavations formées dans les parois du ventricule s'épais-
sissait au col du sac anévrysmal, c'est-à-dire autour de l'ouverture de communication de la cavité accidentelle avec la cavité
du ventricule. Cet épaississement suffit seul, à mon avis, pour
montrer que la membrane de l'excavation n'était point une
continuation de celle du ventricule, mais bien une membrane
accidentelle d'ancienne date, analogue à celles qui tapissent
les canaux fistuleux de la marge de l'anus, et qui se conti-
nuent avec la membrane muqueuse du rectum. Le cas observé
par M. Reynaud rentre donc tout-à-fait dans la catégorie de ceux
observés par MM. Cruveilhier et Rousset, et n'est qu'un exemple
du mode de cicatrisation des foyers apoplectiques du cœur.

Tous les cas de rupture du cœur publiés jusqu'à ce jour me
semblent confirmer l'opinion que l'apoplexie du cœur est la
cause la plus ordinaire de ces ruptures. Cependant M. Rochoux, qui paraît aussi avoir analysé ces faits avec soin, préfère
rapporter les ruptures du cœur à un ramollissement (*Dict. de
Médec.*, t. XVIII, art. RUPTURE): mais comme pour lui toute
apoplexie est précédée de ramollissement, comme il rapproche
dans le même article l'apoplexie cérébrale et l'apoplexie pulmonaire foudroyante des ruptures du cœur, comme il convient
que, dans ces derniers cas, la portion altérée du tissu du cœur
est d'un rouge violet ou d'un gris rougeâtre (caractère commun
des tissus devenus le siége d'une hémorragie), on voit que son
opinion ne diffère en rien, au fond, de celle de M. Cruveilhier.

Quant à l'opinion de ce dernier observateur, qu'on ne voit

ment encore que celle du cœur. On en trouve deux exemples dans l'ouvrage de M. Bertin (1). Dans celle de ces observations qui est propre à l'auteur, la rupture fut déterminée par une chute; dans le second cas, observé par M. Grateloup, médecin à Bordeaux, la rupture eut lieu sans cause appréciable : le cœur était prodigieusement chargé de graisse. M. Portal a vu une rupture de la veine cave supérieure à sa jonction avec l'oreillette, chez une jeune femme qui mourut subitement dans un bain froid (2). On trouve dans les Éphémérides des curieux de la nature un exemple de rupture de l'oreillette droite et de la veine cave par suite de violence extérieure (3).

Corvisart a le premier donné des exemples d'une

point d'apoplexie du cœur dans les parois du ventricule droit, et que les ruptures de ce ventricule doivent être rapportées à un amincissement, à une atrophie, à une transformation adipeuse, ou à un ramollissement gélatiniforme, je ne saurais dire jusqu'à quel point elle est fondée. L'examen des faits connus ne la justifie qu'en ce sens, que les ruptures du ventricule droit sont infiniment plus rares que celles du ventricule gauche, ce qui leur suppose une cause différente. *Voyez.* Morgagni et Morand, *ouv. cités.* — Testa, *ouv. cité*, t. iii, chap. 19. — Kreysig, *ouv. cité*, sect. iii, chap. 10. — Rostan, *Nouveau Journal de Médec.*, t. vii, avril 1820. — Blaud, *Biblioth. méd.*, t. lxviii, août 1820. — Bayle, *Revue médic.*, juillet 1824. — Rochoux, *Dict. de Médec.*, t. xviii, p. 537.

M. L.

(1) *Ouv. cité*, p. 50.
(2) *Anat. médic.*, t. iii, p. 355.
(3) *Eph. Nat. Curios.*, Déc. iii, ann. iii, obs. 82.

autre espèce de rupture du cœur, dont le danger ne paraît pas devoir être aussi imminent : c'est celle des tendons et des piliers des valvules (1). Dans les trois cas qu'il rapporte, la rupture paraît avoir été due à des efforts violens : un étouffement subit et très intense a été le premier effet de cet accident, et par la suite les symptômes généraux des maladies du cœur se sont toujours développés. On trouvera plus bas (au chapitre des *Végétations des valvules*) un exemple de la rupture .d'un des tendons des piliers, dans lequel il paraîtrait que l'accident aurait eu lieu par suite de l'ulcération de ces tendons. M. Bertin a vu aussi une rupture d'un des piliers de la valvule mitrale, qui parait avoir été déterminée par de violentes quintes de toux : une *végétation globuleuse* de l'espèce de celles que nous décrirons plus bas adhérait aux tendons de ce pilier (2).

La rupture des oreillettes, des ventricules et des gros vaisseaux dans l'intérieur du péricarde n'est pas toujours suivie d'une mort subite. On a vu plusieurs fois le sang accumulé dans le péricarde former un coagulum solide qui s'oppose pendant quelque temps à une nouvelle hémorragie. Cela doit surtout arriver quand le volume du cœur, la fermeté et l'étroitesse du péricarde (organe très variable sous ces rapports) ne permettent pas une abondante effusion de sang. M. Cullerier a vu une concrétion fibrineuse renflée à ses extrémités obturer une rupture du ventricule gauche (3).

---

(1) *Ouv. cité*, obs. 33, 40 et 41.
(2) *Ouv. cité*, obs. 31.
(3) *Journal de médecine*, par MM. Corvisart, Leroux et

Ces diverses espèces de ruptures peuvent tout au plus être soupçonnées dans quelques cas ; mais il est impossible de les reconnaître à des signes certains. Il serait cependant possible que le flottement de la valvule mitrale, après la rupture d'un de ses piliers, donnât sous le stéthoscope quelques signes ; mais la gravité des accidens doit varier beaucoup suivant l'étendue et le lieu de la lésion. On conçoit en effet que la rupture de tous les tendons d'un pilier doivent occasioner un grand trouble dans la circulation. La rupture totale d'un pilier ou son décollement à la base doit produire des effets plus graves encore, à raison du flottement de ce corps devenu presque étranger dans le ventricule ; mais la rupture d'un ou deux tendons seulement ne paraît pas devoir produire d'accidens bien graves et permanens.

Aujourd'hui encore, comme à l'époque où Laënnec a écrit ce chapitre, l'inflammation du cœur est une affection fort peu connue, et cela dépend, sans doute, de ce qu'elle est très rare. Au reste, il en est à cet égard du tissu musculaire du cœur comme de celui qui entre dans la composition des parois des différens organes creux. Ainsi il n'est rien de si rare que de constater un état phlegmasique de la tunique charnue de l'estomac, des intestins, ou de la vessie : la gastro-entérite, comme la cystite, ne consiste, presque toujours, que dans une inflam-

---

Boyer, t. xii, p. 168, septembre 1806. — Le mémoire de M. Rostan cité ci-dessus contient un fait qui semble prouver que les ruptures du cœur peuvent quelquefois se cicatrise, ou du moins être obturées par une adhérence des deux feuillets du péricarde.   M. L.

mation de la membrane muqueuse de ces organes, et, au-dessous d'elle, on trouve, dans l'immense majorité des cas, la membrane musculaire intacte. Lorsqu'il arrive que celle-ci ait été atteinte par l'inflammation, ce n'est jamais que consécutivement, et à la suite d'une irritation qui a commencé par la membrane muqueuse. En raisonnant par voie d'analogie, on est donc porté à admettre que, dans le cœur comme ailleurs, l'inflammation doit très rarement avoir pour siége le tissu musculaire de cet organe ; on doit aussi penser que, là comme ailleurs, cette inflammation doit presque toujours se borner soit au péricarde, soit à l'endocarde, et enfin que ce doit être le plus ordinairement dans l'une ou l'autre de ces membranes qu'a commencé le travail inflammatoire, lorsqu'on en trouve des traces dans le parenchyme charnu du cœur.

Quelles sont maintenant ces traces, et à quels signes anatomiques peut-on reconnaître l'existence d'une cardite ? Des lésions indiquées par les auteurs comme appartenant à cette inflammation, il faut d'abord n'en accepter deux qu'avec réserve, savoir : la couleur plus rouge du cœur, et son ramollissement. En effet, toutes les fois qu'on ouvre un cadavre qui présente déjà quelques signes de putréfaction, on trouve que le tissu charnu du cœur a perdu une grande partie de sa consistance normale ; il se déchire avec une facilité singulière, et en même temps il a acquis une teinte rougeâtre qui coïncide constamment avec une coloration également rouge de la surface interne des différentes cavités de l'organe. Presque toutes les fois que j'ai rencontré, à l'ouverture des corps, ce ramollissement rouge du cœur, les circonstances concomitantes m'ont porté à le considérer comme un effet cadavérique, et ce n'est que dans des cas très rares que j'ai soupçonné qu'il pouvait dépendre d'un état inflammatoire. Quant aux ramollissemens avec décoloration ou avec teinte jaunâtre du tissu du cœur, leur nature phlegmasique me paraît encore moins facile à démontrer. Les cas de cardite les moins contestables sont certainement ceux où du pus a été trouvé dans l'épaisseur du parenchyme du cœur. Aux cas de suppuration de cet organe cités par Laënnec, on peut en ajouter quelques autres, qui ont été plus récemment recueillis. Ainsi, M. Simonet a cité dans sa thèse l'observation d'un individu âgé de 58 ans qui entra à l'hôpital Beaujon avec les signes d'un rhumatisme articulaire aigu. Ce malade était presque à l'agonie lorsqu'il fut admis, de sorte que les symptômes ne purent être que très vaguement observés : on constata seulement un grand tumulte dans les battemens du cœur. La mort eut lieu au milieu d'une syncope. L'on trouva un grand nombre de petits foyers purulens disséminés dans le tissu du cœur. Il faut noter, de plus, que ce tissu était devenu généralement très friable, et qu'il avait une teinte d'un gris jaunâtre. Voilà donc un cas où les altérations de couleur et de consistance, coïncidant avec la production d'abcès, paraissent appartenir, comme ceux-ci, à l'état phlegmasique.

M. le docteur Montaut a publié dans le *Journal universel et hebdomadaire de Médecine* (t. 11, p. 247) le cas d'un vieillard âgé de 73 ans chez lequel le cœur présenta les altérations suivantes :

Dans l'épaisseur du ventricule droit, près de sa face interne, existait une cavité pouvant contenir une noisette, et remplie par une matière sanieuse ; une membrane grisâtre circonscrivait cette cavité. A la pointe du même ventricule, on voyait une tumeur aplatie, grisâtre à l'extérieur, d'un rouge pâle à l'intérieur, pouvant être enlevée de la surface interne du cœur, à laquelle elle était retenue par des colonnes charnues. En avant et en haut de la surface externe du même ventricule droit, on apercevait deux taches bleuâtres qui correspondaient à deux foyers, dont l'un était sanguin, et dont l'autre contenait du pus bien formé. Dans le ventricule gauche, on trouva un petit amas de matière grisâtre, purulente, séparée du tissu du cœur par une membrane peu consistante et de même couleur : au-dessous de cette membrane, le tissu du cœur était ecchymosé et *ramolli*. Dans ce cas encore, la diminution de consistance du cœur coïncide avec d'autres lésions de nature évidemment phlegmasique.

M. Casimir Broussais a cité, dans les *Annales de la médecine physiologique* (t. xxi), l'observation d'un jeune soldat, âgé de 19 ans, qui, atteint de variole, succomba vers le cinquante-cinquième jour à dater de l'invasion de sa maladie éruptive : il avait eu successivement plusieurs abcès. On trouva, à l'ouverture du corps, le ventricule gauche du cœur occupé, près de sa base et derrière la valvule mitrale, par un abcès de la grosseur d'une aveline, qui contenait un pus dont les qualités étaient celles du pus du phlegmon ; ce liquide était contenu dans un kyste.

Dans la plupart des cas où du pus a été trouvé dans le tissu même du cœur, on n'avait observé pendant la vie aucun symptôme propre à appeler l'attention sur une affection grave de cet organe. Quelquefois, cependant, l'on a noté des accidens tout particuliers en rapport avec la lésion trouvée après la mort, et qui sont d'ailleurs à peu près les mêmes que ceux qui ont été constatés dans plusieurs cas de simple péricardite ou endocardite. Une observation de ce genre, fort remarquable, a été insérée par le docteur Raikem dans les *Bulletins de la Société de la Faculté* (ann. 1819) : il s'agit, dans cette observation, d'une femme de trente-six ans, qui, peu de mois après avoir éprouvé un rhumatisme articulaire aigu, fut prise tout-à-coup, après des horripilations générales, d'une vive douleur au cœur, de battemens tumultueux de cet organe, d'une grande dyspnée ; en même temps elle eut une lipothymie qui dura une heure. Les quatre jours suivans, les mêmes symptômes persistèrent, et il y eut encore plusieurs défaillances. Cette maladie se prolongea ainsi pendant quinze jours, et ce fut au milieu de palpitations vives, continuelles, de lipothymies fréquentes, et d'une suffocation toujours croissante, que la malade finit par succomber.

A l'ouverture du cadavre, le péricarde fut trouvé parfaitement sain, l'oreillette gauche contenait, dans l'épaisseur de ses parois, trois ou quatre petites tumeurs sphéroïdes de deux à trois lignes de diamètre, qui soulevaient le péricarde. En les incisant, on en fit couler un véritable pus sanieux et opaque.

Andral.

CHARITRE XIV.

DE LA SURCHARGE ET DE LA DÉGÉNÉRATION GRAISSEUSE DU COEUR.

On trouve, dans divers recueils d'observations, des exemples nombreux de cœurs surchargés de graisse d'une manière extraordinaire, circonstance à laquelle on a cru pouvoir attribuer la cause d'accidens plus ou moins graves, et même de la mort subite. Corvisart pense qu'une accumulation énorme de graisse autour du cœur peut quelquefois produire ces effets, quoique, chez les sujets chez lesquels il a rencontré des cœurs très gras, il n'ait rien vu qui ait pu lui prouver « que cet état fût « pathologique, c'est-à-dire porté au point de déranger « constamment, et à un point qui fait maladie, la « fonction de l'organe (1). »

J'ai rencontré aussi un grand nombre de fois, chez des sujets morts de diverses maladies, des cœurs surchargés de graisse, qui, déposée entre la substance musculaire du cœur et la lame du péricarde qui lui est ordinairement adhérente d'une manière intime, était principalement accumulée à l'endroit de la réunion des oreillettes et des ventricules, le long des troncs des

---

(1) *Ouv. cité*, p. 181.

vaisseaux coronaires et des deux bords du cœur, à sa pointe, et à l'origine de l'aorte et de l'artère pulmonaire. Quelquefois la face postérieure ou correspondant au ventricule droit en est également recouverte dans presque toute son étendue; rarement, au contraire, la surface du ventricule gauche en présente une certaine quantité vers son milieu.

Plus un cœur est surchargé de graisse, et moins, en général, ses parois ont d'épaisseur; quelquefois même cette épaisseur est réduite à presque rien en quelques points, et surtout à la pointe des ventricules et à la paroi postérieure du ventricule droit. Si l'on examine ces parties en dedans des ventricules, elles présentent l'aspect naturel; mais si on les incise de dehors en dedans, on arrive à cette cavité sans avoir, pour ainsi dire, rencontré de substance musculaire; et les colonnes charnues des ventricules, ainsi que leurs piliers, paraissent n'être liés ensemble que par la membrane interne des ventricules.

La graisse, au reste, dans ces cas, ne paraît pas être le produit d'une dégénération de la substance musculaire du cœur, car on peut l'en séparer par la dissection. Quelquefois, cependant, des lames de graisse s'insinuent assez profondément entre les faisceaux charnus; mais, alors même, les deux substances tranchent brusquement l'une sur l'autre, et aucune nuance de couleur ni de consistance ne les confond. Il est donc plus que probable qu'à raison de la pression, ou par une aberration inconnue de la nutrition, la substance musculaire du cœur a perdu en proportion de ce que la graisse qui l'enveloppe a gagné.

Il semblerait assez naturel de penser qu'une semblable disposition dût occasioner fréquemment la rupture du cœur; on ne conçoit pas que des parois aussi minces puissent résister à la pression du sang : cependant je n'ai jamais vu l'accident dont il s'agit arriver par cette cause.

Assez ordinairement on trouve chez les mêmes sujets une grande quantité de graisse accumulée dans la partie inférieure du médiastin, et particulièrement au devant du péricarde, et entre lui et les plèvres. Dans ces derniers points, cette graisse, ferme et parcourue par un grand nombre de petits vaisseaux sanguins qui lui donnent une couleur rougeâtre, pousse quelquefois devant elle la plèvre, et, enveloppée par cette membrane, vient faire saillie dans sa cavité sous la forme d'appendices ou de franges irrégulières qui ont une ressemblance grossière, mais assez exacte, avec la crête d'un coq. La graisse qui enveloppe le cœur, au contraire, est presque toujours d'un jaune pâle, et d'une consistance médiocre.

Je n'ai jamais observé, non plus que Corvisart, aucun symptôme qui m'ait paru dépendre directement de cette accumulation de la graisse. Je crois qu'il faudrait qu'elle fût extrême pour pouvoir produire quelque accident grave ; et ce n'est pas là l'altération dont j'entends parler sous le nom de *dégénération graisseuse du cœur*.

La dégénération graisseuse du cœur est l'infiltration de la substance musculaire par une matière qui présente toutes les propriétés physiques et chimiques de la graisse ; c'est une altération tout-à-fait semblable à la dégénération graisseuse que *Haller* (1) et *Vicq-d'A-zyr* (2) ont observée dans les muscles. Je n'ai jamais rencontré cette altération que dans une très petite partie du cœur, et seulement vers la pointe. La substance du cœur, dans le point ainsi altéré, est plus pâle que dans le reste de son étendue ; et, au lieu de la couleur rouge qui lui est naturelle, elle prend une couleur jaunâtre analogue à celle des feuilles mortes, et à peu près semblable, par conséquent, à celle de certains cœurs ramollis. Cette dégénération paraît procéder de dehors en dedans. Près de la cavité des ventricules, la texture musculaire du cœur est encore très reconnaissable ; un peu plus loin elle l'est moins, et vers la surface elle se confond, par des dégradations insensibles de consistance et de couleur, avec la graisse de la pointe du cœur. Cependant les parties dont la texture naturelle est encore le plus reconnaissable, bien séparées des graisses ambiantes et pressées entre deux feuilles de papier, les graissent fortement, et c'est en quoi l'on peut distinguer cette altération du simple ramollissement.

Je n'ai jamais vu une rupture du cœur déterminée par cette altération, non plus que par la disposition indiquée plus haut, et je ne connais aucun symptôme qu'on puisse lui attribuer (3).

---

(1) *Opuscul. pathol.*

(2) *OEuvres complètes*, édit. Moreau (de la Sarthe), t. v.

(3) Ainsi que nous l'avons dit dans une note précédente (p. 247), M. Cruveilhier pense que les ruptures du ventricule droit peuvent être le résultat de la transformation adipeuse du tissu du cœur ; mais il n'en rapporte aucun exemple, et, dans

CHAPITRE XV.

DES PRODUCTIONS CARTILAGINEUSES OU OSSEUSES DE LA SUBSTANCE MUSCULAIRE DU COEUR.

Je n'ai jamais rencontré l'ossification de la substance musculaire du cœur, et il n'existe dans les observateurs qu'un petit nombre d'exemples de cette affection. Corvisart a vu, chez un homme mort d'hypertrophie du ventricule gauche du cœur, la pointe de cet organe, « jusqu'à une certaine hauteur et dans toute l'épaisseur « de la substance, convertie en cartilage (1). » Les colonnes charnues du ventricule gauche participaient à la même affection (2). Haller (3) a trouvé, chez un enfant dont le cœur offrait un volume naturel, la partie inférieure du ventricule droit ossifiée ; les parties les

---

les faits cités précédemment, il n'en est aucun qui soit propre à appuyer cette manière de voir, si ce n'est peut-être celui observé par M. Grateloup (p. 247).　　　　M. L.

(1) Chez une femme morte à l'hôpital Cochin avec une ascite, j'ai trouvé le cœur dans l'état suivant : à la place du tissu charnu ordinaire, on observait dans la plus grande partie de la cloison des ventricules et en d'autres points de leurs parois, un tissu blanc, résistant, ayant la plus grande ressemblance avec le tissu fibreux accidentel, et en particulier avec celui qui forme dans l'utérus les tumeurs de ce nom : de petites masses cartilagineuses étaient disséminées en certains points de ce tissu.

ANDRAL.

(2) *Ouv. cité*, p. 171.

(3) *Opuscul. pathol.*

III.　　　　　　　　　　　　　　　　　17

plus charnues de l'oreillette gauche, les valvules sigmoïdes de l'artère pulmonaire et de l'aorte étaient dans
le même état. Filling a vu chez un asthmatique une
colonne charnue du ventricule gauche ossifiée (1).
M. Renauldin a publié, en 1816, une observation non
moins intéressante et plus détaillée (2).

Un étudiant en droit, âgé de trente-trois ans, très
adonné à l'étude, éprouvait, au moindre mouvement,
de vives et fréquentes palpitations de cœur. La région
de cet organe résonnait mal; le pouls avait de l'élévation. « La main appliquée sur la région de cet organe
« ressentait une sorte d'écartement des côtes; et lors-
« qu'on pressait, même légèrement, cette région, on
« occasionait une douleur très aiguë et qui durait long-
« temps après la compression. »

A l'ouverture du corps, on trouva « la masse du
« cœur extrêmement dure et pesante. Quand on vou-
« lut inciser le ventricule gauche, on éprouva une
« grande résistance causée par le changement total de
« cette partie charnue en une véritable pétrification
« qui avait une apparence sablonneuse en certains en-
« droits, et ressemblait dans d'autres à une cristallisa-
« tion saline. Les grains de cette espèce de sable,
« très rapprochés les uns des autres, devenaient plus
« gros à mesure qu'ils s'éloignaient de la superficie du
« ventricule, en sorte qu'ils se continuaient intérieu-
« rement avec les colonnes charnues. Ces dernières,

____

(1) HUFELAND, *Journal*, etc., xv, B. 1 st., p. 155.

(2) *Journal de Médecine*, par MM. Corvisart, Leroux et
Boyer, janvier 1816.

« aussi pétrifiées sans avoir changé de forme, avaient
« acquis un volume considérable. Plusieurs égalaient
« la grosseur de l'extrémité du petit doigt, et avaient
« l'air de véritables stalactites placées dans différentes
« directions. L'épaisseur totale du même ventricule
« était augmentée. Le ventricule droit, ainsi que les
« gros troncs artériels qui partent du cœur, ne présen-
« taient aucune trace de désorganisation. Les artères
« temporales, les maxillaires, une partie de la radiale,
« étaient ossifiées de chaque côté. »

Burns a vu, chez un sujet qui présentait une ossification du péricarde, quelques *colonnes charnues
du cœur transformées en une substance osseuse* (1).

Je suis persuadé qu'une induration osseuse ou cartilagineuse aussi étendue que celle qui avait lieu dans les
trois cas que je viens de citer pourrait être reconnue,
par le stéthoscope, à une augmentation très notable et
à quelques modifications particulières dans le bruit du
cœur. Je pense que les cas de cette nature sont du nombre de ceux où le bruit du cœur peut être entendu à une
certaine distance du malade.

On rencontre assez fréquemment sur les parois intérieures des ventricules, et particulièrement du ventricule gauche, des plaques cartilagineuses qui font

---

(1) Cette citation n'est pas exacte. Dans l'observation de
Burns (*ouv. cité*, p. 129), il est dit que *toute l'étendue du
péricarde recouvrant les ventricules, et les ventricules eux-
mêmes, excepté environ un pouce cube vers la pointe du cœur,
étaient ossifiés et fermes comme le crâne.*   M. L.

corps avec la membrane interne des ventricules, et paraissent interposées entre elle et la substance musculaire du cœur. Ces plaques, qui sont tout-à-fait de la nature des incrustations cartilagineuses que j'ai décrites ailleurs (1), ont rarement une certaine étendue, au moins quand elles ont une certaine épaisseur et une consistance vraiment cartilagineuse. On doit regarder comme une variété de ces incrustations la couleur blanche laiteuse et l'épaississement évident que présente la membrane interne du ventricule gauche dans une grande étendue, ce qui se voit assez souvent dans le cas d'hypertrophie : je ne les ai jamais trouvées à l'état osseux; mais on en trouve un exemple dans l'ouvrage de Kreysig (2).

L'ossification des oreillettes, dont on trouve quelques exemples dans les ouvrages de MM. Burns, Kreysig et Bertin, me paraît également devoir être rapportée, au moins pour le plus grand nombre des cas, aux incrustations. J'en ai rencontré plusieurs fois de peu étendues, et je n'ai jamais vu d'ossification de la substance musculaire des oreillettes.

---

(1) *Dictionn. des Scienc. médic.*, art. CARTILAGES ACCIDENTELS.

(2) *Ouv. cité*, vol. III, p. 43.

CHAPITRE XVI.

DES DIVERSES AUTRES PRODUCTIONS ACCIDENTELLES QUI PEUVENT SE DÉVELOPPER DANS LE CŒUR.

Le cœur est peut-être de tous les organes celui qui devient le plus rarement le siége des productions accidentelles de toutes les espèces, si l'on en excepte l'óssification.

J'ai rencontré trois ou quatre fois seulement des tubercules dans la substance musculaire du cœur. On ne trouve dans Bonet qu'un petit nombre d'exemples de tumeurs développées dans le cœur, qui paraissent se rapporter aux cancers ou aux tubercules (1). Columbus rencontra, à l'ouverture du corps du cardinal Gambara, deux tumeurs dures de la grosseur d'un œuf dans l'épaisseur du ventricule gauche (2). Laurent Marianus trouva, chez un jeune homme dont il communiqua l'histoire à Morgagni, des tubercules petits et nombreux implantés à la surface externe de l'oreillette droite (3). Ce sujet portait des tumeurs semblables, et beaucoup plus volumineuses dans le médiastin, à la racine des poumons, dans les glandes lymphatiques et dans le tissu cellulaire des parois abdominales et thoraciques.

M. Récamier m'a dit avoir trouvé le cœur converti en partie en matière squirrheuse, semblable à la couenne

---

(1) *Sepulchretum*, lib. ii, sec. vii, obs. 92 ; lib. ii, sect. i, obs. 2; lib. iii, sect. xxi, obs. 33.

(2) *De Re anatomicá*, lib. xv.

(3) *De Sedib. et Caus. morb.*, epist. lxxviii, art. 13.

du lard, chez un sujet qui avait, en outre, des tumeurs
cancéreuses dans le poumon. J'ai rencontré, depuis
quatre ans, deux cas de cancer encéphaloïde du cœur.
Dans l'un, la matière cancéreuse formait de petites
masses de la grosseur d'une aveline ou moindres, dans
la substance musculaire des ventricules. Dans l'autre,
elle était déposée, en forme de couches épaisses d'une à
quatre lignes, le long des vaisseaux coronaires, entre
le feuillet séreux du péricarde et le cœur lui-même.
MM. Andral et A. L. J. Bayle ont publié depuis peu
trois observations analogues (1); quelques autres l'ont
été plus récemment encore. De ces faits réunis on peut
conclure que les productions cancéreuses peuvent se
développer dans le cœur, de même que dans les autres
organes, sous deux formes principales, celle de tumeurs
isolées ou celle d'*infiltration interstitielle*, qui produisent ce que l'on appelle ordinairement une *transformation* de l'organe en substance cancéreuse. Cette
affection existe, au reste, rarement sans qu'il y ait des
productions semblables dans les autres organes et surtout dans les poumons.

Les kystes séreux se développent aussi très rarement
dans le cœur. Le plus souvent ils sont placés entre sa
substance musculaire et le feuillet de la membrane
interne du péricarde qui l'enveloppe. Baillou (2), Hou-
lier (3), Cordæus (4), Rolfinckius (5), Thébé-

---

(1) *Revue médic.*, mai 1824.
(2) *Sepulchret.*, lib., iii, sect. xxxvii, obs. 3, § 12.
(3) *De morb. intern.*, lib. ii, cap. xxix.
(4) *Sepulchret.*, sect. xxi, obs, 21, § 14.
(5) *Ibid.*, lib. ii, sect. viii, obs. 6.

sius (1), Fanton (2), Valsalva et Morgagni (3), en ont donné des exemples.

M. Dupuytren (4) a trouvé des kystes séreux développés dans l'épaisseur de l'oreillette droite, et faisant saillie dans sa cavité, qu'ils distendaient de manière à lui donner un volume égal à celui du reste du cœur.

Morgagni rapporte une observation d'après laquelle il est évident que des vers vésiculaires peuvent se développer dans le cœur. Il trouva, chez un vieillard mort d'une maladie aiguë, et qui n'avait jamais éprouvé ni palpitations, ni lipothymies, ni inégalités du pouls, un kyste de la grosseur d'une petite cerise, implanté à moitié dans les parois du ventricule gauche, et faisant saillie à sa surface. Ce kyste, incisé, laissa échapper « une petite membrane contenant de la mucosité « blanche, et dans laquelle on distinguait une *particule* « dure comme un tendon (5). » Il est impossible de méconnaître, dans cette description, les caractères du genre *cysticerque* : la petite *membrane* pleine de mucosité était la vessie caudale, et le *point* dur le corps replié sur lui-même. D'après le volume du ver, on peut présumer que c'était le *cysticercus finnus* (Rudolphi), d'autant plus que c'est presque le seul que l'on ait trouvé jusqu'ici chez l'homme (6).

---

(1) *Ephem. nat. Cur.*, cent. iv, obs. 115.

(2) *Obs. anat. med.*, xi et xv.

(3) *De Sed. et Caus. morb.*, epist. xxv, art. 15.—Epist. iii, art. 26.

(4) *Journal de Médecine*, de Corvisart, etc., t. v, p. 139.

(5) *De Sedib. et Caus. morb.*, epist. xxi, n° 4.

(6) J'ai cité, dans mon *Anatomie pathologique*, une observa-

CHAPITRE XVII.

DE L'ENDURCISSEMENT CARTILAGINEUX ET OSSEUX DES VALVULES DU COEUR.

———

ARTICLE PREMIER.

Caractères anatomiques de l'endurcissement des valvules.

La valvule mitrale et les valvules sigmoïdes de l'aorte sont sujettes à devenir le siége de productions cartilagineuses ou osseuses, qui augmentent irrégulièrement leur épaisseur, altèrent leur forme, et obstruent quelquefois presque complétement les ouvertures auxquelles elles sont placées. La valvule tricuspide et les sigmoïdes de l'artère pulmonaire présentent beaucoup plus rarement ces indurations, quoiqu'elles n'en soient pas tout-à-fait exemptes, comme le pensait Bichat. Morgagni (1) a trouvé, chez une vieille femme, la valvule tricuspide endurcie, et les valvules sigmoïdes de l'artère pulmonaire participant un peu à la même affection. Il a rencontré également, chez une jeune fille de seize ans, les sigmoïdes de l'artère pulmonaire agglutinées par

———

tion relative à des cysticerques que j'ai rencontrés une fois dans le cœur d'un homme, et j'ai rappelé, dans le même ouvrage, que j'en avais trouvé plusieurs fois dans des cœurs appartenant à des porcs ladres. ANDRAL.

(1) *De Sedib. et Caus. morb.*, epist. XXXVII, n° 16.

suite d'une induration cartilagineuse, de manière à rétrécir considérablement le diamètre de cette artère. Cette induration commençait, dans un point, à passer à l'état osseux. Le trou de Botal existait encore chez ce sujet, qui présentait les symptômes de ce qu'on a appelé depuis la *maladie bleue* (1).

Vieussens, Hunauld, Bertin père et Horn ont vu des exemples d'indurations osseuses ou cartilagineuses des valvules des cavités droites (2). De'tous les faits de ce genre, il n'y en a pas de plus extraordinaire que celui qui a été observé par Crüwel (3). Les valvules tricuspide et mitrale étaient cartilagineuses en plusieurs points; de petites concrétions osseuses étaient développées dans les parois des veines caves ; des lamelles osseuses s'étendaient de la base de l'oreillette droite au-dessous de la membrane interne du ventricule, dont quelques colonnes étaient ossifiées ; des lames plus minces et plus étroites, osseuses ou cartilagineuses, pénétraient en outre dans la substance musculaire des deux ventricules. Un petit corps globuleux, creux, percé de deux ouvertures à parois cartilagineuses, et en partie osseuses, était *enclavé* entre les valvules de l'artère pulmonaire. Il paraissait détaché depuis peu de la cloison inter-ventriculaire, et présentait encore à une de ses extrémités des filamens à franges, restes de cette adhérence. Quelques ossifica-

______

(1) *De Sedib. et Caus. morb.*, XVII, n° 12.

(2) KREYSIG et BERTIN, *ouv. cités*.

(3) *De Cordis et Vasor. osteogenesi in quadragenario observata.* Halæ, 1765.

tions existaient, en outre, dans le péricarde, qui adhérait au cœur.

Corvisart a rencontré deux fois l'endurcissement cartilagineux de la base de la valvule triscuspide, et on en trouve un autre exemple dans le journal qui porte son nom (1), observé chez un général anglais.

Burns rapporte aussi un exemple (2) d'ossification de quelques points de la valvule tricuspide. M. Bertin dit avoir rencontré cette altération quatre fois en vingt ans, et toujours à l'état cartilagineux. Il a publié un de ces cas, dans lequel « les lames de la valvule tricuspide, « dures, épaisses et réunies par leurs bords, formaient « une espèce de cloison cartilagineuse percée dans son « milieu d'un trou où l'on pouvait à peine introduire « le bout du petit doigt (3). » J'ai trouvé moi-même quelquefois de légères incrustations cartilagineuses, soit à la base, soit aux pointes de la valvule tricuspide et des sigmoïdes de l'artère pulmonaire. Une seule fois j'ai trouvé ces incrustations à l'état osseux ou plutôt *pétré*; et on peut remarquer que, dans presque tous les cas que je viens de citer, l'induration des valvules du côté droit était seulement cartilagineuse.

C'est surtout chez les sujets qui présentaient une communication contre nature entre les cavités du cœur que l'on a trouvé les valvules du côté droit cartilagineuses

---

(1) *Journal de Médecine*, par MM. Corvisart, etc., t. xix, p. 468.

(2) *Ouv. cité*, chap. 1, p. 31.

(3) *Ouv. cité*, obs. 54.

ou osseuses. M. Bertin rapporte un cas de ce genre qui lui a été communiqué par M. le docteur Louis, et dans lequel il existait une petite ouverture de deux lignes entre le ventricule droit et l'origine de l'aorte. Une partie de la valvule tricuspide était ossifiée, et les sigmoïdes de l'artère pulmonaire formaient une sorte de bourrelet fibreux dont l'ouverture avait à peine deux lignes et demie (1). Dans un autre cas observé par M. Bertin lui-même, le trou de Botal existait, et l'orifice de l'artère pulmonaire était « fermé par une cloison horizontale « percée d'un trou de deux lignes et demie de dia- « mètre (2). »

Il est très probable, d'après le rapprochement de ces faits, que l'action du sang artériel a une grande influence sur la production des ossifications du cœur, et on n'en peut guère douter si l'on considère leur extrême fré-quence dans les valvules du côté gauche. J'ai trouvé quelquefois de légères incrustations cartilagineuses, soit à la base, soit sur les pointes de ces valvules.

L'endurcissement cartilagineux de la valvule mitrale affecte quelquefois seulement les bandes ou zones fibreuses qui se trouvent dans la duplicature de sa base. Il présente alors l'aspect d'un bourrelet assez lisse, quoique inégal, qui rétrécit l'ouverture auriculo-ventriculaire. La consistance de ce bourrelet est quelquefois tout-à-fait semblable à celle d'un cartilage diarthrodial ou des car-tilages des côtes ; d'autres fois elle est moindre, et cons-titue alors une incrustation cartilagineuse imparfaite, de

----

(1) *Ouv. cité*, obs. 57.
(2) *Ibid.*, obs. 56.

l'espèce de celles que j'ai décrites ailleurs (1). Dans d'autres cas, des incrustations cartilagineuses semblables épaississent inégalement le bord libre, le milieu, ou même la presque totalité de la valvule; mais, en général, elles offrent plus d'épaisseur vers les pointes ou à la base que partout ailleurs.

L'endurcissement osseux se présente avec les mêmes circonstances quant au siége, et il offre encore plus d'inégalité quant à l'épaisseur. Formé primitivement, comme les incrustations cartilagineuses, dans la duplicature de la membrane qui forme la valvule, il la perce assez souvent par ses points les plus saillans, et l'ossification baigne à nu dans le sang, et présente une surface rugueuse qui a fait croire à quelques observateurs à l'existence d'une carie. Je ne crois pas que ces ossifications en soient susceptibles, car elles ne sont jamais parfaites; elles offrent une couleur plus blanche et une plus grande opacité que le tissu osseux naturel; elles se broient plus facilement, et le phosphate calcaire y prédomine évidemment davantage; aussi ces ossifications ont-elles été souvent désignées par plusieurs auteurs sous le nom de *pierres* ou de *calculs*. Elles ressemblent effectivement beaucoup à de petites pierres récemment brisées et extrêmement inégales, surtout lorsque, présentant un grand nombre d'aspérités elles ont percé et détruit dans une assez grande surface la membrane qui les recouvrait originairement.

Lorsque l'ossification affecte le bord de la valvule

(1) *Dictionn. des Scienc. médic.*, art. CARTILAGES ACCIDENTELS.

mitrale, les languettes qui la composent sont souvent réunies et comme soudées ensemble ; et le rétrécissement qui en résulte, en forme de canal ou de fente, est quelquefois assez considérable pour laisser à peine passer une lame de couteau ou une plume d'oie. Dans un cas de cette espèce, Corvisart a trouvé l'orifice auriculo-ventriculaire réduit à un canal de trois lignes de diamètre, et coudé comme le conduit carotidien du temporal, à raison de l'épaississement considérable qu'avait pris la valvule mitrale ossifiée (1).

Quelquefois, quoique rarement, les cordes tendineuses qui unissent la valvule mitrale au ventricule gauche participent à l'induration cartilagineuse ou osseuse de cette valvule. Corvisart a même vu une fois l'ossification s'étendre à la totalité de l'un de ses piliers (2).

L'ossification des valvules sigmoïdes aortiques peut, comme celle de la mitrale, commencer par leur base ou par leur bord libre : au moins, la fréquence et l'épaisseur plus grande dans ces deux parties, et la rareté comparative de l'ossification de la partie moyenne semblent-elles indiquer que l'ossification commence par l'un ou l'autre de ces points. L'ossification du bord libre des sigmoïdes paraît prendre plus particulièrement son origine dans les petites tubérosités qu'on remarque à leur partie moyenne, et qui sont connues sous le nom de *tubercules d'Arantius*.

Lorsque l'ossification n'occupe que le bord libre des

---

(1) *Ouv. cité*, p. 214.
(2) *Ibid.*, p. 212.

valvules sigmoïdes, ou lorsque leur base, quoique également ossifiée, ne présente pas un épaississement considérable, et que la partie moyenne de la valvule est encore libre dans une certaine étendue, cette valvule peut encore s'élever et s'abaisser un peu, et ne gêner la circulation que jusqu'à un certain point. Mais lorsque l'ossification est très étendue, les valvules se soudent et se confondent; elles se courbent et se roulent sur elles-mêmes, soit dans le sens de leur concavité, soit même dans celui de leur convexité, de manière à imiter grossièrement la forme de certaines coquilles. Dans cet état, elles deviennent immobiles, et, suivant le sens dans lequel elles se trouvent recourbées, ou elles restent appliquées le long des parois de l'aorte et n'opposent alors aucun autre obstacle au cours du sang que l'épaisseur de l'ossification, ou elles demeurent fixées dans l'état d'abaissement, et rétrécissent considérablement l'orifice aortique. Assez ordinairement, sur les trois valvules il s'en trouve une recourbée en sens différent des deux autres. Corvisart a vu un cas dans lequel les trois valvules étaient ossifiées dans le sens de l'abaissement, et n'auraient laissé au sang, pour passer du ventricule dans l'aorte, qu'une fente extrêmement étroite, si l'une des valvules, quoique ossifiée et très épaissie, n'avait encore conservé vers sa base assez de mobilité pour exécuter un mouvement de bascule qui augmentait d'une ou deux lignes la largeur de cette fente (1). M. Bertin a vu une ossification des trois sig-

____

(1) *Ouv. cité*, p. 220.

moïdes aortiques, dont une avait acquis la grosseur d'un œuf de pigeon (1).

Épaississement osseux et cartilagineux de la membrane interne du cœur. — La membrane interne qui tapisse les ventricules du cœur est d'une telle ténuité que quelques anatomistes ont cru devoir nier son existence ; mais dans le cas pathologique dont nous allons parler, elle devient tout-à-fait évidente et facile à démontrer par la dissection. Il est assez commun de trouver cette membrane légèrement mais inégalement épaissie dans une partie des parois du ventricule gauche, et particulièrement aux environs de ses orifices. Dans ces points la membrane acquiert une couleur blanche laiteuse ou légèrement jaunâtre et une opacité qui la font facilement distinguer. La texture de ces points épaissis est semblable à celle des cartilages, mais avec un moindre degré de consistance. Je ne pense pas que ces indurations soient dues à un épaississement réel de la membrane, mais bien plutôt à la formation d'un cartilage imparfait accidentel, de forme aplatie, développé entre la surface adhérente de la membrane et les fibres musculaires du cœur. Cette position de semblables productions accidentelles cartilagineuses ou osseuses, que j'ai déjà désignée plusieurs fois dans le cours de cet ouvrage et ailleurs (2), sous le nom d'*incrustation*, me paraît être le résultat d'une loi de l'économie applicable à toutes les plaques cartilagineuses et osseuses que l'on trouve

---

(1) *Ouv. cité*, obs. 53.

(2) *Dictionn. des Scienc. médic.*, art. CARTILAGES ACCIDENTELS.

fréquemment à la surface des membranes et des organes qu'elles revêtent, tels que la plèvre, le péritoine, le poumon, la rate, les artères, etc. Les incrustations des valvules du cœur elles-mêmes paraissaient naître toujoursdans leurs du plicatures ; et, quand elles ne sont pas encore très volumineuses, on peut détacher la membrane interne de leur surface, dans quelques parties. J'ai réussi quelquefois à en faire autant pour les épaississemens de la membrane interne du ventricule gauche. Je n'ai jamais observé ces derniers à l'état osseux : mais l'observation de Crüwell, que j'ai citée plus haut, paraît en offrir un exemple. On en trouve quelques autres dont la description laisse également quelque chose à désirer, dans des observateurs plus modernes. Kreysig en rapporte un exemple tout-à-fait incontestable (1). Nous examinerons, à l'article des incrustations semblables de l'aorte, ce que l'on sait relativement à l'origine de ces productions.

ARTICLE II.

Signes de l'induration cartilagineuse ou osseuse des valvules.

Les signes de l'ossification de la valvule mitrale diffèrent peu de ceux qui annoncent celle des valvules sigmoïdes. Le principal signe de l'ossification de la valvule mitrale est , suivant Corvisart, « un bruissement « particulier difficile à décrire, sensible à la main « appliquée sur la région précordiale (2). »

---

(1) *Ouv. cité*, vol. III, p. 43.
(2) *Ibid.*, p. 240.

Ce *bruissement* n'est autre chose que le frémissement cataire dont nous avons déjà parlé (pag. 122). Ce signe se rencontre effectivement très souvent lorsque l'ossification de la valvule mitrale ou des sigmoïdes de l'aorte est portée à un haut degré : mais, comme nous l'avons déjà dit, il peut exister, quoique les valvules soient tout-à-fait saines, et il manque presque toujours lorsque l'induration osseuse ou cartilagineuse n'est pas portée assez loin pour obstruer notablement les passages.

Le bruit de soufflet accompagne beaucoup plus constamment l'ossification des valvules ; il est inhérent à la contraction de l'oreillette gauche lorsque la valvule mitrale est affectée, et à celle du ventricule quand l'induration affecte les sigmoïdes de l'aorte. Mais ce phénomène manque aussi lorsque l'affection est légère; et, comme il est d'ailleurs très commun dans les cœurs tout-à-fait sains, on n'en peut rien conclure comme signe du cas dont il s'agit, que quand il se trouve joint à d'autres circonstances propres à confirmer le diagnostic : ainsi, quand le bruit de soufflet, de lime ou de râpe persévère d'une manière continue ou même intermittente, pendant plusieurs mois, dans l'oreillette gauche, quand il n'existe que là, quand il a lieu même dans les momens de calme et après un long repos, quand il diminue à peine après la saignée, ou quand, en disparaissant, dans cette circonstance, il laisse encore quelque chose d'âpre dans le bruit de la contraction de l'oreillette, quand surtout le frémissement cataire s'y joint, on peut affirmer qu'il y a rétrécissement de l'orifice auriculo-ventriculaire gauche, rétrécissement qui est plus souvent dû à l'ossification de la valvule mitrale qu'à toute autre cause. Si les mêmes phénomènes ont lieu avec les mêmes circonstances dans le ventricule gauche, on pourra de même affirmer qu'il y a rétrécissement de l'orifice de l'aorte. J'ai reconnu trois ou quatre fois à ces signes, depuis quatre ans , les lésions dont il s'agit. On trouve trois exemples du même diagnostic, également vérifié par l'autopsie, dans l'ouvrage de M. Bertin (1) , et un autre dans le recueil d'observations publié par le docteur John Forbes (2). Mais si ces phénomènes n'ont lieu que pendant un temps , même assez long, deux ou trois mois, par exemple , ou s'ils accompagnent le redoublement d'une autre maladie nerveuse ou organique du cœur, on ne doit plus y avoir confiance, puisque tous les faits que nous avons exposés ci-dessus prouvent que les phénomènes dont il s'agit ne sont pas dus , comme on pourrait le soupçonner au premier abord , au passage du sang sur une surface plus ou moins raboteuse, mais bien à l'énergie spasmodique que doit acquérir la contraction musculaire pour vaincre l'obstacle opposé par le rétrécissement. Or, toutes les causes autres qu'un rétrécissement , qui peuvent déterminer la contraction spasmodique du cœur , peuvent également produire le bruit de soufflet et le frémissement cataire. Sous ce rapport, j'ai attaché , dans la première édition de cet ouvrage , trop d'importance comme signes à l'existence du frémissement cataire et du bruit

(1) *Ouv. cité* , obs. 49, 50 , 51.

(2) *Original cases with dissections and Observations illustrating the use of the stethoscope, etc.* , obs. 7. London , 1824.

de soufflet, que je ne connaissais encore que très imparfaitement (1).

Au reste, un léger degré d'induration cartilagineuse, pétrée ou calcaire, des valvules peut exister longtemps sans altération sensible dans la santé et même dans l'ac-

---

(1) Il ne faudrait pas, en effet, attacher trop d'importance comme signes à l'existence du *bruit de soufflet ;* mais je crois, comme je l'ai déjà dit (p. 107), qu'on peut avoir quelque confiance dans le *bruit de râpe* accompagné du frémissement cataire. Je suis surpris que mon cousin n'ait pas fait cette distinction. Le bruit de soufflet n'acquiert que bien rarement, et seulement par intervalles, les caractères du bruit de râpe. Quand ce dernier existe, on peut être sûr qu'il y a un obstacle au cours du sang par suite de quelque affection des valvules. Mais il peut arriver que l'obstacle existe, et qu'il n'y ait pas de bruit de râpe. J'ai trouvé plusieurs fois les sigmoïdes de l'aorte ossifiées chez des sujets dont les battemens du cœur n'avaient offert aucune anomalie, si ce n'est peut-être une augmentation d'impulsion. Je n'ai pas souvenir d'avoir trouvé la mitrale ossifiée sans qu'il y eût quelque altération dans la contraction des oreillettes, ou, en d'autres termes, dans le second bruit du cœur.

Je ferai remarquer encore, à ce propos, combien ce bruit de râpe coïncidant tantôt avec la contraction des ventricules, et tantôt avec celle des oreillettes, c'est-à-dire avec le premier ou le second bruit du cœur, suivant que l'induration a son siége dans les valvules sigmoïdes ou dans la valvule mitrale, déconcerte les objections de M. Turner sur la cause du second bruit du cœur (*Voy.* plus haut, p. 48). Je suis surpris même que cet honorable professeur n'ait pas été tout d'abord arrêté par cette réflexion, ou n'ait pas commencé par nous dire comment il comprenait le bruit de soufflet ou de râpe coïncidant avec le second bruit du cœur, sans rapporter ce dernier à la contraction des oreillettes.   M. L.

tion du cœur, et, avec des moyens hygiéniques et des saignées faites à propos, on peut souvent prolonger longtemps l'existence de malades qui présentent tous les signes d'un rétrécissement considérable des orifices du cœur. L'observation suivante en offrira la preuve.

Obs. XLVIII. *Maladie du cœur. — Bruit de râpe et frémissement cataire pendant la contraction des oreillettes du cœur.* — Louis Ponsard, âgé de seize ans, jardinier, d'une taille un peu au-dessous de la moyenne, d'une forte constitution, d'un embonpoint musculaire et graisseux remarquable, et ayant toutes les apparences de la santé la plus florissante, entra à l'hôpital Necker le 11 février 1819, se plaignant d'oppression et de palpitations de cœur. Ces accidens duraient depuis deux ans ; ils avaient commencé tout-à-coup un jour que le malade était occupé à voiturer de la terre dans une brouette. Des battemens violens du cœur, accompagnés d'oppression, de crachement de sang et d'hémorragie nasale, et survenus sans aucune incommodité préalable, le forcèrent de s'arrêter au milieu de son travail. Ces accidens se calmèrent par le repos ; mais ils reparurent depuis toutes les fois que le malade essaya de se livrer de nouveau à des exercices un peu pénibles. Il changea alors de métier, et entra dans une manufacture de papier. L'occupation qu'on lui donna étant encore trop fatigante, les accidens devinrent plus fréquens. Le lendemain de son entrée à l'hôpital, il présenta les symptômes suivans :

La respiration s'entendait très bien dans toutes les parties de la poitrine, qui d'ailleurs résonnait bien partout; la main, appliquée sur la région du cœur, en sentait les battemens avec assez de force, et percevait en outre la sensation que nous avons exprimée sous le nom de *frémissement cataire*. Ce frémissement n'était pas tout-à-fait continu, mais avait lieu par saccades régulières, également longues, sans intermittences. Elles n'étaient pas isochrones au pouls, et paraissaient plutôt alterner avec lui.

Cette sensation ne consistait pas seulement dans la perception du tact, il semblait aussi que l'ouïe y fût pour quelque chose, quoiqu'on n'entendît rien en retirant la main. Le stéthoscope, appliqué entre les cartilages des cinquième et septième côtes gauches, faisait entendre les contractions du cœur de la manière suivante : La contraction de l'oreillette, extrêmement prolongée, se faisait avec un bruit sourd, mais fort et tout-à-fait semblable à celui d'un coup de lime donné sur du bois. Ce bruit était accompagné d'un frémissement sensible à l'oreille, et qui était évidemment le même que celui que l'on sentait à la main. A la fin de la contraction, on distinguait, à un bruit plus éclatant, accompagné d'impulsion, et tout-à-fait isochrone au pouls, la contraction du ventricule, qui était des trois quarts plus courte. Ce bruit avait aussi quelque chose de dur et d'âpre.

Sous la partie inférieure du sternum, les contractions du cœur se présentaient d'une manière tout-à-fait différente. L'impulsion du ventricule droit était très forte; sa contraction, accompagnée, en outre, d'un son assez marqué, était d'une durée ordinaire, c'est-à-dire deux fois plus longue que celle de l'oreillette. Le bruit de cette dernière était un peu obtus, mais sans rien d'analogue au frémissement observé à gauche.

Le cœur s'entendait au-dessous des deux clavicules et dans les deux côtés de la poitrine, mais faiblement, surtout à droite. Dans toute l'étendue du sternum, et dans le côté droit, ainsi que sous la clavicule gauche, les contractions du cœur présentaient le même rhythme que sous la partie inférieure du sternum. Dans le côté gauche, au contraire, on entendait le bruissement de l'oreillette gauche décrit ci-dessus, mais beaucoup plus faiblement qu'à la région précordiale gauche (1).

D'après ces signes, je portai le diagnostic suivant : *Ossification de la valvule mitrale ; légère hypertrophie du ventricule gauche ; peut-être légère ossification des valvules sigmoïdes de l'aorte ? hypertrophie forte du ventricule droit.*

Le pouls était assez fort et très régulier ; la face n'avait d'autre coloration que celle que donne la jeunesse et la santé ; la langue était belle, l'appétit assez bon, les selles et les urines dans l'état naturel. Il n'y avait jamais eu d'infiltration des extrémités ; mais le sommeil était ha-

---

(1) D'après cet exemple, ainsi que d'après quelques autres observations analogues, je pense que, lorsqu'on entend les battemens du cœur dans les deux côtés, on n'entend dans chacun d'eux que ceux de l'oreillette et du ventricule correspondant ; que sous le haut du sternum et les deux parties antérieures supérieures de la poitrine, au contraire, on entend les battemens des deux côtés du cœur à la fois. Ici on ne pouvait, par cette raison, distinguer dans ces derniers points le bruissement de l'oreillette couvert par le son plus éclatant des cavités droites.

Note de l'auteur.

bituellement troublé par des rêves effrayans, et le malade ne pouvait se livrer à aucun exercice pénible, ni même marcher un peu vite, sans éprouver des palpitations fortes et se sentir menacé de suffocation.

Quatre saignées pratiquées à quelques jours d'intervalle soulagèrent considérablement le malade. Dès la première, le pouls devint plutôt faible que fort, et ce caractère n'a pas changé depuis. Immédiatement après chaque saignée, le frémissement cataire cessait d'être sensible à la main, et le bruissement de l'oreillette, au lieu d'être analogue à un coup de lime, devenait semblable au bruit d'un soufflet dont on maintient la soupape ouverte avec le doigt. Même après la saignée, l'impulsion du ventricule droit était toujours très forte.

Après un mois de séjour à l'hôpital, le malade étant fort bien, à son avis, demanda sa sortie. Il revint plusieurs fois me consulter, et je le fis saigner de temps en temps.

En 1822, il est venu me consulter de nouveau. Il a abandonné le métier de jardinier et est devenu domestique d'un prêtre qui ne lui fait faire que des travaux peu pénibles. Depuis ce temps, il souffre peu : les mêmes symptômes existent; mais ils sont moins fortement prononcés.

L'ossification, et surtout l'induration cartilagineuse des valvules du côté gauche du cœur, n'est pas rare à un léger degré; mais elle l'est beaucoup à un degré tel qu'elle gêne notablement la circulation, et puisse donner des signes de son existence. Cette assertion peut paraître contradictoire à celle de Corvisart, qui regarde l'endurcissement cartilagineux ou osseux des valvules sigmoïdes aortiques surtout comme la plus fréquente des altérations organiques du cœur. Cette contradiction n'est cependant qu'apparente. Je ne regarde point l'ossification des valvules comme une chose rare. Je puis même rendre témoignage de l'exactitude de l'assertion de Corvisart pour le temps dans lequel il observait. La plupart des observations consignées dans son ouvrage ont été recueillies à l'époque où je suivais ses leçons; et dans l'espace d'environ trois ans, j'ai vu à sa clinique plus d'ossifications graves des valvules que je n'en ai rencontré dans les vingt années qui se sont écoulées depuis.

Cette lésion organique n'est pas la seule des maladies chroniques qui présentent des inégalités de fréquence en différens temps. Beaucoup d'autres affections que l'on ne regarde pas communément comme soumises à l'influence de la constitution médicale sont réellement beaucoup plus fréquentes dans certains temps que dans d'autres. Parmi les maladies organiques chroniques, le cancer de l'estomac me paraît aussi beaucoup plus rare depuis quelques années. J'en dirai autant de plusieurs espèces de productions accidentelles du nombre de celles que l'on confond communément sous le nom de *cancers*, et que je n'ai pas revues une seule fois depuis neuf ans, quoique j'eusse vu chacune d'elles plusieurs fois dans le cours de chaque année antérieure. Je n'ai rencontré que chez un seul sujet, dans le même espace de temps, la variété des tubercules commençans que Bayle a décrite sous le nom de *granulations mi-*

liaires, et dont il a parlé comme d'une chose assez commune.

On peut faire la même remarque relativement à plusieurs espèces de maladies nerveuses, et entre autres la manie, l'épilepsie, les rachialgies et même la rachialgie saturnine. Bayle avait remarqué que cette dernière maladie était plus commune de temps en temps, sans qu'on pût attribuer cette fréquence à des travaux plus considérables que de coutume dans les arts où l'on emploie le plomb. Je sais que les différences dont je viens de parler peuvent quelquefois tenir à des circonstances indépendantes de la fréquence relative réelle des maladies ; que le hasard ou la confiance du public peuvent quelquefois présenter à un médecin un plus grand nombre de maladies semblables que celui qui sera observé dans le même temps par ses confrères ; mais cependant cette inégalité de fréquence me paraît trop constante et trop marquée dans les hôpitaux, pour qu'elle ne tienne pas à des causes plus générales.

L'exactitude de l'assertion de Laënnec, relativement au cancer de l'estomac, qui serait, selon lui, moins fréquent qu'autrefois, me paraît au moins fort douteuse, et, pour ma part, je ne saurais l'admettre comme fondée. Je sais bien qu'il y a des temps où chaque observateur rencontre coup sur coup, en quelque sorte, des lésions organiques de même nature ; puis beaucoup de temps s'écoule, sans qu'il retrouve ces mêmes lésions : mais c'est là un pur effet du hasard ; et si Laënnec s'était enquis, par exemple, auprès de ses confrères qui observaient dans d'autres hôpitaux, si le cancer d'estomac, qu'il regarde comme devenu plus rare, était aussi souvent rencontré par eux, il me paraît très vraisemblable que les uns eussent été de son avis , et que d'autres, au contraire , eussent professé une opinion inverse , et cela en raison du nombre variable de cas observés par chacun. Il paraîtra , du reste , assez naturel que Laënnec s'étant beaucoup plus occupé, pendant le laps de temps qu'il indique ici, des maladies de la poitrine que de celles de l'abdomen, moins d'affections des organes abdominaux aient fixé son attention ; et les observant moins , il aura conclu à tort à leur plus grande rareté. Il n'est presque pas d'auteurs de monographie qui n'imprime , dans son avant-propos, que la maladie qui a fait l'objet spécial de ses recherches est une des plus fréquentes qui sévissent sur l'espèce humaine ; et presque toujours cette fréquence est exagérée par lui : ce qu'il a vu le trompe à cet égard.

Quant à ce que dit Laënnec, un peu plus bas, du plus grand nombre de coliques saturnines qu'on observe dans certains temps, je suis de son avis; mais je n'en suis plus, lorsqu'il avance qu'on ne saurait trouver la cause de cette variété de fréquence : je l'ai toujours trouvée, cette cause, dans quelques circonstances qui ont pour résultat de modifier le travail auquel se livrent les ouvriers qui manient le plomb. Nul doute qu'autour de nous ne se développent, de temps en temps, des conditions qui nous restent inconnues, et qui ont pour effet d'apporter de notables modifications dans la nature des maladies et dans leurs symptômes ; c'est là ce qui crée les diverses constitutions médicales, dont on ne saurait nier la réalité. Ainsi, le choléra, qui vient de faire le tour du globe, est le fruit d'une de ces constitutions. Mais il faut prendre garde d'abuser d'une semblable expression , et ne pas se dispenser, sous une aussi commode égide, de rechercher toutes les circonstances appréciables sous l'influence desquelles une maladie peut se développer ou se modifier. S'il arrive un jour que toutes ces circonstances puissent être saisies, le mot si controversé et si diversement interprété de *constitution médicale* devra être rayé de notre langage.

Ce n'est pas seulement en s'opposant à la libre sortie du sang des diverses cavités du cœur, que les maladies des valvules peuvent gêner la circulation, et devenir, pour cet organe, une cause d'anévrysme. Il est un autre cas qui n'a été étudié que depuis Laënnec, et dans lequel les valvules sont altérées de telle sorte qu'elles ne peuvent plus s'opposer au reflux du sang dans la cavité qu'il vient de quitter; elles sont donc devenues insuffisantes pour remplir l'usage auquel elles sont destinées, et, en raison de cette circonstance, la maladie qui en résulte est aujourd'hui connue généralement sous le nom d'*insuffisance des valvules*.

Plusieurs altérations, de nature différente, peuvent empêcher l'occlusion complète des valvules, et amener ainsi leur insuffisance. Ces altérations sont spécialement les suivantes :

1° La déformation des valvules, soit par suite de l'épaississement et de l'induration qu'a subie leur tissu, soit par suite du dépôt cartilagineux ou osseux dont elles sont devenues le siége. Souvent alors ces réplis membraneux perdent leurs dimensions accoutumées; leurs bords libres cessent de se toucher, et quelquefois même ils sont devenus comme des corps immobiles, qui ne peuvent plus ni s'abaisser, ni s'élever, que d'une manière au moins très incomplète.

2° Le raccourcissement des tendons qui, des colonnes charnues, se portent aux valvules tricuspides ou mitrale. Ce cas rare a été vu et décrit par le docteur Hope.

3° Des végétations, qui, développées sur l'une ou sur l'autre face des valvules, et surtout près de leur bord libre, en gênent les mouvemens, et s'opposent à leur complet redressement.

4° Une destruction plus ou moins étendue des valvules du côté de leur bord libre : une endocardite aiguë ou chronique peut amener cette sorte d'altération.

5° La perforation de ces mêmes valvules en un ou en plusieurs points de leur étendue : il en résulte un reflux du sang, plus ou moins considérable suivant la grandeur et le nombre des ouvertures accidentelles qui se sont ainsi formées.

6° La rupture ou la déchirure des valvules. Cette sorte d'altération, ainsi que la précédente, m'ont paru succéder, toutes les fois que je les ai rencontrées, soit à une ulcération qui commençait sur l'une des faces des valvules, et qui s'étendait en profondeur, soit à un ramollissement et à une augmentation de friabilité du tissu des valvules.

7° L'adhérence d'une ou de plusieurs des valvules sigmoïdes à la surface interne de l'artère à laquelle elles appartiennent. Je n'ai jamais constaté ce genre de lésion dans l'artère pulmonaire, mais je l'ai plus d'une fois trouvé dans l'aorte. Les valvules adhérentes ne peuvent plus se soulever à chaque diastole du ventricule gauche ; et celui-ci, chaque fois qu'il se dilate, doit dès lors se laisser pénétrer par le sang qu'il avait chassé de sa cavité par sa contraction précédente. J'ai vu de ces cas où une valvule entière était ainsi maintenue immobile dans presque toute son étendue sur l'aorte : j'ai vu plus fréquemment des cas où l'adhérence, beaucoup plus limitée, n'avait lieu qu'en un ou deux points, à l'aide de brides de longueur variable. Dans ces cas divers, comment méconnaître un travail inflammatoire qui a laissé ces adhérences comme traces de son passage?

8° Une largeur trop grande des orifices artériels. Cette cause d'insuffisance valvulaire me paraît avoir été, jusqu'à présent, plutôt supposée que réellement observée ; en effet, dans les cas où les artères qui partent des ventricules du cœur viennent à prendre une aire plus considérable ; les valvules sigmoïdes doivent s'agrandir à mesure, et suivre, dans leur développement, celui de l'artère à l'origine de laquelle elles se trouvent placées ; elles ne sauraient donc, en pareil cas, devenir insuffisantes.

9° Un vice congénital dans la conformation des orifices du cœur ou des valvules qui les bordent. Cette conformation peut être telle, qu'en se redressant ces replis ne s'adaptent pas exactement par leurs bords libres, d'où résultera encore leur insuffisance. De pareils cas, du reste, me paraissent être fort rares; on en a cependant observés.

L'insuffisance des valvules, due aux causes diverses que je viens de mentionner, a été observée aux divers orifices du cœur: on l'a bien plus souvent constatée à gauche qu'à droite, et en cela elle suit la loi de toutes les autres altérations de l'endocarde.

Les valvules du cœur ne peuvent pas devenir insuffisantes, sans qu'il en résulte un certain nombre de phénomènes, que la théorie pouvait facilement prévoir, et dont l'observation constate la réalité.

Et d'abord, s'il arrive qu'une cavité quelconque du cœur reçoive pendant sa dilatation, par le fait d'une insuffisance valvulaire, une partie du sang qui vient d'en sortir, en surplus de celui qui doit normalement y affluer, il doit en résulter, pour les parois de cette cavité, la nécessité de se contracter avec plus de vitesse et d'énergie, pour se débarrasser de l'excès de sang qu'elle a reçue; et ainsi, l'on verra peu à peu le cœur s'hypertrophier, et ses cavités se dilater, absolument comme dans le cas où, par suite du rétrécissement d'un de ses orifices, le sang contenu dans la cavité située au-dessus de ce dernier exige un plus grand effort de la part du cœur pour en être chassé complétement. L'insuffisance valvulaire doit donc, au bout d'un temps plus ou moins long, produire les divers accidens auxquels donnent naissance soit l'hypertrophie des parois du cœur, soit la dilatation de ses cavités avec rétrécissement de ses orifices ou auriculo-ventriculaires ou artériels.

Mais, de plus, l'insuffisance valvulaire développe d'autres phénomènes qui lui appartiennent beaucoup plus exclusivement, et qui peuvent devenir autant de signes à l'aide desquels il devient possible de diagnostiquer une pareille affection.

Ces phénomènes peuvent être observés ou à la région même du cœur, ou sur le trajet des différentes artères.

A la région du cœur, l'on reconnaît l'existence du bruit de

soufflet. Le moment du battement du cœur pendant lequel on entend ce bruit, et le lieu où on l'entend , peuvent faire découvrir plus ou moins sûrement quel est l'orifice dont les valvules sont devenues insuffisantes.

Si le bruit de soufflet est perçu pendant le premier des deux bruits que l'on entend pendant chaque battement du cœur, l'insuffisance, en supposant qu'elle existe, doit avoir pour siége, les valvules tricuspide ou mitrale. S'il a lieu pendant le second bruit, c'est dans les valvules sigmoïdes qu'il faut placer l'insuffisance; en supposant toujours que d'autres signes portent à admettre cette insuffisance, car nous savons, du reste, que bien d'autres lésions peuvent donner naissance au bruit de soufflet.

La théorie de la production du bruit de soufflet par l'insuffisance valvulaire explique sa manifestation pendant les momens déterminés de chaque battement du cœur qui viennent d'être indiqués. On ne peut effectivement concevoir, en pareil cas, l'apparition du bruit de soufflet, qu'en admettant qu'en entrant, contre les lois de son cours, soit dans les ventricules, soit dans les oreillettes, le sang exerce sur les valvules qu'il traverse à rebours un frottement qui se traduit à notre oreille par une sensation de souffle. Si donc l'insuffisance existe dans les valvules qui bordent les orifices auriculo-ventriculaires, c'est pendant la systole des ventricules que le sang refluera dans les oreillettes; et, par conséquent, c'est pendant la durée du premier bruit du cœur que le bruit de soufflet devra être entendu , soit faible, et marquant seulement la fin de la contraction du ventricule , soit intense, et couvrant tout le premier bruit du cœur. Si, au contraire, l'insuffisance réside dans les valvules artérielles , ce sera pendant la diastole des ventricules que le sang refluera de l'aorte ou de l'artère pulmonaire dans ceux-ci; et, par conséquent, ce sera pendant la durée du second bruit du cœur que le souffle apparaîtra. On comprend maintenant que des cas plus complexes peuvent se présenter : tel est celui où deux orifices présenteraient à la fois une insuffisance; tel est encore celui où, en même temps, par exemple, que les valvules sigmoïdes de l'aorte seraient devenues insuffisantes, la valvule mitrale ou l'orifice qu'elle borde seraient altérés de manière à empêcher le sang d'arriver librement dans le ventricule gauche: dans ces cas divers, un double bruit de soufflet pourrait se faire entendre.

Le lieu où l'on perçoit le bruit de soufflet est une autre circonstance qu'il faut prendre en considération, lorsqu'il s'agit de déterminer à quel orifice du cœur existe l'insuffisance. Un interne distingué de la Charité, M. Roger, a fait connaître plusieurs faits d'où il résulte que, lorsque le bruit de soufflet se fait exclusivement entendre vers la pointe du cœur, et pendant la durée de la contraction des ventricules, il se lie spécialement à l'insuffisance de la valvule mitrale. Si, au contraire, ce bruit de soufflet était perçu vers la base du cœur, et toujours pendant la durée de la systole ventriculaire, on devrait plutôt être porté à admettre l'existence d'un rétrécissement de l'orifice aortique; et de même ce bruit de soufflet entendu vers la pointe du cœur pendant la durée de la diastole ventriculaire, indiquerait plutôt un rétrécissement de l'orifice auriculo-ventriculaire; entendu vers la base du cœur pendant la durée de cette même diastole, il dénoterait une insuffisance des valvules aortiques.

L'examen des artères peut encore fournir quelques signes dont on pourra s'aider pour reconnaître une insuffisance valvulaire, et spécialement celle des valvules sigmoïdes de l'aorte. Toutes ces artères, celles du moins d'un assez gros calibre, comme les carotides, les humérales, les fémorales, présentent des battemens qui sont beaucoup plus sensibles à la vue que dans l'état ordinaire: la peau en est fortement soulevée. Si l'on appuie le doigt sur ces artères, on est frappé de la force de leurs battemens, qui sont comme vibrans; ils offrent en même temps une fréquence insolite. Si enfin on applique l'oreille, armée du stéthoscope, sur le trajet de l'aorte, tant en avant le long du sternum, qu'en arrière le long de la colonne vertébrale; si on l'applique aussi sur le trajet des carotides, et des différentes artères superficielles des membres tant supérieurs qu'inférieurs, on entend un bruit de soufflet très distinct : ce bruit peut être borné toutefois à l'aorte ascendante, aux carotides et aux sous-clavières.

La maladie dont je viens de retracer les principaux traits a été signalée pour la première fois à l'attention des observateurs par un médecin anglais, par le docteur Corrigan. Depuis la publication du mémoire de ce dernier, elle a été étudiée et décrite en France par plusieurs auteurs, et, en particulier, par M. Aristide Guyot qui en a fait le sujet d'une très bonne Dissertation inaugurale. M. Littré a consacré aussi un excellent article à la description de cette maladie, dans le *Répertoire général des Sciences médicales*.

Je ne sache pas qu'on ait encore publié d'observations relatives à l'insuffisance des valvules sigmoïdes de l'artère pulmonaire : je rappellerai donc ici un fait remarquable sous plus d'un rapport, et où cette insuffisance me parait avoir existé. Ce fait a été consigné par le docteur Burnett dans le nouveau *Journal Hebdomadaire*, t. 1er.

Chez une petite fille, âgée de sept ans, morte à l'hôpital des enfans, ce médecin trouva une hypertrophie considérable des parois du ventricule droit, et en même temps une altération des valvules sigmoïdes de l'artère pulmonaire. L'orifice de cette artère était fermé incomplétement par une membrane que constituait un tissu jaune élastique, et qui, épaisse au moins comme trois feuilles de papier réunies, présentait, du côté de l'artère, une convexité que la pression n'effaçait pas. Cette membrane qui remplaçait les valvules était fixée aux parois artérielles par trois petits freins de même nature qu'elle, et au ventricule par un cercle ligamenteux jaunâtre ; elle était percée à son centre par une ouverture ovalaire d'une ligne et demie de diamètre. A la surface du ventricule droit existaient quelques plaques blanchâtres, et la valvule tricuspide présentait quelques points d'ossification. On avait entendu, pendant la vie, un bruit de soufflet très étendu à la partie antérieure du thorax ; il y avait eu aussi anasarque.   ANDRAL.

CHAPITRE XVIII.

DES CONCRÉTIONS DU SANG, DITES VULGAIREMENT POLYPES DU CŒUR ET DES VAISSEAUX.

Une opinion répandue parmi les médecins du dernier siècle, et actuellement encore dans le public, attribue aux concrétions dites *polypeuses* du cœur et des gros vaisseaux les maladies qui dépendent réellement de l'hypertrophie ou de la dilatation de cet organe. Cette opinion est erronée, car les concrétions dont il s'agit se rencontrent très-communément chez des sujets qui n'ont jamais éprouvé aucun symptôme des maladies du cœur. Les trois quarts des cadavres en présentent, quelle que soit la maladie qui ait causé la mort. Peut-être même l'influence de la constitution régnante contribue-t-elle à leur formation autant que l'état particulier du sujet. J'ai remarqué au moins que, dans certains temps, on en rencontre beaucoup plus fréquemment de très volumineuses. Cependant on tomberait dans une autre erreur si l'on pensait, comme quelques médecins et physiologistes de nos jours, que ces concrétions ne commencent à se former qu'au moment de la mort ; ou même, comme Pasta et Morgagni, qu'elles peuvent quelquefois commencer seulement dans l'agonie (1). Beaucoup d'autres faits prouvent que le sang peut se concréter, quoique encore renfermé dans ses vaisseaux et soumis à la circulation. Sans parler des anévrysmes, dans lesquels on trouve des couches

_____

(1) *De Sedib. et Caus. morb.*, epist. XXIV, n. 30.

nombreuses de fibrine coagulée, stratifiées en quelque sorte l'une sur l'autre, et dont le degré de consistance ou même de décomposition prouve évidemment l'ancienneté, on rencontre quelquefois des veines et même des artères d'un assez gros volume totalement obstruées par de la fibrine concrétée, très-dure et adhérente aux parois des vaisseaux, dont le calibre paraît ordinairement rétréci dans ces endroits.

Haller a vu l'artère carotide gauche et la veine jugulaire interne du même côté ainsi obstruées. On pouvait, il est vrai, attribuer l'obstruction de l'artère à un anévrysme considérable de l'aorte, qui existait chez le même sujet; mais celle de la veine reste toujours inexplicable (1). Le même observateur a rencontré, chez une femme d'environ quarante ans, la veine cave inférieure obstruée de la même manière dans l'espace compris entre les veines rénales et iliaques. La circulation se faisait, chez cette femme, par la veine spermatique droite, qui était extrèmement dilatée (2). Vinckler, prosecteur à l'université de Gottingue, a décrit un cas analogue (3). Stancari et Bonaroli ont trouvé une obstruction semblable des veines caves, émulgente, épigastrique, iliaque primitive et iliaque antérieure (4). Morgagni, à qui ce fait avait été communiqué par Stancari, pense que, dans ce cas comme dans ceux observés par Haller,

---

(1) *Opuscul. pathol.*, obs. 23.
(2) *Opuscul. pathol.*, obs. 24.
(3) *Dissert. de Vasorum lithiasi*, sect 1, § 6.
(4) MORGAGNI, *op. cit.*, epist. XIV, n. 9.

il y avait eu obstruction préalable de la veine, puis concrétion du sang après la mort (1). Cette opinion me paraît inadmissible, d'après l'examen attentif de ces faits et d'après les cas semblables que j'ai observés.

J'ai rencontré, il y a plus de vingt ans, chez une phthisique, la veine cave inférieure oblitérée dans une longueur de plus de quatre travers de doigt, et rétrécie dans le même endroit de près de moitié. L'obstruction avait lieu au moyen d'une concrétion fibrineuse blanchâtre qui remplissait la totalité de la veine. Ses couches extérieures, fortement adhérentes à la membrane interne de la veine, étaient tout-à-fait semblables à la couenne inflammatoire qui se forme sur le sang tiré par la saignée; mais elles avaient une consistance beaucoup plus forte. Les couches intérieures, au contraire, avaient une couleur jaunâtre, une opacité plus complète, et une consistance friable, analogue à celle de certains fromages; et par conséquent elles ressemblaient entièrement à la fibrine décomposée que l'on trouve fréquemment dans les sacs anévrysmatiques. J'ai eu occasion de voir depuis deux cas tout-à-fait semblables; mais les concrétions étaient plus ou moins colorées, surtout à l'intérieur, par du sang récemment concrété, et il paraissait que la circulation avait eu lieu, quoique imparfaitement, autour du coagulum qui n'adhérait que dans quelques points aux parois de la veine. J'ai trouvé, chez un autre

____

(1) *Ibid.* epist. **XXIV**, n. 30.

sujet, l'artère carotide droite obstruée de la même manière. J'ai rencontré chez un troisième tous les vaisseaux de la pie-mère, dans un espace exactement circonscrit et de la grandeur de la paume de la main, farcis, en quelque sorte, d'une concrétion semblable. Aucun de ces sujets n'avait présenté de signes d'après lesquels on pût soupçonner ces oblitérations ; et chez aucun il n'existait d'obstacle au cours du sang qui pût servir à les expliquer : on ne peut donc les attribuer qu'à une concrétion spontanée du sang ; et par conséquent rien n'est plus probable, même *à priori*, que la possibilité de la coagulation du sang dans le cœur lui-même, surtout dans les derniers momens de la vie, et lorsque, dans une longue agonie, la circulation ne se fait plus que d'une manière irrégulière et imparfaite.

Des faits semblables aux précédens ont été recueillis en grand nombre dans ces dernières années. On en trouve plusieurs dans les ouvrages de MM. Hodgson (1), Burns, Kreysig et Bertin. M. Bouillaud a publié en particulier un mémoire dans lequel il prouve que beaucoup d'hydropisies partielles sont dues à de semblables concrétions des veines (2). M. Velpeau a présenté dernièrement à l'Académie de Médecine deux belles observations de ce genre. Dans un de ces cas, la veine cave et plusieurs des veines afférentes étaient remplies par une concrétion sanguine peu adhérente à ses parois, si ce n'est en quel-

(1) *Traité des Maladies des Artères et des Veines*, trad. de l'anglais, par M. Breschet. *Paris*, 1819.
(2) *Archiv. gén. de Méd.* tomes II et V.

ques points ; et dans l'intérieur de cette concrétion, ferme et déjà en partie organisée, s'étaient développées de petites tumeurs encéphaloïdes (1). Le sujet présentait, dans d'autres organes, des tumeurs cancéreuses de la même espèce. J'ai vu moi-même cette pièce, comme commissaire de l'Académie (2).

La plupart des auteurs que nous venons de citer attribuent la formation de ces concrétions veineuses à l'inflammation ; MM. Burns et Kreysig paraissent même pencher à croire que les concrétions polypiformes du cœur elles-mêmes sont un produit de l'inflammation, et ce dernier a été jusqu'à admettre une inflammation polypeuse. Nous examinerons dans les chapitres suivans sur quels fondemens cette opinion repose ; nous nous contenterons pour le moment de constater ce fait, que *le sang peut se coaguler dans ses vaisseaux et pendant la vie.*

Corvisart a donc eu raison de distinguer « les *po-* « *lypes* dont la formation est récente et postérieure « à la mort, d'avec ceux dont la naissance date d'un « temps plus ou moins éloigné où l'individu jouis-

---

(1) V. *Revue médicale*, mai, juin et juillet 1826. — Depuis, mon frère a publié dans le même Journal (octobre 1828) une observation plus probante encore peut-être que celles de M. Velpeau. (M. L.).

(2) A ces différens cas d'oblitération des veines, il faut ajouter ceux qui ont été publiés dans ces derniers temps sur l'obstruction de la veine porte par du sang coagulé qui remplissait sa cavité. Le docteur Reynaud a appelé l'un des premiers l'attention sur l'oblitération de cette veine, et il a prouvé que l'ascite en était la conséquence.   ANDRAL.

« sait encore de la vie. » Cette distinction est facile à faire. Les concrétions les plus récentes forment seulement autour des caillots que renferment le cœur et les gros vaisseaux une légère couche blanche, opaque ou demi-transparente, et analogue à la couenne inflammatoire du sang. Elle n'est jamais complète, et elle n'enveloppe qu'une partie des caillots; elle n'adhère point aux parois du cœur ou du vaisseau qui la renferme. Quelquefois la concrétion est plus épaisse, et forme des masses isolées du sang et souvent sans adhérences avec les parois du cœur; et alors, surtout si le sujet est hydropique ou si le sang est très-séreux, la concrétion est tremblotante et demi-transparente comme de la gelée; elle est beaucoup moins ferme, sa texture fibrineuse est moins apparente, et elle paraît toute pénétrée et comme infiltrée de sérosité.

Les concrétions polypiformes plus anciennes se reconnaissent à une consistance beaucoup plus ferme et à peu près égale à celle de la substance musculaire, avec moins de force de cohésion, et à une adhérence plus ou moins forte avec les parois du cœur. Dans les ventricules et dans les sinus des oreillettes, cette adhérence paraît d'abord tenir à ce que la concrétion, pénétrant dans les intervalles des colonnes charnues, se trouve, en quelque sorte, intriquée avec elles. Mais cependant cette disposition est pour peu de chose dans l'adhésion dont il s'agit; car, lorsqu'une concrétion ainsi entrelacée est encore molle et assez récente, on la détache sans peine et d'un seul morceau; quand, au contraire, elle est ferme, ancienne, et réellement agglutinée, on ne peut l'arracher que par parties, et les extrémités cachées sous les colonnes y restent.

Les concrétions anciennes ont encore d'autres caractères auxquels il est assez facile de les reconnaître. Elles sont plus opaques, et moins pénétrées de sérosité. Leur texture fibrineuse est plus marquée que celle des concrétions récentes et de la couenne inflammatoire. Au lieu de la couleur uniformément blanche ou jaunâtre de ces dernières, elles présentent par endroits une couleur de chair pâle ou légèrement violette. Ces nuances existent souvent à la fois dans diverses portions de la même concrétion. Quelquefois, au milieu d'une masse de fibrine épaisse, on trouve un petit caillot de sang tout-à-fait isolé La surface des concrétions présente des taches de sang qu'on ne peut enlever par le lavage : tantôt elles pénètrent seulement un quart de ligne de la surface du polype, et paraissent destinées à former les vaisseaux qui doivent s'y développer plus tard ; tantôt elles s'enfoncent plus profondément, et, quoique formées par du sang plus ou moins combiné avec la fibrine concrétée, elles affectent déjà la forme d'un vaisseau. J'ai même trouvé, dans des concrétions polypiformes, des grumeaux de sang arrondis et déjà entourés d'une couche membraniforme distincte, rudiment évident des parois d'un vaisseau ; de sorte que, dans ce cas encore, comme dans celui de la formation des vaisseaux du tissu séreux accidentel (*V.* t. II, p. 414), l'organisation vasculaire se développe à peu près comme chez le fœtus.

Je n'ai pas trouvé de grosses concrétions polypiformes dans un état d'organisation plus avancé et qui approchât de celui de la concrétion trouvée dans les bronches que j'ai décrite dans l'un des chapitres précédens (*V*. t. 1, p. 313). Cela est dû sans doute à ce que leur volume occasionne promptement des accidens mortels : mais on verra, au chapitre des *Végétations du cœur*, que des concrétions plus petites peuvent acquérir une organisation parfaite (1).

(1) On a rencontré quelquefo's dans le cœur et dans les vaisseaux qui s'y rendent des concrétions sanguines à un degré assez avancé d'organisation pour que des vaisseaux s'y fussent développés. On doit en particulier au docteur Senn de Genève une observation relative à une fille de 18 ans qui portait, à l'épaule et sous l'aisselle droite, deux volumineuses tumeurs pour lesquelles elle entra à l'Hôtel-Dieu de Paris. Elle y succomba au bout de trois semaines. Pendant son séjour dans cet hôpital, on avait constaté un œdème du membre thoracique droit, ainsi que du côté droit de la face. A l'ouverture du corps, on trouva l'oreillette droite du cœur remplie, en grande partie, par une concrétion au centre de laquelle on voyait des vésicules pleines d'un liquide à demi concret. Cette concrétion polypiforme était parcourue par une infinité de vaisseaux injectés en rouge vif ou noir. Elle remontait dans les veines cave supérieure, sous-clavière et jugulaire droite, avec les parois desquelles elle se confondait en quelque sorte, comme par continuité de tissu. Elle se prolongeait aussi dans le ventricule droit.

Du pus a été quelquefois rencontré au sein de ces concrétions. On peut lui attribuer une triple origine : ou bien il a été absorbé dans un lieu plus ou moins éloigné du cœur, et il est arrivé avec le sang dans cet organe ; ou bien il a été fourni par l'endocarde enflammé ; puis du sang, que sa présence a con-

Le sinus de l'oreillette droite et le ventricule droit sont les parties du cœur où l'on rencontre le plus ordinairement ces concrétions adhérentes et déjà anciennes. Elles obstruent complètement le sinus ; mais, dans le ventricule, elles doublent seulement l'épaisseur de ses parois, rétrécissent sa cavité, et s'insinuent sous la valvule tricuspide dont elles gênent l'abaissement. On peut dans ces cas, après avoir ouvert le ventricule, le vider du sang liquide et caillé qu'il contient, sans altérer aucunement la concrétion : peut-être même un observateur peu attentif pourrait-il quelquefois ne pas l'apercevoir, et trouver seulement le ventricule fort étroit.

Les colonnes charnues auxquelles adhèrent ces concrétions sont ordinairement notablement aplaties, ce qui suffirait pour prouver que leur existence est antérieure à la mort ; car il a fallu nécessairement un temps assez long pour produire un pareil effet. Corvisart a, je crois, remarqué le premier cet aplatissement des colonnes charnues (1). Il était porté à un point tel, chez le sujet de son obvation, que les colonnes étaient *effacées*. Je n'ai jamais rencontré cet aplatissement à un pareil degré ; mais les occasions de l'observer à un degré très-notable, quoique moindre, ne sont pas rares.

Les deux espèces de concrétions que je viens de

---

tribué à solidifier, est venu à l'entourer ; ou bien enfin ce pus s'est formé au milieu du sang lui-même, et sous l'influence d'une altération spontanée de ce liquide.   ANDRAL.

(1) *Ouv. cité*, obs. 56, p. 476.

décrire sont évidemment antérieures à la mort : le fait me paraît suffisamment démontré par ce qui précède, pour la seconde espèce. On peut en dire autant de la première ; car les concrétions les plus molles et les plus récentes ne sont jamais tout-à-fait semblables à la couenne du sang tiré de ses vaisseaux, et par conséquent il est probable qu'elles se sont formées sous l'influence de la vie.

Il est encore une troisième espèce de concrétions, plus anciennes évidemment que celles que je viens de décrire, et dont la formation est peut-être antérieure de plusieurs mois à la mort des sujets chez lesquels on la rencontre. Ces concrétions sont adhérentes aux parois du cœur, et ne peuvent même en être détachées quelquefois qu'en raclant avec le scalpel. Leur consistance est moindre que celle des concrétions de la seconde espèce ; elle n'est plus du tout fibrineuse ; elle ressemble plutôt à celle d'une pâte sèche et friable ou d'un fromage gras et un peu mou. Elles ont perdu la légère demi-transparence de la fibrine récemment concrétée, et ressemblent, en un mot, parfaitement aux couches de fibrine décomposée que l'on trouve dans les anévrysmes faux. Je n'ai trouvé de ces concrétions que sur les parois des oreillettes ou dans leurs sinus.

Je pense que le stéthoscope fera reconnaître les concrétions polypiformes du cœur antérieures à la mort, quand elles auront un certain volume. J'ai annoncé plusieurs fois leur existence d'après les signes suivans, que je n'ose cependant donner comme certains, parce que je n'ai pu encore recueillir beaucoup de faits à cet égard :

Lorsque, chez un malade qui jusque là avait présenté des battemens du cœur réguliers , ces battemens deviennent tout-à-coup tellement anomaux, obscurs et confus, qu'on ne peut plus les analyser, on peut soupçonner la formation d'une concrétion polypiforme. Si ce trouble n'a lieu que d'un seul côté du cœur, la chose est à peu près certaine. Ainsi, lorsqu'en explorant le cœur sous la partie inférieure du sternum , on trouve ses battemens confus et tumultueux, tandis qu'ils étaient réguliers la veille, on peut regarder comme très-probable qu'il s'est formé une concrétion polypiforme dans les cavités droites, surtout si en même temps les contractions du ventricule gauche, explorées entre les cartilages des cinquième et sixième côtes, se font entendre plus distinctement.

Les concrétions polypiformes du cœur se produisent sous l'influence de causes diverses , que nous ne pouvons pas toujours apprécier. Il semble que, dans certains cas, il faille uniquement chercher la raison de leur formation dans certaines conditions toutes particulières du sang, dans des altérations spéciales de sa composition, qui ont pour résultat de le solidifier, comme d'autres ont pour effet de le maintenir , après la mort, à son état de liquidité. D'autres fois des causes toutes mécaniques paraissent favoriser la coagulation du sang dans les cavités du cœur : ainsi peut agir le rétrécissement de ses orifices, en gênant le libre cours du sang , et tendant à en opérer la stase. Enfin l'inflammation, qui, bien évidemment, coagule le sang dans les veines dont elle s'est emparée, doit produire un effet analogue, lorsqu'elle a pour siége la membrane qui revêt la surface interne des cavités du cœur.

Les phénomènes qui se lient à l'existence des concrétions polypiformes dans le cœur seront différens suivant que la concrétion se sera formée brusquement ou lentement. Dans le second cas, on n'observera guères d'autres symptômes que ceux qui accompagnent ordinairement les rétrécissemens des orifices du cœur. Dans le premier cas, apparaîtront tout-à-coup les accidens divers par lesquels se traduit ordinairement une gêne subite et considérable du cours du sang à travers le cœur. Dans ces deux cas, d'ailleurs, l'oreille, appliquée à la région précordiale, pourra entendre un bruit de soufflet plus ou moins prononcé, suivant le siége, le volume ; la forme et l'étendue de la concrétion. Au lieu de ce bruit de soufflet, on a entendu quelquefois à la région du cœur une sorte de sifflement aigu, qui a paru dépendre de l'existence d'une concrétion polypeuse. Une observation de ce genre a été publiée par le docteur Brouc dans le *Journal Hebdomadaire*. Chez une femme morte à l'Hôtel-Dieu, après avoir eu les symptômes ordinaires d'une maladie du cœur, et de plus un *sifflement aigu* à la région précordiale, ce médecin trouva dans l'oreillette droite une concrétion polypeuse et adhérente à la valvule tricuspide et aux colonnes charnues du ventricule droit, et se prolongeant dans la veine cave supérieure, où elle flottait sous forme d'un cylindre blanchâtre et élastique. M. Desclaux a cité dans sa thèse une observation recueillie à la clinique de M. Bouillaud, dans laquelle il est fait mention d'un *bruit de piaulement*, lequel, joint à d'autres symptômes, porta ce professeur à diagnostiquer l'existence de concrétions polypeuses : celles-ci furent effectivement trouvées à l'ouverture du corps.

Toutefois il sera toujours fort difficile de reconnaître à coup sûr, pendant la vie, une concrétion polypeuse du cœur ; car les signes qui pourraient servir à la diagnostiquer n'ont rien de spécial, et se représentent pour d'autres altérations, soit aiguës, soit chroniques, dont le cœur et son enveloppe extérieure peuvent devenir le siége : on n'arrivera donc le plus souvent, dans un pareil diagnostic, qu'à de simples probabilités.

ANDRAL.

CHAPITRE XIX.

DE L'INFLAMMATION DE LA MEMBRANE INTERNE DU COEUR ET DES GROS VAISSEAUX.

L'inflammation de la membrane interne du cœur et des gros vaisseaux me paraît être , malgré l'opinion de quelques observateurs de nos jours, une affection fort rare. Il suffit , à mon avis, pour s'en convaincre, d'examiner ce que sont elles-mêmes les diverses altérations cadavériques dans lesquelles on a cru trouver les preuves de l'inflammation dont il s'agit.

Ces altérations sont : la rougeur de ladite membrane, les concrétions polypiformes du sang qui lui adhèrent plus ou moins fortement, l'exsudation d'une lymphe plastique et pseudo-membraneuse à sa surface, et l'ulcération (1). Je ne range point parmi ces altérations les éruptions pustuleuses à la face interne de l'aorte , parce qu'elles annoncent une inflammation des couches profondes de cette artère et non de sa membrane interne. Nous al-

____

(1) On a encore rangé parmi les altérations dues à une inflammation de la membrane interne du cœur et des gros vaisseaux l'épaississement cartilagineux et osseux de cette membrane, dont il a été question plus haut (p. 271), et dont la véritable place eût peut-être été ici. *V*. Bertin et Bouillaud, *ouv. cité*, p. 54 et suiv. (L. M.)

lons examiner séparément chacune de ces altérations.

I. *Rougeur de la membrane interne du cœur et des gros vaisseaux*. On trouve assez souvent sur les cadavres l'intérieur de l'aorte ou de l'artère pulmonaire rougi uniformément, et comme si les parois de ces vaisseaux eussent été teintes par le sang qu'elles contiennent. Cette rougeur peut être de deux sortes : tantôt elle tire sur la couleur écarlate, et tantôt elle est brune ou violette.

La couleur écarlate de l'intérieur des artères a souvent son siége exclusivement dans leur membrane interne ; et, lorsqu'on enlève cette membrane en raclant avec le scapel, on trouve au-dessous la membrane fibrineuse aussi pâle qu'elle l'est naturellement. Mais, dans d'autres cas, la rougeur pénètre plus ou moins profondément la tunique fibrineuse, et quelquefois même elle atteint par endroits la tunique celluleuse.

Cette rougeur de la tunique interne est une teinte tout-à-fait uniforme, et semblable à celle que présenterait un morceau de parchemin peint en rouge. On n'y distingue aucune trace de capillaires injectés ; seulement la teinte est quelquefois plus foncée en certains endroits que dans d'autres. Quelquefois elle diminue insensiblement depuis l'origine de l'aorte jusqu'à l'endroit où cesse la rougeur ; mais assez souvent elle se termine brusquement et en formant des bords découpés d'une manière irrégulière. Quelquefois, au milieu d'une portion très fortement rougie, on trouve un espace exactement circonscrit qui est resté blanc, et qui produit absolument l'effet que détermine l'impression du doigt sur un phlegmon ou sur un érysipèle. Lorsque l'aorte contient très peu de sang, la rougeur n'existe que dans la ligne en contact avec lui et forme une sorte de ruban.

L'origine de l'aorte et sa crosse sont les parties de cette artère que l'on trouve le plus souvent ainsi rougies. Quelquefois la presque totalité des artères participe à la même teinte. Les valvules sigmoïdes et la mitrale présentent ordinairement alors le même aspect, et semblent avoir été plongées dans une teinture rouge. J'ai comparé cette couleur à celle de l'écarlate; et cette comparaison est assez exacte pour l'intérieur de l'aorte et de l'artère pulmonaire: mais la rougeur des valvules est plus vermeille et plus foncée, et tire un peu sur le pourpre ou le violet.

Lorsque l'artère pulmonaire est affectée, ses valvules et la valvule tricuspide sont aussi assez ordinairement dans le même état.

La membrane interne des ventricules et celle des oreillettes ne présentent quelquefois aucun changement sensible de couleur, lors même que les valvules sont le plus fortement rougies. Il n'est pas rare cependant que la membrane interne des oreillettes participe à la rougeur, qui se rapproche alors de celle des valvules; plus rarement la surface interne des ventricules présente aussi une rougeur analogue, mais ordinairement plus brune ou violette. Quelquefois la surface interne du cœur et les oreillettes sont seules rougies; et nous remarquerons en passant que, dans ces cas, le cœur est plein de sang et que les artères n'en contiennent presque pas.

La rougeur que nous venons de décrire n'est accompagnée d'aucun épaississement sensible des membranes teintes. Quelques heures de macération dans l'eau suffisent pour la faire disparaître totalement. Corvisart a dit quelques mots de cette rougeur, et avoue que jamais il n'a pu se rendre un compte satisfaisant de sa nature et de sa cause (1). P. Franck l'a regardée comme une inflammation des artères, qui, selon lui, occasionne une fièvre particulière et presque toujours mortelle (2). Kreysig et MM. Bertin et Bouillaud ont aussi adopté cette opinion.

L'idée la plus naturelle que présente d'abord la rougeur d'un tissu blanc, est qu'elle dépend d'inflammation; mais plusieurs des faits et des observations consignés dans cet ouvrage établissent, ce me semble, que la rougeur ne suffit pas pour caractériser l'inflammation, surtout lorsqu'elle n'est pas accompagnée d'épaississement de la partie rougie. La circonscription tout-à-fait exacte de cette rougeur dans certains cas, et sa terminaison brusque par des lignes géométriques, quoique irrégulières, éloignent d'ailleurs cette idée, et donneraient plutôt celle d'une teinture par un liquide coloré qui aurait coulé irrégulièrement sur la membrane rougie, ou qui, à raison de son peu d'abondance, n'aurait pu toucher tous les points.

Je doute fort que la rougeur dont il s'agit produise des symptômes généraux assez graves ou assez constans pour la faire reconnaître. Je l'ai trouvée chez des

____

(1) *Ouv. cité*, p. 36.
(2) *De Curand. homin. morb.*, t. ii, p. 173, § 205.

sujets qui avaient succombé à des affections fort différentes les unes des autres, et je n'ai jamais pu la prédire d'après aucun signe constant. Une agonie un peu longue, chez des sujets encore vigoureux, mais cependant cachectiques par suite de maladie du cœur ou autrement, m'a paru coïncider assez souvent avec cette rougeur : le sang, dans ces cas, n'est jamais bien fortement coagulé, et les cadavres présentent le plus souvent des signes de décomposition.

La seconde espèce de rougeur intérieure des gros vaisseaux présente un aspect assez différent pour qu'on puisse être tenté de lui attribuer une toute autre nature: elle est violette ou brunâtre et non pas d'un rouge vif, et elle se remarque également dans l'aorte, l'artère pulmonaire, les valvules, les oreillettes et les ventricules. Le plus souvent même on la trouve dans tous ces organes à la fois. Elle est souvent très inégale pour l'intensité, toujours beaucoup plus marquée sur les parties des vaisseaux qui ont été le plus en contact avec le sang, d'après les lois de la pesanteur, et n'est pas aussi communément bornée à la membrane interne du système circulatoire que la rougeur écarlate. La substance musculaire des oreillettes et des ventricules, et même les tuniques fibrineuses de l'aorte et de l'artère pulmonaire, participent à cette teinte, au moins dans quelques points et jusqu'à une certaine profondeur. J'ai trouvé surtout cette couleur violette chez des sujets qui avaient succombé à des fièvres continues graves, à des emphysèmes du poumon ou à des maladies du cœur. Presque tous avaient éprouvé une agonie longue et accompagnée de suffocation; chez tous, le sang était très liquide, évidemment altéré, et des signes de décomposition anticipée existaient dans le cadavre. Aussi est-ce surtout en été qu'on rencontre fréquemment cette coloration, et chez les sujets que l'on ouvre plus de vingt-quatre heures après la mort. L'une et l'autre rougeur, et surtout la dernière, est accompagnée d'un ramollissement plus ou moins marqué du cœur et d'une humidité plus grande des parois artérielles, qui le plus souvent sont évidemment les effets d'un commencement de putréfaction.

MM. Bertin et Bouillaud ont adopté l'opinion de Franck relativement à la nature inflammatoire de la rougeur artérielle ; et cependant, en examinant les observations assez nombreuses qu'ils apportent à l'appui de cette opinion, on peut être frappé de leur conformité avec celles que j'ai exposées ci-dessus. En effet, sur vingt-quatre observations, onze sont des fièvres continues graves, ou d'autres cas dans lesquels il y avait altération putride manifeste des liquides, et où la putréfaction était anticipée (1). Les treize autres observations ont presque toutes été faites sur des phthisiques. L'état du sang n'est le plus souvent pas indiqué dans ces dernières ; mais les auteurs observent, en général, que la rougeur de la membrane interne du cœur leur a paru coïncider avec *un état de fluidité remarquable du sang*. On peut encore noter que la plupart de ces ouvertures ont été faites en été et plus de trente heures après la mort.

Frappé de la coïncidence des deux sortes de rougeur du cœur avec une altération manifeste du sang

---

(1) *Ouv. cité*, obs. 3, 4, 5, 6, 7, 8, 9, 10, 11, 13, 26.

et un commencement de décomposition du cadavre, je commençai, il y a environ quatre ans, à douter que dans aucun cas les rougeurs que je viens de décrire, lorsqu'elles existent seules, fussent autre chose qu'une imbibition cadavérique du sang. Pour m'en assurer, je fis l'expérience suivante, que j'ai répétée, depuis, un grand nombre de fois :

Chez un sujet qui ne présentait encore aucun signe de décomposition, et dont l'aorte, enlevée en entier, était blanche et saine intérieurement, je remplis cette artère du sang du cadavre, et je fis deux ligatures aux extrémités. Je renfermai ensuite la pièce dans l'estomac du sujet, afin de la préserver du desséchement et de la mettre dans les mêmes conditions de décomposition que le reste du cadavre. Au bout de vingt-quatre heures, j'incisai l'aorte, dont la membrane interne offrait parfaitement la teinte écarlate décrite ci-dessus. Cette teinte ne fut pas affaiblie par des lavages réitérés.

Cette expérience ne réussit pas toujours aussi parfaitement. Si l'on emploie du sang trop fortement coagulé, on obtient très-difficilement, faiblement et lentement l'imbibition. Si l'on emploie du sang demi-coagulé, et surtout le sang encore un peu rutilant que l'on exprime des poumons, on obtient la rougeur écarlate. Si l'on emploie du sang très-liquide, et surtout mêlé de sérosité, on obtient la couleur violette plus ou moins foncée ou pâle. Si l'on ne remplit l'artère qu'à moitié ou au quart, la teinture n'occupe que la partie en contact avec le sang, et forme un ruban. Si les parois de l'artère sont fermes et élastiques, l'opération ne réussit que difficilement et à l'aide de beaucoup de temps (soixante-douze, quatre-vingts heures), et la teinture n'est jamais bien foncée. Si, au contraire, les parois de l'artère sont molles, souples et pénétrées d'humidité, la teinture en pénètre promptement toute l'épaisseur. L'expérience réussit beaucoup plus facilement en été qu'en hiver, et d'autant plus facilement que la putréfaction marche plus vite; mais la teinture est parfaite long-temps avant que l'aorte ne donne aucune odeur désagréable.

Boerhaave et Morgagni (1) ont connu ces rougeurs de la membrane interne du cœur, et les ont attribuées à la stase du sang qui a lieu dans l'agonie des maladies accompagnées d'une forte oppression.

Hodgson (2) a remarqué que les rougeurs artérielles paraissent être, dans beaucoup de cas, le résultat d'une simple teinture, et que l'on observe souvent des *taches d'un rouge foncé dans les endroits correspondant à un caillot de sang*, et dans les artères qui ont été exposées long-temps à l'air dans les salles de dissection. Ce dernier fait est parfaitement exact; mais il est, à mon avis, d'une nature toute différente. Il est certain que les artères et tous les autres tissus blancs exposés à l'air dans un lieu humide et où leur dessiccation ne peut se faire que très-lentement, prennent une teinte rouge plus ou moins intense, mais qui n'est jamais aussi foncée que celle que nous avons décrite ci-dessus, au moins dans les artères : on peut de cette manière

---

(1) *De Sedib. et Caus. morb.*, epist. XXVI. art. 56.
(2) *Traité des Malad. des Veines et des Artères*, t. 1, p. 8.

faire rougir en vingt-quatre heures la membrane interne des intestins et de l'estomac, le péritoine, la plèvre, etc. Mais ici le phénomène dépend évidemment de la *transsudation* du sang contenu dans les petits vaisseaux des membranes; et on peut même la favoriser encore en grattant légèrement leur surface avec la lame d'un scalpel. Dans le premier cas, au contraire, c'est l'imbibition du sang dans les tissus qui l'avoisinent.

Il me semble qu'il est impossible de se refuser à conclure de tous les faits que nous venons de rapporter, que la rougeur des membranes internes du cœur et des gros vaisseaux ne peut, dans aucun cas, et quelle qu'en soit la nuance, prouver seule l'inflammation; et qu'on peut affirmer que cette rougeur est un phénomène cadavérique ou d'agonie, toutes les fois qu'elle se trouve jointe aux circonstances suivantes : agonie longue et accompagnée de suffocation, altération manifeste du sang, décomposition déjà un peu marquée du cadavre.

C'est donc encore ici une de ces altérations cadavériques ou semi-cadavériques sur lesquelles nous avons eu plusieurs fois occasion, dans le cours de cet ouvrage, d'appeler l'attention des médecins observateurs, afin qu'on ne les confonde pas avec celles qui sont *causes* et non *effets* des maladies. Je ne crains pas de revenir trop souvent sur ce sujet. La distinction de l'engorgement des capillaires et de l'inflammation est souvent difficile à faire, et peut donner lieu à des erreurs graves en anatomie pathologique, et par conséquent en médecine pratique, d'autant que ces deux affections peuvent quelquefois exister simultanément dans le même organe.

On pourrait tout au plus soupçonner l'inflammation, dans les cas où la rougeur de la membrane interne des artères est accompagnée de gonflement, d'épaississement, de boursouflement, et d'un développement extraordinaire de petits vaisseaux dans la tunique fibrineuse ou moyenne; et je ne sais même si ces conditions réunies prouveraient bien l'inflammation chez un sujet qui serait considérablement infiltré, et dont les tissus seraient fort humides (1).

II. *Exsudation pseudo-membraneuse à la surface interne du cœur et des artères.*—La formation d'une couche pseudo-membraneuse de lymphe plastique, plus ou moins adhérente à la surface interne du cœur et des gros vaisseaux, est le signe le plus incontestable de l'inflammation de cette membrane, et, avec l'ulcération, le seul certain. Plusieurs faits de ce genre ont été observés depuis quelques années.

Baillie a vu la valvule tricuspide enflammée et couverte de lymphe plastique (2).

Farre (3) a trouvé, chez un homme mort de pleurésie avec péricardite, l'aorte tapissée intérieurement par une lymphe plastique qui lui adhérait intimement. Burns a vu, sur la surface interne de l'o-

---

(1) Voyez, dans les *Archives générales de médecine* (t. XII), un Mémoire de MM. Rigot et Trousseau sur la rougeur de la membrane interne des gros vaisseaux, dont les conclusions sont tout-à-fait conformes à celles exprimées ici. (L. M.)

(2) *Anat. patholog.*, chap. II, sect. 10.

(3) Hodgson, *ouv. cité*, obs. I.

reillette droite, une couche de *lymphe floconneuse* (1) ; chez un autre sujet, l'oreillette gauche, en partie ossifiée, était tapissée intérieurement par une couche membraniforme de lymphe plastique (2). Dans un troisième cas, le même observateur a trouvé, un peu au-dessous de la valvuve mitrale, une *cloison tendineuse, ossifiée en quelques points, et percée, au centre, d'une ouverture à bords ridés où l'on eût pu passer le petit doigt.* Cette cloison, parallèle à la valvule mitrale et qui partageait l'oreillette en deux portions, ne peut guère être regardée que comme le produit de l'organisation d'une fausse membrane inflammatoire.

MM. Bertin et Bouillaud ont vu aussi, chez un homme mort attaqué d'hypertrophie du cœur et de péricardite, la membrane interne de l'aorte rougie et couverte d'une pellicule albumineuse demi-concrète et rougeâtre (3).

J'ai trouvé moi-même quelquefois des fausses membranes peu étendues, ordinairement teintes de sang par imbibition, fortement adhérentes aux parois des oreillettes ou du cœur, chez des sujets attaqués d'autres maladies de ces organes, et particulièrement des végétations dont nous parlerons dans le chapitre suivant, et qui, comme nous le verrons, paraissent être dues elles-mêmes dans quelques cas à l'inflammation.

La présence du pus liquide dans le cœur et les

---

(1) *Ouv. cité,* chap. ix.
(2) *Ouv. cité,* ch. ix.
(3) *Ouv. cité,* obs. ii.

artères n'a guère été constaté que dans des cas d'ulcération, et on ne l'a jamais trouvé qu'en très-petite quantité. On conçoit même difficilement que cela pût être autrement, à raison de la rapidité de la circulation dans ces organes, qui doit nécessairement entraîner le pus à mesure qu'il se forme.

III. *Ulcération de la membrane interne du cœur et des gros vaisseaux.* — La ténuité de cette membrane est telle, surtout dans le cœur, qu'on ne conçoit guère son ulcération sans celle des tissus subjacens : quoi qu'il en soit, il existe plusieurs observations incontestables d'ulcération à la surface interne des artères et des veines ; on en peut voir des exemples dans les ouvrages de Hodgson et de Kreysig. Le nombre même en serait très-considérable si on voulait admettre tous les cas qui ont été donnés pour tels par divers auteurs anciens et surtout modernes ; mais le plus souvent les lésions indiquées sous ce nom n'étaient évidemment autre chose que le décollement des incrustations osseuses de l'aorte, dont nous parlerons plus bas.

On a rencontré aussi quelquefois de petites pustules pleines de pus, développées au-dessous de la membrane interne de l'aorte, et qui se font jour dans l'intérieur de sa cavité. Il est probable que c'est ainsi que se forment les véritables ulcères de l'aorte, et qu'ils sont dus par conséquent à une inflammation de la tunique moyenne des artères ou du tissu cellulaire très-fin qui l'unit à la tunique interne, plutôt qu'à celle de cette dernière membrane ; puisque, dans l'inflammation de toutes les membranes, le pus se forme à leur surface libre, et non à leur surface adhérente, comme on en peut juger par l'examen des lésions qui constituent la péritonite, la pleurésie, le croup, etc.

On a encore confondu quelquefois avec les éruptions pustuleuses dont je viens de parler, et qui sont fort rares, le décollement des ossifications de l'aorte, dans lequel l'espèce de sinus formé par la portion décollée de l'incrustation se remplit de fibrine qui se décompose à consistance de pâte friable et souvent mêlée de phosphate calcaire terreux. Assez souvent les bords de ces décollemens sont rougis à une petite distance; ce que je crois devoir attribuer à l'imbibition du sang, rendue plus facile dans une partie altérée, plutôt qu'à une inflammation chronique, qui n'est justifiée ni par la présence du pus, ni par aucuns symptômes locaux et généraux qu'on puisse lui attribuer.

IV. *Concrétions polypiformes.* — Les concrétions polypiformes du sang sont-elles des produits, et par conséquent des preuves de l'inflammation de la membrane interne du cœur et des gros vaisseaux? Kreysig, comme nous l'avons déjà dit, a résolu cette question par l'affirmative. Burns paraît quelquefois incliner vers la même opinion. Si cette opinion est fondée, il faut admettre que la membrane enflammée agit sur le sang et le coagule; hypothèse tout-à-fait gratuite, d'autant qu'on ne pourrait pas même imaginer le mode d'action que pourrait avoir la membrane sur le sang : ou bien on peut admettre que le sang lui-même, à raison de sa composition et de l'influence de l'innervation sur lui, joue un rôle actif dans l'inflammation, qu'il est, comme le voulaient les anciens pathologistes, susceptible d'inflammation. Je suis loin de rejeter cette manière de voir, quelque ancienne et abandonnée qu'elle soit aujourd'hui : il ne serait pas difficile de prouver qu'elle se lie beaucoup mieux que les théories les plus récentes à beaucoup de faits incontestables : mais ce n'est évidemment pas celle de Kreysig, de Burns et des médecins qui ont répété la même assertion. Leur opinion paraît se fonder principalement sur les cas où il y a adhérence intime ou continuité de substance entre les concrétions polypiformes et la membrane interne des parois du cœur et des vaisseaux. A ce fait ainsi expliqué on peut objecter : que l'adhérence intime dont il s'agit ne s'observe que rarement, et sur les concrétions polypiformes les plus parfaitement organisées ; que le très-grand nombre des concrétions qu'on trouve à l'ouverture des cadavres sont libres dans l'intérieur des vaisseaux et du cœur, ou simplement appliquées et intriquées dans les colonnes charnues de ce dernier organe ; que le rapprochement des faits prouve évidemment que toutes sont d'abord libres et sans adhérence ; que l'on a vu, en voulant rouvrir une saignée et retirant à cet effet un petit caillot de l'ouverture de la veine, suivre une concrétion polypiforme, et cela sans aucun signe local d'inflammation ; que ce n'est pas chez les sujets jeunes, pléthoriques, pleins de vie et éminemment disposés à l'orgasme inflammatoire, que se forment tout-à-coup des concrétions polypeuses dans le cœur ou des concrétions obstruantes dans les veines et les artères ; que ces accidens arrivent au contraire dans l'agonie de presque toutes les maladies, et surtout des maladies chroniques qui ont déterminé la cachexie, le marasme, une débilité profonde, et qui ont été accompagnées d'obstacles locaux ou généraux à la circulation ; enfin que le sang n'a pas besoin de l'action des organes sur lui pour se concréter, et qu'il suffit de sa stase pour séparer la fibrine des autres parties, comme le prouve la formation de la couenne inflammatoire sur le sang tiré par la lancette, couenne qui peut offrir toutes les variétés de consistance et d'aspect des concrétions polypiformes, et enfin ces concrétions elles-mêmes qui se forment souvent après la mort dans le cœur et les vaisseaux d'hommes et d'animaux qui ont succombé, au milieu d'une parfaite santé, à une mort violente.

D'un autre côté, l'adhérence d'une concrétion polypiforme organisée peut être conçue de deux manières, et d'abord par l'action irritante du caillot lui-même sur les parois du cœur, qui peut déterminer l'exsudation d'une lymphe plastique. On pourrait remarquer, à l'appui de cette hypothèse, que, dans l'obstruction des veines, les concrétions les plus récemment formées ne sont point adhérentes; et que l'on ne rencontre une fausse membrane ferme, distincte du caillot, et fortement unie aux parois de la veine, que dans les points où la fermeté et la demi-dessiccation du coagulum, sa composition par une fibrine altérée à divers degrés, et quelquefois le rétrécissement de la veine, montrent que la concrétion est ancienne.

D'un autre côté, les concrétions polypeuses formées avant la mort ont évidemment la vie en elles aussi bien que le sang lui-même, et la conservent même quelque temps après l'extravasation, comme nous en avons cité un exemple remarquable dans l'organisation d'une concrétion fibrineuse dans les bronches , chez une hémoptysique. Je pourrais prendre d'autres exemples dans l'organisation de la fibrine après l'épanchement du sang dans les membranes séreuses et ailleurs, et, dans le chapitre suivant, on trouvera d'autres faits analogues. Il me paraît donc tout-à-fait démontré par l'observation que la fibrine séparée du sang, et concrétée dans un organe vivant , est susceptible d'organisation, aussi bien que la lymphe plastique inflammatoire , dite communément *albumine concrète ou demi-concrète*, quoiqu'elle ne soit pas uniquement composée d'albumine.

On peut remarquer encore qu'il n'est peut-être pas suffisamment démontré que la production d'une lymphe plastique, susceptible de s'organiser et de se transformer en un tissu semblable à celui dans lequel elle se forme, suppose toujours nécessairement une inflammation. La réunion des plaies faites par un instrument très-tranchant, lorsqu'on rapproche sur-le-champ les lèvres de la division, a lieu quelquefois sans signes appréciables d'inflammation. Aussitôt que le sang a cessé de couler, on voit suinter une lymphe visqueuse et transparente, qui est évidemment le moyen d'union employé par la nature; et dans le cas même où il y a inflammation, le suintement de cette lymphe la précède de plusieurs heures. La plupart des tumeurs un peu volumineuses qui se développent lentement dans les poumons, dans les ovaires ou dans divers points de l'abdomen, adhèrent ordinairement aux parties voisines, intimement ou par des lames séreuses ou celluleuses plus ou moins abondantes. Quelquefois, il est vrai, ces adhérences proviennent de pleurésies ou de péritonites locales; mais, dans beaucoup de cas, l'observation journalière de malades très-soigneux de leur santé, et entourés de tous les soins de la médecine, ne peut faire découvir aucun signe de douleur ou d'inflammation, et cependant les adhérences se forment.

Les filamens et les flocons d'albumine plus ou moins concrétée qu'on voit quelquefois nager dans les hydropisies les plus atoniques, et la membrane caduque qui se forme dans les premiers instans de la grossesse, sont encore, à mon avis, des faits qui rentrent dans la même catégorie. Ce serait, ce me semble, abuser des mots et se jeter dans un vague indéterminable, que de voir l'inflammation dans tous ces cas, uniquement parce qu'on y trouve un de ses caractères anatomiques, la lymphe plastique et susceptible d'organisation. Je pense que l'observation pourra arriver à faire reconnaître, à des caractères physiques et peut-être chimiques, quelles sont les concrétions lymphatiques qui sont le produit de l'inflammation, et que sont celles qui se forment sans le concours de cette perversion de l'action vitale. Déjà l'on peut remarquer que les concrétions lymphatiques formées sous l'influence d'une inflammation évidente ont une assez grande fermeté et une opacité presque complète dès les premiers instans de leur formation, et une couleur jaune analogue à celle du pus : c'est par cette raison, autant que par la propriété qu'elles ont de se ramollir à consistance puriforme, lorsqu'elles ne se transforment pas en tissu organisé, que j'ai cru pouvoir les désigner, dans plusieurs endroits de cet ouvrage, sous le nom de *pus concret*. J'ai trouvé au contraire plusieurs fois, sur les tumeurs qui viennent à adhérer intimement aux organes voisins, l'exsudation semblable à de la colle de farine, que j'ai décrite en parlant de la pleurésie (*V*. t. II, pag. 408), et cela sans qu'on aperçût aucune rougeur et aucun autre signe d'inflammation sur les membranes ainsi recouvertes.

De tout ce que nous venons de dire, il me semble qu'on peut déduire les conclusions suivantes :

1° La stase du sang, par suite d'un obstacle opposé à son cours, suffit à elle seule pour en produire la concrétion et déterminer la formation d'un coagulum de fibrine organisable. Toutes les causes propres à produire la stase générale ou partielle du sang, et particulièrement les obstacles à la circulation et les syncopes prolongées et réitérées, me paraissent pouvoir produire cet effet.

2° La concrétion du sang dans ses vaisseaux paraît déterminer, dans quelques cas, une inflammation réelle et accompagnée de formation d'une fausse membrane, particulièrement dans les veines.

3° Il paraît certain que quelquefois, et surtout dans les veines où la circulation est peu rapide, une inflammation pseudo-membraneuse de leur membrane interne peut être la cause première de la concrétion du sang, qui s'imbibe dans la fausse membrane, la gonfle, et tend à se coaguler autour d'elle par une sorte d'attraction.

4° Enfin, le pus, absorbé en grande quantité par une veine, peut devenir de plusieurs manières la cause d'un infractus sanguin, en se mêlant au sang, le rendant moins liquide, le concrétant même par une action chimico-vitale, et en enflammant les parois des veines (1). On sait que rien n'est plus com-

---

(1) De récentes expériences faites par M. le docteur Donné ont démontré qu'en ajoutant à une masse de sang contenue dans un vase une certaine quantité de pus, on hâte de beaucoup le moment où ce sang, coagulé, doit, par suite de la putréfaction qui finit par s'en emparer, revenir à l'état liquide. Un autre phénomène fort intéressant se constate alors : c'est que, dès la sixième heure après que le mélange du pus et du sang a eu lieu, les globules du sang s'altèrent d'une manière singulière; et plus tard, une fois que le sang est redevenu tout-à-fait liquide, au lieu de globules de sang, on ne trouve plus que des globules de pus. Il est curieux de suivre les progrès de cette remarquable métamorphose, et voici ce qu'en dit M. Donné :

« L'enveloppe colorée des globules sanguins commence par
» se rider, se plisser; en même temps le noyau central devient
» opaque, comme s'il s'infiltrait. Bientôt le globule perd sa
» forme ovulaire et régulière ; plus tard, son enveloppe se dé-
» chire et se dissout, et le noyau central apparaît dans la li-
» queur, tout à fait analogue à un globule purulent. Dans cet
» état, il est impossible de distinguer les véritables globules de
» pus des globules sanguins modifiés. Tous ces phénomènes
» se produisent dans l'espace de vingt-quatre heures au plus.
» Mais il y a plus : le sang altéré, liquéfié par le pus, produit
» à son tour le même effet sur le sang avec lequel on le met

mun que de trouver, aux environs d'un sein cancé-
reux ou de l'utérus dans son inflammation chez les
femmes nouvellement acouchées, les veines remplies
de pus pur, ou mêlé de sang, tantôt liquide encore,
tantôt plus ou moins épaissi, et quelquefois au degré de consistance humide et friable des matières
dites athéromateuses (1).

Je pense que l'on pourra, dans beaucoup de cas,
distinguer, sur le vivant, la concrétion simple du
sang dans ses vaisseaux de celle qui est due à l'inflammation. J'ai vu, à la même époque, deux cas
propres à le faire espérer. L'un était celui d'une
femme attaquée d'une inflammation de la veine médiane, avec gonflement érysipélateux de l'avant-bras,
douleur locale excessive, fièvre aiguë, angoisses et
autres symptômes propres à faire craindre une mort

» en contact : il est donc très probable qu'il a subi une véri-
» table transformation purulente. » (*Arch. gén. de Médec.*,
t. xi de la 2ᵉ série.)   ANDRAL.

(1) Hodgson et Travers ont publié quelques cas de ce genre;
ils ne sont d'ailleurs nullement rares. Le mélange d'une trop
grande quantité de pus dans le sang, par suite de l'absorption
veineuse, a en outre pour effet de déterminer des inflammations qui arrivent rapidement à la suppuration dans divers organes, et surtout dans le poumon. C'est par cette raison que
les opérés et les sujets qui ont de vastes suppurations périssent
souvent de péripneumonies, qui sont ordinairement *lobulai-
res*, comme l'a remarqué M. Cruveilhier, c'est-à-dire qui commencent par plusieurs points à la fois. C'est, ce me semble, de
cette manière qu'il faut entendre les métastases purulentes, au
moins dans la plupart des cas. (*Note de l'auteur.*)

imminente. Le sujet du second était un magistrat qui vint me consulter pour une espèce de gêne qu'il sentait dans la cuisse et la jambe gauches depuis trois ou quatre jours. Je trouvai la saphène interne, dans toute son étendue, dure comme un cordeau; elle était grosse comme le petit doigt dans sa moitié supérieure. La pression n'occasionait point de douleur notable; et le malade s'était rendu chez moi à pied, voulant essayer de l'effet qu'un peu d'exercice pourrait produire sur ce qu'il appelait une gêne singulière dans la cuisse. Considérant ce cas comme une coagulation du sang sans inflammation, je lui conseillai une saignée, le repos et quelques frictions légèrement aromatiques; et au bout de huit jours la veine avait repris sa souplesse naturelle. La femme dont je viens de parler guérit également dans l'espace de très-peu de jours, à l'aide du tartre stibié à haute dose : c'est celle dont j'ai parlé à l'article du traitement de la pneumonie. Ces deux faits sont propres, en outre, à faire penser que le sang concrété, par quelque cause que ce soit, peut être reporté, par l'absorption veineuse, dans le torrent de la circulation, et ensuite être éliminé au dehors : car on ne peut guère, ce me semble, concevoir autrement le rétablissement de la circulation dans le vaisseau affecté.

Les idées émises par Laennec dans le chapitre qu'on vient de lire me semblent, la plupart, pleines de justesse; et je crois avec lui que la rougeur uniforme qu'on trouve parfois à la surface interne du cœur, des artères et des veines, ne saurait être considérée comme le produit d'un état inflammatoire : elle peut marcher avec celui-ci, mais elle n'en dépend pas. On la

retrouve toutes les fois qu'on ouvre un cadavre qui commence
à présenter quelques indices de putréfaction : en général, on ne
l'observe que lorsque plus de vingt-quatre heures se sont écoulées entre le moment de la mort et celui où l'on procède à l'autopsie. Toutefois, il est des sujets chez lesquels on la rencontre
dix, douze ou quinze heures seulement après que la vie a cessé;
et l'on s'est servi de ce dernier fait pour établir que, quelquefois
au moins, cette rougeur peut appartenir à l'inflammation. Ce
n'est pas là, pour moi, un argument que je puisse accepter : il
y a en effet des cadavres qui commencent à se putréfier très
peu de temps après la cessation de la vie ; il y a des genres de
maladies et de morts à la suite desquels le sang reste liquide,
et cède très-promptement sa matière colorante aux parties avec
lesquelles il est en contact ; c'est en cas pareil qu'on trouve
ainsi prématurément rougie la surface interne du cœur et des
vaisseaux.

S'ensuit-il de là que l'inflammation de la membrane interne du cœur est une maladie plutôt imaginée que réellement observée comme le pensent quelques personnes ? Tel
n'est pas mon avis, et il y a long-temps que j'ai tracé les
caractères anatomiques de cette inflammation, et que j'en ai
indiqué les symptômes. Je ne doute pas que ce ne soit par un
oubli tout-à-fait involontaire que, dans l'historique qu'il
a donnée des travaux publiés sur l'inflammation de la membrane interne du cœur, M. Bouillaud n'a pas mentionné ce
que j'en ai dit dans le troisième volume de la première édition de ma *Clinique*, volume qui a paru en 1826. Quoi
qu'il en soit, je me hâte de reconnaître que c'est à M. Bouillaud que l'on doit d'avoir tout récemment appelé l'attention
d'une manière toute particulière sur cette phlegmasie, que j'avais
appelée *cardite interne*, et à laquelle il a donné la dénomination
plus heureuse d'*endocardite*. Je ne doute pas que cette inflammation, long-temps inconnue ou à peine aperçue, ne soit beau-

coup plus commune qu'on ne l'avait pensé ; je ne doute pas non plus qu'elle n'exerce réellement une très-grande influence sur la production d'un certain nombre d'affections organiques du cœur.

L'endocardite est d'ailleurs une maladie qui, en raison de son siége, de son étendue, de la plus ou moins grande rapidité, soit de son développement, soit de sa marche, peut revêtir symptômatiquement des formes bien différentes.

Il est d'abord des cas où l'inflammation de la membrane interne du cœur s'accompagne de ces symptômes si graves qui sont le cortége d'un certain nombre de péricardites sur-aiguës, tels qu'anxiété générale portée au plus haut degré, oppression extréme, palpitations violentes, douleurs vives à la région précordiale, pouls très-fréquent, petit, intermittent, lipothymies, etc. Mais, comme la phlegmasie du péricarde, celle de l'endocarde peut aussi donner lieu à des accidens beaucoup moins effrayans, et qui, avant les travaux de M. Bouillaud, n'avaient pas été regardés comme pouvant se rattacher à cette maladie. Ainsi, il est des cas, au moins aussi communs que les précédens, dans lesquels l'anxiété générale n'existe pas : les malades ne paraissent pas être sous l'influence d'une affection sérieuse ; mais ils présentent encore, vers le cœur, des désordres assez tranchés, tels que douleur, palpitations de cœur et autres accidens qui annoncent un trouble prononcé de l'action du cœur. Enfin il est d'autres cas où ces symptômes eux-mêmes viennent à manquer : les malades n'accusent aucune douleur à la région précordiale ; ils ont à peine quelques palpitations ; leur respiration est fort peu gênée ; et cependant, en appliquant l'oreille sur la région du cœur, on entend certains bruits insolites qui seuls, à peu près, révèlent l'existence de l'endocardite : ce sont des bruits de soufflet, de râpe et autres analogues, qui, tous, sont le résultat du passage du sang à travers les cavités et les orifices dont le diamètre normal se trouve rétréci par la tuméfaction, passagère ou durable, de la membrane interne du cœur.

L'endocardite peut se produire spontanément et sans cause appréciable : mais elle peut aussi se développer à l'occasion d'un rhumatisme articulaire aigu, et c'est une vérité désormais acquise à la science que la coïncidence fréquente ou la succession non moins commune d'une affection rhumatismale et d'une endocardite. C'est de cette phlegmasie que M. Bouillaud fait dépendre, dans un grand nombre de cas, le mouvement fébrile qui persiste si souvent pendant la suspension des douleurs rhumatismales, ou après qu'elles ont définitivement cessé. C'est là un très-intéressant sujet de recherches : en s'y livrant, il faudra prendre garde de confondre avec les bruits anormaux de l'endocardite le bruit de soufflet que des émissions sanguines abondantes peuvent aussi faire naître, soit dans le cœur, soit, et plus souvent encore, dans les artères.

L'endocardite peut se terminer, au bout d'un temps plus ou moins long, par une résolution complète ; elle peut aussi, en persistant à l'état chronique, être l'origine d'un grand nombre d'altérations des valvules ; de là, tantôt rétrécissement des orifices du cœur, tantôt insuffisance de ces mêmes valvules, et, dans l'un comme dans l'autre cas, trouble de l'action du cœur, et, par suite, dilatation de ses cavités, épaississement hypertrophique de ses parois, etc. C'est ainsi que l'endocardite peut devenir le point de départ d'un plus ou moins grand nombre d'affections organiques du cœur. J'ajouterai que, parmi les malades qui en sont atteints, il en est plusieurs chez lesquels les premiers indices de l'affection du cœur ont paru à la suite d'un rhumatisme articulaire aigu, ou même pendant son cours.

Les lésions qui, après la mort, caractérisent l'endocardite, sont les mêmes que celles qui appartiennent à toutes les autres phlegmasies. A l'état aigu, on trouve l'endocarde épaissi, tuméfié, friable, ulcéré, recouvert parfois de fausses membranes.

Ces lésions sont surtout très-marquées sur les valvules, que, dans plus d'un cas de ce genre, j'ai trouvées notablement engorgées, et d'une épaisseur plus grande que celle qui appartient à leur état normal. En pareil cas aussi, le sang qui se trouve en contact avec les portions d'endocarde enflammées s'arrête sur elles et se coagule, comme on le voit se coaguler à l'intérieur des veines dont une phlegmasie s'est emparée : de là, formation, pendant la vie, de caillots plus ou moins volumineux, qui peuvent, plus tard, ou repasser à l'état liquide, ou prendre une consistance de plus en plus grande, et se transformer en ces végétations que l'on trouve parfois développées sur le bord libre des différentes valvules du cœur. Passée à l'état chronique, l'endocardite s'accompagne d'autres lésions qui long-temps ne lui avaient pas été rapportées : ainsi, sous son influence, la membrane interne du cœur s'épaissit, elle perd sa transparence, et elle présente, dans une étendue plus ou moins grande, des taches blanches qui ont souvent une exacte ressemblance avec les taies de la cornée. Ces taches dépendent ou d'un épaississement de l'endocarde lui-même, ou d'une altération du tissu cellulaire qui unit au tissu charnu du cœur; elles sont l'analogue d'autres taches que, bien souvent aussi, l'on trouve sur le péricarde. L'endocardite chronique laisse surtout sur les valvules des traces de son existence : elles perdent leur transparence, et en même temps qu'elles deviennent plus ou moins complètement opaques, elles acquièrent une teinte d'un blanc laiteux, et une épaisseur insolite; enfin je regarde comme très-probable que les dépôts cartilagineux ou osseux qu'elles présentent chez un si grand nombre de sujets sont plus d'une fois la conséquence du trouble qu'a produit l'inflammation dans le tissu fibreux rudimentaire qui entre dans la composition de ces replis membraneux. Emettre cette proposition, ce n'est pas d'ailleurs établir que toute transformation cartilagineuse ou osseuse des valvules du cœur est un ré-

sultat de phlegmasies. Tout en accordant à l'inflammation le
pouvoir de développer occasionnellement toutes les lésions organiques possibles, je pense que, pour aucune, elle n'est une
cause ni nécessaire ni constante. Je renvoie à cet égard à ma
Clinique, et surtout à mon *Anatomie pathologique*. Je n'ou-
blierai pas non plus de mentionner, au nombre des lésions que
peut produire l'endocardite, des adhérences qui s'établissent,
soit entre les valvules et les parties environnantes, soit entre
ces valvules elles-mêmes : de là changement dans la forme, la
situation, les rapports et le jeu de ces replis.   ANDRAL.

CHAPITRE XX.

DES VÉGÉTATIONS QUI SE DÉVELOPPENT SUR LES VALVULES ET LES PAROIS DES CAVITÉS DU COEUR.

Deux espèces très-distinctes de végétations peuvent
se développer dans les cavités du cœur. La première, observée d'abord par Rivière (1), a été décrite par Corvisart sous le nom de *végétations des
valvules :* il en existe quelques exemples remarquables,
outre ceux qu'il a consignés dans son ouvrage (2).
La seconde ne paraît pas avoir été décrite : je la désignerai sous le nom de *végétations globuleuses*.

I. La dénomination de *végétations verruqueuses*
conviendrait assez à la première espèce, car ces
sortes de végétations présentent un aspect fort analogue à celui des verrues, et surtout à celui des poireaux vénériens qui se développent sur le gland, la
vulve ou les nymphes. Comme ces derniers, tantôt

---

(1) *V.* BONET, *Sepulchret.*, lib. II. sect. VIII, obs. 24.

(1) *Ouv. cité*, p. 226 et suiv. — SANDIFORT, *Exercit. anat.*

elles ressemblent, par leur forme et les tubérosités qui recouvrent leur surface, à une petite fraise; tantôt, plus alongées qu'étendues en largeur, elles présentent la forme d'un petit cylindre irrégulier, ou celle d'un fuseau; quelquefois, très-peu élevées et très-rapprochées les unes des autres, elles couvrent un espace plus ou moins étendu à la surface des valvules, des tendons des piliers, ou des oreillettes, qu'elles rendent raboteuses et granulées; plus souvent elles sont isolées ou rapprochées sur une seule ligne, le long du bord libre et du bord adhérent des valvules. Les plus longues que j'aie vues n'avaient pas plus de trois à quatre lignes de longueur; mais on en rencontre d'assez volumineuses et assez multipliées pour imiter grossièrement la crête d'un coq.

La couleur de ces végétations, quelquefois blanchâtre comme celle des valvules, avec un peu moins d'opacité, est plus souvent relevée, en totalité ou par endroits, d'une teinte rosée, rose, ou légèrement violette; leur texture est charnue, assez analogue à celle des végétations vénériennes, mais elles m'ont toujours paru un peu moins consistantes. Leur consistance d'ailleurs est variable, comme je le dirai tout-à-l'heure. Leur adhérence aux parties subjacentes paraît intime et sans intermédiaire : elle est quelquefois si forte qu'on ne peut la détruire qu'en coupant; mais, dans la plupart des cas, on les enlève en raclant avec le scalpel, et quelquefois même avec le manche de cet instrument. Dans ce dernier cas, les végétations sont molles, d'un blanc jaunâtre, analogue à celui de la graisse, et d'une texture très-humide. La ressemblance qui existe entre les plus fermes de ces végétations et les excroissances vénériennes des parties génitales a fait penser à Corvisart qu'elles pouvaient avoir la même origine. Je ne sais jusqu'à quel point cette opinion est fondée : elle me semble peu probable, si l'on compare la fréquence des affections syphilitiques avec la rareté des végétations dont il s'agit. J'ai d'ailleurs rencontré de ces excroissances chez des sujets qui, selon toute probabilité, n'avaient jamais eu aucune affection vénérienne.

Au reste, si la cause première du développement de ces végétations est inconnue, la manière dont elles se forment me paraît plus claire et plus facile à saisir. En disséquant celles d'entre elles qui présentent le plus de volume, leur texture m'a toujours paru se rapprocher entièrement, à un peu plus d e fermeté près, de celle des concrétions polypiformes les plus compactes. Assez souvent on remarque vers leur centre une teinte violette et comme souillée de sang; et quelquefois même j'y ai trouvé un petit grumeau de sang caillé et très-reconnaissable. Enfin celles de ces concrétions qui ont le plus de mollesse, de transparence et qui adhèrent le moins aux valvules, ressemblent tout-à-fait aux concrétions polypiformes libres les plus humides. Il me paraît en conséquence indubitable que ces végétations ne sont autre chose que de petites concrétions polypiformes ou fibrineuses, qui, formées sur les parois des valvules et des oreillettes, à l'occasion de quelque trouble dans la circulation, s'organisent par un travail d'absorption et de nutrition analogue à celui qui convertit les

fausses membranes albumineuses en membranes accidentelles ou en tissu cellulaire. Je n'ai, non plus
que Corvisart, jamais rencontré ces végétations que
sur la valvule mitrale, sur les tricuspides, sur les
sigmoïdes de l'aorte et de l'artère pulmonaire, et
quelquefois, mais beaucoup plus rarement, à la face
interne des oreillettes, et particulièrement de l'oreillette gauche ; elles sont, en général, plus communes dans les cavités gauches que dans les droites.

Kreysig attribue la formation de ces végétations
à l'inflammation. MM. Bertin et Bouillaud ont adopté
la même opinion. Outre les raisons que nous y
avons déjà opposées dans le chapitre précédent, on
peut remarquer encore que, si l'inflammation de la
membrane interne du cœur était la cause efficiente
des végétations dont il s'agit, elles auraient pour
matrice et pour point de réunion commun une fausse
membrane étendue comme une couche sur les valvules, ce qui n'est pas, puisque, dans tous les cas
où les végétations sont distinctes et séparées l'une
de l'autre, on reconnaît évidemment que la membrane interne du cœur est à nu dans leurs intervalles. Je ne nie pas cependant qu'une fausse membrane inflammatoire ne puisse devenir dans quelques
cas le noyau de concrétions sanguines. Ce fait me
paraît même incontestable d'après les phénomènes
de l'obstruction des veines et des artères par suite
de l'inflammation de leur membrane interne (V. ci-
dessus p. 319), et j'ai même vu un cas semblable
dans l'oreillette gauche d'un sujet attaqué de rétrécissement de la valvule mitrale. Environ un pouce
carré de la surface de cette oreillette était couvert

par une fausse membrane aussi consistante que les polypes les plus fermes, très-adhérente à l'oreillette, épaisse d'une ligne, lisse et continue à sa surface adhérente, présentant au contraire à sa face libre une multitude de petites lames aplaties ou cuboïdes longues au plus d'une demi-ligne. Toute l'épaisseur de cette concrétion était fortement et également teinte de sang d'un rouge foncé. Mais par cela même que l'on peut distinguer cette fausse membrane lorsqu'elle existe, il n'y a, ce me semble, aucune raison de l'admettre quand on ne peut la voir.

Il me semble que d'après la position même des végétations verruqueuses sur les bords des valvules et le long des tendons des piliers, il y a une sorte d'analogie entre elles et les cristallisations qui se forment le long de fils ou de rameaux tendus dans une liqueur chargée d'une solution saline. Quoi qu'il en soit de cette comparaison, nous croyons avoir suffisamment prouvé, dans le chapitre précédent, que le sang peut se concréter partiellement, indépendamment de toute inflammation, et que le coagulum peut s'organiser et devenir adhérent aux parties voisines, pour qu'il soit inutile de nous arrêter plus long-temps à ce sujet.

Corvisart n'a observé aucun signe particulier auquel on puisse reconnaître les végétations des valvules, ou du moins il n'en a pas indiqué d'autres que ceux auxquels on peut reconnaître le rétrécissement des orifices par une induration osseuse ou cartilagineuse. Cependant, dans aucune des observations qu'il rapporte, il n'est fait mention du bruissement qui a été décrit plus haut sous le nom de *frémisse-*

ment cataire, et qui est cependant, selon lui, le seul signe pathognomonique de ces affections. On peut en outre remarquer que, chez aucun des sujets dont Corvisart rapporte l'ouverture, il ne paraît y avoir eu de rétrécissement notable des orifices du cœur.

Je pense qu'à moins que les végétations ne soient extrêmement nombreuses, elles doivent gêner fort peu le mouvement des valvules, et par conséquent elles ne doivent donner aucun signe de leur présence. On a vu cependant, dans l'une des observations précédentes, que trois végétations d'une ligne de longueur seulement ont pu être soupçonnées (1). Ces végétations, d'ailleurs, d'après le mode de leur formation exposé ci-dessus, ne peuvent guère se développer que chez des sujets déjà atteints d'une maladie plus grave du cœur ou des poumons, qui doit nécessairement masquer quelquefois leurs signes ou détourner l'attention de l'observateur. Mais lorsqu'elles sont assez nombreuses pour rétrécir notablement les orifices du cœur ou entraver beaucoup le jeu des valvules, elles donnent des indices évidens de leur existence, et leurs signes sont tout-à-fait analogues à ceux des ossifications des mêmes organes : seulement le frémissement cataire est beau-

---

(1) L'observation à laquelle on renvoie ici faisait partie du chapitre de *l'Apoplexie pulmonaire*, dans la première édition de cet ouvrage. Elle avait été, je ne sais pourquoi, omise dans la seconde. J'ai cru convenable de la rétablir dans celle-ci, comme exemple de végétations du cœur d'abord, et aussi comme exemple d'apoplexie pulmonaire : c'est celle qu'on va lire sous le n° L. (M. L.)

coup moins sensible à la main, et, sous le stéthoscope, le bruit des contractions du cœur est plus analogue à celui d'un soufflet qu'à celui d'une lime. L'observation suivante offre un exemple propre à confirmer la plupart de ces assertions.

Obs. XLIX. *Végétations verruqueuses sur la valvule mitrale et l'oreillette gauche; rupture d'un des tendons de cette valvule, et hypertrophie avec dilatation des deux ventricules du cœur.* — Un ouvrier, âgé d'environ trente-cinq ans, d'une taille élevée, ayant les cheveux et la barbe noirs, la peau légèrement jaunâtre, les muscles très-développés, entra à l'hôpital Necker le 10 avril 1819. Depuis environ cinq mois, il était sujet à éprouver des étourdissemens, des étouffemens et de violentes palpitations dès qu'il se livrait à un travail un peu fort. Il se réveillait souvent en sursaut, et crachait quelquefois le sang. Depuis quelques jours, il lui était survenu une diarrhée très-forte, et qui le fatiguait beaucoup. Examiné le jour même de son entrée, il présenta les symptômes suivans :

La face était assez calme, les pommettes légèrement colorées, le pouls petit, dur et assez régulier; la respiration gênée. Les battemens du cœur donnaient un son fort obtus et une impulsion forte des deux côtés. On les entendait un peu dans le dos. La contraction de l'oreillette, presque aussi longue que celle du ventricule, donnait le bruit de soufflet. En appliquant la main sur la région correspondant aux cartilages des cinquième, sixième et septième côtes gauches, on sentait, d'une manière très-distincte, le *frémissement cataire*. Le bruit de soufflet s'entendait aussi un peu pendant la contraction de l'oreillette droite ; mais il était beaucoup moins sensible qu'à gauche, et il paraissait même évident que ce bruit, entendu sous le sternum, provenait de l'oreillette gauche, dont la contraction, plus longue et plus sonore, masquait même en ce lieu le bruit de l'oreillette droite (1). Les battemens du cœur étaient d'ailleurs un peu irréguliers, les veines jugulaires n'étaient pas gonflées ; la respiration s'entendait partout, mais avec un léger râle muqueux par endroits. D'après ces signes, je caractérisai ainsi la maladie : *Hypertrophie des deux ventricules ; végétations ou rétrécissement cartilagineux de la valvule mitrale.* — Saignée de 16 onces.

Le 11 avril, le malade était dans une agitation extrême, et ne pouvait rester un instant dans la même position. La respiration était extrêmement gênée, la face peignait l'anxiété et la douleur, les joues étaient colorées, le pouls très-fréquent, petit et irrégulier. La voix, naturellement très-grave, était devenue rauque et étouffée.

______

(1) L'ouverture du corps prouve, comme on le verra, que cette conjecture était bien fondée : néanmoins cet effet est rare, et dans des cas où le bruit d'une oreillette était beaucoup plus fort que dans celui-ci, j'ai entendu très-distinctement l'oreillette saine en son lieu, sans aucun mélange du bruit de l'oreillette affectée. On en a vu un exemple remarquable ci-dessus (obs. XLVIII). Je crois que, dans le cas présent, le bruit de l'oreillette gauche n'était entendu sous le sternum que parce que la droite était proportionnellement plus petite et plus faible que les autres parties du cœur. (*Note de l'auteur.*)

Le 12, agitation plus grande encore, pouls petit, dur et irrégulier; extrémités froides, râle fort dans la trachée; respiration avec râle muqueux, orthopnée. Les facultés intellectuelles étaient intactes, et le malade parlait de sa mort prochaine avec autant de sang-froid que pouvaient le lui permettre l'agitation continuelle, la gêne de la respiration et la violence des palpitations. — Saignée de 12 onces.

Il mourut vers quatre heures après midi.

Ouverture du cadavre faite trente-deux heures après la mort. — Le cadavre ne présentait d'infiltrations qu'aux avant-bras et aux jambes. La face était un peu violette.

Le péricarde contenait une livre d'une sérosité assez limpide, de couleur fauve foncée, et dans laquelle nageaient un grand nombre de petits flocons blancs, opaques, minces et aplatis, et dont les plus grands égalaient à peine la moitié de l'ongle du petit doigt.

Le cœur avait le volume presque double de celui du poing du sujet. Le ventricule droit était fort vaste; ses parois offraient au moins quatre lignes d'épaisseur, et ses colonnes charnues étaient très-volumineuses. Les valvules tricuspides et les sigmoïdes de l'artère pulmonaire offraient une couleur rouge violette assez intense (1), et qui tranchait sur celle de la membrane interne du ventricule, qui était d'un

---

(1) Phénomène d'imbibition, d'après les circonstances suivantes : ouverture faite trente-deux heures après la mo t, au printemps; sang très-liquide. (*Note de l'auteur.*)

jaune rougeâtre. L'oreillette droite n'offrait aucune trace de lésion, et paraissait proportionnellement plus petite que son ventricule.

Le ventricule gauche était d'un tiers plus vaste qu'il n'aurait dû l'être. Ses parois avaient cependant une bonne épaisseur (environ six lignes), et ses colonnes charnues étaient très-grosses. Un des tendons qui, de l'extrémité des piliers, se portent au bord libre de la valvule mitrale, était rompu à peu près vers son milieu. Cette rupture était fort inégale; il semblait que la partie divisée eût été amincie dans l'étendue d'un demi-pouce, avant de se rompre; la surface de cette portion amincie était cependant lisse, quoique inégale; à l'endroit où elle commençait, c'est-à-dire à environ trois lignes du pilier, le tendon était entouré de petites concrétions fibrineuses très-fermes, jaunâtres, opaques, souillées de sang, qui adhéraient fortement au tendon, et rendaient sa surface rugueuse. La partie supérieure du tendon rompu était lisse et repliée sous la valvule mitrale, mais sans adhérence. Un autre tendon du même pilier était aminci inégalement, dans une étendue de trois à quatre lignes, vers l'extrémité qui tenait à la valvule, mais d'ailleurs parfaitement lisse (1).

Tout le bord libre de la valvule mitrale était couvert de petits corps, les uns opaques et d'un blanc jaunâtre, les autres demi-transparens par endroits, quelques uns roses ou légèrement violets

---

(1) Cet amincissement serait-il le résultat d'un ulcère cicatrisé à la surface des tendons ? (*Note de l'auteur.*)

et injectés de petits vaisseaux. Leur forme était irrégulière et très-variable. Plusieurs cependant présentaient une surface irrégulièrement mamelonnée, comme celle d'un choufleur ou d'un poireau vénérien, avec lequel ils avaient beaucoup de ressemblance. Leur consistance était très-inégale, et présentait tous les degrés intermédiaires entre celle de la chair et celle des concrétions polypiformes. Quelques uns avaient la grosseur et l'aspect d'une petite fraise; mais le plus grand nombre étaient alongés, fusiformes, longs d'environ deux lignes, et un peu plus gros que les tendons de la valvule mitrale. Ils adhéraient par une de leurs extrémités à l'une des faces de la valvule, et présentaient presque tous sur l'autre de très-petits caillots d'un sang noir et fortement coagulé, qui faisaient corps avec les végétations mêmes, et semblaient se confondre avec elles. On ne les détachait de la valvule qu'avec peine et par une véritable déchirure. Une de ces excroissances, trois ou quatre fois plus grosse que les autres et à peu près fusiforme, représentait un tube à parois minces formées par une matière jaunâtre, de consistance d'albumine cuite, un peu rougie à l'intérieur. Cette sorte de tube était remplie d'une matière pultacée à demi friable, d'un rose pâle, et assez semblable, à la couleur près, au lait cuit (1). La réunion de ces petits corps don_

______

(1) Fibrine décomposée, comme on en trouve souvent dans les anévrysmes et les concrétions du sang dans les veines. (*Note de l'auteur.*)

nait au bord libre de la valvule mitrale une épaisseur plus grande et un aspect frangé.

Les valvules sigmoïdes de l'aorte et la membrane interne de cette artère offraient une couleur rouge extrêmement prononcée, et qui contrastait avec celle de la membrane interne du ventricule, qui était d'un rouge pâle et presque jaune. Cette couleur rouge ne s'étendait pas au-delà de la tunique interne de l'artère; elle occupait toute l'étendue de l'aorte, et était surtout marquée dans sa portion thoracique (1).

L'oreillette gauche offrait, dans toute l'étendue de sa face interne, cette même couleur rouge foncée, qui s'étendait ici à toute l'épaisseur des parois de l'oreillette. Au-dessous de l'ouverture des veines pulmonaires gauches, et à deux lignes à peu près de l'ouverture auriculo-ventriculaire, la face interne de l'oreillette gauche présentait, dans une surface d'environ un pouce carré, une partie extrêmement inégale, et recouverte de petites végétations jaunâtres ou vermeilles, exactement semblables à celles qui existaient sur la valvule mitrale, excepté qu'elles étaient de forme lenticulaire ; mais, comme celles de la valvule mitrale, elles adhéraient par une de leurs extrémités à la membrane interne de l'oreillette, et plusieurs présentaient à l'autre extrémité de petits caillots de sang coagulé et noir fortement adhérens à leur bord libre. On ne pouvait enlever ces végétations que par une véritable déchirure.

La chair du cœur était, en général, jaunâtre (excepté l'oreillette gauche) et médiocrement ferme. Le

______

(1) Imbibition du sang, V. ci-dessus, p. 334.

III.   22

sang qui s'échappa des deux veines caves et des veines pulmonaires, quand on détacha le cœur, était très-liquide et moins noir qu'il ne l'est ordinairement.

Les plèvres contenaient chacune près d'une pinte d'une sérosité limpide et d'une couleur fauve foncée.

Les poumons, volumineux et très-crépitans, étaient libres presque partout; le gauche adhérait cependant par la partie antérieure de sa base à la plèvre diaphragmatique, au moyen d'une lame membraneuse transparente et très-ferme, longue d'un pouce et large de deux travers de doigt. Le droit adhérait également dans quelques points de sa face interne. Toutes ces adhérences étaient celluleuses et évidemment d'ancienne date. Incisé en différens sens, le tissu pulmonaire parut parfaitement sain ; il était seulement assez fortement infiltré, surtout vers les racines, d'une sérosité spumeuse et d'une couleur grisâtre brune : on n'y apercevait aucun tubercule.

La cavité abdominale contenait au moins une pinte d'une sérosité limpide, de couleur jaune orangée, accumulée dans l'excavation du petit bassin.

L'estomac et les intestins étaient distendus par des gaz. Leur face externe était, en général, pâle; celle de l'intestin grêle présentait en quelques points une légère couleur rose due à l'injection des petits vaisseaux sous-séreux, qui formaient un réseau de stries rougeâtres entrelacées en tous sens. La membrane muqueuse de l'estomac offrait une rougeur assez prononcée autour de l'orifice pylorique et le long de la grande courbure; ailleurs elle était pâle. Celle de l'intestin grêle, examinée en plusieurs endroits, était d'un rose pâle, et offrait des traînées

de petits points blancs et opaques qui ne soulevaient pas sensiblement la muqueuse, hors dans
quelques endroits où ils étaient plus clair-semés.

Le foie était parfaitement sain ; le sang qui s'en
écoulait quand on l'incisait était, comme celui
des veines caves, moins noir, et plus liquide qu'il
ne l'est ordinairement.

Les autres organes étaient sains.

Obs. L. — *Végétations verruqueuses sur la valvule mitrale et les valvules sigmoïdes de l'aorte. —
Hypertrophie du cœur. — Apoplexie pulmonaire. —*
Une femme de cinquante-cinq à soixante ans entra
à l'hôpital Necker vers le commencement d'avril
1817 : elle pouvait à peine parler, et il fut impossible d'obtenir des renseignemens exacts sur son
état antérieur. Elle étouffait, et elle expectorait des
crachats ronds, dont les uns avaient la couleur du
chocolat, les autres contenaient une matière muqueuse jaunâtre mêlée au sang; le plus grand nombre étaient formés de sang pur : l'orthopnée était
extrême; on ne put tirer aucun résultat de la percussion, à raison de la flaccidité des tégumens.
La face était généralement pâle et les lèvres violettes; les extrémités supérieures étaient œdématiées;
le pouls, difficile à sentir à raison de cet œdème,
était petit, concentré, irrégulier, et avait quelque
chose de dur; la main, appliquée sur la région du
cœur, n'y sentait pas de pulsations; les veines jugulaires étaient légèrement tuméfiées.

On porta le diagnostic suivant : *Pleuro-péripneu-*

monie légère ; hypertrophie du ventricule droit (1).

Une saignée rendit beaucoup moindre la difficulté de respirer, et quelques diurétiques firent diminuer momentanément l'œdème des bras.

Bientôt l'œdème des bras augmenta de nouveau, l'abdomen donna des signes de fluctuation, les jambes s'infiltrèrent ; la malade était dans un état de cachexie trés-prononcé ; la tuméfaction des veines jugulaires était beaucoup moindre ; le pouls, quoique petit et faible, offrait toujours quelque chose de dur dans ses battemens.

On modifia alors le diagnostic de la manière suivante : *Hypertrophie du ventricule gauche ;* peut-être *ossification ou rétrécissement de la valvule mitrale ou des valvules sigmoïdes de l'aorte ? tubercules ?*

Le 1er mai, la malade commença à éprouver du râle ; les crachats étaient toujours abondans, très-sanguinolens, et même formés par un sang plus pur. Elle mourut le 6 mai au matin.

Ouverture cadavérique faite vingt-quatre heures

---

(1) La feuille de diagnostic de cette malade a été perdue : l'élève chargé de recueillir l'observation n'avait pas encore l'habitude du stéthoscope, dont je ne me servais moi-même que depuis quelques mois, et il s'est contenté d'écrire le diagnostic sans en noter les motifs, c'est-à-dire les signes donnés par le stéthoscope, que j'ai toujours soin de dicter avant d'en tirer une conclusion. J'aurais pu remplacer cette observation par d'autres où le diagnostic a été mieux établi ; mais je l'ai choisie, parce qu'elle contient beaucoup de faits intéressans, et sous plusieurs rapports à la fois. (*Note de l'auteur.*)

après la mort. — Cadavre de quatre pieds six pouces ; infiltration considérable de tout le corps.

Le cerveau était parfaitement sain ; les vaisseaux de la pie-mère étaient médiocrement gorgés de sang.

La cavité gauche de la poitrine contenait environ une pinte de sérosité sanguinolente, dans laquelle nageaient quelques flocons de matière albumineuse demi-concrète et membraniforme, dont une partie unissait faiblement le poumon à la plèvre costale.

Le poumon gauche présentait çà et là, dans son tissu, des parties d'un rouge brun, compactes, grenues à l'incision, situées au milieu d'un tissu bien crépitant, et exactement circonscrites. Ces indurations n'offraient pas l'aspect de l'engorgement péripneumonique ; mais elles semblaient plutôt être le résultat d'une combinaison particulière de sang fortement caillé et comme à demi desséché avec le tissu du poumon. Vers la pointe du lobe inférieur de cet organe se trouvait une masse semblable, et de plus d'un pouce cube, formée par trois couches distinctes et supérieures les unes aux autres, séparées par des couches plus minces d'un tissu rouge, mou, crépitant, et rendu seulement un peu plus vermeil que dans l'état naturel par une très-légère infiltration sanguine. Les couches où l'exhalation sanguine avait eu lieu étaient d'un rouge noir, grenues à l'incision, très-fermes, se cassant facilement, et si peu humides qu'on pouvait à peine en exprimer un peu de sang à demi caillé. Une d'elles offrait une petite partie plus ramollie, et semblable à un caillot de sang. Les portions ainsi engorgées ne laissaient rien suinter qu'en pressant et en raclant avec le scalpel ;

tandis que les parties crépitantes du poumon étaient rendues beaucoup plus humides par une sérosité jaunâtre et spumeuse qui coulait à l'incision. Quelques tubercules se rencontraient à la surface du poumon, vers la partie inférieure.

La cavité droite du thorax contenait environ une pinte et demie de sérosité sanguinolente mêlée à quelques flocons albumineux.

Le poumon droit adhérait par son sommet à la plèvre costale, au moyen d'un tissu cellulaire accidentel bien organisé. Son tissu était sain, excepté inférieurement, où il présentait un engorgement semblable à ceux du poumon gauche. Vers le sommet, on trouvait une petite concrétion ostéo-terreuse entre la plèvre et le poumon.

La muqueuse bronchique était fortement rougie par endroits dans les deux poumons.

Le péricarde contenait environ quatre onces de sérosité, sur laquelle on voyait quelques bulles d'air semblables à celles que l'on forme en soufflant avec un tube dans de l'eau de savon.

Le cœur avait un volume égal à celui des deux poings du sujet. Les parois des deux oreillettes avaient une épaisseur plus considérable que dans l'état naturel; celles de la gauche avaient depuis une demi-ligne jusqu'à une ligne et demie d'épaisseur ; celles de la droite étaient un peu moins épaisses. Leur membrane interne était sensiblement épaissie, et se détachait facilement.

Le ventricule gauche aurait à peine contenu une amande dépouillée de son drupe. Les colonnes charnues laissaient entre elles des écartemens semblables à ceux du ventricule droit, de manière à lui donner un pouce et demi d'épaisseur à l'origine des piliers : à l'union du ventricule avec l'oreillette, l'épaisseur n'était que de trois lignes. Les bords de la valvule mitrale étaient ratatinés et légèrement cartilagineux, et offraient en dedans trois excroissances d'environ une ligne de longueur, fermes, et difficiles à détacher en raclant avec le scalpel.

Le ventricule droit était un peu plus épais que dans l'état sain ; ses colonnes charnues étaient très-prononcées.

L'aorte, à sa sortie du cœur, ainsi que dans tout son trajet, était d'un petit calibre, de manière à permettre à peine l'introduction du petit doigt. Deux des valvules sigmoïdes offraient des excroissances semblables à celles qui se voyaient sur la valvule mitrale, un peu rouges à leur sommet, pâles à leur base, et d'un aspect fort analogue à celui des excroissances syphilitiques connues sous le nom de *poireaux*.

La membrane muqueuse de l'estomac était comme teinte en rouge par endroits ; dans d'autres points, elle offrait une rougeur ponctuée ; dans d'autres, enfin, elle présentait des plaques grisâtres, de forme et de grandeur variées. Les vaisseaux sous-muqueux étaient assez fortement injectés.

La membrane muqueuse des intestins était injectée en quelques points, mais nullement enflammée.

Le foie, un peu ratatiné à sa surface, contenait de petits corps d'un jaune verdâtre, peu humides, comme flasques dont le volume réuni surpassait celui du tissu hépatique ; le volume total du foie était cependant moindre que dans l'état naturel, eu égard à la taille du sujet. Il était peu gorgé de sang (1).

La rate, d'un très-petit volume, contenait peu de suc. Les autres viscères étaient sains.

II. — *Végétations globuleuses.* — Les végétations que j'appelle globuleuses ont un aspect totalement différent de celui des productions que nous venons de décrire. Elles se présentent sous la forme de petites boules ou kystes sphéroïdes ou ovoïdes, dont la grosseur varie depuis celle d'un pois jusqu'à celle d'un œuf de pigeon. La surface extérieure de ces kystes est égale, assez lisse, d'un blanc jaunâtre ; l'épaisseur de leurs parois est assez uniforme, et ne passe guère une demi-ligne, même dans les plus grands. La substance qui forme ces parois est opaque et évidemment semblable à celle des concrétions polypiformes les plus anciennes ; sa consistance est un peu plus ferme que celle du blanc d'œuf cuit ; la surface interne du kyste est moins lisse que son extérieur ; elle paraît aussi formée par une substance plus molle, et qui semble même quelquefois dégénérer graduellement, de dehors en dedans, en une matière semblable à celle que contient le kyste. Cette dernière matière peut exister en trois états différens, qui quelquefois se rencontrent tous les trois dans le même cœur, mais dans des kystes séparés.

---

(1) Ceci est encore un exemple des *cirrhoses.* Il est à remarquer qu'il n'y avait pas d'ascite ; mais il y avait dans les plèvres un épanchement de l'espèce de ceux qui forment l'anneau intermédiaire entre l'inflammation et la diathèse séreuse. *Note de l'auteur.*)

Tantôt cette matière est semblable à du sang à demi liquide, mais de couleur trouble, et dans lequel il semblerait que l'on eût délayé une poudre insoluble : on y trouve quelquefois alors, en outre, quelques caillots de sang pur et bien caillé. Tantôt elle est plus opaque, d'une couleur violette pâle, d'une consistance pultacée, et tout-à-fait semblable à de la lie de vin. Enfin elle est quelquefois jaunâtre, opaque, et semblable à un pus épais, à une bouillie claire ou évidemment formée par une fibrine décomposée semblable à celle que l'on trouve dans les sacs anévrysmatiques.

Je n'ai jamais rencontré de ces kystes que dans les ventricules et dans les sinus des oreillettes ; ils sont toujours adhérens à leurs parois ; on les trouve aussi communément dans les cavités droites que dans les gauches : ils sont ordinairement placés à la partie inférieure des ventricules, et tout près de leur pointe.

Leur adhérence a lieu au moyen d'un pédicule de forme très-irrégulière, qui s'entrelace avec les colonnes charnues des parois des ventricules, et qui leur est assez peu lié pour que l'on puisse souvent le détacher sans le rompre. Ce pédicule, quoique continu aux parois du kyste, présente d'une manière beaucoup plus parfaite la texture des concrétions polypiformes : il a leur légère demi-transparence, et souvent même il contient dans sa substance de petits caillots d'un sang qui ne paraît nullement altéré ; il semble, en un mot, moins ancien et d'une organisation moins avancée que le kyste dont il fait partie.

Je n'ai jamais trouvé ces kystes dans un état d'or-

ganisation plus parfait que celui que je viens de
décrire ; il m'a toujours paru que ceux qui contiennent du sang caillé ou encore reconnaissable
étaient les moins anciens ; que ceux qui contiennent
de la matière puriforme étaient ceux dont la formation remontait à l'époque la plus éloignée.

On peut soupçonner que l'observation de Crüwel,
que j'ai citée plus haut (pag. 265), présente un
exemple d'une végétation globuleuse complètement
organisée et passée à l'état cartilagineux et osseux.
Il trouva, en effet, une sorte de kyste ovoïde enclavé
entre les valvules sigmoïdes de l'artère pulmonaire,
et présentant à ses extrémités deux ouvertures. Cette
tumeur, à l'une des extrémités de laquelle pendaient
encore trois filamens minces, lui parut s'être détachée depuis peu de la cloison du cœur.

J'ai trouvé de ces kystes chez des sujets morts de
maladies diverses, mais qui tous avaient eu une
agonie de plusieurs jours et quelquefois de plusieurs
semaines. L'exploration du cœur par le stéthoscope
ne m'a présenté chez eux aucun trouble constant et
remarquable de la circulation ; chez quelques-uns
même les contractions du cœur ont eu lieu avec une
régularité parfaite jusqu'à la mort.

On trouve dans les *Miscel. natur. Curios.* une
observation de tumeur au cœur qui me paraît être
un exemple des végétations que je viens de décrire :
c'est le seul, avec l'observation de Crüwell, que je
connaisse dans les auteurs anciens. L'ouvrage de
Burns contient trois exemples de cette affection.
Dans deux cas, dont l'un lui a été communiqué par
le docteur Belmanno, il a trouvé « des concrétions

« polypeuses composées de couches concentriques
« solides, contenues dans des capsules membra-
« neuses, dont la racine était entortillée dans les
« colonnes charnues du cœur (1). » Dans un troisième
cas, il a vu une semblable vésicule qui contenait une
cuillerée à thé de *pus parfait*. Il cite une observation
analogue de Baillie ; peut-être même doit-on
joindre à ces faits une quatrième observation de
Burns. C'est celle d'une masse polypiforme de la *grosseur d'un œuf de poule, organisée, adhérente à l'o-
reillette gauche, et qui avait plusieurs points ossifiés*.
Burns fit pénétrer de l'air dans les petits vaisseaux
développés dans cette tumeur, en insufflant la veine
coronaire.

Il est fort difficile de se rendre raison de la formation des végétations globuleuses. Leur forme me
rappela, la première fois que je les rencontrai, un
fait remarquable, que j'ai vu à l'époque de mes études,
et qui a été consigné par un de mes condisciples,
M. Tonnelier, dans le *Journal de Médecine* de MM. Corvisart, Le Roux et Boyer (2). Une jeune fille, dans un
moment de chagrin violent, avala une once d'arsenic.
Elle échappa, d'une manière inespérée, aux accidens
déterminés par cet empoisonnement. L'année suivante, un nouveau chagrin la précipita encore dans le dé-
sespoir, et elle s'empoisonna de nouveau par l'arsenic.
Cette fois elle succomba. A l'ouverture du corps, on
trouva, outre les lésions dépendant de l'empoisonnement récent, un kyste de la grosseur d'un œuf

---

(1) *Ouv. cité*, chap. ix.
(2) T. iv, p. 15 et suiv.

d'oie, qui paraissait récemment décollé du voisinage du pylore, où l'on voyait encore les traces de son adhérence. Ce kyste contenait une once d'arsenic cristallisé; ses parois, épaisses d'environ une ligne, présentaient une consistance et une texture tout-à-fait semblables à celles des fausses membranes pleurétiques déjà anciennes et qui ont de la tendance à se transformer en membranes fibreuses. Dans ce cas, il est évident que l'arsenic, avalé en poudre grossière, dans une petite quantité de liquide, produisit sur les parois de l'estomac une première impression assez vive pour déterminer une inflammation soudaine et la sécrétion instantanée d'une lymphe plastique qui enveloppa sur-le-champ le poison.

Les végétations globuleuses présentent la même forme et la même consistance que le kyste dont je viens de parler ; mais elles ne contiennent aucune substance qui paraisse assez irritante pour avoir pu déterminer l'inflammation des parois du cœur. Nous avons vu que l'on ne trouve dans celles qui paraissent les plus récentes que du sang ou de la fibrine concrétés à divers degrés, et dans les plus anciennes une matière qui paraît être du pus, car il en a la couleur jaune citron, et non la couleur jaune fauve de la fibrine décomposée. Les observations de Burns rapportées ci-dessus donnent, comme on a pu le voir, le même résultat. Pour admettre que le kyste fût un produit de l'inflammation, il faudrait pouvoir prouver que les particules séparées de la masse du sang et enveloppées par le kyste ont des qualités délétères et irritantes, ce qui n'a aucune probabilité. Tout au plus cela serait-il supposable, si l'on trouvait toujours du pus renfermé dans les vésicules. On pourrait rechercher alors si ces vésicules ne se rencontrent pas uniquement chez des sujets qui ont quelque part une suppuration dont le produit est absorbé par les veines (1): mais nous avons vu que le plus souvent elles ne contiennent que du sang diversement altéré ; et le pus n'existant que dans les plus anciennes est probablement une sécrétion de leurs parois. D'un autre côté, le pédicule par lequel ces vésicules adhèrent aux colonnes charnues du cœur présentent presque toujours une organisation moins avancée, et souvent son extrémité, à laquelle sont encore unis des grumeaux de sang caillé, paraît tout récemment concrétée. Il semblerait en conséquence que la formation de la vésicule serait antérieure, et même d'un temps assez long, à son adhé-

---

(1) M. Miquel, ancien chef de clinique à l'hôpital de la Charité, paraît s'être livré à des recherches de ce genre. Il a publié dans la *Nouvelle Bibliothèque médicale* (octobre 1829) trois observations de végétations globuleuses du cœur trouvées chez des phthisiques, dans les poumons desquels existaient de vastes excavations tuberculeuses. Ces trois faits sont assez curieux ; mais ils ne prouvent point que les végétations globuleuses du cœur puissent être rapportées à un transport de pus ou de matière tuberculeuse dans la masse du sang. Car d'une part la plupart des phthisiques n'en offrent point, bien que leurs poumons soient creusés par de vastes excavations tuberculeuses, et de l'autre, on trouve des végétations semblables chez des sujets qui n'offrent d'ailleurs aucun foyer de suppuration : témoins les deux observations que l'on va lire. (M. L.)

rence aux parois. Quoi qu'il en soit, je pense qu'il est plus sage et plus utile à la science de rester dans le doute, que d'attribuer la formation des végétations dont il s'agit à une inflammation des parois du ventricule, dont il n'existe d'autres indices que l'adhérence et une texture analogue à celle de la lymphe plastique inflammatoire, caractères qui, comme nous l'avons montré dans le chapitre précédent, ne sont peut-être pas toujours certains.

Les végétations globuleuses n'étant pas encore bien connues, j'en rapporterai ici deux exemples; on en a vu un troisième dans un des chapitres précédens.

Obs. LI. *Végétations globuleuses dans le ventricule droit du cœur chez une phthisique.* — Marie Potel, lingère, âgée de quarante ans, d'une constitution faible et nerveuse, s'était toujours bien portée pendant sa jeunesse. Réglée pour la première fois à quinze ans, elle l'avait toujours été exactement jusqu'à sa trentième année, époque à laquelle étaient survenues beaucoup d'irrégularités dans la périodicité et la quantité des menstrues. A trente-sept ans elles avaient cessé de paraître; la malade attribuait cette suppression à la terreur dont elle avait été frappée lors de la bataille de Brienne (ville qu'elle habitait alors). Elle avait eu deux enfans; sa première grossesse avait été heureuse; à la suite de la seconde s'était manifestée une enflure générale qui avait été combattue avec succès par des bains tièdes.

A trente-neuf ans, Marie Potel devint sujette à

une toux habituelle; bientôt elle sentit ses forces diminuer de jour en jour; elle éprouva des coliques et des lipothymies assez fréquentes, déterminées souvent par des causes très-légères.

Le 30 octobre 1817, jour de son entrée à l'hôpital, la maigreur était assez marquée, la face colorée vers les pommettes, la toux fréquente et suivie de l'expectoration de crachats jaunâtres, opaques, assez abondans.

La malade resta à peu près dans le même état jusqu'au 18 novembre, époque à laquelle elle présenta les symptômes suivans: face assez colorée, exprimant l'abattement et la douleur; teinte violette de la lèvre inférieure; respiration courte, accélérée, souvent interrompue par la toux; douleur dans le côté gauche de la poitrine. Cette cavité, percutée, donnait un son assez clair dans tous ses points, excepté vers la région du cœur, où le son était un peu obscur. Le stéthoscope, appliqué sur cette région, faisait entendre des battemens inégaux, parfois très-fréquens, et toujours beaucoup plus que dans l'état naturel. On distinguait deux ou trois pulsations régulières suivies de plusieurs autres très-fréquentes produisant une sorte de soubresaut. La contraction des ventricules donnait un son obscur et semblait profonde; elle ne donnait pas d'impulsion notable, ou du moins celle-ci se confondait tellement avec les mouvemens de la poitrine qu'il était très-difficile de la distinguer. On entendait, en outre, au moyen du stéthoscope, un bruit semblable à celui que produit une bulle d'air qui se dégage d'un liquide, au *cliquetis* de l'eau agitée dans une carafe de verre à parois minces (1). La respiration s'entendait faiblement partout et moins distinctement à gauche qu'à droite; la pectoriloquie n'existait nulle part; les extrémités supérieures étaient froides; le pouls était très-petit, fréquent et irrégulier; le ventre était souple, douloureux à l'épigastre. La malade éprouvait un sentiment de constriction vers la région précordiale, et une légère douleur qui se faisait sentir dans un point du dos diamétralement opposé. On porta sur la feuille du diagnostic : *Tubercules du poumon; maladie du cœur qu'on ne peut encore déterminer.*

(Quatre sangsues et un vésicatoire à l'épigastre.)

Le 29 novembre, la respiration était moins gênée, mais toujours courte et accélérée. On ne distinguait plus, au moyen du stéthoscope, le bruit particulier que nous avons indiqué plus haut. Les battemens du cœur, toujours très-fréquens, étaient plus réguliers et moins profonds; les contractions des oreillettes et des ventricules étaient assez égales, et donnaient un son plus obtus que dans l'état naturel. Le cœur se faisait entendre sous les clavicules; le pouls était toujours dans le même état. On ajouta à la feuille du diagnostic: *Hypertrophie avec dilatation du cœur.*

Le 30, la face était plus altérée; la malade ne pouvait garder une position horizontale : du reste, son état était le même.

---

(1) On peut attribuer ce phénomène à l'existence des végétations globuleuses dans le cœur; mais je ne ferais pas beaucoup de fond sur ce signe : je l'ai entendu dans d'autres cas, et particulièrement dans un hydro-péricarde avec pneumo-péricarde. (*Note de l'auteur.*)

Le 3 décembre, lèvre inférieure violette, face pâle et abattue, respiration très-courte, assoupissement passager, parole lente et difficile, pouls insensible, extrémités froides, pulsations du cœur fréquentes, donnant quelque impulsion et produisant de temps en temps une sorte de soubresaut.

Le 4, délire continuel, parole difficile, même état d'ailleurs.— Le 5, mort.

Ouverture du corps, faite vingt-quatre heures après la mort. — Cadavre bien conformé, œdème de la face et des mains, couleur un peu violette de la face.

Les poumons adhéraient aux plèvres par un tissu cellulaire court, très-ferme et bien organisé. Leur parenchyme était rempli de tubercules de grosseur et de forme variables ; les uns étaient durs, les autres ramollis à consistance de fromage mou. L'intervalle de ces tubercules était crépitant, surtout vers le bord antérieur du poumon; il y en avait plus dans le poumon gauche que dans le droit; aucun n'était excavé.

Le cœur surpassait en volume le poing du sujet. La cavité du ventricule droit présentait, dans différens points de son étendue, de petites vésicules un peu plus grosses qu'un pois; leur surface extérieure était unie et blanchâtre, avec une teinte rosée ou rouge par endroits; elles étaient toutes pédiculées, et tenaient aux parois des ventricules par des prolongemens en forme de racines intriqués dans les colonnes charnues, et dont les extrémités, entortillées avec des caillots de sang très-fermes et filamenteux, présentaient tous les caractères de concrétions polypiformes. L'une de ces vésicules, de la grosseur d'une petite cerise, occupait la pointe de ce ventri-

III.   23

cule, qui se prolongeait plus loin que celle du ventricule gauche, sur laquelle elle se contournait un peu.

Les parois des vésicules, opaques, jaunâtres, d'une
consistance un peu supérieure à celle du blanc d'œuf
cuit, et cependant un peu friable, étaient d'une épaisseur assez égale et à peu près double de celle de
l'ongle. Leur surface interne n'était pas tout-à-fait
aussi lisse que l'externe, et elle était fortement teinte
par la matière contenue dans le vésicule. Les caractères de cette matière variaient : dans quelques vésicules, elle était demi-liquide, et présentait l'aspect et la
couleur de la lie de vin (1) ; dans d'autres, cette matière était d'un blanc-jaunâtre, puriforme, et de consistance de bouillie ; dans quelques autres, au contraire, on ne trouvait qu'un caillot de sang mêlé
d'une petite quantité de fibrine.

La cavité du ventricule droit était un peu plus
ample que dans l'état naturel : ses parois étaient
d'une bonne épaisseur. La cavité du ventricule gauche était proportionnée à l'épaisseur de ses parois,
qui avaient au moins huit lignes dans leurs points les
plus épais. Le tissu du cœur était pâle, flasque et
facile à déchirer, d'une couleur jaunâtre-fauve, analogue à celle des feuilles mortes.

Le foie était volumineux, et graissait légèrement
le scalpel.

La surface interne de l'estomac était, par endroits,

---

(1) Cette couleur lie de vin est évidemment due au mélange
d'une matière puriforme et du sang. Quelquefois même on
trouve dans le même kyste un peu de pus pur. (*Note de l'auteur.*)

d'un rouge vif vers le cardia; mais cette rougeur n'existait que sur les replis de la membrane muqueuse.

Les intestins grêles offraient, dans quelques endroits, une rougeur assez marquée, et quelques ulcérations qui n'intéressaient que la membrane muqueuse.

Les autres organes étaient sains (1).

Dans l'exemple que l'on vient de lire, tout annonce que l'existence des végétations datait de l'époque à laquelle se sont manifestées les palpitations et les lipothymies, c'est-à-dire d'environ un an.

Obs. LII. *Apoplexie pulmonaire chez un sujet attaqué d'hypertrophie et de dilatation avec végétations globuleuses du cœur.* — Jean-Baptiste Dirichard, artisan, âgé de quarante-cinq ans, ayant la peau blanche et les cheveux roux, était, depuis plusieurs années, sujet à un état de suffocation quand il se livrait à quelque exercice un peu violent. Lorsqu'il entra à l'hôpital Necker, vers la fin d'août 1818, il éprouvait, depuis environ quinze jours, une gêne permanente et assez grande de la respiration.

Le jour de son entrée, il présentait les symptômes suivans : décubitus en supination, embonpoint assez

---

(1) Il est évident que, chez cette femme, la mort a été due aux végétations globuleuses développées dans le ventricule droit ; car la phthisie était encore trop peu avancée pour qu'on pût lui attribuer non-seulement les accidens qui ont précédé la mort, mais même le degré de dyspnée qui existait depuis long-temps. (*Note de l'auteur.*)

considérable, face pâle, un peu terne ; pouls à peine sensible aux deux bras ; pieds et jambes œdématiés ; appétit nul, soif modérée, sommeil court et souvent interrompu par des réveils en sursaut. La respiration, quoique courte et gênée, s'entendait bien à l'aide du stéthoscope. La poitrine résonnait bien partout, excepté à la région du cœur. L'examen des battemens du cœur donna le résultat suivant : impulsion du ventricule gauche très-forte et assez sonore ; son et impulsion du ventricule droit médiocres ; son des oreillettes nul.

Je fis, en conséquence, écrire le diagnostic suivant : *Hypertrophie du cœur.*

Saignée du bras, tisane apéritive.

Au bout d'un mois, le malade se trouvant assez bien pour reprendre ses travaux, demanda sa sortie.

Un mois et demi après, il rentra à l'hôpital, offrant absolument, quant à l'état de la circulation, les mêmes symptômes que la première fois. L'infiltration s'étendait aux tégumens du ventre. La respiration était toujours très-gênée, quoique le passage de l'air à travers les poumons s'entendît bien au moyen du stéthoscope. Une saignée du bras fut pratiquée sans soulagement marqué. Cependant, au bout de six semaines, l'usage de la tisane apéritive et de la teinture éthérée de digitale, et quelques applications de sangsues, firent disparaître l'infiltration ; la respiration devint moins gênée, l'appétit reparut, et le malade sortit de l'hôpital. Le pouls était, comme la première fois, presque insensible à l'un et à l'autre bras ; la face conservait sa pâleur et une teinte un peu plombée.

Le 16 janvier 1819, Dirichard se fit transporter de nouveau à l'hôpital Necker. Il ne pouvait plus respirer qu'assis, quelquefois il tentait de se coucher sur le ventre; mais alors il sentait un *battement à la gorge*, vis-à-vis du sternum. L'infiltration avait encore augmenté; il y avait, en outre, quelques quintes de toux et de la diarrhée; le pouls était insensible. Le malade se plaignait aussi d'une douleur assez vive à l'épigastre. Le cœur donnait toujours une impulsion très-forte.

Les saignées locales, les sinapismes aux extrémités inférieures, l'usage des boissons apéritives et de la digitale pourprée n'apportèrent aucun soulagement. L'orthopnée augmentait de jour en jour.

Le malade resta à peu près dans le même état jusqu'au 3 février. A cette époque, la respiration devint plus difficile encore; de temps en temps survenaient des attaques d'une suffocation presque imminente, que le malade diminuait en s'inclinant en avant. La toux, plus fréquente, était suivie de l'expectoration d'un mucus un peu filant, et mêlé de quelques stries d'un sang vermeil.

Le 4 février, le malade rejeta, presque sans efforts et sans toux, une assez grande quantité de sang rouge, spumeux et peu mêlé aux crachats. Pendant la toux, il jetait une espèce de cri aigu. La poitrine résonnait bien dans toute son étendue. La respiration ne s'entendait presque pas dans les parties inférieures du poumon droit. Dans presque toute l'étendue de la poitrine, on entendait un râle muqueux dont les bulles paraissaient très-grosses et semblaient se dilater en parcourant les bronches;

on reconnaissait même évidemment que quelques unes se rompaient par excès de distension. Ce râle était plus fort à droite.

On ajouta à la feuille du diagnostic : *Engorgement hémoptoïque*, et on prescrivit une saignée de deux palettes.

Le 5, plaintes continuelles, orthopnée considérable, face un peu affaissée. Le sang expectoré était moins abondant, et avait perdu de sa couleur vermeille : mêmes observations par le stéthoscope.

Tisane de grande consoude, looch astringent.

Le 6 février, douleurs vagues dans l'abdomen et principalement vers l'épigastre ; insomnie ; infiltration s'étendant à tout le corps, et surtout aux membres supérieurs, plus considérable à la main droite que partout ailleurs ; pouls à peine sensible ; expectoration d'une matière sanguinolente et comme sanieuse ; poitrine résonnant bien antérieurement et sur les côtés ; râle beaucoup plus fort dans le côté droit, sur lequel le malade se couche habituellement.

Le 7 février, traits de la face affaissés, voix presque éteinte, faiblesse plus grande ; un peu de râle crépitant à gauche.

Le 8, le malade succombe après une longue et douloureuse agonie.

Ouverture du corps faite soixante heures après la mort. — Le cerveau et les méninges ne présentèrent rien de remarquable.

Le péricarde contenait à peu près une once de sérosité. Le cœur avait au moins trois fois le volume du poing du sujet. Il présentait à sa surface plusieurs plaques d'un blanc mat, peu épaisses, irrégu-

lières à leur circonférence, et grandes à peu près
comme la moitié de la paume de la main. Le ventricule droit était en partie rempli par une masse
polypiforme qui se prolongeait dans l'oreillette
droite, qu'elle remplissait en entier. Cette concrétion volumineuse offrait, dans une partie de son
étendue, une couleur rougeâtre, une grande fermeté
et une texture fibrineuse ; dans d'autres points, elle
était moins ferme, n'offrait aucune apparence fibreuse, et avait une couleur jaune et opaque ; dans
quelques endroits, enfin, elle était d'un jaune clair,
presque demi-transparente et très-molle. Dans la
partie rougeâtre et ferme, on distinguait plusieurs
stries d'un rouge foncé, qui paraissaient former des
rudimens à de petits vaisseaux sanguins.

La cavité du ventricule droit était un peu dilatée;
ses parois, d'une bonne épaisseur (d'environ trois
lignes) s'affaissaient quand on les incisait. Les colonnes charnues paraissaient moins nombreuses et
étaient aplaties ; elles étaient réunies ou intimement
appliquées les unes aux autres par suite de cet aplatissement ; vers la pointe du cœur, elles repre-
naient plus de saillie et étaient plus distinctes. En
cet endroit, on remarquait dans l'écartement des
colonnes charnues deux ou trois petits kystes d'un
jaune-rougeâtre, gros comme des fèves, et en ayant
à peu près la forme. Ces kystes, dont les parois
étaient minces et très-fermes, contenaient une matière demi-liquide, semblable à de la lie de vin ; ils
étaient fixés à la pointe du ventricule par des espèces de pédicules entrelacés dans les colonnes
charnues, et dont la texture et l'aspect étaient tout-

à-fait semblables à ceux de la partie la plus ferme de la concrétion polypiforme. L'oreillette droite n'offrait, hors la concrétion polypiforme qui la distendait, rien de particulier. Elle formait à peine avec l'oreillette gauche, comme elle exempte de lésion, le quart du volume du cœur.

Le ventricule gauche offrait des parois de neuf à onze lignes d'épaisseur et d'une fermeté remarquable; elles ne s'affaissèrent point quand on les eut incisées, quoique la cavité de ce ventricule fût au moins double de ce qu'elle eût du être, et qu'elle eût pu loger le poing; il contenait du sang noir à demi caillé; les colonnes charnues y étaient très-volumineuses et très-fortes. La valvule mitrale offrait plusieurs plaques cartilagineuses extrêmement dures développées dans son épaisseur et qui n'avaient pas changé sa forme. Les valvules sigmoïdes aortiques étaient parfaitement saines.

On remarquait, à la surface interne de ce ventricule, et à peu près vers son milieu, une ou deux plaques blanches, de la grandeur de l'ongle, très-fermes et peu épaisses; elles paraissaient développées sous la membrane interne, à laquelle elles adhéraient intimement; on put les enlever assez facilement avec la pointe d'un scalpel. La cloison inter - ventriculaire n'offrait rien de remarquable.

L'aorte, un peu dilatée à sa naissance, l'était beaucoup plus encore à sa crosse. Elle présentait, dans ce dernier endroit, un petit enfoncement ou cul-de-sac conique de grandeur à loger une noisette, autour duquel les parois de l'artère offraient une teinte rouge-foncée qui pénétrait toute leur épaisseur (1). Depuis sa naissance jusqu'à sa seconde courbure, l'aorte présentait à sa surface interne un très-grand nombre d'incrustations cartilagineuses ou même osseuses, tellement épaisses qu'elles semblaient occuper la totalité des parois de l'artère. Entre ces plaques de couleur blanchâtre, la surface interne de l'aorte était d'un jaune foncé. La partie de la trachée-artère sur laquelle appuyait la crosse de l'aorte était évidemment aplatie et un peu déviée à droite.

La plèvre droite contenait environ six onces de sérosité roussâtre. Le poumon de ce côté n'adhérait que légèrement aux côtes vers sa partie supérieure. Dans ses trois quarts supérieurs, il était rougi plutôt qu'infiltré par un sang d'une couleur très-vermeille; son tissu était d'ailleurs très-crépitant et plutôt sec qu'humide.

Il présentait vers sa base une zone de deux à trois travers de doigt de largeur, traversant toute l'épaisseur du poumon, exactement circonscrite, et tranchant sans aucune gradation sur le tissu pulmonaire crépitant, dont elle se distinguait par sa densité égale à celle du foie, par sa couleur d'un noir tirant un peu sur le rouge, et par l'aspect grenu de la surface des incisions que l'on y faisait. Ces caractères lui donnaient une certaine ressemblance avec le tissu des corps caverneux de la verge.

______

(1) Ceci est un exemple d'anévrysme commençant par dilatation de toutes les tuniques artérielles. Il ne faut rien conclure de cette rougeur par *imbibition,* surtout soixante heures après la mort. (*Note de l'auteur.*)

Trois ou quatre endurcissemens de même nature et également circonscrits se remarquaient plus haut dans le même poumon ; mais ils offraient à peine le volume d'une amande ou d'une noix (1).

Le plus grand de ces engorgemens était séparé, dans une étendue assez grande de sa surface inférieure, du tissu pulmonaire crépitant, par une membrane mince, qui était évidemment une des intersections naturelles du tissu pulmonaire.

La plèvre gauche contenait, comme la droite, quelques onces de sérosité roussâtre. Le poumon gauche présentait à sa surface, et tout près de sa base, postérieurement, une petite fausse membrane jaune, opaque et très-molle. Le tissu de cet organe était, en général, assez crépitant ; il laissait suinter, quand on le pressait, une fort petite quantité de sérosité sanguinolente. Vers la partie postérieure de son lobe inférieur, il contenait dans son parenchyme deux ou trois engorgemens semblables à ceux du poumon droit, et également circonscrits.

Dans l'un et l'autre poumon, les rameaux bronchiques étaient un peu dilatés, et remplis par des mucosités grises et opaques. L'intérieur de la trachée offrait une rougeur assez marquée, et contenait aussi des mucosités grisâtres et filantes. La membrane muqueuse des bronches était, dans beaucoup d'endroits, et surtout dans ses petites ramifications, notablement épaissie et teinte d'un rouge violet.

La cavité abdominale contenait environ une

---

(1) Ceci est un exemple de l'*infarctus* hémoptoïque ou de l'apoplexie pulmonaire. (*Note de l'auteur.*)

pinte d'une sérosité limpide et légèrement jaunâtre.

Le foie était comme ratatiné, et offrait à sa surface convexe un grand nombre de très-petites bosselures. Son parenchyme contenait une très-grande quantité de petits corps d'un jaune pâle, gros comme des pepins de pomme, bien séparés les uns des autres, et entre lesquels le parenchyme de l'organe offrait sa couleur et sa densité ordinaires. Les plus grosses de ces productions semblaient formées par des squames qui s'enveloppaient à peu près comme des feuilles de chou-pomme ou de laitue. Le volume du foie, malgré ce grand nombre de petits corps étrangers développés dans le tissu de ce viscère, était évidemment moindre que dans l'état naturel (1).

La muqueuse de l'estomac et celle du tube intestinal offraient, dans toute leur étendue, une rougeur ponctuée assez prononcée. Le premier de ces viscères était distendu par des gaz.

Quoique la concrétion du sang, dans les artères, les obstrue ordinairement en totalité, plusieurs faits que j'ai rencontrés dans la pratique de la médecine, sans pouvoir les vérifier sur le cadavre, me font penser qu'il peut se former dans ces vaisseaux de petites concrétions sanguines, qui, venant à s'organiser, s'attachent à leurs parois, et constituent des végétations verruqueuses.

Le 19 novembre 1817, j'examinais, avec mon confrère M. Récamier, une malade attaquée d'une

----

(1) Ceci est encore un exemple des *cirrhoses*.

fièvre rémittente compliquée de péripneumonie. L'oppression était plus grande qu'elle n'eût dû l'être à raison du peu d'étendue de cette dernière affection, qui n'occupait que la partie inférieure du poumon gauche. Nous trouvâmes que le pouls, régulier et assez développé au bras droit, présentait fréquemment au bras gauche des pulsations plus faibles et des intermittences équivalentes à une, à deux et quelquefois même à trois ou quatre pulsations. Le lendemain, je revis la malade seul, et je trouvai la même différence dans les deux bras. J'examinai en même temps les battemens du cœur à l'aide du stéthoscope, et je les trouvai parfaitement réguliers. Cette différence persista jusqu'à la mort: elle n'existait pas avant la maladie. Il me semble qu'on ne peut l'expliquer qu'en admettant l'existence d'un obstacle mobile à l'entrée de l'artère sous-clavière ou de l'artère brachiale. M. Récamier me dit, à cette occasion, qu'il avait trouvé, dans un cas tout-à-fait semblable quant à l'état du pouls, une petite concrétion polypiforme alongée, adhérente par une de ses extrémités à l'origine de l'artère sous-clavière.

CHAPITRE XXI.

DE LA PÉRICARDITE.

La péricardite est l'inflammation de la membrane séreuse qui, après avoir tapissé la face interne du sac fibreux du péricarde, se réfléchit sur les gros vaisseaux et le cœur, qu'elle revêt en entier. Cette inflammation peut être aiguë ou chronique.

ARTICLE PREMIER.

Caractères anatomiques de la Péricardite.

Les caractères anatomiques de la péricardite aiguë, comme ceux de l'inflammation de toutes les membranes de même nature, sont une rougeur plus ou moins marquée, une exhalation albumineuse concrète et un épanchement séro-purulent.

La rougeur est presque toujours peu marquée dans la péricardite aiguë. Lorsqu'elle existe, ce n'est ordinairement que par endroits; elle est le plus souvent ponctuée, et il semble que la surface interne de la membrane séreuse du péricarde soit couverte çà et là de petites taches de sang très-rapprochées les unes des autres. Je ne me suis jamais aperçu que cette rougeur fût accompagnée d'aucun épaississement de la membrane affectée. Dans quelques cas où cependant l'inflammation paraît avoir été très-forte, à en juger par l'épaisseur des fausses membranes, après les avoir enlevées, on n'observe presque aucune rougeur à la surface interne de la membrane séreuse.

L'exsudation albumineuse demi-concrète qui accompagne l'inflammation du péricarde revêt ordinairement toute la surface de cette membrane, tant sur le cœur et les gros vaisseaux que sur la face opposée à ces organes. Elle forme rarement une couche égale et membraniforme, comme les fausses membranes pleurétiques; et même le plus souvent sa surface interne est remarquable par le grand nombre de parties saillantes, rugueuses et informes qu'elle présente. Quelquefois ces proéminences, nombreuses et assez égales entre elles, donnent à la surface de l'exsudation un aspect mamelonné, et tout-à-fait semblable à celui que présenteraient deux plaques de marbre unies par une couche un peu épaisse de beurre, et séparées brusquement par le procédé que l'on suit dans l'expérience des hémisphères de Magdebourg. D'autres fois ces inégalités représentent assez bien la surface interne du *bonnet* ou second estomac du veau, comme l'a remarqué Corvisart dans un cas particulier (1).

Cette fausse membrane mamelonnée a donné lieu à une assez singulière méprise : quelques praticiens, ayant trouvé une péricardite semblable à l'ouverture de sujets morts de la petite-vérole, ont pris la fausse membrane bosselée qui revêtait le cœur pour une éruption varioleuse de cet organe.

La consistance de l'exsudation est ordinairement plus forte que celle des fausses membranes pleurétiques; son épaisseur est plus grande, et elle adhère plus fortement à la membrane à laquelle elle est appliquée; sa couleur est d'ailleurs la même : elle est d'un jaune pâle, et analogue à celui du pus.

La sérosité épanchée par suite de l'inflammation du péricarde est limpide, citrine ou légèrement fauve. Elle contient peu de fragmens d'albumine demi-concrète, et surtout elle en contient très-rarement assez pour devenir lactescente et trouble. Sa quantité est ordinairement considérable au début de la maladie, et il n'est pas rare qu'elle s'élève à plus

---

(1) *Ouv. cité*, obs. IV, p. 17.

d'une livre : Corvisart en a trouvé dans un cas près de quatre. Mais il paraît que cette quantité diminue promptement dès que la violence de l'inflammation commence à tomber; car le plus souvent la quantité de la sérosité dans la péricardite aiguë, comparée au volume de l'exsudation albumineuse, est moindre ou à peine égale ; tandis que, dans la pleurésie et la péritonite, cette quantité est ordinairement de vingt à cinquante fois plus considérable que celle des fausses membranes. Assez souvent même, dans des péricardites très-intenses, on ne trouve point de sérosité, mais seulement une exsudation albumineuse, épaisse et fortement concrète, qui remplit toute la cavité du péricarde, et unit le cœur et les gros vaisseaux au feuillet extérieur de cette membrane. On doit penser que, dans ce cas, la sérosité exhalée a été promptement absorbée, et que les deux feuillets de la fausse membrane se sont collés l'un à l'autre; quoiqu'à la rigueur il ne soit peut-être pas impossible que l'inflammation du péricarde ne produise quelquefois qu'un pus concret et sans aucun mélange d'exhalation séreuse. Nous avons déjà vu que pareille chose paraît avoir lieu quelquefois par l'effet d'une inflammation sub-aiguë et partielle de la plèvre; et plusieurs observations me portent à croire que les calottes cartilagineuses qui se forment quelquefois sur le sommet du poumon (t. II, p. 144 et 427) se développent de cette manière.

Quelquefois la péricardite, comme la pleurésie, est *hémorrhagique*, et alors la sérosité est sanguinolente, et la surface des fausses membranes teinte d'un rouge plus ou moins vif.

Lorsque la guérison a lieu, l'exsudation pseudo-

membraneuse finit, au bout d'un temps plus ou
moins long, par se transformer en tissu cellulaire
ou plutôt en lames de la nature des membranes séreuses ; car, en les examinant avec attention, on voit
que le plus souvent il y en a deux adossées l'une à
l'autre, ou, si l'on veut, que chacune d'elles forme
une espèce de tuyau aplati, dans le milieu duquel
se trouvent de petits vaisseaux sanguins. Elles ont,
par conséquent, comme les membranes séreuses
naturelles, une surface adhérente et une surface
exhalante. Quelquefois ces lames sont assez longues ; d'autres fois, au contraire, elles sont tellement
courtes, que le feuillet fibreux du péricarde semble
adhérer intimement au cœur.

Quelquefois, quoique rarement, la péricardite se
borne à une partie, souvent même très-peu étendue,
de la membrane séreuse du péricarde. La proportion de ces péricardites partielles aux péricardites
générales est à peine comme un à dix. Elle serait
beaucoup plus forte si les taches blanches du péricarde, dont nous parlerons tout à l'heure, doivent
lui être attribuées. Les caractères anatomiques des
péricardites partielles aiguës sont, d'ailleurs, les
mêmes que ceux de la péricardite générale : seulement l'exsudation albumineuse concrète ne recouvre que le point affecté. L'épanchement séreux est
quelquefois aussi considérable que dans la péricardite générale ; mais le plus souvent il est moins
abondant. L'inflammation se termine presque toujours par la guérison, et par la transformation de
l'exsudation pseudo-membraneuse en longues lames
séreuses. Presque jamais ces sortes d'adhérences partielles ne sont intimes.

On rencontre fréquemment, à la surface du cœur, des plaques blanches, opaques, quelquefois de la largeur de la paume de la main, plus communément moins grandes de moitié ou des deux tiers, et souvent très-petites. Leur épaisseur est à peu près égale à celle de l'ongle; leur consistance semblable à celle des membranes formées de tissu cellulaire condensé, comme la membrane extérieure des glandes lymphatiques. Appliquées à la surface du feuillet du péricarde qui recouvre le cœur et les gros vaisseaux, elles y adhèrent si intimement, qu'à raison de la ténuité de cette membrane, il est difficile de s'assurer, par la dissection, si elles sont situées sur elle ou derrière elle. Corvisart a adopté cette dernière opinion. J'ai cependant réussi plusieurs fois à enlever ces plaques, en laissant intacte la membrane séreuse du péricarde : elles sont, par conséquent, réellement placées à sa surface.

Ces plaques sont-elles l'effet d'une péricardite partielle, et de la conversion d'une fausse membrane albumineuse en tissu cellulaire condensé et membraniforme ? L'analogie doit porter à le croire, et suffit presque seule pour le démontrer, car aucune production de ce genre ne se forme dans l'économie animale sans le développement préalable d'une exsudation albumineuse. Corvisart pense que ces taches sont le produit d'une exsudation déposée au-dessous de la membrane séreuse du péricarde, au lieu de l'être à la surface exhalante (1), et que cette

____

(1) *Ouv. cité*, p. 54.

III.   24

production ne doit pas son origine à l'inflammation. La première de ces expériences me paraît, comme je viens de le dire, contraire au résultat de la dissection ; la seconde est peu probable, car quoique quelques faits que j'ai indiqués dans le chapitre précédent semblent prouver que l'orgasme inflammatoire n'est pas toujours nécessaire à la formation d'une lymphe plastique et organisable, cependant ces cas sont rares en comparaison de ceux où les fausses membranes sont évidemment un produit de l'inflammation.

J'ai eu occasion d'observer un cas qui me paraît propre à éclaircir la question de l'origine de ces taches blanches. J'ai trouvé, à l'ouverture du corps d'un homme mort de péripneumonie, une fausse membrane mince, assez ferme, d'un jaune citron, recouvrant l'oreillette droite et une partie du ventricule du même côté. Aucune autre fausse membrane n'existait sur le reste de la surface du péricarde. Sa cavité contenait deux ou trois onces d'une sérosité transparente et légèrement fauve. Quelques points de la fausse membrane, particulièrement sur l'oreillette, offraient une couleur plus blanche et une fermeté plus grande que le reste, et présentaient déjà un aspect presque semblable à celui des plaques blanches du cœur.

La péricardite chronique est toujours générale, et l'inflammation occupe toute la surface interne de la membrane séreuse du péricarde. Cette membrane est ordinairement beaucoup plus fortement rougie que dans la péricardite aiguë. La rougeur est formée de petites taches très-rapprochées, et qui sembleraient avoir été appliquées avec un pinceau. Rarement la péricardite chronique est accompagnée d'une exsudation pseudo-membraneuse ; et lorsqu'elle existe, la fausse membrane est mince, molle, friable, et ressemble tout-à-fait à une couche de pus très-épais. Dans tous les cas, il existe un épanchement liquide plus ou moins abondant, trouble, lactescent, et quelquefois tout-à-fait puriforme. Il me paraît que l'adhérence intime du péricarde au cœur est ordinairement la suite de l'absorption de ce liquide ; et que l'adhérence par de longues lames, au contraire, est le produit d'une inflammation aiguë. J'ai trouvé une seule fois une adhérence intime et générale du péricarde au cœur et aux gros vaisseaux : elle avait lieu au moyen d'une membrane fibro-cartilagineuse accidentelle tout-à-fait semblable à celles de la plèvre, et était probablement aussi le produit d'une inflammation hémorrhagique.

* Une éruption tuberculeuse peut quelquefois se développer dans la fausse membrane et faire passer la péricardite aiguë à l'état chronique, comme cela arrive fréquemment dans les fausses membranes pleurétiques et péritonéales. J'en ai vu deux exemples, et il en existe un troisième, autant qu'on en peut juger malgré la brièveté de la description, dans l'ouvrage de Corvisart (1).

Dans beaucoup de péricardites, et particulièrement dans les péricardites chroniques, on trouve la substance musculaire du cœur décolorée et blanchâtre comme si on l'eût fait macérer pendant plu-

______

(1) *Ouv. cité*, obs. VII; p. 28.

sieurs jours dans l'eau. Cette décoloration est quelquefois accompagnée d'un ramollissement notable ; d'autres fois, au contraire, la substance du cœur conserve sa fermeté naturelle. Cet état doit-il faire croire que le cœur participait à l'inflammation? Je ne le pense pas, ou au moins cela n'est pas démontré : l'inflammation n'est évidente dans un organe musculaire que lorsqu'on trouve du pus épanché entre ses faisceaux. La plupart des auteurs ont cependant regardé cette décoloration du cœur comme un signe de son inflammation ; et presque toutes les observations données comme des exemples de cardite ne sont que des péricardites accompagnées de la décoloration dont il s'agit. Un grand nombre de celles que Corvisart a réunies dans son ouvrage rentrent dans cette catégorie (1).

ARTICLE II.

Des Signes de la Péricardite aiguë.

Il est peu de maladies plus difficiles à reconnaître que la péricardite, et dont les symptômes soient plus variables. Quelquefois elle s'annonce avec tous les caractères d'une maladie de poitrine très-aiguë, et évidemment capable d'emporter le malade en quelques jours ; d'autres fois, au contraire, elle est tellement latente qu'après avoir vu succomber le malade, dont les organes circulatoires paraissaient

______

(1) *Ouv. cité*, p. 244 et suiv.

dans le meilleur état, on est surpris de trouver, à l'ouverture du corps, une péricardite grave dont rien n'avait pu faire soupçonner l'existence. Dans d'autres cas, on observe tous les signes attribués par les nosographes à la péricardite, et l'on ne trouve à l'ouverture aucune trace de cette maladie, et quelquefois même rien qui justifie le trouble de la circulation. Je suis tombé souvent dans l'une et l'autre erreur; je les ai vu commettre par les plus habiles praticiens; j'ai vu quelquefois aussi deviner des péricardites, et j'en ai deviné moi-même; car je ne crois pas qu'on puisse employer le mot *reconnaître* quand on n'a pas de signes certains, et qu'il arrive aussi souvent de se tromper que de rencontrer juste. Ce dernier résultat est, en somme, celui que me donnent toutes les péricardites que j'ai observées jusqu'à ce jour : plusieurs de mes confrères, et entre autres M. Récamier, m'ont dit qu'il ne différait pas de celui qu'ils avaient obtenu eux-mêmes.

Corvisart (1) attribue la difficulté de reconnaître la péricardite à ce qu'elle est presque toujours jointe à la pleurésie, à la péripneumonie ou à d'autres maladies de poitrine qui masquent ses symptômes. Ces complications, qui sont extrêmement fréquentes, paraissent effectivement très-propres à obscurcir les symptômes de la péricardite, si l'on consulte seulement le raisonnement et le calcul des probabilités; mais je puis assurer que les péricardites les plus complètement latentes que j'aie vues ont eu lieu chez des sujets dont les organes thoraciques étaient d'ail-

______

(1) *Ouv. cité*, p. 6.

leurs tout-à-fait sains, et qui ont succombé à des maladies aiguës ou chroniques de l'abdomen.

Ces faits et plusieurs autres me paraissent prouver que, dans quelques cas, la péricardite même aiguë est une affection locale très-peu grave, et dont l'influence, non-seulement sur le système général, mais même sur celui de la circulation, est presque nulle; tandis que, dans d'autres cas, la même affection, au même degré ou à un degré inférieur, est accompagnée de fièvre aiguë, et d'un trouble de presque toutes les fonctions assez grave pour compromettre la vie du malade.

Corvisart pense aussi que c'est surtout lorsque la péricardite est très-aiguë que les symptômes sont très-obscurs (1). « Son invasion, dit-il, est alors « brusque, sa marche rapide, sa terminaison pres- « que subite. » Quand la maladie, sans cesser d'être aiguë, est moins violente, il pense qu'on peut la reconnaître aux symptômes suivans: le malade éprouve dans le côté gauche une chaleur qui se concentre à la région du cœur; il a une grande gêne de la respiration; la pommette gauche est plus colorée que la droite; le pouls, dans les premiers jours, est fréquent, dur, rarement irrégulier; mais vers le troisième ou quatrième jour, il devient petit, dur, serré, concentré et souvent irrégulier; en même temps le malade éprouve une grande anxiété, de légères palpitations, des syncopes incomplètes; les traits s'altèrent *d'une manière particulière*; aux approches de la terminaison fâcheuse de la maladie, le pouls devient

____

(1) *Ouv. cité*, p. 6.

intermittent, très-irrégulier, presque insensible et la face hippocratique; la douleur locale cesse en tout ou en partie; il survient des suffocations, une anxiété insupportable et une infiltration générale (1).

Ces symptômes s'observent effectivement quelquefois dans la péricardite; mais chacun d'eux peut manquer, tous peuvent manquer à la fois, et quelques uns d'entre eux sont très-rares. Je n'ai jamais observé, dans la péricardite, la coloration plus intense de la pommette gauche; j'ai vu rarement les malades se plaindre de chaleur ou de douleur à la région du cœur; et quant à l'état du pouls, loin d'observer les irrégularités graduellement croissantes décrites par Corvisart, je l'ai souvent trouvé, dès le commencement de la maladie, irrégulièrement intermittent, filiforme et presque insensible.

Je dois avouer que l'auscultation médiate ne donne pas de signes beaucoup plus sûrs de la péricardite que l'étude des symptômes généraux et locaux. En comparant à mes précédentes observations les résultats que j'ai obtenus depuis que je me sers du stéthoscope, je crois pouvoir donner les symptômes suivans comme ceux que présente ordinairement la péricardite, lorsqu'elle n'est pas latente:

Les contractions des ventricules du cœur donnent une impulsion forte et quelquefois un bruit plus marqué que dans l'état naturel; à des intervalles plus ou moins longs surviennent des pulsations plus faibles et plus courtes, qui correspondent à des intermittences du pouls, dont la petitesse contraste

---

(1) *Ouv. cité*, p15.

extraordinairement avec la force des battemens du cœur; quelquefois il peut à peine être senti (1).

Lorsque ces signes surviennent tout-à-coup chez

---

(1) Laennec ne parle point ici du *bruit de cuir* qu'il avait cru pendant quelque temps pouvoir être un signe des péricardites (*V*. plus haut, p. 105). Je persiste à croire cependant que ce phénomène doit avoir lieu dans toutes les péricardites, au moins à un instant donné de leur durée. Deux anciens élèves de l'hôpital Necker, MM. Collin et Devillier, assurent l'avoir positivement constaté : le premier, chez un homme qui succomba à une péricardite chronique, et dont les battemens du cœur furent accompagnés pendant six jours de ce bruit de cuir, qui ne cessa qu'au moment où les symptômes locaux annoncèrent un épanchement abondant dans le péricarde ; le second, chez un homme qui le présenta pendant toute la durée de son séjour à l'hôpital, et à l'autopsie duquel on trouva une péricardite chronique sans épanchement, mais ayant déterminé, sur toute la surface du péricarde, la formation de fausses membranes épaisses simulant des végétations. M. Collin, qui s'est attribué, je ne sais pourquoi, l'honneur d'avoir observé le premier le bruit de cuir, pensé qu'il est le résultat de l'espèce de sécheresse que présente le péricarde, comme toutes les autres séreuses, au début de son inflammation, et le rapproche ingénieusement de celui que l'on obtient en faisant rouler la rotule sur les condyles dans un genou frappé de rhumatisme chronique, et quand il n'y a point encore épanchement dans la synoviale (V. *Des diverses Méthodes d'exploration de la poitrine*. Thèses de la Facul. de Médec. de Paris, ann. 1823, n° 175). On a vu précédemment (t. II, p. 412) ce qu'il fallait penser de cette prétendue sécheresse des séreuses enflammées. L'explication de M. Collin ne me paraît donc admissible qu'en ce sens que le bruit de cuir est évidemment

un homme qui n'avait jamais éprouvé de symptômes
de maladie du cœur, il y a une grande probabilité
qu'il est attaqué de péricardite. Assez ordinairement
le malade éprouve une dypsnée plus ou moins
grande, des angoisses, une anxiété inexprimable ;
il ne peut faire quelques pas ou se remuer un peu
brusquement dans son lit sans éprouver des syncopes. Le sentiment de douleur, de chaleur ou de
poids à la région du cœur est un symptôme beaucoup
plus rare, mais qui se rencontre cependant quelquefois. Dans quelques cas, la région du cœur rend un
son mat ; mais le plus souvent ce signe n'est pas bien
évident (1).

---

le résultat d'un frottement. C'est, ainsi que je l'ai dit plus haut
(p. 105), l'analogue du *bruit de frottement* entendu dans la
pleurésie ; et d'après les deux faits cités, il est évident qu'il se
rattache, comme ce dernier, à la présence d'une exsudation
pseudo-membraneuse inégalement épaisse, ou, en d'autres
termes, à la cessation du poli habituel de la séreuse. Quoi qu'il
en soit, au reste, les observations de MM. Collin et Devillier
méritent certainement attention ; et je ne doute pas, pour mon
compte, que de nouveaux faits ne viennent un jour les confirmer. (M. L.)

(1) M. le docteur Louis a publié dans la *Revue Médicale*
(janvier 1826) un excellent Mémoire, dont le but principal
est de prouver que le son mat de la région précordiale est un
signe de grande valeur dans la péricardite, et un signe *bien
évident,* pourvu qu'on pratique convenablement la percussion.
Il rapporte à l'appui de cette proposition deux cas de péricardite simple observés par lui à l'hôpital de la Charité, et dans
l'un desquels il y avait même, outre le son mat, une saillie ap-

Il ne faut, je le répète encore, accorder qu'un certain degré de confiance à ces signes, lors même

---

préciable de la région précordiale. Il n'insiste pas sur ce dernier phénomène, qui pourrait cependant, s'il était constant, devenir dans la péricardite un signe de même valeur que la dilatation du côté affecté dans la pleurésie : mais il assure avoir retrouvé le son mat toutes les fois qu'il a eu la possibilité de pratiquer la percussion à temps, et que ce mode d'exploration n'a pas été rendu inutile par des complications ou par 'le trop peu de gravité de la péricardite. Il montre, par une analyse raisonnée, que ce son mat aurait pu être observé, si les malades eussent été convenablement examinés, dans la plupart des cas de péricardite (au nombre de trente-six) rapportés par Morgagni, Corvisart, MM. Andral, Bertin, Tacheron, le *Journal de Médecine* de Corvisart, etc., et la *Revue Médicale*.

« On objectera peut-être, dit-il, à l'importance que nous
« attachons ici à l'usage de la percussion, que la péricardite
« est souvent compliquée de péripneumonie ou de pleuro-pé-
« ripneumonie, et qu'alors elle ne saurait être d'aucune uti-
« lité, puisqu'il est impossible de savoir si l'obscurité du son
« observée à la région précordiale est l'effet d'un épanchement
« dans le péricarde ou de toute autre cause. Cette objection
« est juste toutes les fois que la pleurésie et la pleuro-pneu-
« monie sont doubles ou existent du côté gauche ; mais quand
« l'une ou l'autre de ces affections a lieu du côté droit seule-
« ment, la percussion de la poitrine, à la région précordiale,
« a la même valeur que dans le cas où la péricardite est sim-
« ple. Or, ces cas ne sont pas très-rares ; sur dix-sept exem-
« ples de péricardite compliquée de pleuro-pneumonie obser-
« vés par Morgagni, Corvisart et M. Bertin, six sont des cas
« de pleuro-pneumonie du côté gauche, cinq de pleuro-pneu-

qu'ils sont tous réunis; car non-seulement la péricardite peut exister sans eux, comme nous l'avons dit,

---

« monie double, et les six derniers de pleuro-pneumonie
« du côté droit ; en sorte que, chez le tiers des individus où
« la complication existait, la percussion pouvait être de la
« plus grande utilité. D'un autre côté, dans douze des trente-
« six observations qui nous occupent, il n'y avait pas de
« complication pleuro-pneumonique, et la percussion pou-
« vait être dès-lors pratiquée avec avantage. De manière
« qu'en réunissant ces douze observations aux six autres, on
« a dix-huit cas, sur trente-six, dans lesquels ce mode d'explo-
« ration devait donner les plus utiles résultats.

« On opposera peut-être encore à notre manière de voir que
« la percussion ne peut être véritablement utile qu'autant que
« l'épanchement de sérosité ou de pus dans le péricarde est
« considérable ; et que cela n'a pas toujours lieu. Cette objec-
« tion, il faut l'avouer, a encore quelque fondement : mais il
« faut dire aussi qu'il arrive rarement que la quantité de liqui-
« de épanché dans le péricarde ne soit pas assez copieuse pour
« obscurcir le son de la poitrine à la région précordiale. Et en
« effet, sauf quatre cas dans lesquels les auteurs cités ont dit
« que le péricarde ne contenait qu'une petite quantité de séro-
« sité, ils ont observé, dans les trente-deux autres, une, deux,
« trois et quatre livres de liquide dans ce sac membraneux ; ou
« bien, sans indiquer cette quantité d'une manière aussi pré-
« cise, ils ont seulement dit qu'elle était considérable ; et l'on
« peut croire que quelques onces suffisent pour produire l'ef-
« fet dont il s'agit, puisque dans un cas où Corvisart dit n'a-
« voir trouvé *qu'un peu* de liquide trouble dans le péricarde,
« la percussion, pratiquée à la région précordiale au moment
« de l'ouverture du cadavre, produisit un son mat.

« Qu'on n'oublie pas d'ailleurs qu'il ne s'agit pas de rem-

mais ils peuvent aussi exister dans tout leur ensemble
sans qu'il y ait de péricardite. Les congestions du
sang dans le cœur, et les concrétions polypiformes
qui en sont la suite, donnent lieu exactement aux
mêmes symptômes.

Avant que la conversion des fausses membranes
en tissu cellulaire fût bien connue, l'adhérence du
péricarde au cœur a été regardée par divers auteurs comme la cause de plusieurs accidens graves.
Lancisi et Vieussens pensent qu'elle produit constamment des palpitations ; Meckel, qu'elle rend le
pouls habituellement petit ; Senac, qu'elle détermine

« placer tous les signes de la péricardite par la percussion,
« mais seulement d'estimer la valeur de ce moyen, sans lequel,
« à la vérité, le diagnostic de cette maladie ne nous semble
« pas susceptible de certitude, quels que soient le nombre et
« le degré des autres symptômes. »

J'ai cité ce long passage comme un modèle d'analyse et de
sage induction. M. Louis, devenu depuis la publication de son
Mémoire médecin d'un de nos grands hôpitaux, a d'ailleurs
confirmé par de nouvelles observations toute l'importance d'une
percussion bien pratiquée dans la péricardite. Aussi M. Legallois, son élève et son ami, témoin de la sûreté de son diagnostic en pareil cas, s'est-il écrié dans son enthousiasme (*Revue
Médicale*, mars 1830) : « Aujourd'hui on ne devine plus,
« mais on reconnaît les péricardites ! J'ai vu, en moins de deux
« mois, M. Louis diagnostiquer trois maladies de ce genre, à
« l'aide de la percussion : je l'ai vu apprécier, par ce moyen,
« des épanchemens de deux à trois onces dans le péricarde,
« estimations que l'examen cadavérique a constamment jus-
« tifiées. » (M. L.)

des syncopes fréquentes. Corvisart lui-même est tombé à cet égard dans plusieurs erreurs. Il admet trois espèces d'adhérences : dans la première, l'adhésion du péricarde au cœur a lieu au moyen d'une matière albumineuse demi-concrète : c'est celle que nous avons décrite ci-dessus (p. 367), et c'est la seule qu'il reconnaisse comme une suite de la péricardite (2). La seconde est l'adhérence intime ou par un tissu cellulaire très-court (*ibid.*) : il pense qu'elle est l'effet d'une affection rhumatisante ou goutteuse (2). La troisième est celle qui a lieu au moyen d'un tissu cellulaire plus ou moins long (p. 368) : la cause de celle-ci lui est inconnue (3). Il ne pense pas, au reste, qu'on puisse *vivre*, et *vivre sain*, avec une *adhérence complète et immédiate* du cœur au péricarde ou des poumons à la plèvre (4).

Je puis assurer que j'ai ouvert un grand nombre de sujets qui ne s'étaient jamais plaints d'aucun trouble dans la respiration ou la circulation, et qui n'en avaient présenté aucun signe dans leur maladie mortelle, quoiqu'il y eût adhérence intime et totale des poumons ou du cœur ; et, pour ce qui regarde ce dernier organe en particulier, je suis très-porté à croire, d'après le nombre de cas de ce genre que j'ai rencontrés, que l'adhérence du cœur au péricarde ne trouble souvent en rien l'exercice de ses fonctions.

---

(1) *Ouv. cité*, p. 33.
(2) *Ibid.*
(3) *Ibid.*, p. 54.
(4) *Ibid.* p. 54.

Il m'a paru seulement que la contraction des oreillettes devenait beaucoup plus obscure quand elles sont adhérentes au feuillet fibreux du péricarde.

Corvisart rapporte, comme un exemple des accidens que peut produire l'adhérence intime du cœur au péricarde, une observation qui ne me paraît rien moins que concluante. Le malade présentait les symptômes suivans : fréquens accès de fièvre, pouls très-petit et irrégulier, palpitations faibles et fréquentes, battemens du cœur irréguliers, dyspnée, absence du son du côté gauche de la poitrine, douleur à l'épigastre, ascite, douleur continuelle dans divers points de l'abdomen. Il succomba au bout de huit mois. A l'ouverture du corps, on trouva le péricarde adhérent intimement au cœur; *le poumon gauche était refoulé vers la partie supérieure de la poitrine* (sans doute par un épanchement) *et endurci;* il existait en outre une péritonite tuberculeuse générale très-intense, avec épanchement séro-sanguinolent abondant (1). N'est-il pas beaucoup plus probable que les symptômes de la maladie appartenaient, pour ce qui regarde la gêne de la respiration et de la circulation, à l'épanchement pleurétique, et pour les autres symptômes à la péritonite chronique? J'ai trouvé plusieurs fois des adhérences complètes du péricarde au cœur chez des sujets qui m'avaient raconté avec beaucoup de détails l'histoire de leur santé depuis l'enfance, sans que j'y eusse trouvé, non plus que dans les symptômes actuels de leur

____

(1) *Ouv. cité*, p. 34.

maladie du cœur, aucun indice d'une affection des organes de la circulation.

Quelques médecins anglais avec lesquels je suis lié m'ont appris qu'un de leurs compatriotes, M. le doct. Sanders, a cru trouver un signe certain de l'adhérence du péricarde au cœur, signe qui consiste dans un creux qui se forme à l'épigastre, immédiatement au-dessous des fausses côtes gauches, pendant la durée de chaque systole du cœur. Kreysig attribue la même remarque à un médecin allemand, le docteur Heim, de Berlin (1). J'ai cherché inutilement, depuis deux ans, à vérifier cette observation chez tous les malades qui présentaient quelque signe de trouble de la circulation : je n'ai jamais pu apercevoir le creux dont il s'agit; et dans le nombre de ces sujets il s'en est trouvé plusieurs dont le cœur adhérait au péricarde. Chez un homme, entre autres, qui était attaqué d'hypertrophie avec dilatation, et chez lequel l'adhérence du péricarde était très-serrée et universelle, l'épigastre, examiné à nu un grand nombre de fois, n'avait pas présenté la rétraction dont il s'agit. Il me semble d'ailleurs qu'il faudrait, pour qu'une semblable rétraction eût lieu, une réunion de circonstances qui doit se rencontrer bien rarement, c'est-à-dire, que l'estomac adhérât d'une part au diaphragme et de l'autre aux parois abdominales antérieures dans un point peu étendu : car l'adhérence du cœur au diaphragme ne change pas essentiellement ses rapports avec ce plancher musculo-

---

(1) *Ouv. cité,* vol. II, p. 623.

tendineux. Il ne se fait point de vide dans le péricarde pendant la systole des ventricules, vu que le sang aborde dans les oreillettes en même temps qu'il sort par l'aorte, et le cœur ne cesse jamais de reposer sur le plancher diaphragmatique, et n'a aucune tendance à le tirer en haut.

Les signes de la péricardite chronique sont encore plus incertains que ceux de la péricardite aiguë. Cette incertitude tient non-seulement à la variabilité de ces signes, mais encore à la rareté plus grande de la péricardite chronique, si l'on met de côté les cas très-nombreux dans lesquels la péricardite d'abord aiguë devient chronique par la difficulté de l'absorption du liquide épanché. J'ai suivi plusieurs maladies que j'ai regardées dès leur début et pendant tout leurs cours comme des péricardites chroniques, et qui se sont presque toutes terminées par la guérison. Deux ou trois cas, tout au plus, dans lesquels les malades ont succombé, m'ont permis de vérifier que le diagnostic était exact; mais assez souvent j'ai trouvé le péricarde plein de pus et dans un véritable état d'inflammation chronique, sans que rien eût pu me faire soupçonner cette affection. Dans les cas que j'ai observés depuis quelques années, j'ai trouvé les symptômes locaux et généraux de la maladie tout-à-fait semblables à ceux de la péricardite aiguë, à un peu moins de violence près. La percussion seule peut, dans les cas où l'épanchement est considérable, donner quelques lumières. La guérison s'est fait attendre chez plusieurs malades un an, dix-huit mois, et même deux ans. Ses progrès ont été presque insensibles, et du moment où elle a été parfaite, les mouvemens du cœur et les battemens du pouls sont redevenus naturels et réguliers (1).

Rangée avec raison, il n'y a pas long-temps encore, au nombre des maladies qu'il était le plus difficile de reconnaître, l'inflammation du péricarde est devenue aujourd'hui, dans la plupart des cas, assez aisée à distinguer. A l'époque où Laennec écrivait son ouvrage, on n'arrivait presque toujours à diagnostiquer la péricardite qu'en procédant par voie d'exclusion. La douleur à la région du cœur était presque le seul signe bien positif qui pût être de quelque secours pour la reconnaître : mais, d'une part, cette douleur n'existe pas dans plusieurs cas de péricardite ; d'autre part, lorsqu'elle existe, il est souvent difficile d'affirmer qu'elle dépend d'une phlegmasie du péricarde : les diverses parties situées dans le voisinage de ce sac membraneux peuvent, en effet, lorsqu'elles deviennent malades, donner lieu à des douleurs qui, par leur siége, pourraient être prises pour des douleurs qui appartiendraient au péricarde. Quant à d'autres signes auxquels on attachait une plus ou moins grande importance pour reconnaître l'inflammation de l'enveloppe extérieure du cœur, ils ont sans doute une certaine valeur, lorsqu'ils existent réunis, et qu'on les considère dans leur ensemble : ainsi, nul doute qu'il y a une assez grande probabilité pour croire à l'existence d'une péricardite, lorsque, chez un malade qui n'offre aucun signe d'affection des poumons ou des plèvres,

----

(1) Peut-être était-ce ici le lieu de parler du traitement de la péricardite tant aiguë que chronique. Laennec a préféré le rejeter au chapitre du traitement des maladies du cœur en général, chapitre qui n'arrivera qu'après la description des maladies de l'aorte. Mais du moins il ne l'a pas complètement oublié, ainsi que le dit dans sa traduction le docteur Forbes, qui fait là une singulière erreur pour un traducteur. (M. L.)

et chez lequel n'existe d'ailleurs aucune lésion antécédente du
cœur, on observe tout-à-coup, avec une douleur vive et subite
à la région précordiale, un grand tumulte dans les battemens
du cœur, un pouls très fréquent et très petit, et dont la faiblesse, au moins apparente, contraste avec la force et l'étendue des contractions du cœur. L'existence d'une péricardite
acquiert encore plus de probabilités, lorsqu'à ces signes se joignent une dyspnée considérable, une anxiété générale des plus
vives, une altération profonde des traits de la face, le froid des
extrémités, quelquefois des lipothymies, etc. Mais remarquez
bien qu'il est un grand nombre de péricardites dans lesquelles
la plupart de ces signes peuvent manquer ; on peut s'en convaincre en parcourant les observations sur cette maladie, qui
se trouvent consignées dans ma *Clinique médicale :* elles ont
surtout pour but de montrer le peu de constance et l'incertitude des signes précédens. Ainsi, la péricardite peut exister
sans être accompagnée d'une notable dyspnée, sans que la main
ni l'oreille saisissent aucun tumulte particulier dans les battemens du cœur, sans que le pouls présente ni fréquence extrême,
ni petitesse singulière, ni irrégularité ou intermittence ; sans
que les malades paraissent être en proie à une vive anxiété, etc.
J'ai dit plus haut que la douleur de la région précordiale pouvait aussi ne pas se montrer ; et il s'en faut que dans tous les
cas on retrouve cette *griffe de fer* qu'au rapport de Cabanis,
Mirabeau, succombant à une péricardite, disait étreindre son
cœur et l'étouffer. Remarquez, en outre, que la plupart des signes dont il vient d'être question ne sont pas tellement carac-
téristiques qu'ils ne puissent aussi se rencontrer, ou isolés, ou
même réunis, dans plusieurs autres affections des organes thoraciques. Ainsi l'endocardite peut les reproduire ; ainsi ils peuvent se montrer à propos de certaines pleurésies gauches, lorsque surtout l'inflammation s'est emparée de la plèvre diaphragmatique ; enfin il n'est pas jusqu'à de simples douleurs ruma-

tismales, ayant leur siége dans les parois thoraciques du côté gauche, qui ne puissent donner naissance à cet ensemble de symptômes auxquels se rattache l'idée d'une péricardite; et il n'est pas de praticien auquel il ne soit arrivé de penser au moins à cette inflammation, et de la redouter, alors qu'il n'avait à combattre qu'une certaine forme de pleurodynie.

Le diagnostic de la péricardite ne pouvait donc cesser d'être aussi incertain qu'à la condition que de nouveaux signes viendraient l'éclairer : c'est de ces signes que je vais maintenant parler.

Dans un excellent travail sur la péricardite, le docteur Louis a appelé l'attention sur deux signes fort précieux, mais dont l'existence ne saurait être constante. L'un est la voussure de la région précordiale, voussure qui est due à l'épanchement dont le péricarde est le siége, et qui est l'analogue de la dilatation que subissent les parois du thorax, dans les cas d'épanchemens pleurétiques considérables. Mais il est clair que cette voussure dont j'ai plusieurs fois bien constaté l'existence, ne peut avoir lieu qu'à la condition qu'une assez grande quantité de liquide se trouvera contenue dans le péricarde : or, il n'en est point ainsi dans tous les cas; plusieurs péricardites peuvent donner lieu à un appareil formidable de symptômes, et même entraîner la mort, avant que l'enveloppe du cœur soit devenue le siége d'un épanchement assez considérable pour arriver à augmenter la convexité des parois thoraciques. Ajoutons que la simple augmentation du volume du cœur peut aussi produire une voussure de ces mêmes parois.

Le son mat, rendu à la percussion par la région précordiale et ses environs, est un autre signe qui a été indiqué par M. Louis. M. M. L., dans une note précédente, en a déjà parlé; il est donc inutile d'y revenir ici. Je ferai seulement remarquer que, quelque excellent que soit un pareil signe, il n'est pas infaillible ; car une hypertrophie considérable du cœur peut aussi produire un son mat dans une très grande étendue. Il y a, à la vérité, tels épanchemens du péricarde qui sont tellement abondans que la matité qu'ils produisent occupe toute la moitié gauche du tiers inférieur du sternum : or, l'augmentation du volume du cœur ne peut jamais arriver au point de déterminer un son mat dans une aussi grande étendue; et lorsqu'il en est ainsi, l'existence d'un épanchement dans le péricarde ne peut plus guère être révoquée en doute. La seule lésion qui pourrait alors donner le change serait une collection de pus ou une tumeur quelconque développée dans le médiastin. Dans les cas, au contraire, où l'épanchement péricardique est moins abondant, la matité qui en résulte ne s'étend pas jusqu'au sternum, et elle peut n'être pas plus considérable que celle qui résulte de la simple augmentation du volume du cœur. Enfin, dans plusieurs péricardites, il pourra arriver que l'épanchement soit si peu abondant, que la matité naturelle de la région précordiale ne se trouve pas augmentée; et cela peut arriver précisément dans les péricardites les plus graves, dans celles qui, troublant fortement l'action du cœur, peuvent donner la mort avant qu'assez de temps soit écoulé pour qu'un épanchement un peu notable ait pu se former. Toutes ces considérations ne doivent pas empêcher de regarder la percussion comme très propre, par les résultats qu'elle donne, à éclairer le diagnostic de l'inflammation du péricarde.

Lorsqu'on applique l'oreille sur la région du cœur, chez un malade atteint de péricardite, il peut se faire qu'on n'entende point autre chose que les battemens plus ou moins tumultueux de cet organe; il peut se faire aussi, lorsqu'un épanchement considérable s'est accompli, qu'on n'entende plus ces mêmes battemens que d'une manière confuse, obscure, et comme dans le lointain. Mais d'autres fois apparaît un autre phénomène, qui résulte de ce que le frottement des deux feuillets du péricarde l'un contre l'autre devient appréciable par suite de la

présence, surch acune de leurs faces libres, de fausses membranes raboteuses et inégales. En raison de la situation de ces
produits accidentels, de leurs rapports, et aussi de la diversité
de leur forme, de leur consistance, de leur épaisseur, on entend, à chaque contraction du cœur, différens bruits dont une
variété remarquable est celle qui, depuis long-temps déjà, a été
désignée par M. le docteur Collin sous le nom de *bruit de
cuir neuf* (voyez, page 378, la note de M. M. L.). Mais ce
bruit n'est pas celui qu'on entend le plus communément ;
à sa place on en perçoit souvent d'autres, dont on doit
surtout la connaissance à M. Bouillaud, et que ce professeur a désignés sous les noms de *bruits de frôlement,* de *râ-
clement* ou de simple *râpement,* ou qu'il a comparés au froissement du taffetas ou du parchemin. M. Bouillaud dit aussi avoir
trouvé un vrai bruit de soufflet dans six ou huit cas de péricardite : mais il n'y avait pas, dans ces cas , simple inflammation du
péricarde ; il existait quelque complication du côté de l'endocarde, et c'était plutôt à la lésion d'une des parties valvulaires
de cette dernière membrane que devait être attribué le bruit
de soufflet entendu en pareil cas. Pour ma part, je n'ai jamais
pu non plus constater, jusqu'à présent, l'existence d'un véritable bruit de soufflet dans le cas de péricardite dénuée de toute
complication. Nul doute que l'existence de ces différens bruits
ne soit d'un très grand secours pour reconnaître un grand nombre de péricardites.   ANDRAL.

CHAPITRE XXII.

DE L'HYDRO-PÉRICARDE.

L'hydro-péricarde, ou l'accumulation d'une quantité plus ou moins grande de sérosité dans le péricarde, est un cas extrêmement commun, mais il est
très-rare que l'épanchement soit idiopathique : le

plus souvent il se réduit à quelques onces ; et, d'après les circonstances qu'a présentées la maladie, on ne peut le regarder que comme un effet de l'agonie. Quelquefois même il paraît évident que l'épanchement ne s'est fait qu'au moment de la mort, ou dans les premiers instans qui l'ont suivie. Lorsqu'il existe une diathèse hydropique générale, on trouve aussi quelquefois une certaine quantité de sérosité dans le péricarde ; et, dans ce cas, cette membrane est une de celles qui en contiennent le moins. Dans l'hydro-péricarde essentiel, au contraire, le péricarde est ordinairement la seule membrane qui contienne de la sérosité.

Cette sérosité est quelquefois incolore ; mais le plus souvent, quoique parfaitement limpide et sans aucun mélange de flocons albumineux, elle présente une teinte citrine, fauve, ou même rousse ; rarement elle est sanguinolente. Sa quantité est très-variable : le plus souvent elle ne s'élève pas au-dessus d'une à deux livres ; mais elle peut être beaucoup plus considérable. Corvisart rapporte un cas dans lequel il en a trouvé huit livres (1).

Aucune altération du cœur ni de ses enveloppes n'accompagne cet épanchement. Quelques auteurs cependant rapportent avoir trouvé dans ce cas le cœur comme macéré ; mais ces observations, énoncées plutôt que décrites, peuvent être rangées au nombre des faits mal vus, et plus mal exprimés encore.

Si on consulte les auteurs qui ont traité de l'hydro-

---

(1) *Ouv. cité*, obs. 10, p. 53.

pisie du péricarde, on les trouve de sentimens différens sur les signes pathognomoniques de cette
affection. Suivant Lancisi, le principal est la sensation d'un poids énorme dans la région précordiale.
Reimann et Saxonia assurent que les malades sentent
leur cœur nager dans une grande quantité d'eau.
Senac a *vu*, dans les intervalles des troisième, quatrième et cinquième côtes, *les flots du liquide épanché*. Corvisart ne les a pas *vus ;* mais il a quelquefois,
dit-il, distingué la fluctuation par le toucher. A ces
signes, il ajoute les suivans : le malade éprouve un
sentiment de poids à la région du cœur, qui résonne
moins par la percussion que dans l'état naturel (1).
On sent les battemens du cœur dans un cercle très-
étendu ; dans certains momens, on les sent mieux
dans un point de ce cercle que dans d'autres, et ce
point varie à chaque instant : tantôt il est à droite,
tantôt à gauche. Ces battemens sont tumultueux et
obscurs, et semblent arriver à la main à travers un
corps mou. Le pouls est petit, fréquent et irrégulier;
les extrémités, le tronc même, et les tégumens de la
région précordiale, sont œdématiés ; le malade ne
peut se tenir un instant dans la position horizontale

---

(1) Un des cas dans lesquels le son mat produit par l'hydro-péricarde s'est montré le plus étendu, est sans doute
celui dont on doit la connaissance à M. Casimir Broussais.
Chez le malade dont il a publié l'observation, on trouvait un
son mat très prononcé à partir de deux pouces au-dessous
du bord supérieur du sternum jusqu'à l'appendice xiphoïde
et même au-dessous, de haut en bas, et transversalement du
sein du côté droit au sein du côté gauche.   ANDRAL.

sans se sentir menacé de suffocation ; il éprouve assez fréquemment des syncopes , rarement des palpitations (1).

Je crois pouvoir appliquer à ces signes tout ce que j'ai dit de ceux de la péricardite. On peut les rencontrer réunis en plus ou moins grand nombre, avec ou sans hydro-péricarde. Le stéthoscope aidera sans doute , dans ces cas , à établir le diagnostic ; mais je ne puis dire quels signes il fournira , parce que je n'ai pas eu assez d'occasions d'observer l'hydro-péricarde idiopathique. Je crois pouvoir assurer que les épanchemens peu abondans dans le péricarde (au-dessous d'une livre, par exemple) ne donneront jamais aucun signe, et que probablement on ne pourra jamais reconnaître que ceux qui sont beaucoup plus considérables ; mais je pense que ceux qui passent deux ou trois livres pourront être quelquefois reconnus à l'aide des signes donnés par la percussion, l'auscultation et l'inspection (2).

Ces cas, au reste, et en général les hydro-péricardes essentiels, sont tellement rares, que l'on doit peu regretter de n'avoir pas de signes plus sûrs de cette affection. On pourrait ajouter que ce regret doit être moindre encore d'après le peu de

---

(1) *Ouv. cité*, p. 15.

(2) L'extrait que j'ai donné plus haut du Mémoire de M. Louis montre qu'il y a exagération dans ce que dit ici Laennec, et qu'on peut, à l'aide de la percussion seule, reconnaître des épanchemens de beaucoup moins d'une livre dans le péricarde. (M. L.)

ressources que la médecine offre contre cette maladie. Cependant il ne serait peut-être pas impossible d'y remédier efficacement au moyen de l'opération chirurgicale; mais je ne pense pas qu'il fallût employer la ponction entre les cartilages des côtes, comme l'a conseillé Senac, ni l'incision pratiquée deux fois par Desault entre les cartilages des sixième et septième côtes, dans des cas que l'on avait pris pour des hydro-péricardes, et qui n'étaient réellement que des hydropisies partielles de la plèvre dues à l'adhérence de la plus grande partie du poumon à cette membrane, et par là même en quelque sorte enkystées vers la partie inférieure et interne de la poitrine, seule partie où l'adhérence n'existait pas (1). Je pense que l'opération la plus utile et la moins dangereuse que l'on pût faire serait la trépanation du sternum au-dessus de l'appendice xiphoïde. Cette opération, par elle-même, ne présente presque aucun danger ; elle est d'une exécution facile, et permettant de voir et de toucher à nu le péricarde, elle offrirait l'avantage de vérifier le diagnostic avant d'ouvrir ce sac membraneux, seule partie de l'opération susceptible de quelque danger, à raison de l'inflammation du péricarde qui pourrait s'ensuivre par l'introduction de l'air, et que peut-être même il faudrait exciter par des injections légèrement stimulantes, pour obtenir la guérison de l'hydro-péricarde.

---

(1) CORVISART, *ouv. cité*, p. 59 et suiv.

CHAPITRE XXIII.

DU PNEUMO-PÉRICARDE.

Je désignerai sous ce nom les épanchemens aériformes qui se développent dans la cavité du péricarde. On en rencontre très fréquemment à l'ouverture des cadavres, et surtout de ceux qui ont été gardés pendant un certain temps. Dans ce dernier cas ils sont évidemment l'effet de la décomposition; mais dans beaucoup d'autres ils sont évidemment antérieurs à la mort, d'après l'absence totale des signes de putréfaction. Tantôt, alors, on les trouve joints à un épanchement liquide, c'est ce qui a lieu le plus fréquemment; tantôt le péricarde est distendu seulement par de l'air. Quelquefois ce gaz semble dégagé du liquide séreux contenu dans le péricarde, ou mêlé avec lui par suite des derniers mouvemens du cœur, car il forme des bulles à la surface du liquide.

L'épanchement liquide et aériforme à la fois du péricarde peut avoir lieu dans l'agonie de toutes les maladies. Il m'est arrivé quelquefois de l'annoncer, à une résonnance plus claire du bas du sternum, survenue depuis peu de jours, ou à un bruit de fluctuation déterminé par les battemens du cœur et par les inspirations fortes (1). Ces observations étant

---

(1) J'ai eu récemment occasion d'observer une femme qui se plaignait d'éprouver des palpitations de cœur, et chez laquelle chaque battement de cet organe s'accompagnait d'un bruit de gargouillement tout particulier : ce bruit partait évidemment de la région précordiale, et ne s'entendait qu'au mo-

toutes antérieures à celles que j'ai faites depuis sur les battemens du cœur entendus à distance de la poitrine, je n'ai pas recherché si ce dernier phénomène existait en même temps que les signes dont je viens de parler; mais je suis convaincu, d'après les faits que j'ai exposés plus haut (*V*. p. 132), que dans presque tous les cas où les battemens du cœur peuvent être entendus à une certaine distance de la poitrine, ce phénomène est dû au développement momentané d'un gaz qui est le plus souvent promptement résorbé, et dont la présence dans le péricarde ne donne lieu à aucun accident grave (1). Un phénomène physique tel que celui-ci doit toujours rentrer, sous le rapport de ses causes, dans l'analogie des faits du même ordre; or, celui-ci ne peut, ce

---

ment où le cœur venait frapper les côtes; il était encore appréciable à une certaine distance de la malade. Il me parut vraisemblable qu'il y avait, dans ce cas, hydro-pneumo-péricarde.

Le docteur Bricheteau a cité un cas dans lequel on entendait, à la région précordiale, un bruit qui ressemblait assez bien à celui que fait l'eau agitée par la roue d'un moulin : ce bruit ne s'entendait que pendant la durée de chaque battement du cœur. A l'ouverture du corps, M. Bricheteau trouva le péricarde rempli d'un liquide purulent remarquable par sa fétidité; mais en outre, au moment où l'on incisa ce sac membraneux, il s'en échappa avec sifflement une certaine quantité de gaz. En percutant le péricarde avant de l'avoir incisé , on percevait un bruit de flot.　　　　　　　　　　　　ANDRAL.

(1) J'ai discuté dans une note précédente cette opinion déjà développée par Laennec, et qu'il reproduit ici.　　ANDRAL.

me semble, se concevoir que de quatre manières :
1° de celle que je viens d'exposer; 2° par le développement d'un gaz dans les cavités même du cœur, supposition inadmissible, puisque la mort s'ensuivrait en quelques instans; 3° par l'ossification de quelque partie de la surface du cœur, correspondant au sternum ou aux cartilages des côtes, cas incomparablement plus rare que le phénomène dont il s'agit; 4° enfin, par la supposition d'un endurcissement de la substance du cœur et de battemens assez énergiques pour qu'un organe mou et humide, venant frapper sur la surface humide aussi et peu dure des parois thoraciques internes, pût faire résonner un corps aussi peu sonore que l'est la poitrine chez l'homme vivant. Or, cette hypothèse est d'autant moins probable que les cœurs *durs* sont hypertrophiés, et que les sujets chez lesquels on entend battre le cœur à distance sont presque toujours des personnes nerveuses, chez lesquelles la fibre musculaire est molle, et dont le cœur simplement agité a fort peu de puissance contractile réelle.

CHAPITRE XXIV.

DES PRODUCTIONS ACCIDENTELLES DÉVELOPPÉES DANS L'ÉPAISSEUR DES PAROIS DU PÉRICARDE.

Des productions accidentelles de diverse nature se développent quelquefois entre le feuillet fibreux du péricarde et la plèvre, entre le même feuillet et la membrane séreuse du péricarde, ou entre cette dernière et le cœur. On trouve dans le *Sepulchretum* de Bonet, et dans les autres recueils d'observations anatomiques, des cas qui paraissent être des exemples de tubercules, de tumeurs cancéreuses ou de kystes développés dans les lieux dont je viens de parler. Mais le peu d'attention que l'on avait donnée avant Bichat aux caractères distinctifs des diverses espèces de membranes, et la confusion que l'on faisait de presque toutes les productions accidentelles sous les noms vagues et mal définis de *squirrhes*, de *carcinômes*, d'*athérômes*, etc., font qu'il est impossible, dans la plupart de ces observations, de reconnaître exactement et la nature des tumeurs et le lieu même qu'elles occupaient.

J'ai parlé précédemment des productions graisseuses, en forme de crêtes de coq, qui se développent quelquefois entre la plèvre et le feuillet fibreux du péricarde.

J'ai trouvé deux ou trois fois des tubercules dans le même lieu chez des sujets qui en avaient d'ailleurs une grande quantité dans les poumons et dans divers autres organes. J'ai vu aussi un tubercule développé entre l'origine de l'artère pulmonaire et le feuillet de la membrane séreuse du péricarde qui la recouvre.

J'ai rencontré une ossification accidentelle développée entre les feuillets du péricarde, et très remarquable sous le rapport de son étendue et des effets qui en étaient résultés. Je l'avais communiquée à Corvisart, peu de temps après la publication de la première édition de son *Essai sur le Maladies du cœur*. Comme il n'en a point fait usage dans les suivantes, je crois pouvoir la rapporter ici.

OBS. LIII. *Incrustation osseuse développée entre les feuillets fibreux et séreux du péricarde.* —Philibert Lefebvre, âgé de soixante-cinq ans, autrefois domestique dans une maison opulente, était depuis la révolution réduit à travailler à la terre comme journalier. Cet homme, doué d'une assez forte constitution, d'un tempérament sanguin lymphatique, avait eu beaucoup d'embonpoint; il en avait peu, lors de son entrée à l'hôpital.

Il avait fait dans sa jeunesse beaucoup d'excès vénériens, et avait eu deux gonorrhées. Il avait été également adonné aux liqueurs spiritueuses, et très-souvent il buvait chaque jour deux bouteilles de vin : quelquefois même il prenait en outre de l'eau-de-vie. Il avait éprouvé à diverses reprises de vifs chagrins et la privation des choses de première nécessité.

Cependant il avait toujours joui d'une bonne santé jusqu'à l'âge de cinquante ans. A cette époque, il éprouva une *fluxion de poitrine avec point de côté*. Ces accidens ne durèrent guère que dix ou douze jours; mais ils laissèrent après eux du malaise et de la faiblesse. Les jambes et surtout les cuisses enflèrent beaucoup. Au bout de deux mois l'œdème disparut totalement; mais depuis cette époque, le malade eut à peine quelques intervalles de santé. Il ne pouvait plus faire le moindre exercice sans être essoufflé. Il éprouvait une grande oppression toutes les fois qu'il montait un escalier. Souvent ses jambes se gonflaient pendant le jour et désenflaient la nuit. Son ventre était de temps à autre tendu et volumineux. La nuit il éprouvait des réveils en sursaut et des étouffemens, surtout lorsque la tête était très-basse. Ces derniers accidens étaient moins marqués depuis deux mois, lors de l'entrée du malade à l'hôpital : du reste il dormait bien et avait bon appétit. Vers la fin du printemps de l'année 1803, le ventre devint très-tendu et ne désenfla plus.

Le malade se détermina alors à entrer à l'hôpital de la Charité. Observé le 20 juillet, il présenta les symptômes suivans : face bouffie, colorée, vergetée, un peu livide; lèvres gonflées, violettes; langue un peu blanche; respiration oppressée; peau un peu chaude, et même d'une chaleur un peu mordicante; ventre un peu tendu; fluctuation manifeste; cuisses et jambes enflées, conservant l'empreinte du doigt; il y avait quelques varices aux jambes et aux cuisses, mais en petit nombre. La peau des jambes était rude, raboteuse, couverte d'écailles formées par l'épiderme, et aussi larges que les éminences raboteuses qu'elles recouvraient. Cet état était moins marqué postérieurement qu'antérieurement : il n'existait que depuis l'invasion de l'œdème. Les extrémités supérieures et le thorax ne participaient point à l'infiltration.

Les battemens du cœur étaient inégaux, irréguliers, très-marqués, quoiqu'ils ne se fissent sentir que dans une petite étendue. Le pouls était faible, petit, mou, inégal, intermittent et irrégulier. Le malade ne toussait pas, mais il crachait abondamment. Le thorax résonnait assez bien en haut et très-mal en bas.

Le malade pouvait se coucher de toutes les manières. Il dormait bien, même en ayant la tête un peu élevée. Il n'avait point de réveils en sursaut. La dyspnée était moins intense depuis que l'ascite et l'anasarque étaient devenues très-marquées ; l'appétit était bon; il n'y avait ni soif ni céphalalgie; les selles étaient naturelles ; les urines, peu abondantes, rougeâtres, déposaient un sédiment blanchâtre et floconneux.

Pendant le séjour du malade à l'hôpital, l'hydropisie et les étouffemens prirent de l'intensité. En explorant par l'application de la main les mouvemens du cœur, on remarquait qu'après deux ou trois battemens très-rapprochés, il y avait une intermittence de quelques secondes. Le pouls offrait le même caractère; le sommeil disparut; les selles devinrent rares, et furent alternativement très-dures ou liquides.

La respiration était par intervalles sifflante ou plaintive. Dans ce dernier cas, l'inspiration était partagée en deux temps, comme dans les soupirs, et accompagnée d'une légère secousse dans tout le tronc. Le bas-ventre était douloureux vers les flancs et les hypochondres, et quelquefois dans l'hypogastre.

Le malade conservait toujours l'espoir de guérir. Il mourut le 27 août.

Ouverture du corps faite vingt-quatre heures après la mort. — Le cadavre offrait encore des muscles volumineux; le thorax était large; les veines des membres supérieurs étaient gorgées de sang; la main droite offrait, dans presque toute son étendue, une teinte d'un violet noirâtre; il y avait au bras quelques taches d'un violet moins foncé. La peau, incisée sur la main, laissa couler une grande quantité de sang; tout son tissu en paraissait imbibé.

Le cerveau était sain, un peu mou et humide; il y avait une demi-once de sérosité dans chacun des ventricules latéraux; les autres ventricules et l'arachnoïde extérieure en contenaient également. La glande pinéale offrait, à sa partie inférieure, un peu au-dessus de la commissure postérieure, une rangée de petites granulations jaunâtres, dont les unes avaient la dureté d'un os, tandis que les autres étaient plus molles qu'un cartilage : toutes étaient transparentes et jaunâtres. Les sinus de la dure-mère et les veines de la pie-mère étaient gorgés de sang.

La membrane interne des voies aériennes offrait, dans le larynx et dans les bronches, une teinte rouge marquée, mais peu intense; les poumons, assez gorgés de sang vers leurs parties postérieures, étaient d'ailleurs amples, crépitans et sains; le poumon droit adhérait, dans presque toute son étendue, aux parties voisines par de larges et fortes lames cellulaires; le gauche présentait aussi quelques adhérences cellulaires assez lâches; les artères et les veines pulmonaires étaient gorgées d'un sang noir et liquide.

Le cœur, d'un volume plus considérable que dans l'état naturel, adhérait de toutes parts au péricarde par un tissu cellulaire très-serré. En portant la main sur cet organe, il semblait au premier abord qu'il était enfermé dans une boîte osseuse située au-dessous du feuillet fibreux du péricarde; mais en disséquant avec soin, je trouvai que cette sorte de boîte n'était pas complète : il y avait seulement, tout autour de la base des ventricules, une bande en partie osseuse et en partie cartilagineuse, inégalement épaisse, aplatie et un peu raboteuse à sa surface. Cette bande, large d'un à deux travers de doigt, pénétrait par une espèce de saillie dans la scissure qui sépare les ventricules des oreillettes, et jetait le long de chacun des deux bords de la cloison des ventricules un prolongement triangulaire presque entièrement cartilagineux, large de deux travers de doigt à la partie supérieure, et finissant en angle à quelque distance de la pointe du cœur. Cette plaque ostéo-cartilagineuse était développée entre le feuillet fibreux du péricarde et la membrane séreuse qui le tapisse intérieurement; car on pouvait assez facilement séparer par la dissection cette incrustation du cœur, qui restait recouvert par le feuillet du péricarde qui le revêt, et d'un autre côté le cœur et la surface interne de l'incrustation restaient également recouverts par les débris du tissu cellulaire accidentel qui formait l'adhérence dont j'ai parlé plus haut.

Les oreillettes étaient plus volumineuses que les ventricules : chacune d'elles eût pu contenir un gros œuf. Les cavités droites étaient remplies d'un sang très-liquide et d'un rouge brunâtre foncé. Les cavités gauches me parurent avoir été dans le même état, quoiqu'elles fussent vides lorsque je les examinai, le sang s'étant probablement écoulé au moment de l'enlèvement des poumons.

Les orifices de communication des oreillettes avec les ventricules étaient un peu grands; mais ils ne l'étaient cependant pas autant qu'on eût pu s'y attendre d'après l'ampleur des oreillettes. Les valvules étaient saines, et pouvaient fermer exactement ces orifices. Un des feuillets de la valvule mitrale présentait dans son épaisseur une ossification du volume et à peu près de la forme d'une fève de haricot. Les ventricules, à peu près d'égale capacité entre eux, ne s'écartaient pas d'une proportion médiocre, sous le rapport de leur ampleur et sous celui de l'épaisseur de leurs parois.

Les organes abdominaux étaient sains.

J'ai rencontré, en 1823, un cas semblable; mais l'incrustation était un peu moins étendue. Crüvell (1), Pasta (2) et Burns me paraissent avoir vu des cas analogues.

CHAPITRE XXV.

DES AFFECTIONS ORGANIQUES DE L'AORTE.

Nous avons déjà parlé de l'inflammation de la membrane interne de l'aorte et des petites pustules suppurantes que l'on a quelquefois vues se former dans l'épaisseur de ses parois et s'ouvrir à sa surface interne. Nous avons également dit quelques mots des incrustations osseuses artérielles; mais ce sujet mérite d'être traité avec plus d'étendue. Nous parlerons ensuite des autres productions accidentelles qui ont été observées dans les parois de l'aorte, et de

---

(1) *Diss. de Cord. et Vasor. Osteogenesi. Halæ*, 1765.
(2) *De polypos. Concret.*, p. 55.

ses vices de conformation. Les anévrysmes de l'aorte feront le sujet du chapitre suivant.

I. —*Incrustations osseuses, cartilagineuses et calcaires de l'aorte.* — Les incrustations de l'aorte appartiennent à l'ossification imparfaite ou pétrée. Leur forme est irrégulièrement aplatie ; mais en général, lorsque leur épaisseur est inégale, la saillie se trouve plutôt à l'extérieur qu'à l'intérieur de l'artère. Placées entre la tunique interne et la tunique moyenne ou fibrineuse, dans laquelle elles sont comme enchatonnées, pour peu qu'elles aient d'épaisseur, leur surface externe présente quelquefois l'empreinte des fibres circulaires de cette tunique. Leur surface interne, quelquefois lisse et évidemment recouverte par la membrane interne, est, dans d'autres cas, rugueuse, et il semble que ces aspérités ont détruit en partie la tunique interne. Elles croissent par intussusception ou nutrition, et en examinant un certain nombre d'aortes dans cet état, il est facile de voir que plusieurs petites incrustations séparées et formant des points d'ossification différens, qui ont de la tendance à s'étendre dans le sens de leur surface plus que dans celui de leur épaisseur, se réunissent et forment ainsi des incrustations plus grandes, qui finissent quelquefois par envahir la presque totalité du tube artériel, et ajouter à ses membranes une quatrième tunique ostéo-pétrée.

Les incrustations cartilagineuses sont les rudimens des premières ; leur situation et leur manière de s'accroître sont les mêmes. Leur consistance est beaucoup plus molle que celle des cartilages naturels, et elles passent à l'état osseux sans acquérir la fermeté de ces derniers. L'ossification s'y développe par la déposition de petits points de phosphate calcaire, qui, d'abord isolés, se réunissent peu à peu, et envahissent insensiblement la totalité de l'incrustation.

Quelquefois même les incrustations semblent se développer sans formation préalable d'un cartilage accidentel, et par la simple déposition d'un phosphate calcaire en poudre impalpable et très-humide, que l'on trouve déposé entre la membrane interne et la tunique fibrineuse des artères. Il n'est pas rare, en incisant les incrustations cartilagineuses, de trouver au-dessous d'elles du phosphate calcaire dans cet état.

Assez souvent les incrustations osseuses se détachent dans leur circonférence, par suite de la rupture de la tunique interne artérielle. Ce décollement, qui paraît être une des causes les plus communes des anévrysmes faux consécutifs, produit, au-dessous de l'incrustation, une petite cavité qui se remplit de fibrine décomposée, à consistance de pâte friable, et quelquefois mêlée de phosphate calcaire. Cette matière a été désignée sous le nom de matière *athéromateuse*, et les décollemens eux-mêmes sous celui d'*ulcères* par beaucoup d'observateurs, et je ne veux pas nier que, dans les décollemens les plus anciens et les plus étendus, la lésion ne prenne quelquefois ce caractère, car la membrane interne sur les bords du décollement est légèrement gonflée et rouge, et la surface de la tunique fibrineuse est manifestement altérée dans la cavité formée par le décollement. Je remarque seulement que très-souvent ces caractères n'existent point, et que, dans tous les cas, cette lésion n'est primitivement qu'une solution de continuité due à une cause tout-à-fait mécanique, et que l'orgasme inflammatoire est l'effet et non la cause de la solution de continuité. On peut produire à volonté des décollemens semblables, en pressant légèrement entre les doigts une aorte qui présente un certain nombre d'incrustations osseuses. Les lésions dont il s'agit sont cependant les seuls motifs sur lesquels peuvent s'appuyer les auteurs qui ont voulu que l'ossification des artères fût une suite de leur inflammation. Cette opinion, chez la plupart d'entre eux, n'est autre chose que celle de l'antiquité adoptée sans examen; car avant que des observations exactes, et qui datent à peine du commencement de ce siècle, eussent fait naître le doute philosophique à cet égard, tous les médecins admettaient, comme un axiôme, que toutes les productions accidentelles étaient des effets de l'inflammation. Kreysig pense que l'inflammation goutteuse seule produit les incrustations artérielles. M. Bouillaud adopte plus franchement l'opinion des anciens, et cherche à la fonder sur les altérations dont je viens de parler. Dans un ouvrage postérieur, il va plus loin encore, et prenant le mot *inflammation* dans un sens aussi vague et aussi indéfinissable que M. Broussais lui-même, il range, parmi ses effets, non-seulement toutes les productions accidentelles, mais même toutes les congestions sanguines et séreuses. Mais il admet cependant la nécessité d'une *prédisposition particulière* pour chacun des effets d'une même cause. Aucun des hommes qui partagent l'opinion des auteurs que je viens de citer ne nierait sans doute que l'on ne connaît pas anatomiquement la transition entre l'inflammation supposée cause des incrustations osseuses et ces incrustations elles-mêmes. Ils accorderaient également sans peine que les incrustations des artères se forment presque toujours sans qu'aucun signe, général ou local, puisse avertir de leur formation, et très-souvent chez des hommes qui ont toujours joui de la meilleure santé. Or qu'est-ce qu'une inflammation qui ne présente ni les caractères anatomiques, ni l'orgasme pathologique de celle que personne ne conteste, d'un phlegmon par exemple, et qui de plus suppose une *prédisposition* particulière toute différente? N'est-il pas bien plus simple et plus philosophique de reconnaître qu'on ne connaît point le mode de trouble de l'économie qui produit une ossification ou un cancer, mais que bien certainement ce n'est pas le même que celui qui produit du pus?

Les productions tuberculeuses et cancéreuses sont très-rares dans l'épaisseur de l'aorte; j'en ai cependant trouvé quelquefois de petites dans la tunique celluleuse.

II. — *Vices de conformation de l'aorte.* — Nous avons déjà parlé de l'étroitesse congénitale du calibre de l'aorte, que Corvisart regarde comme une des causes les plus fréquentes des anévrysmes du cœur. J'ai vu cette étroitesse portée au point que chez des sujets grands et robustes l'aorte avait à peine huit lignes de diamètre. Elle est ordinairement égale dans toutes les parties de l'artère ou au moins le diamètre ne décroît que dans la progression naturelle, qui est, comme l'on sait, presque insensible. Cependant j'ai rencontré, chez trois ou quatre sujets, une diminution progressive de l'aorte descendante, telle que cette artère, dilatée plus ou moins fortement dans sa crosse, se rétrécissait tout-à-coup immédiatement au-dessous de sa courbure, de manière à égaler à peine le volume du doigt, et le calibre de l'artère allait en diminuant dans une telle proportion, qu'au-dessous de l'origine du tronc cœliaque il n'avait plus que la grosseur d'une plume de cygne ou même d'une grosse plume d'oie. Outre la dilatation de l'aorte ascendante, ces sujets avaient tous une hypertrophie simple ou avec dilatation du cœur.

Il existe quelques exemples d'un vice de conformation plus grave encore; je veux parler de l'oblitération complète de l'aorte (1). Chez un jeune homme

---

(1) Il est remarquable que, dans les cas d'oblitération complète de l'aorte, ou de rétrécissement porté au point d'équivaloir à peu près à une oblitération, ces lésions ont toujours été trouvées dans le même point du vaisseau, savoir, immédiatement au-dessous de l'insertion du canal artériel. C'était également vers cet endroit que l'aorte était rétrécie chez un individu dont l'observation a été publiée par M. le docteur Reynaud (*Journal hebdomadaire de médecine*, tome 1). Cet individu était un vieillard âgé de quatre-vingt-douze ans, d'une petite stature, et d'une maigreur assez grande. L'aorte, à son origine, avait à peu près son volume ordinaire; le tronc brachio-céphalique, ainsi que l'artère sous-clavière gauche à son origine, présentaient un calibre bien plus considérable que dans l'état

de quatorze ans, attaqué d'hypertrophie du cœur,
l'aorte était oblitérée un demi-pouce au-dessous de

---

naturel. Aussitôt après avoir fourni la sous-clavière gauche,
l'aorte présentait un rétrécissement circulaire, tel qu'on le
produirait au moyen d'une ligature assez fortement serrée;
puis, reprenant son volume, elle offrait un léger renflement,
dont la courbure était plus sensible à gauche qu'à droite. La
fin de l'aorte abdominale et les iliaques internes étaient remarquables par leur petit volume.

Pour suppléer à l'aorte, à peu près oblitérée au-dessous de
sa crosse, il s'était établi une circulation collatérale qui a été
décrite par M. Reynaud de la manière suivante :

« De la terminaison de la sous-clavière droite, remarquable
par l'augmentation de son volume, partaient plusieurs artères
d'un gros calibre. La transverse cervicale et la cervicale profonde, toutes deux égalant presque le volume de l'artère humérale, parcouraient leur trajet accoutumé, et se faisaient remarquer par l'épaisseur de leurs parois et le grand nombre de
leurs flexuosités. La première de ces artères, après être parvenue, sans diminuer de volume, vers l'angle des quatrième et
cinquième côtes, pénétrait dans leur intervalle, fournissait les
branches intercostales antérieure et postérieure correspondantes, rampait un moment sous la plèvre, et, se continuant avec
un tronc artériel intercostal, venait se jeter dans l'aorte à un
demi-pouce au-dessous du point rétréci. La cervicale profonde
présentait cette particularité, que, parcourant un trajet moins
considérable, et descendant plus directement le long de la partie
postérieure et supérieure du dos, elle se divisait en trois branches volumineuses qui, pénétrant dans la poitrine entre les
intervalles des quatre premières côtes, et fournissant également
ment les intercostales, arrivaient à l'aorte, dans laquelle elles
débouchaient par autant de larges ouvertures. Une disposition

la sous-clavière, dans l'étendue de quelques lignes; la circulation se faisait à l'aide du canal artériel, qui pouvait admettre un cathéter, et des anastomoses des artères intercostales et mammaires, qui étaient très-dilatées (1). Le docteur Graham, médecin anglais, a observé un cas semblable chez un jeune homme du même âge; mais ici le canal artériel ne paraissait pas avoir servi au passage du sang, au moins depuis plusieurs années; car, quoiqu'on pût y faire passer une sonde, il aboutissait à la partie obstruée, et la circulation paraissait s'être faite en entier par les anastomoses des intercostales,

---

semblable s'observait du côté gauche. La cervicale transverse et la cervicale profonde, un peu moins volumineuses, mais suivant le même trajet, pénétraient également dans la poitrine, et venaient se terminer au côté gauche de l'aorte, au-dessous du point rétréci. On remarquait, en outre, de ce côté, l'intercostale supérieure, laquelle, née de la sous-clavière, venait se confondre avec le tronc de la dernière intercostale aortique; les artères mammaires internes, droite et gauche, étaient remarquables par leur volume considérable; leur calibre dépassait celui de l'humérale. Toutes deux, après avoir parcouru leur trajet accoutumé, et diminuant un peu vers la partie inférieure du thorax, augmentaient sensiblement de calibre, devenaient très-flexueuses; puis, se continuant avec l'épigastrique, et ne constituant avec elle qu'un tronc unique dont le volume dépassait celui des iliaques externes, elles venaient se jeter dans l'artère crurale, qui s'en trouvait considérablement augmentée.»

ANDRAL.

(1) *Journ. de Méd.*, par Corvisart, etc., t. 33, *Bull.* n° 4.

mammaires, épigastriques, etc., qui étaient fortement
dilatées (1). Un troisième fait de ce genre se trouve
consigné dans les observations chirurgicales de John
Bell. Le sujet était une femme de cinquante ans , et
le rétrécissement était aussi situé immédiatement
au-dessous de la courbure de l'aorte. MM. Winstone
et A. Cooper ont vu , chez un homme de cinquante
ans, une disposition qui paraît être un diminutif du
vice de conformation dont il s'agit : l'aorte, au point
où se termine le canal artériel, pouvait à peine admettre le petit doigt ; ce rétrécissement était dû à
un *épaississement des fibres circulaires du vaisseau,*
et à une légère ossification de ses membranes (1).

J'ai rencontré moi-même dernièrement une variété anatomique qui est évidemment un léger degré
du vice de conformation observé par les auteurs que
je viens de citer. Une femme plus que sexagénaire,
morte des suites d'une hypertrophie avec dilatation des deux ventricules du cœur, accompagnée de
végétations verruqueuses sur les valvules mitrale
et aortiques, présentait immédiatement au-dessous
de la courbure de l'aorte un enfoncement capable
de contenir une amande, et dont le fond correspondait exactement au point d'insertion du canal
artériel. Cette dépression était limitée en haut
par une sorte de bride formée par le repli à angle
presque droit des trois tuniques artérielles, et dans
ce point il y avait manifestement un léger étranglement du calibre de l'artère. Le reste de la circon-

---

(1) *Trans. méd.-chir.* , 45.

férence de la dépression remontait au contraire insensiblement au niveau des parois de l'artère. Les trois membranes artérielles étaient saines dans ce point; il y avait seulement quelques petites incrustations osseuses et un petit dépôt de phosphate terreux, situés entre les tuniques interne et moyenne. Les mêmes altérations se remarquaient dans le reste de l'aorte. Le canal artériel, transformé en un ligament fibreux très-dense, d'une ligne au plus de longueur, et de plus de deux lignes de diamètre, semblait, en se raccourcissant, avoir tiré à lui les parois de l'artère et formé cet enfoncement. Au point correspondant de l'artère pulmonaire existait aussi une petite dépression en forme de godet , mais capable seulement de loger un grain de chenevis (1).

CHAPITRE XXVI.

DES ANÉVRYSMES DE L'AORTE.

On entend par *anévrysme* la dilatation d'une artère, ou sa communication , au moyen d'une ouverture plus ou moins large, avec une sorte de sac formé ordinairement aux dépens de sa tunique externe, et quelquefois en partie aux dépens des or-

---

(1) Pour plus amples détails sur les affections dont il est question dans ce chapitre , consultez SCARPA (*Réflexions et observations anatomico-chirurgicales sur l'Anévrysme,* trad. de l'ital. par DELPECH) et HODGSON (*Traité des Maladies des Artères et des Veines,* trad. de l'angl. par M. BRESCHET). (M. L.)

ganes environnans. Le premier cas constitue ce que les chirurgiens appellent *anévrysme vrai* ; le second est désigné par eux sous le nom d'*anévrysme faux consécutif*. Cette ancienne distinction me paraît bonne, parce qu'elle est fondée sur des circonstances anatomiques réellement différentes ; et je crois, en conséquence, devoir la conserver, malgré les objections qu'ont faites à cet égard quelques auteurs de notre temps.

ARTICLE PREMIER.

Caractères anatomiques des anévrysmes de l'aorte.

L'anévrysme vrai de l'aorte est assez commun, surtout dans la portion ascendante et la crosse de cette artère : il est rare que la dilatation soit portée au point d'occasioner des accidens d'une nature grave. Le plus souvent elle s'étend depuis l'origine de l'aorte jusqu'au commencement de l'aorte descendante ; et le point le plus dilaté, qui est ordinairement le milieu de cet espace, présente seulement un diamètre de deux à trois travers de doigt. La convexité de la courbure et la partie antérieure de l'artère paraissent, dans ces cas, avoir prêté à la dilatation beaucoup plus que ses parois postérieure et interne. Lorsque la dilatation a lieu dans un point quelconque de l'aorte descendante, elle se présente sous l'aspect d'une tumeur ovoïde ou fusiforme, ses parties supérieure et inférieure offrant une dilatation progressivement moindre à mesure qu'elles se rapprochent des portions saines de l'artère. Il n'est pas rare de trouver plusieurs dilatations semblables sur la même aorte. Dans ce cas encore, la paroi postérieure interne correspondant à la colonne vertébrale paraît avoir moins prêté que les autres. Quand la dilatation a lieu à la hauteur du tronc cœliaque ou à celle du tronc brachio-céphalique, l'origine ou la totalité de ces vaisseaux participe évidemment à la dilatation. L'artère sous-clavière gauche, au contraire, conserve presque toujours son calibre naturel, même dans les anévrysmes les plus considérables de la crosse aortique, sans doute à raison de l'angle aigu sous lequel elle s'y unit.

Quelquefois la dilatation paraît s'étendre à toute la longueur de l'aorte : il n'est pas rare de trouver, surtout parmi les vieillards, des sujets d'une taille ordinaire chez lesquels l'aorte présente, depuis la crosse jusqu'à la division des artères iliaques primitives, un diamètre de deux travers de doigt, ce qui est à peu près le double de l'état naturel. L'aorte ascendante et la crosse sont encore un peu plus dilatées dans ces cas.

L'aorte n'est pas la seule artère qui puisse présenter cette espèce de dilatation générale du tube artériel. On la remarque assez souvent dans l'artère carotide, à l'endroit où elle sort de l'os temporal pour se porter sur la selle turcique du sphénoïde. M. Dourlen a inséré dans le Journal de Médecine (1) l'observation d'une dilatation énorme de l'artère émulgente et de ses principales divisions. MM. Pel-

---

(1) *Journal de Médecine*, par MM. Corvisart, Leroux et Boyer, t. VII, p. 255.

letan et Dupuytren ont trouvé l'artère temporale prodigieusement dilatée jusque dans ses plus petites ramifications, et offrant d'espace en espace des renflemens plus considérables (1). Les artérioles qui nourrissent une tumeur quelconque se développent en même temps qu'elle, et acquièrent quelquefois un diamètre considérable. Cela est surtout remarquable dans celles qui font partie intégrante des tumeurs érectiles que l'on désigne communément sous les noms de *tumeurs variqueuses*, de *fungus hœmatodes*, de *nævus hœmorrhagicus*, et que John Bell a appelées *anévrysmes par anastomose*.

La dilatation de l'aorte, telle que je viens de la décrire, est un état pathologique assez commun, et il est même remarquable qu'elle ne prenne pas plus souvent un accroissement tel qu'il vienne à occasioner des accidens graves, et à constituer ce que l'on appelle communément un *anévrysme vrai de l'aorte;* car on ne donne guère ce nom qu'aux dilatations un peu volumineuses, à celles qui approchent du volume du poing, par exemple. Les dilatations moindres, et surtout la dilatation générale de l'aorte, n'ont guère fixé jusqu'ici l'attention des anatomistes. Les anévrysmes vrais les plus volumineux de l'aorte sont ceux de sa crosse et de sa portion ascendante. Corvisart en a vu un qui offrait le double du volume du cœur (2); j'en ai vu d'aussi

______

(1) Cruveilhier, *Essai sur l'anat. patholog.* Paris, 1816, t. ii, p. 60.

(2) *Ouv. cité,* p. 356.

gros que la tête d'un fœtus à terme. Quand l'anévrysme vrai acquiert un certain volume, il arrive souvent que quelque point de la surface interne de la partie dilatée se rompt, et qu'il se forme en ce point un anévrysme faux consécutif, qui surmonte en quelque sorte l'anévrysme vrai, et augmente son volume.

L'anévrysme vrai de l'aorte, borné à sa partie ascendante ou existant dans toute l'étendue de cette artère, est ordinairement accompagné d'une altération particulière de sa membrane interne : on y remarque de petits points d'un rouge vif, de légères gerçures, et un grand nombre de petites incrustations osseuses placées entre elle et la tunique fibrineuse de l'artère. Quelquefois la membrane interne se rompt le long d'un des bords de ces incrustations, qui alors se détachent un peu des parois de l'artère, et y forment des rugosités notables. Dans quelques cas, des concrétions fibrineuses de l'espèce de celles que nous décrirons plus bas tapissent les parois de l'anévrysme, et peuvent même devenir assez épaisses pour ne laisser qu'un étroit passage au sang.

L'anévrysme faux consécutif est une tumeur appliquée le long d'une artère ; et communiquant avec elle par une ouverture plus ou moins étroite. L'anévrysme faux consécutif de l'aorte est plus rare que la simple dilatation de cette artère ; mais il est beaucoup plus commun que cette dilatation portée au point de constituer ce qu'on appelle communément un *anévrysme*.

Le sac anévrysmal, dans l'anévrysme faux, présente une épaisseur beaucoup plus inégale que dans l'anévrysme vrai : formé principalement par la tunique celluleuse de l'artère, il est renforcé dans divers points pâr un tissu cellulaire abondant, par divers organes plus ou moins solides, par la plèvre ou le péritoine ; tandis que, dans d'autres, il est tellement mince qu'il présente à peine l'épaisseur d'une feuille de papier. On n'y distingue aucune trace de la tunique fibrineuse de l'artère : sa surface interne est extrêmement rugueuse et inégale.

L'anévrysme faux consécutif se développe le plus souvent dans la portion descendante de l'aorte, comme l'anévrysme vrai dans sa portion ascendante. Je n'ai même guère vu d'autres anévrysmes faux de l'aorte ascendante ou de la crosse que ceux dont j'ai parlé plus haut, et qui sont, pour ainsi dire, surajoutés à un anévrysme vrai. Dans l'aorte descendante, au contraire, le calibre de l'artère n'est souvent nullement augmenté dans le point où existe la tumeur anévrysmale, quelquefois même il est un peu rétréci.

On conçoit assez facilement le développement de l'anévrysme vrai ou la dilatation simple d'une artère. L'impulsion trop forte du sang sur un tube qu'on peut supposer avoir été affaibli antérieurement dans le point affecté en fournit une explication assez plausible, et qui est généralement adoptée. On explique de la même manière cette sorte de disposition anévrysmatique générale que présentent quelques sujets, chez lesquels on a trouvé jusqu'à huit ou dix anévrysmes de différentes artères. Mais la formation des anévrysmes faux consécutifs est moins facile à comprendre, et a donné lieu à beaucoup de controverses.

Quelques chirurgiens, frappés sans doute par l'aspect lisse de l'ouverture par laquelle la tumeur anévrysmale communique avec l'artère, ont pensé que, dans ces cas, la membrane interne faisait hernie à travers une rupture de la tunique fibrineuse, et tapissait, en prenant une extension graduelle, toute la surface interne du sac anévrysmal, dont la partie externe est formée par la tunique celluleuse de l'artère. MM. les professeurs Dubois et Dupuytren paraissent avoir adopté cette opinion, et ont présenté à la Société de la faculté de Médecine des pièces anatomiques qui prouvent au moins que, dans certains cas, la membrane interne se réfléchit sur l'ouverture de communication, pénètre dans l'intérieur du sac anévrysmal et en tapisse la surface interne jusqu'à une certaine distance de l'ouverture de communication.

On ne peut nier que, dans un très petit anévrysme, les choses ne puissent arriver ainsi. Haller avait déjà remarqué que quelquefois la membrane moyenne de l'artère se rompt, et laisse passer en s'écartant la membrane interne, qui forme alors une sorte de hernie; ce cas, désigné d'abord sous les noms d'*anevrysma herniosum, anevrysma herniam arteriæ sistens*, l'a été depuis sous le nom d'*anévrysme mixte*. J'ai vu moi-même sur l'aorte descendante deux tumeurs du volume d'une cerise, formées par la membrane interne qui faisait hernie à travers une rupture de la tunique moyenne; les tumeurs, doublées par la tunique celluleuse, contenaient des concrétions fibrineuses stratifiées et fortement colorées par le sang. Mais il faut que la tumeur soit bien petite pour que la membrane interne la tapisse complètement; et, dans les anévrysmes qui se forment de cette manière, la membrane interne se rompt promptement par les progrès du développement de la tumeur. Chez un sujet dont l'aorte présentait deux anévrysmes, l'un du volume d'une noix, l'autre gros seulement comme une aveline, je n'ai pu suivre la membrane interne que jusqu'à une distance d'un pouce à trois lignes pour le plus grand, et de deux à trois lignes pour le plus petit. Dans l'un et dans l'autre, il était évident que la plus grande partie du sac anévrysmal était formée par la membrane celluleuse seulement.

Scarpa, au contraire, dans l'excellent ouvrage qu'il a publié sur les anévrysmes, avance qu'il n'y a point d'anévrysme sans rupture des tuniques interne et moyenne, et que le sac anévrysmal est formé uniquement par la tunique celluleuse (1).

Il porte sans doute trop loin cette assertion, puisqu'il va jusqu'à dire que l'anévrysme vrai des auteurs n'existe pas, que la dilatation de l'aorte près du cœur ne constitue pas un anévrysme, et que cette dilatation n'est jamais commune au reste de l'artère (2).

Nous avons exposé ci-dessus des faits contraires à cette dernière opinion, et l'on en trouve plusieurs autres dans l'ouvrage de Corvisart. Une semblable

---

(1) *Réflexions et Observations anatomico-chirurgicales sur l'Anévrysme*, par SCARPA, etc., trad. par DELPECH. Paris, 1801, p. 72, § 3.

(2) *Ibid.*, p. 142, § 37.

opinion n'a pu même être soutenue par un homme de ce mérite que parce que, plus habituellement occupé de l'étude des maladies chirurgicales que de celles des lésions internes, il n'a pas eu sans doute beaucoup d'occasions d'observer les anévrysmes de l'aorte. Mais en bornant la proposition de l'illustre chirurgien de Pavie aux anévrysmes faux consécutifs, elle devient incomparablement plus facile à soutenir que l'opinion également exclusive qui dominait, il y a quelques années, dans l'école de Paris, et qui est celle que nous avons exposée ci-dessus (p. 418). L'observation suivante prouvera d'une manière incontestable la possibilité de la formation d'un anévrysme par la rupture des membranes interne et fibrineuse de l'artère. Elle présentera d'ailleurs un exemple unique jusqu'ici de la dissection presque complète de la tunique celluleuse de l'aorte, et dans la plus grande partie de l'étendue de cette artère, par le sang infiltré entre elle et la tunique fibrineuse (1).

Obs. LIV. *Anévrysme* disséquant *de l'aorte, chez un sujet attaqué d'hypertrophie simple du ventricule droit.* — Jean Millet, mercier, âgé de soixante-sept ans, d'une assez haute taille, d'un teint pâle et un peu blafard, entra à l'hôpital Necker le 22 avril 1817. Il avait, disait-il, beaucoup maigri depuis peu de temps;

---

(1) Je donne cette observation telle qu'elle a été présentée à la Société de la Faculté de Médecine par mon cousin, M. Ambroise Laennec, actuellement médecin de l'Hôtel-Dieu et professeur à l'Ecole secondaire de Médecine de Nantes, qui l'avait recueillie. (*Note de l'auteur.*)

il éprouvait une céphalalgie frontale assez intense ; il avait la langue chargée, et présentait, en général, les symptômes d'une affection bilieuse sans fièvre. Il parlait très peu, et l'expression de ses traits annonçait une sorte de stupidité et d'insouciance qui paraissaient tenir à sa maladie.

D'après ces symptômes, on porta le diagnostic suivant : *Embarras gastrique, chez un homme menacé d'apoplexie.* Le pouls était dans l'état naturel, la respiration parfaitement libre, et rien ne faisait soupçonner que cet homme eût une maladie du cœur.

Au bout de quelques jours, et après l'emploi des évacuans, les symptômes d'embarras gastrique disparurent entièrement, l'appétit revint, et Millet ne présentait plus d'autres signes d'altération dans sa santé que l'expression de stupidité des traits de la face, et une sorte de lenteur et de paresse assez marquée dans les mouvemens. Il ne se plaignait jamais, et pendant son séjour à l'hôpital rien n'a pu faire soupçonner qu'il éprouvât des palpitations, de la dyspnée, des rétentions d'urine ou des douleurs de la vessie, symptômes qui ont cependant dû exister, au moins par momens, d'après ce que l'on verra dans l'autopsie. Cet homme, enfin, était plutôt considéré comme infirme que comme malade, et il était sur le point de sortir de l'hôpital, lorsque, le 20 mai, à la visite, on le trouva dans un état assez difficile à décrire, et plutôt spasmodique que comateux.

Il était immobile dans son lit ; mais il pouvait cependant remuer à volonté tous les membres : l'action musculaire avait seulement moins d'énergie que les jours précédens. Lorsqu'on levait un bras, le malade semblait l'oublier quelques instans dans cette position, et le retirait ensuite, ou même le laissait retomber. Il se plaignait de vertiges plus intenses que les jours précédens. La face, auparavant pâle, était devenue assez rouge ; les lèvres, jusqu'alors décolorées, étaient bleuâtres ; le pouls était naturel, la respiration grande et un peu lente ; les fonctions intellectuelles n'étaient pas plus altérées que les jours précédens : seulement le malade mettait plus de temps à répondre aux questions qui lui étaient adressées. (*Saignée d'une palette et demie, vésicatoire à la nuque; le lendemain, un vomitif*).

Les jours suivans, même état. (*Applications réitérées de sinapismes ; infusions d'arnica émétisée.*)

Le 22 mai, les symptômes étaient toujours les mêmes, sans augmentation ni diminution. La face était toujours rouge, la peau moite, le pouls tout-à-fait naturel, soit sous le rapport de la fréquence, soit sous ceux du développement et du rhythme ; l'inspiration était profonde et accompagnée d'un grand développement des parois thoraciques ; le malade restait toujours couché sur le côté droit, et revenait à cette position lorsqu'on le retournait dans son lit. (*Potion anti-spasmodique avec quinze gouttes d'huile de gérofle saturée de phosphore.*)

Le 23 mai, il y avait un léger trismus. M. Laennec pensa que l'on ne trouverait à l'ouverture du cadavre ni épanchement sanguin, ni ramollissement de la substance cérébrale, mais plutôt une exhalation séreuse générale à la surface du cerveau et dans les cavités tapissées par l'arachnoïde.

Le 24 mai, même état. Les pupilles n'étaient pas notablement dilatées. Les deux bras étaient devenus insensibles depuis la veille, mais pouvaient se mouvoir encore.

Le malade expira dans la nuit (1).

Ouverture faite trente-six heures après la mort.— Pâleur et amaigrissement général.

Le tissu cellulaire de la pie-mère était infiltré d'une sérosité gélatiniforme, mais très-liquide, parfaitement transparente, qui remplissait partout les intervalles des circonvolutions cérébrales. Les ventricules latéraux contenaient chacun une demi-once d'une sérosité très-légèrement trouble, ou qui au moins n'était pas d'une limpidité parfaite. Les troisième et quatrième ventricules en étaient également pleins. La substance cérébrale, extraordinairement ferme, laissait suinter à l'incision un assez grand nombre de gouttelettes de sang. Les circonvolutions cérébrales, à la face inférieure des lobes postérieurs du cerveau, offraient beaucoup plus d'aplatissement que dans l'état naturel; partout ailleurs elles étaient médiocrement déprimées plutôt qu'aplaties. La substance du cervelet était beaucoup moins ferme que celle du cerveau, qui faisait plier la lame d'une lancette quand on cherchait à en soulever des couches d'une ligne d'épaisseur. Il

---

. (1) Ce malade n'ayant présenté aucun signe de lésion des organes de la respiration et de la circulation, sa poitrine n'avait point été explorée. Ce fait et quelques autres analogues m'on fait prendre l'habitude d'examiner la respiration et les battemens du cœur chez tous les malades. (*Note de l'auteur.*)

y avait en tout environ une demi-once de sérosité dans la cavité de l'arachnoïde extérieure et à la base du crâne ; l'arachnoïde rachidienne paraissait en contenir proportionnellement davantage, car il en coula au moins autant du canal rachidien, quoique, d'après la position du sujet, elle ne pût venir que de la portion cervicale du canal.

Le cœur surpassait en volume les deux poings du sujet. Le ventricule droit était petit, avait des parois assez minces, et avait l'air d'être pratiqué dans l'épaisseur des parois du gauche : sa cavité était remplie de concrétions polypiformes d'une consistance très-ferme, et intriquées dans ses colonnes charnues. Le ventricule gauche présentait une cavité capable tout au plus de loger une amande revêtue de son péricarpe ; ses parois avaient un pouce et demi dans leur plus grande épaisseur, et un pouce dans les endroits plus minces, excepté vers la pointe du cœur, où elles avaient tout au plus une épaisseur de deux lignes. L'une des sigmoïdes aortiques présentait trois ou quatre petites excroissances analogues aux poireaux vénériens, de consistance charnue, et très-adhérentes à la valvule.

La crosse de l'aorte, dilatée de manière à pouvoir contenir une pomme de moyen volume, était incrustée de quelques plaques osseuses. L'aorte descendante, à environ deux pouces de son origine, présentait intérieurement une fente transversale, occupant les deux tiers de son contour cylindrique, et intéressant seulement ses membranes interne et fibrineuse. Les bords de cette division étaient amincis, inégaux et comme déchirés par endroits. La

membrane celluleuse était saine et décollée de la
fibrineuse depuis cette fente jusqu'à l'origine des
iliaques primitives, de manière qu'au premier coup
d'œil on aurait pu croire que la cavité de l'aorte
était divisée par une cloison médiane. Le décollement n'était pas complet, et n'occupait que les deux
tiers ou la moitié de la surface du cylindre artériel,
et tournait par endroits autour de ce cylindre; il
occupait cependant principalement sa partie postérieure; il s'étendait de quelques lignes sur le tronc
cœliaque et les iliaques primitives, et y était complet; en haut, il remontait jusqu'à la courbure de
la crosse de l'aorte. Ce décollement formait une sorte
de sac oblong, dont les parois offraient une teinte
d'un rouge violet et très-intense, qui ne s'enlevait
pas avec le scalpel. Par endroits, cette teinte n'existait pas ou était moins foncée; et dans quelques
points, des plaques d'un tissu analogue à celui des
fibro-cartilages (rudimens d'incrustations osseuses),
enfoncées dans la tunique fibrineuse, contrastaient
par leur blancheur avec la rougeur foncée des parois du sac auquel elles adhéraient.

Ce sac était traversé dans plusieurs endroits par
les artères intercostales et médiastines; il était rempli de caillots de sang et de concrétions fibrineuses
polypiformes, qui presque toutes avaient une couleur grise violacée, peu de demi-transparence, et
une consistance très-ferme. A l'une des extrémités
de la fente résultant de la déchirure des membranes
interne et fibrineuse, on remarquait que l'une des
lèvres de la division, plus déprimée que la lèvre
opposée, avait contracté une nouvelle adhérence,

dans l'étendue de quelques lignes, avec la tunique celluleuse, par des lames et des filamens rougeâtres, courts, et d'une consistance très-ferme; ils étaient évidemment formés par des concrétions fibrineuses. Cette disposition présentait tout-à-fait l'aspect d'un commencement de cicatrisation.

La tunique celluleuse était parfaitement saine, au décollement près, dans toute l'étendue de l'aorte, et particulièrement vis-à-vis de la fente transversale décrite ci-dessus. Ses petits vaisseaux (*vasa vasorum*), injectés jusque dans leurs dernières ramifications, lui donnaient une couleur d'un gris violacé.

Les poumons étaient amples, crépitans, et contenaient un grand nombre de taches formées par la matière noire pulmonaire. Le droit était plus gorgé de sang que le gauche.

Les intestins étaient légèrement distendus par des gaz; la membrane muqueuse de l'estomac présentait une couleur rosée. Vers le pylore, on voyait quelques taches semblables à des ecchymoses, situées au milieu d'une partie de la muqueuse dont la teinte était grise.

L'intestin grêle était par endroits d'une couleur grise violette, tant extérieurement qu'intérieurement. Cette couleur était surtout marquée vers la terminaison de l'iléon, lieu où se trouvait un ascaride lombricoïde; mais elle n'existait pas dans d'autres endroits où se trouvaient d'autres vers de même espèce. Elle était due à l'injection des petits vaisseaux sous-muqueux et sous-péritonéaux. Il n'existait ni gonflement, ni aucune autre altération, dans les membranes intestinales.

Le cœcum offrait quelques légères rougeurs vers la valvule iléo-cœcale; ces rougeurs ne s'étendaient pas au-delà de la membrane muqueuse.

La rate, ayant trois pouces de long sur deux de large, laissait suinter un suc trouble lorsqu'on la raclait avec le scalpel.

Le rein gauche avait des calices très-dilatés et un bassinet très-vaste; sa substance était pâle, et n'avait pas plus de trois à quatre lignes d'épaisseur. L'uretère avait le volume du doigt annulaire du sujet.

Le rein droit offrait une disposition analogue à celle du rein gauche; ses calices étaient seulement un peu moins dilatés. L'uretère avait acquis la grosseur du pouce du sujet.

La vessie contenait environ une chopine d'urine; malgré sa distension, sa membrane musculaire avait au moins une épaisseur de deux lignes. On trouva dans la vessie un calcul de la grosseur d'une noix, lisse et blanchâtre à sa surface. Ce calcul était situé au-dessous d'une éminence formée par la prostate, qui était très-volumineuse et faisait une saillie assez marquée dans l'intérieur de la vessie. En incisant la prostate, on distinguait dans son tissu de petites tumeurs d'un blanc jaunâtre, de grosseur variable, et divisées en lobules; elles avaient l'aspect graisseux, sans néanmoins graisser nullement le scalpel : une de ces tumeurs offrait au centre un point d'un jaune verdâtre, qui laissait suinter, par la pression et sous forme de vermisseaux, une matière dense, de consistance de pus très-épais et d'un jaune vert. Le tissu de ces tumeurs fournissait d'ailleurs par la pression une assez grande quantité d'un fluide lactescent.

Le fait que l'on vient de lire suffirait pour prouver que l'anévrysme faux consécutif de l'aorte peut se former par la rupture des tuniques interne et moyenne de l'artère : je pense que ce cas est de beaucoup le plus fréquent. On pourrait encore tirer du même fait cette induction, que l'aspect lisse des bords de l'ouverture ne suffit pas pour prouver que l'anévrysme a commencé par la hernie de la membrane interne; car on voit évidemment ici un commencement de cicatrisation sans réunion, qui eût rendu plus tard les lèvres de la rupture lisses et polies.

D'après l'examen attentif de tous les anévrysmes que j'ai eu occasion de voir, il me paraît constant que les causes les plus communes de l'anévrysme faux consécutif sont, 1° les incrustations osseuses des artères et l'espèce de soulèvement de ces incrustations décrit ci-dessus (p. 405); 2° les gerçures et les petites ulcérations de la membrane interne (*ibid.*); 3° enfin des tubercules ou de petits abcès développés dans l'épaisseur de la membrane fibrineuse, et qui se font jour dans l'intérieur de l'aorte : cette dernière cause est la plus rare; mais j'en ai vu des exemples. Cette opinion me paraît d'autant mieux fondée que mes observations à cet égard se rencontrent tout-à-fait avec celles de Scarpa. Les *dégénérations stéatomateuses, ulcéreuses, fongueuses et squameuses* de la tunique interne des artères sont, suivant lui, la cause la plus commune de la rupture de la tunique propre de l'aorte, et par conséquent de l'anévrysme (1); et il appuie son opinion d'un grand nombre de faits empruntés à plusieurs observateurs.

Peut-être n'est-il pas impossible que l'anévrysme dit *faux consécutif* se développe quelquefois par suite d'une dilatation locale et très-bornée de toutes les tuniques artérielles. Au mois de décembre 1806, j'ai trouvé, chez un homme mort presque subitement à la suite de vives douleurs dans la poitrine, un anévrysme vrai de l'aorte ascendante, du volume de la tête d'un fœtus à terme, et un second du volume d'une grosse noix ou d'un petit œuf, situé à la partie antérieure de l'aorte descendante, immédiatement au-dessus de l'origine du tronc cœliaque. Ce dernier présentait tous les caractères de l'anévrysme faux consécutif; il formait une tumeur distincte de l'artère, et ne communiquait avec elle que par une ouverture de la grandeur d'une amande; le calibre de l'artère n'était d'ailleurs nullement dilaté dans ce point. En disséquant avec soin le sac anévrysmal, qui était plein de caillots fibrineux, je retrouvai partout dans ses parois les trois tuniques artérielles.

Corvisart a émis sur le mode de développement de l'anévrysme faux consécutif une opinion remarquable, en ce qu'elle s'éloigne totalement des précédentes. Elle est fondée sur deux faits qui se sont présentés à lui.

---

(1) *Ouv. cité*, § 20, 21, 22

Dans celui de ces cas qu'il a examiné avec le plus de soin , il trouva une tumeur de la grosseur d'une noix à la partie antérieure de la courbure de l'aorte. Cette tumeur était formée par un kyste fibreux dont les parois avaient environ deux lignes d'épaisseur, et qui « renfermait une substance moins « consistante que du suif, et d'une couleur rouge « foncée assez semblable aux caillots de sang ancien- « nement formés, qui adhèrent à l'intérieur des pa- « rois des poches anévrysmales..... Les couches ex- « ternes de l'aorte, à l'endroit correspondant à la « cavité du kyste, étaient détruites ; et l'épaisseur « des parois des vaisseaux était, dans ce lieu seule- « ment, infiniment moins considérable que sur tout « autre point. » La couleur de la matière contenue dans le kyste fit penser à Corvisart qu'il communi- quait avec la cavité de l'aorte : mais il ne put aper- cevoir aucune ouverture de communication ; il vit seulement une « tache grisâtre, livide, qui répondait « à la base même du kyste. » Une tumeur tout-à-fait semblable, mais un peu moins volumineuse, adhé- rait à l'aorte au-dessus du tronc cœliaque (1). Dans le second cas, simplement indiqué par Corvisart, on voyait sur l'aorte ventrale *deux* ou *trois* tumeurs tout-à-fait semblables aux précédentes ; les artères iliaques primitives en présentaient aussi chacune *une* ou *deux* (2).

D'après ces faits, Corvisart pense que, si le malade

----

(1) *Ouv. cité.*, obs. xlv.
(2) *Ibid.*, p. 327.

eût vécu plus long-temps, les tumeurs aurait tout-à-
fait usé les parois de l'artère, et qu'alors « le sang
« aurait pu passer plus librement dans la cavité de
« ce kyste subitement transformé en tumeur san-
« guine, qui serait devenue plus volumineuse à me-
« sure que le sang aurait opéré la dilatation de la
« poche fibreuse (1). »

Corvisart paraît disposé à croire que les anévrysmes
faux consécutifs se forment de cette manière. Cette
opinion est évidemment inadmissible pour le plus
grand nombre de ces affections, d'après les faits qui
ont été exposés ci-dessus (page 416). Il ne serait
peut-être pas impossible que, dans quelques cas
particuliers, un anévrysme se formât de cette manière:
mais, pour pouvoir tirer une pareille conclusion des
faits sur lesquels s'appuie Corvisart, il faudrait quelques détails qui ne se trouvent ni dans l'une ni dans
l'autre de ses observations. En effet, si les enveloppes
des tumeurs étaient de véritables kystes, c'est-à-
dire des sacs sans ouverture, il faudrait, pour que
le sang pût y pénétrer, non-seulement que l'aorte
fût usée par ces tumeurs, mais encore que le kyste
lui-même s'usât aussi dans le point correspondant;
car, sans cela, le sang s'épancherait autour du kyste
et non pas dans son intérieur; et il semble bien difficile qu'un kyste *fibreux* puisse s'user, surtout
contre l'aorte.

Hodgson a donné une explication de ces faits
beaucoup plus naturelle et qui me paraît très-bien

______

(1) *Ouv. cité*, p. 328.

fondée , en rapprochant ces faits de plusieurs autres qui l'ont amené à penser que l'accumulation des caillots fibrineux dans les sacs anévrysmatiques est le moyen employé par la nature pour guérir l'anévrysme. Les observations qu'il a réunies ne permettent pas de douter que, lorsqu'un anévrysme des artères des membres vient à guérir spontanément, ce résultat est dû à ce que les concrétions fibrineuses , après avoir rempli totalement le sac anévrysmatique de manière à empêcher le sang d'y aborder de nouveau , ont ensuite oblitéré le calibre de l'artère jusqu'à la hauteur des plus prochaines collatérales. Tous les degrés de la transformation des caillots fibrineux en un tissu fibreux dont le volume diminue à mesure qu'il s'organise ont été exactement observés sur divers sujets. Hodgson regarde les cas observés par Corvisart comme des exemples de guérisons de ce genre déjà avancées ; et je suis d'autant plus porté à adopter son opinion, que la lecture de son ouvrage m'a en quelque sorte ouvert les yeux sur plusieurs cas que j'ai rencontrés moi-même , et dans lesquels des anévrysmes de l'aorte , exactement remplis de couches fibrineuses, avaient évidemment cessé de croître et tendaient à la guérison.

ARTICLE II.

Des Concrétions du sang dans les sacs anévrysmatiques.

Dans tous les anévrysmes faux consécutifs et dans les anévrysmes vrais un peu considérables, les parois internes du sac anévrysmal sont tapissées par des couches plus ou moins épaisses de fibrine et de sang à divers degrés de concrétion. Vésale, qui le premier a décrit un anévrysme de l'aorte, n'a point oublié cette circonstance. Il trouva sur ses parois » une sorte de concrétion carniforme sans fibres, et » une matière blanchâtre dure, assez semblable à du lard bouilli (1). » Ces concrétions ont quelquefois des caractères d'organisation si marqués, que Valsalva les a prises pour une excroissance carniforme des parois artérielles (2), quoique Harvey eût déjà averti de la possibilité de cette erreur (3). Morgagni reconnaît que ces concrétions se forment avant la mort, et il se fonde à cet égard sur ce qu'elles tiennent aux parois du sac anévrysmal, quelque position qu'on lui donne; sur ce que leur substance est comme desséchée (*exsucca*), et bien différente de celle des concrétions polypeuses du cœur; enfin sur ce que la stagnation seule du sang ne suffit pas pour les produire ; car, dit-il, on a lié inutilement l'artère d'un chien sans déterminer rien de semblable (4). Cette dernière raison ne serait pas d'un grand poids, car il est aujourd'hui hors de doute que, lors de la ligature d'une artère, son extrémité se remplit d'une concrétion fibrineuse qui peu à peu s'organise et finit par l'oblitérer complètement depuis la ligature jusqu'à la plus prochaine artère collatérale. Quoi qu'il en soit, je ne pense pas

---

(1) Bonet, *Sepulchretum*, lib. vi, sect. ii, obs. 21, § 17.
(2) Morgagni, *de Sed. et Caus. morb.*, epist. xvii, n° 29.
(3) *De Circ. sang.* Exercit. iii.
(4) Epist. xvii, n° 29.

III.   28

que personne voulût pour cela soutenir l'opinion
contraire à celle de Morgagni. Le seul examen de ces
concrétions suffit en effet pour prouver qu'elles n'ont
pas pu se former en un jour.

Ces concrétions présentent un aspect très-varié
suivant leur degré d'ancienneté, et probablement
aussi suivant d'autres circonstances qui ne sont pas
aussi faciles à apprécier. Les plus centrales, ou, pour
parler plus exactement, les plus voisines du canal
parcouru par le sang, sont formées par du sang plus
ou moins fortement caillé; un peu plus loin les
caillots sont comme desséchés, d'un rouge moins
noir, et évidemment mêlés d'une forte proportion
de fibrine; plus profondément encore, on trouve
des couches de fibrine pure, blanches ou jaunâtres,
plus fermes, plus opaques et moins humides que les
concrétions polypiformes du cœur; sous ces dernières,
on rencontre des couches d'une matière assez semblable et de même couleur, mais tout-à-fait opaque,
friable et de consistance de pâte sèche. Ces dernières
adhèrent aux parois du kyste, et on les a souvent
prises pour des *stéatomes*. Quelquefois elles sont
ramollies à consistance de bouillie, sans perdre
d'ailleurs leurs autres caractères. Il est évident qu'elles
sont formées par de la fibrine dans un état de décomposition plus ou moins avancée. Cette matière
est évidemment la même que celle qui se rencontre
au centre des veines oblitérées (pag. 291), et quelquefois dans l'intérieur des végétations globuleuses
(pag. 344).

Les matières que je viens de décrire sont celles
qui se trouvent le plus communément dans les sacs

anévrysmatiques. Quelquefois, mais plus rarement, on y rencontre encore des couches fortement demi-transparentes, et tout-à-fait diaphanes quand on les coupe en lames minces ; en masse elles offrent une couleur d'un gris brunâtre, avec des veines blanchâtres plus opaques. Cette matière, tout-à-fait semblable pour l'aspect et la consistance à de la corne fortement ramollie par la chaleur, est très-compacte, se coupe facilement, et ne laisse aucune trace d'humidité sur le scalpel. Elle ne se trouve guère que dans les ané-vrysmes volumineux, et forme ordinairement des couches très-épaisses : j'en ai vu qui avaient plus de cinq travers de doigt d'épaisseur.

Le sang s'insinue souvent entre ces diverses couches de concrétions, souille et pénètre celles qui sont formées par de la fibrine décomposé à consistance de pâte sèche ou de bouillie. C'est en séparant les plus extérieures des parois auxquelles elles adhèrent, que le sang finit par percer le sac anévrysmal et se faire jour à l'extérieur.

Les couches de ces diverses espèces de concrétions sont d'autant plus nombreuses que le sac anévrys-mal est plus considérable. Dans les anévrysmes faux, le sac en est ordinairement rempli en entier ; mais les couches les plus voisines de l'ouverture de communication sont presque toujours formées de sang simplement caillé, et par conséquent elles sont, suivant toutes les apparences, postérieures à la mort. Dans les dilatations légères de l'aorte, quoiqu'il n'existe aucun obstacle à la circulation, on trouve quelquefois une petite concrétion fibrineuse de con-sistance de pâte sèche, très-adhérente à un point des parois de l'artère dilatée. Ce fait semble rentrer dans la catégorie de ceux qui, comme nous l'avons déjà dit, peuvent donner à penser que les concrétions sanguines adhérentes aux parois des vaisseaux se forment sous l'influence d'une exsudation plastique à la surface de leur membrane interne.

ARTICLE III.

Des Effets des anévrysmes de l'aorte sur les organes voisins.

Les anévrysmes produisent des effets très-variés sur les organes qui les environnent, suivant leur volume et leur position. La simple dilatation de l'aorte, quand elle n'est pas portée loin, n'en produit presque aucun; mais les plus petits anévrysmes faux consécutifs, ou même les anévrysmes vrais occupant une petite partie de l'artère et formant tumeur, peuvent en produire de très-graves.

De ces effets, le premier et le plus commun est la compression, qui gêne surtout l'action des poumons et celle du cœur. Celle des organes abdominaux est rarement altérée d'une manière sensible par les anévrysmes les plus volumineux de l'aorte ventrale. Quand la tumeur est énorme, ou quand, à raison de sa position, elle devient une cause de compression très-énergique, elle déforme souvent plusieurs des parties environnantes, change leur position, se les applique en quelque sorte, et s'en fait une enveloppe extérieure. Ainsi, dans les anévrysmes placés vers l'origine de la cœliaque, ou vers la fin de l'aorte pectorale, les piliers du diaphragme distendus et aplatis tapissent ordinairement les parties latérales et même la partie antérieure de la tumeur. Les vaisseaux, les nerfs, et surtout le tissu cellulaire environnant, s'étendent également à la surface de la tumeur, et contribuent à augmenter l'épaisseur de ses parois, que renforcent encore les plèvres ou le péritoine.

Soit que la tumeur se développe à peu près également dans tous les sens, soit que la dilatation se fasse plus particulièrement d'un seul côté, elle finit ordinairement par attaquer la texture de quelqu'un des organes voisins. Cette altération varie suivant la nature de ces organes. Quand l'effort de pression de l'anévrysme se porte principalement sur l'un ou l'autre poumon, ses effets se bornent ordinairement à la compression; cependant il peut arriver quelquefois que le tissu pulmonaire en soit altéré ou usé, et que, l'anévrysme venant à se rompre, le sang s'infiltre dans les cellules aériennes. J'ai déjà cité un exemple remarquable de ce cas rare. J'ai vu une autre fois un anévrysme faux consécutif de l'aorte ascendante, à peine aussi volumineux qu'une grosse aveline, qui faisait corps par une adhérence intime avec le poumon droit, dans lequel il s'était enfoncé. Ses parois, très-minces, montraient que le même accident ne pouvait pas tarder à avoir lieu, pour peu que le malade eût vécu.

Souvent l'anévrysme de l'aorte ascendante ou de la crosse comprime la trachée-artère ou l'un des deux troncs bronchiques, les aplatit, use leur cerceaux cartilagineux, et finit, en s'y ouvrant, par produire une hémoptysie subitement mortelle.

L'œsophage est aussi fréquemment percé de la même manière, et la mort arrive alors par un vomissement de sang. Ce cas est plus rare que le précédent : je ne l'ai observé que trois fois.

Les effets des anévrysmes de l'aorte sur le cœur se bornent ordinairement à le déjeter en bas, à droite ou à gauche, suivant la position et le volume de la tumeur. Quelquefois cependant elle perce les enveloppes, et la mort a lieu par l'effusion du sang dans le péricarde. Morgagni (1) et Scarpa (2) ont réuni plusieurs exemples de ce cas, qui doit cependant être assez rare, car je ne l'ai jamais rencontré. Il ne produit pas une mort aussi subite que les précédens, parce que la cavité du péricarde se prête d'autant moins à une grande effusion de sang qu'elle se trouve resserrée et comprimée, comme tous les organes thoraciques, par la présence de la tumeur anévrysmale. Il paraît même que quelquefois la rupture d'un anévrysme dans le péricarde peut n'être pas toujours suivie d'une prompte mort. Je me rappelle avoir vu, il y a quelques années, sur une pièce présentée à la Société de la Faculté de Médecine par M. Marjolin, un anévrysme ouvert dans le péricarde par une ouverture lisse qui paraissait déjà ancienne et comme fistuleuse.

On a vu aussi, mais beaucoup plus rarement, des anévrysmes de l'aorte ascendante s'ouvrir dans l'artère pulmonaire. MM. Payen et Zeink ont présenté

______

(1) *Epist.* XXVI, n° 7, 17, 21 ; *Epist.* XXVII, n° 28.
(2) *Ouv. cité*, § XIX, p. 103 et suiv.

à la Société de la Faculté de Médecine un exemple de ce cas pathologique (1).

La cavité de la plèvre gauche est le lieu où s'ouvrent la plus grande partie des anévrysmes et presque tous ceux de l'aorte descendante; il est extrêmement rare, au contraire, qu'un anévrysme s'ouvre dans la plèvre droite.

J'ai vu une seule fois un anévrysme faux consécutif de l'aorte descendante qui avait comprimé et dé-

---

(1) *Bulletin de la Faculté de Médecine*, 1819, n⁰ 3.

On lit dans le *Répertoire général des Sciences médicales* (tome 1ᵉʳ) une observation de M. Louis relative à un individu qui, pendant la convalescence d'une bronchite, fut pris tout à coup d'une dyspnée considérable, laquelle revint ensuite par accès d'une minute environ de durée. Ces accès se reproduisaient à des époques plus ou moins éloignées les uns des autres : ils étaient tellement violens qu'ils semblaient devoir amener la mort par asphyxie ; dans leurs intervalles, le malade conservait un peu de difficulté de respirer. Ils ne tardèrent pas à se rapprocher de plus en plus, et la mort en fut enfin le résultat. Avant d'être remplacés par une suffocation continuelle, on les voyait se renouveler plus de trente à quarante fois dans le cours d'une journée.

A l'ouverture du cadavre, M. Louis trouva la crosse de l'aorte transformée, dans une partie de son étendue, en une tumeur anévrysmale. Celle-ci passait au-devant de l'artère pulmonaire, et la comprimait dans une largeur égale à celle de deux de ses valvules sigmoïdes. Était-ce cette compression qui avait produit la dyspnée? Il est d'autant plus permis de le penser, qu'on ne rencontra aucune autre lésion qui pût l'expliquer.

ANDRAL.

truit le canal thoracique et produit l'engorgement
de tous les vaisseaux lactés. Ce cas, qui a été publié
ailleurs (1), doit être rangé au nombre des effets
les plus rares des anévrysmes : je n'en connais pas
d'autre exemple. Corvisart a vu un anévrysme de
l'aorte ascendante qui comprimait la veine cave supérieure de manière à gêner beaucoup le retour du
sang des parties supérieures. Le malade mourut dans
un état *sub-apoplectique* (2).

Les effets locaux les plus remarquables des anévrysmes sont ceux qu'ils produisent sur les os. Les
anévrysmes faux consécutifs de l'aorte descendante
surtout, presque toujours situés à la partie postérieure interne de cette artère, détruisent le corps
des vertèbres dorsales, et souvent jusqu'à une
grande profondeur. Il semblerait par conséquent
que le sang dût facilement pénétrer dans le canal
rachidien, d'autant que la substance spongieuse de
l'os en est entièrement infiltrée ; de sorte qu'une
lame de substance compacte, mince et perforée,
comme l'on sait, d'un grand nombre de petits trous,
est la seule barrière qui l'empêche de s'épancher à
la face externe de la dure-mère ou de percer cette
membrane. Cependant ce cas est extrêmement rare :
je n'en connais qu'un seul exemple qui s'est présenté l'année dernière à ma clinique. La rupture de
l'anévrysme dans le canal rachidien fut annoncée sur-

---

(1) *Journal de médecine*, par MM. Corvisart, Leroux et
Boyer. t. xii, p. 159.

(2) *Essai sur les Maladies du cœur, etc.*, p. 350.

le-champ par la paralysie des extrémités inférieures. Le malade succomba le lendemain (1).

La destruction de la substance osseuse, dans ce cas, se fait par une sorte d'usure et par une action tout-à-fait mécanique. On ne retrouve ici rien d'analogue à ce travail de cicatrisation ou de reproduction irrégulière de la substance osseuse que l'on remarque dans certaines parties des os cariés. Les cartilages intervertébraux restent presque toujours parfaitement intacts, et figurent des cloisons incomplètes au fond du sac anévrysmal, même lorsque le corps de l'os est rongé le plus profondément : lors même qu'ils sont un peu attaqués, ils le sont incomparablement moins que le corps des vertèbres. Cette circonstance tout-à-fait constante est encore propre à prouver que la corrosion de la substance osseuse se fait, dans ce cas, par une véritable usure : on sait qu'en général le frottement des liquides use moins vite le cuir que le bois et que d'autres corps plus solides.

Il est à peine nécessaire de dire que, dans tous les cas où l'on trouve le corps des vertèbres usé, la portion du sac anévrysmal qui les recouvrait primitivement est tout-à-fait détruite; ses bords adhèrent alors très fortement aux points où cesse l'usure des vertèbres. Il est très-rare qu'un anévrysme s'ouvre par leur décollement. Les concrétions fibrineuses

---

(1) *Voyez la Revue médicale*, année 1825. — Cette observation m'a paru assez curieuse pour mériter d'être rapportée en entier : on va la trouver vers la fin de cet article. (M. L.)

sont alors percées dans le point correspondant à l'usure des vertèbres, et rassemblées sur les parois latérales du sac, de manière que la colonne du sang liquide frappe continuellement et à nu le corps des vertèbres.

Quoique les anévrysmes faux consécutifs de l'aorte pectorale descendante soient ceux qui causent le plus souvent l'usure des vertèbres, ils ne sont pas les seuls qui puissent la produire. J'ai vu un anévrysme vrai de l'aorte ascendante, d'un volume quadruple de celui du poing du sujet, qui avait rongé les parties antérieures des troisième, quatrième et cinquième vertèbres dorsales, et même un peu leurs cartilages.

Les anévrysmes de l'aorte ventrale produisent plus rarement cet effet, sans doute à raison de la facilité plus grande qu'a la tumeur de se développer dans le tissu cellulaire lâche qui entoure les vertèbres lombaires.

Les anévrysmes vrais ou faux consécutifs de l'aorte ascendante corrodent aussi quelquefois le sternum, le percent entièrement, et viennent se prononcer au dehors de cet os et immédiatement sous la peau. J'ai vu deux ou trois tumeurs de ce genre qui faisaient au devant de la poitrine une saillie telle qu'on ne pouvait la couvrir entièrement avec les deux mains. J'en ai vu une qui présentait le volume de la tête d'un enfant à terme.

Les anévrysmes de la crosse de l'aorte et ceux du tronc céphalo-brachial viennent aussi quelquefois faire saillie au haut du sternum, au-dessus de cet os, ou sous les cartilages des premières fausses côtes droites, plus rarement du côté gauche. Dans ces cas, on remarque encore que les os sont usés, et que les cartilages sont à peine attaqués, ou sont simplement écartés et repoussés en avant. Corvisart a vu un cas dans lequel la clavicule n'avait pas été usée, mais luxée, par la pression de la tumeur, à son extrémité sternale.

Il est assez remarquable que ce ne sont pas toujours les tumeurs les plus volumineuses qui usent le sternum et se portent ainsi au dehors : on voit des anévrysmes du volume d'un œuf produire cet effet, et on en voit d'aussi gros que la tête d'un fœtus à terme rester cachés dans l'intérieur de la poitrine, quoique leur face antérieure soit fortement déprimée du côté du sternum.

Obs. LV. — *Anévrysme de l'aorte descendante ayant usé le corps des vertèbres et pénétré dans le canal vertébral. — Paraplégie. — Ouverture du sac anévrysmal dans la plèvre gauche* (1). — Touche-ronde (Jean-Baptiste), journalier, âgé de trente-six ans, fut admis dans les salles de clinique de la Charité le 6 décembre 1824. Il était malade depuis trente mois. Sa maladie avait commencé par des douleurs

---

(1) Je publie cette observation telle que je la recueillis dans le temps , et sans y changer une seule phrase. On ne trouvera peut-être pas toujours le diagnostic suffisamment motivé par les signes stéthoscopiques. Je puis affirmer cependant qu'il ne fut point porté, comme on dit, après coup. Mais sans doute j'aurai omis de recueillir tous les signes qui avaient servi à le motiver. (M. L.)

vagues dans les bras, le dos et les lombes, douleurs qui étaient survenues peu à peu et sans cause appréciable. Le malade travaillait alors à la fabrication des toiles peintes, métier qui le fatiguait peu. Il avait été marinier dans sa jeunesse et ensuite soldat : il n'avait jamais été malade. Peu après l'apparition de ces douleurs, Toucheronde devint sujet à des palpitations fréquentes et à une constipation fort opiniâtre ; les douleurs devinrent ensuite plus fortes, et parurent se fixer dans les lombes. Le malade, ne pouvant plus se livrer à aucun travail, entra à l'hospice de la Pitié, où il resta quelques jours, et d'où il fut envoyé à la Clinique.

Lors de son entrée, il était dans l'état suivant : palpitations presque continuelles ; céphalalgie par intervalles ; insomnie presque complète ; constipation opiniâtre ; douleur assez intense et profonde à la partie postérieure et inférieure du côté gauche de la poitrine ; pouls un peu fréquent sans augmentation de la chaleur de la peau. La poitrine résonnait peu sous tout le sternum ; le son était également un peu mat en arrière et à gauche, entre la quatrième et la huitième côte. Les contractions du cœur donnaient une forte impulsion à droite ; elles étaient cependant assez sonores et accompagnées d'un léger bruit de soufflet; à gauche, l'impulsion était beaucoup moindre. La respiration s'entendait partout assez bien, même dans la partie où le son était moindre; elle était accompagnée d'un très-léger râle crépitant dans le côté, à gauche : les veines jugulaires étaient saillantes, mais sans pulsations. — Diagnostic : *Hypertrophie du ventricule droit. — Anévrysme de*

l'aorte ascendante et descendante. (Saig. de huit onces. — Org. édulc. — Pot. gomm. — Lavem. de séné.)

14 *décembre.* — La poitrine résonnait mal dans
tout le dos à gauche ; la respiration s'entendait bien
dans cette partie ; un peu moins dans le côté ; très-
bien en avant. Le malade se plaignait toujours de
la douleur dorsale et de la constipation ; il était depuis trois jours à l'usage de l'acétate de plomb.
(Org. éd. — Pot. gom. — Acét. de plomb, gr. iv.
— Lavement de séné.)

17 *déc.* — Bronchophonie assez forte dans le dos,
à gauche ; respiration bronchique dans le même
point ; bonne à la racine du poumon ; nulle inférieurement ; douleur plus aiguë dans le dos, à gauche ;
agitation, fièvre légère — *Pleurésie à gauche.* (Org.
éd. — Pot. gom. avec oxid. bl. d'antimoine gr. xxx.
— Acétat. de plomb gr. iv.)

20 *id.* — Egophonie légère dans le côté, à gauche ;
respiration très-faible et accompagnée d'un léger
râle crépitant dans le même point ; bronchophonie
mêlée d'égophonie en arrière, à gauche ; douleur
plus forte, fièvre plus marquée. (Saig. de huit onces.
— Vésicat. à l'endroit de la douleur. — Pot. gom. avec
oxid. bl. d'antimoine, un gros et demi. — Acét. de
plomb, gr. iv. — Org. édulc.)

24 *id.* — Douleur toujours très-aiguë fixée sous
l'omoplate gauche, insomnie, agitation, constipation
opiniâtre ; son de la poitrine beaucoup moindre
dans toute la fosse sous-épineuse gauche ; bronchophonie mêlée d'égophonie vers le bord externe de
l'omoplate gauche, et surtout vers l'épine de l'omoplate et la naissance de l'apophyse acromion. —

Fièvre à peine sensible.—(Org. éd.—Pot. gom. avec oxid. d'antimoine, deux gros.—Acétat. de plomb, gr. iv.)

27 *déc.*—Même état de la respiration et du son; même bronchophonie à gauche; bruit de soufflet assez marqué en haut et en avant, à gauche, point où la poitrine résonne cependant fort bien; bruit de soufflet dans toute l'aorte ascendante; son presque mat sous tout le sternum; appétit très-vif depuis quelques jours. (Même prescription.)

3 *janvier.* — Toujours même état; légère tuméfaction de l'abdomen; fluctuation abdominale douteuse; douleur du côté toujours vive. Egophonie tout-à-fait évidente à la pointe de l'omoplate gauche; impulsion du cœur toujours très-forte et accompagnée de bruit de soufflet. (Même prescription.)

5 *janv.* — Egophonie à la pointe de l'omoplate gauche; respiration nulle dans toute la partie inférieure du côté gauche; meilleure en haut; point de bronchophonie supérieurement; forte impulsion du cœur avec un son assez clair à droite; impulsion beaucoup moindre à gauche.—Diagnostic : *La pleurésie, qui était interlobaire, a cessé de l'être par l'effusion du pus dans la partie inférieure de la cavité pleurale ; hypertrophie avec dilatation du cœur droit ; dilatation simple du gauche.* (Saig. de six onces.—Org. éd. — Pot. gom. avec oxid. bl. d'antimoine, quatre gros.)

10 *id.* — Le malade, qui était toujours dans le même état, fut frappé tout-à-coup de paraplégie au moment où il se levait pour aller à la selle (9 h. du soir); selle involontaire; aucun trouble de l'intel-

ligence. Au bout d'une demi-heure, retour du mouvement, mais non du sentiment ; en même temps augmentation extraordinaire de la force d'impulsion du cœur; tout le corps remuait à chaque contraction de cet organe ; le malade ressentait plus violemment la douleur dorsale.

11 *id.* — A une heure du matin, râle trachéal survenu tout-à-coup, le malade parlant encore ; quelques minutes après, mort.

Ouverture du cadavre, trente-quatre heures après la mort. — Cadavre d'un homme de moyenne taille, bien conformé ; cheveux et barbe noires; peau jaunâtre ; aucune infiltration des membres ; abdomen assez volumineux, fluctuation abdominale.

Tête. — Dix onces de sang au moins s'écoulèrent à l'ouverture du crâne; les méninges étaient saines; les ventricules cérébraux ne contenaient qu'une très-petite quantité de sérosité limpide ; la substance cérébrale était partout assez ferme et laissait suinter quelques gouttelettes de sang.

Poitrine. — La plèvre gauche contenait à peu près une pinte de sérosité citrine ; le péricarde en contenait six onces. Le cœur était un peu plus volumineux que le poing du sujet; cependant ses parois n'étaient pas sensiblement plus épaisses que dans l'état naturel, et ses cavités avaient leur ampleur ordinaire. En soulevant le poumon gauche pour l'enlever, on s'aperçut que la partie inférieure, ou plutôt postérieure, de la plèvre était occupée par du sang en caillots qui ne s'était point mêlé à la sérosité. Les poumons ayant été alors enlevés (le droit adhérait vers son sommet par deux ou trois brides cellulaires), ainsi que le cœur, on mit à découvert un sac anévrysmal oblong, situé entre la colonne vertébrale et l'aorte, s'étendant en hauteur depuis la quatrième vertèbre dorsale jusqu'à la dixième, coupé obliquement par l'aorte, de telle sorte que la moitié supérieure était à droite de cette artère et l'inférieure à gauche. Ce sac communiquait avec l'aorte par une ouverture d'un pouce de diamètre en hauteur, et de plus de six lignes en largeur, ouverture dont les bords, quoique inégaux, étaient très-lisses, et qui répondait à la paroi postérieure de l'artère. Les parois de l'aorte, depuis sa crosse jusqu'à l'ouverture du sac et au-delà , étaient inégales et comme bosselées, sans aucune altération de structure appréciable. Le sac anévrysmal s'ouvrait dans la plèvre gauche par une ouverture frangée, oblongue, et de plus d'un pouce de hauteur. Il contenait, principalement dans sa portion droite, des caillots fibrineux d'un jaune tirant tantôt sur le rouge et tantôt sur le noir, dont la fermeté était d'autant plus grande qu'on les examinait plus loin de l'ouverture de l'artère, et qui avaient été ramollis et réduits en une sorte de bouillie noirâtre du côté de l'ouverture du sac dans la plèvre. Les parois de ce sac offraient intérieurement la couleur jaune et l'aspect mamelonné de la membrane interne de l'aorte; extérieurement elles étaient lisses et violacées. Au-dessous des caillots épanchés dans la plèvre et le long de la colonne vertébrale, les côtes et le corps des vertèbres avaient été dénudés et corrodés. Cette dénudation des côtes occupait plus d'un pouce de leur extrémité dorsale sur les septième et huitième;

elle diminuait d'étendue à mesure qu'on l'examinait plus loin de l'ouverture du sac, c'est-à-dire sur les sixième et cinquième d'un côté, et les neuvième et dixième de l'autre. Il en était de même de l'usure du corps des vertèbres. Peu profonde sur les cinquième, sixième, neuvième et dixième, elle le devenait davantage sur les septième et huitième. Elle était aussi plus profonde à gauche qu'à droite. Les cartilages intervertébraux en avaient moins souffert que le corps des vertèbres, et faisaient saillie sur ces derniers. Enfin, entre la septième et la huitième côte, le corps des vertèbres avait été tout-à-fait détruit du côté gauche, et il s'était établi, entre le canal vertébral et le fond du sac anévrysmal, une communication de plus de trois lignes de diamètre, ouverture qui était occupée par un petit caillot de sang qui avait dû évidemment comprimer la moelle épinière: ce dernier organe était d'ailleurs sain.

Abdomen. — Tous les viscères abdominaux étaient sains.

ARTICLE IV.

Des Signes des anévrysmes de l'aorte.

Il est peu de maladies aussi insidieuses que l'anévrysme de l'aorte : on ne le reconnaît que lorsqu'il se prononce à l'extérieur; on peut à peine le soupçonner lorsqu'il comprime quelque organe essentiel et en gêne les fonctions d'une manière grave; et, lorsqu'il ne produit ni l'un ni l'autre de ces effets, souvent le premier indice de son existence est une mort aussi subite que celle qui est donnée par un coup de feu. J'ai vu mourir de cette manière des hommes que l'on croyait dans l'état de santé le plus florissant, et qui ne s'étaient jamais plaints de la plus légère incommodité.

On peut donc dire que l'anévrysme de l'aorte par lui-même n'a point de signes qui lui soient propres. Tous ceux qui ont été indiqués par les auteurs, et particulièrement par Corvisart, annoncent seulement l'altération ou la compression des organes environnans. C'est ce que prouvera l'exposition succincte de ces signes.

Les seuls symptômes communs à tous les anévrysmes de l'aorte sont l'oppression et quelquefois des différences sensibles dans le pouls examiné aux deux bras (1). Ce dernier symptôme a lieu quand la tumeur anévrysmale comprime l'artère sous-clavière gauche ou l'artère innominée, quand des caillots bouchent en partie l'ouverture de ces artères, ou quand le volume de la tumeur change beaucoup l'angle sous lequel elles naissent et le rend très-aigu. Les anévrysmes de l'aorte ascendante produisent quelquefois un *bruissement* sensible à la main vers le milieu et le haut du sternum (2). Le son rendu par la percussion est quelquefois obscur dans le même lieu (3). Lorsque la tumeur comprime la trachée, on entend du râle ou un sifflement *particulier et très reconnaissable* quand le malade

---

(1) *Ouv. cité*, p. 352.
(2) *Ouv. cité*, p. 353.
(3) *Ibid.*

parle ou respire (1); il éprouve le sentiment d'un tiraillement du larynx et de la trachée en bas; la voix devient rauque ou même se perd tout-à-fait (2). Quand les anévrysmes font saillie au dehors, l'oppression devient moins *insupportable* que quand ils restent entièrement cachés dans la poitrine (3).

Ces symptômes s'observent effectivement quelquefois, et on pourrait en ajouter beaucoup d'autres du même genre, c'est-à-dire dépendans de la compression ou de la destruction de quelque organe voisin de la tumeur anévrysmale. Ainsi, j'ai entendu plusieurs des malades chez lesquels j'ai trouvé des anévrysmes de l'aorte descendante avec corrosion des vertèbres, se plaindre d'éprouver, dans le point correspondant du dos et des lombes, des douleurs vives et *térébrantes* ou analogues à l'action d'un vilebrequin. D'autres appellent leurs douleurs du nom de *rhumatismes*, et quelquefois, d'après la direction de ces douleurs, il m'a paru qu'elles étaient de véritables névralgies dues à la compression des nerfs intercostaux. Une femme que je croyais atteinte de phthisie commençante, d'après le râle qu'elle présentait au-dessous de la clavicule droite, et chez laquelle l'anévrysme s'était ouvert dans le tissu pulmonaire, se plaignait d'éprouver une espèce de bouillonnement dans le sommet du poumon droit. J'ai vu aussi plusieurs sujets attaqués d'a-

---

(1) *Ouv. cité*, p. 352.
(2) *Ibid.*, p. 350.
(3) *Ibid.*, p. 346.

névrysmes de l'aorte se plaindre de hoquets et de nausées.

Tous ces symptômes, au reste, sauf la tumeur extérieure, sont trop équivoques de leur nature pour pouvoir constituer des signes de l'anévrysme de l'aorte ; tout au plus pourraient-ils le faire soupçonner quand ils sont réunis en certain nombre (1). L'oppression est un symptôme commun à presque toutes les affections de la poitrine ; l'inégalité du pouls aux deux bras peut tenir à une disposition originelle, si elle n'existe que dans la force des pulsations : y eût-il différence de rhythme, on serait encore incertain sur sa cause, puisque, comme nous l'avons dit, une concrétion sanguine peut produire le même effet. Corvisart a vu lui-même un cas dans lequel il dépendait d'une ossification saillante placée à l'origine de l'artère sous-clavière (2). Je n'ai jamais senti à la main le *bruissement* sous le sternum donné par Corvisart comme un signe de l'anévrysme de l'aorte ascendante, que dans des cas où la tumeur était déjà visible à l'extérieur ; et ce *bruissement*, qui n'est autre chose que le frémissement cataire, existe souvent dans d'autres cas que

---

(1) Dans un cas qui a été communiqué à l'Académie royale de Médecine par le docteur Lenoble, de Versailles, le sac anévrysmal, appartenant à l'aorte thoracique descendante, avait détruit en arrière plusieurs côtes, et, après avoir dépassé ainsi es parois du thorax, il s'était mis en contact avec l'omoplate, avait déplacé cet os et produit une véritable gibbosité.

(2) *Ouv. cité*, p. 221, obs. 32.   ANDRAL.

l'anévrysme. On peut presque dire la même chose de la percussion. J'ai trouvé des dilatations considérables de l'aorte ascendante chez des sujets dont la poitrine résonnait très-bien sur le sternum. Tous les symptômes de l'anévrysme comprimant la trachée ou les troncs bronchiques peuvent être produits par toute autre espèce de tumeur développée au voisinage des conduits aériens, ainsi que Corvisart l'a observé lui-même (1). Il est très-vrai qu'un anévrysme qui, après avoir percé le sternum et repoussé les cartilages des côtes, forme une tumeur considérable au devant de la poitrine, occasionne moins d'oppression qu'une tumeur de même volume qui, cachée en entier sous le sternum, presse les poumons de dedans en dehors, et les refoule vers les côtes : mais la dyspnée la plus intense peut être due à tant de causes différentes, que ce symptôme seul ne pourra jamais devenir un signe de quelque maladie que ce soit.

Les douleurs *térébrantes* du dos ou des lombes étaient accompagnées, dans les cas dont je viens de parler tout-à-l'heure, de symptômes si vagues et si peu graves, que si de semblables cas se représentaient à moi, je n'oserais en rien conclure. Une affection rhumatismale, goutteuse ou nerveuse, peut d'ailleurs produire des douleurs fort analogues. Celles de la goutte surtout ont assez souvent ce caractère *térébrant*. Le bouillonnement senti par la femme dont j'ai parlé plus haut est un symptôme qu'éprouvent

____

(1) *Ouv. cité*, p. 352, obs. 31.

quelquefois les phthisiques lorsqu'il existe un râle très-fort dans les excavations tuberculeuses. Je l'ai même observé dans des catarrhes pulmonaires intenses, et particulièrement dans les exacerbations du catarrhe chronique muqueux.

On peut donc dire que, dans l'état actuel de la science, il n'existe aucun moyen sûr de reconnaître l'anévrysme de l'aorte par ses symptômes, si ce n'est dans les cas où la tumeur peut être sentie extérieurement, cas qui se réduisent aux anévrysmes de l'aorte ventrale et au très-petit nombre d'anévrysmes de l'aorte ascendante ou de la crosse qui usent le sternum ou déjettent les cartilages des côtes.

L'anévrysme perforant lui-même pourrait quelquefois être simulé par des tumeurs d'une autre nature. J'ai trouvé, à l'ouverture d'un sujet dont je n'avais pas suivi la maladie, une tumeur cérébriforme alongée et plus grosse qu'un œuf de cane, placée sous la partie supérieure du sternum, dont elle avait détruit presque entièrement la pièce supérieure. Cette tumeur faisait une saillie très-prononcée tant en ce point qu'à la partie inférieure du cou. La peau était violette dans presque toute l'étendue de la tumeur, dont la partie supérieure était totalement infiltrée de sang et mêlée de caillots, par suite de l'espèce d'hémorrhagie que nous avons dit avoir lieu fréquemment dans les encéphaloïdes t. II, p. 350). Je ne sais si, pendant la vie, cette tumeur offrait des pulsations; mais il me paraît difficile que cela ne fût pas, car elle reposait par sa partie gauche sur la crosse de l'aorte. Si ce symptôme

existait, il eût été certainement de toute impossibilité de distinguer, par l'application de la main,
une semblable tumeur, d'un anévrysme (1).

La percussion de la poitrine peut, dans quelques
cas, faire reconnaître une tumeur volumineuse
dans le médiastin, et même dans le dos; mais elle
n'en pourra faire connaître la nature, et elle ne
permettra pas même de la distinguer de plusieurs
autres cas; souvent même l'absence du son, jointe
à beaucoup d'autres signes, pourra encore induire
en erreur. J'en donnerai tout-à-l'heure une preuve
remarquable.

Je ne sais trop encore, après dix ans de recherches, jusqu'à quel point l'auscultation médiate
pourra servir à établir le diagnostic des anévrysmes
de l'aorte. Quelques faits me donnent l'espérance et
même la certitude que, dans plusieurs cas au moins, le
stéthoscope fera reconnaître la maladie avant qu'elle
ait produit aucun symptôme local ou général grave.
D'autres, au contraire, m'ont prouvé qu'un anévrysme très-volumineux de l'aorte pectorale peut
exister sans que l'auscultation le fasse reconnaître,
surtout si l'on n'a d'ailleurs aucun motif d'en soupçonner l'existence; et des raisons assez fortes me
portent à croire que ce résultat négatif sera le plus
fréquent. Je vais entrer dans quelques détails à cet
égard.

J'ai observé, depuis que je me sers du stéthoscope,
une trentaine de sujets chez lesquels j'ai cru recon-

---

(1) J'ai cité des cas semblables dans une des notes du tome 2.
ANDRAL.

naître des anévrysmes de l'aorte pectorale. La plupart d'entre eux sont sortis de l'hôpital, après avoir éprouvé un soulagement notable par la saignée et la diète. Chez quelques-uns, une dilatation médiocre de l'aorte ascendante ou de la crosse, soupçonnée d'après les signes donnés par le stéthoscope et la percussion, a été vérifiée par l'autopsie; chez deux, la tumeur faisait déjà une légère saillie sous les cartilages des premières côtes, et sa nature pouvait être reconnue par l'inspection seule et l'application de la main. Ces derniers cas m'ont fourni l'occasion de faire plusieurs observations d'autant plus utiles, que le diagnostic de la maladie était tout-à-fait sûr. Les battemens de la tumeur, parfaitement isochrones au pouls, donnaient une impulsion et un bruit beaucoup plus forts que la contraction des ventricules du cœur. On n'entendait nullement celle des oreillettes. Ces battemens, que j'appellerai *simples*, par opposition à ceux du cœur, qui sont *doubles* (à raison des contractions alternatives des ventricules et des oreillettes), s'entendaient très-distinctement dans le dos.

Chez un autre malade, je soupçonnai un anévrysme faux consécutif de l'aorte descendante pectorale aux signes suivans : douleur *rhumatique* aiguë entre l'omoplate gauche et la colonne vertébrale, s'étendant par momens dans la direction des nerfs intercostaux ; résonnance moindre par la percussion dans ce point, où d'ailleurs la respiration, très-pure et assez forte, s'entendait comme dans l'éloignement. Ce sujet est celui dont l'anévrysme s'ouvrit dans le canal vertébral. (*V.* plus haut, page 433).

Le frémissement cataire et le bruit de soufflet existent souvent dans les tumeurs anévrysmales de l'aorte et des autres artères. Le premier phénomène est presque toujours plus marqué dans les parties voisines et saines, et s'étend quelquefois même dans les artères des environs ; mais ces phénomènes purement vitaux ne prouvent, comme nous l'avons établi, qu'un état de spasme ou une action irrégulière quelconque dans les vaisseaux qui les donnent.

D'après les observations que j'ai faites sur ces malades, et sur des sujets attaqués d'anévrysme de l'aorte ventrale, il est certain que, dans plusieurs cas, on reconnaîtra les anévrysmes de l'aorte à des battemens *simples*, et ordinairement beaucoup plus forts que ceux du cœur ; mais je pense que ce signe manquera dans beaucoup d'autres. En effet, pour peu que les cavités du cœur soient amples, ses contractions s'entendent dans toute la longueur du sternum, et dans les parties de la poitrine situées immédiatement au-dessous des clavicules. La contraction des ventricules étant isochrone au battement de la tumeur anévrysmale, elle se confondra nécessairement avec lui ; et la contraction des oreillettes, que l'on entendra à travers la tumeur, fera croire que l'on entend les battemens du cœur.

Cependant il resterait encore, dans ce cas, un signe, qui, quoique moins saillant que le battement *simple* de la tumeur, n'en serait pas moins suffisant pour faire connaître son existence. Si l'on sent sous le sternum ou au-dessous de la clavicule droite une impulsion isochrone au pouls, et notablement plus forte que celle des ventricules du cœur explorée dans les régions précordiales droite et gauche, on a au moins une forte raison de soupçonner que l'aorte ascendante ou la crosse sont dilatées, d'autant qu'il est extrêmement rare que l'impulsion du cœur se fasse sentir, même dans l'hypertrophie la plus forte, au-delà des régions précordiales. Si le phénomène, examiné à plusieurs reprises, est trouvé constant, le diagnostic peut être regardé comme certain. C'est par ce signe que j'ai reconnu les cas de dilatation de l'aorte ascendante dont j'ai parlé plus haut.

Les anévrysmes de l'aorte pectorale descendante, et surtout ceux qui rongent la colonne vertébrale, pourront aussi être quelquefois reconnus, comme celui dont j'ai parlé plus haut. On trouvera même probablement quelquefois, dans ce cas, des battemens *simples* dans le point du dos correspondant aux vertèbres corrodées et aux têtes des côtes voisines, ce qui n'existait cependant point chez le sujet dont il s'agit.

Les anévrysmes de l'aorte ventrale se reconnaissent avec la plus grande facilité à l'aide du stéthoscope. On sent des battemens énormes qui font mal à l'oreille, et de l'intensité desquels la main ne peut donner une idée, lors même qu'elle les sent très-distinctement. Ces battemens sont *simples* ; et, lors même que la tumeur se trouve à la hauteur du tronc de la cœliaque, et qu'elle remonte un peu au-dessus, on n'entend nullement les contractions des oreillettes du cœur. Le bruit qui accompagne les battemens de la tumeur est ordinairement clair et sonore comme celui des oreillettes, mais beaucoup plus fort. J'ai reconnu, à l'aide de ces signes , deux anévrysmes de l'aorte ventrale dont le diagnostic aurait été fort incertain par la seule application de la main , et qui ont été trouvés effectivement à l'ouverture. Nous indiquerons plus bas les moyens à l'aide desquels on peut distinguer ces anévrysmes d'un cas qui les simule quelquefois.

Entre toutes les lésions graves des organes placés dans l'intérieur de la poitrine , trois seulement restent sans signes pathognomoniques constans pour un médecin exercé à la percussion et à l'auscultation , savoir l'anévrysme de l'aorte , la péricardite (1) et les concrétions sanguines du cœur antérieures à la mort ; et il est à remarquer en outre qu'on peut

---

(1) Ce que j'ai rapporté plus haut (p. 376 et 377) des signes fournis par l'auscultation et la percussion dans la péricardite, ne permet plus de regarder cette affection comme dépourvue de signes pathognomoniques. Je crois qu'on en peut dire autant des anévrysmes de l'aorte , toutes les fois qu'ils ont acquis un volume un peu considérable. Il est si rare, en effet, que dans ce cas il n'y ait soit un son mat, soit des battemens simples , soit ces deux signes à la fois, qu'on peut dire que c'est faute de les avoir cherchés qu'on ne les a pas toujours notés. MM. Bertin et Bouillaud ont reconnu sans peine , à l'aide du dernier de ces signes seulement, deux anévrysmes de l'aorte sous-sternale (*ouv. cité*, p. 144), et le regardent en conséquence comme ayant une valeur beaucoup plus grande que Laennec ne semble le dire ici. Je suis d'autant plus disposé à me ranger à leur opinion que c'est à l'aide de ce signe également que j'ai pu reconnaître , long-temps avant la mort , l'anévrysme de l'aorte descendante dont j'ai parlé plus haut (p. 229). (M.L.)

confondre aisément l'une de ces affections avec les autres. Je terminerai ce chapitre par un exemple remarquable d'une semblable erreur.

Dans l'été de 1819, je fus appelé en consultation pour une jeune femme qui présentait depuis huit mois les symptômes généraux d'une maladie du cœur. Je trouvai les battemens de cet organe réguliers et d'une force médiocre; le bruit était également naturel; les régions précordiales droite et gauche résonnaient assez bien; mais immédiatement au-dessus, le sternum jusqu'au niveau de la deuxième côte, et toute la partie de la poitrine correspondant aux cartilages des deuxième, troisième, quatrième et cinquième côtes gauches, donnaient un son tout-à-fait mat. Dans toute cette étendue, les battemens du cœur s'entendaient avec beaucoup plus de force que dans les régions précordiales même, mais nulle part les battemens n'étaient *simples*. Je pensai néanmoins, d'après ce qui a été dit plus haut, qu'il existait un énorme anévrysme de l'aorte ascendante. Je ne revis plus la malade jusqu'à sa mort, qui eut lieu quelques mois après. Son médecin ordinaire, M. Mazet, mort depuis victime de son zèle dans l'épidémie de Barcelone, eut la complaisance de m'envoyer, à la campagne où j'étais alors par raison de santé, le procès-verbal de l'ouverture du corps:

On trouva l'aorte tout-à-fait saine. La tumeur qui avait détruit la résonnance pectorale était le péricarde, dont la partie supérieure, énormément distendue par un liquide séro-purulent, remontait jusqu'au haut de la poitrine, tandis que le cœur, recouvert de fausses membranes jaunâtres un peu friables et à peine plus consistantes que du pus épais, n'était séparé du péricarde que par une très petite quantité de sérosité.

Cette péricardite n'avait jamais eu le caractère d'une maladie aiguë, et le traitement de Valsalva, continué pendant plusieurs mois, dans la vue de combattre l'anévrysme que l'on soupçonnait, n'avait eu aucune influence sur sa marche.

Parmi les accidens auxquels donnent lieu les anévrysmes de l'aorte, il en est un, la douleur dont Laennec a parlé dans le chapitre qu'on vient de lire, qui s'est montré avec des circonstances si remarquables dans un cas publié par le docteur Beatty (*Dublin Medical reports*, t. v), que j'ai cru utile de donner ici la traduction de cette observation. J'ai vu moi-même le malade qui en fait le sujet : il m'a raconté ses intarissables souffrances ; il m'a dépeint ces douleurs si variables, si mobiles, dont les nerfs ganglionnaires semblaient être le siége, et qui reconnaissaient pour cause une distension de ces nerfs par une tumeur anévrysmale. Une lésion organique les produisait, et cependant elles étaient intermittentes ; elles laissaient au malade de longs intervalles de repos, comme si elles n'eussent pas été sous la dépendance d'une altération permanente. Cette observation montrera en outre un nouveau cas de perforation complète du corps d'une vertèbre, et de communication de l'intérieur du canal vertébral avec un sac anévrysmal.

« Un avocat, âgé de trente-trois ans, d'une constitution robuste, et menant une vie des plus régulières, fut pris, dans le cours du mois d'août 1827, d'une douleur sourde dans les reins, qui fut regardée comme un lumbago, parce que déjà le malade avait eu d'autres rhumatismes, et parce qu'en outre il s'était récemment exposé au froid. Je le vis, dit le docteur Beatty, huit jours après le début de cette douleur; elle persistait alors : le malade n'en plaçait pas le siége dans les parties extérieures, mais plus profondément, entre les intestins et l'épine du dos. Le plus léger changement de position produisait une augmentation sensible de cette douleur; et bien que d'abord la station ou la marche procurassent du soulagement, cependant le moindre faux pas, le moindre mouvement irrégulier, et même la seule action de se baisser, produisaient de si cruelles souffrances, que le malade se détermina à ne plus quitter sa chambre. La douleur, d'abord confinée aux lombes, ne tarda pas à gagner graduellement l'abdomen; bien que l'on entretînt la liberté du ventre, les intestins se remplissaient cependant de gaz, au point de produire une tympanite sans cesse renaissante. Toutefois, la pression exercée sur les parois abdominales ne déterminait aucune douleur, et l'on ne pouvait découvrir aucune tumeur, soit pendant qu'existait la tuméfaction du ventre, soit après sa disparition. Le malade se trouvait soulagé toutes les fois qu'il venait d'expulser beaucoup de gaz par la bouche. Le pouls était naturel, l'appétit bon, mais la douleur augmentait après les repas; l'urine, naturelle, diminua notablement d'abondance pendant quelques jours, au bout desquels elle fut rendue en aussi grande quantité que de coutume. Vers le mois de septembre, M..... se rendit à Cheltenham pour en prendre les eaux. Pendant les trois premières semaines de son séjour dans ce pays, la plupart des accidens qu'il éprouvait disparurent; puis ils se montrèrent de nouveau, tels qu'ils ont été tout-à-l'heure décrits; c'était surtout la nuit que le malade souffrait du ventre, ce qui l'engageait à quitter son lit et à se promener dans sa chambre pour se soulager. Pendant tout le temps de son séjour à Cheltenham, c'est-à-dire pendant six semaines, il prit habituellement, indépendamment des eaux, des pilules bleues et de la rhubarbe. Il changea entièrement son régime, mangeant de la viande plusieurs fois par jour, et buvant du vin. Au mois de novembre, il retourna à Dublin délivré de toute douleur, et guéri en apparence ; mais au bout d'une semaine la douleur reparut plus vive que jamais ; il éprouvait une espèce de constriction spasmodique des plus pénibles dans le trajet des intestins, et plus particulièrement dans les colons ascendant et descendant. Cette douleur, s'accroissait continuellement pendant quelques heures, et, après être arrivée au point de ressembler, pour le malade, à une véritable torture, elle diminuait ensuite par degrés, et cessait. Elle avait une remarquable tendance à se reproduire lorsque l'estomac recevait des alimens, et souvent alors elle devenait assez vive pour forcer M... à quitter la table. Indépendamment de cette sorte de spasme si douloureux, qui avait son siége vers les deux flancs, il ressentait dans tout le ventre comme un corps pesant qui semblait le distendre et en repousser les parois en dehors. Cette dernière sensation était toujours plus pénible lorsque le malade était au lit ; elle ne cessait d'augmenter tant qu'il y restait ; et dans le cas même où il se couchait sans l'éprouver, il était réveillé par elle deux ou trois heures après s'être endormi. Son sommeil se trouvait ainsi constamment interrompu : rarement pouvait-il s'y livrer pendant plus de deux heures de suite, et bien souvent il ne pouvait pas même fermer les yeux ; alors il prenait le parti de se lever, de s'habiller, de marcher ; ou bien il s'asseyait, et lisait pendant quelques heures, ce qui le soulageait et lui permettait de se remettre au lit et de s'y reposer pendant une ou deux heures, jusqu'au retour de la douleur. Il lui semblait parfois que cette douleur était due au trajet d'une matière qui cheminait à travers les intestins ; et effectivement, en pareil cas, une évacuation le soulageait ; aussi prit-il l'habitude d'avoir recours fréquemment à des lavemens. Au mois de novembre, le malade fut vu par le docteur Graves. Des lavemens de térébenthine et des applications de vésicatoires semblèrent le soulager pendant un certain temps; mais, au bout d'un mois, les symptômes revinrent avec violence, et le même traitement n'eut plus sur eux d'influence. De nouveaux médicamens furent alors essayés : toujours ils semblaient avoir quelque succès pendant les premiers temps de leur administration, puis ils n'avaient plus d'effet. A cette époque le malade se remit à manger exclusivement de la viande et à boire du vin. Pendant tout l'hiver, il resta à peu près dans le même état; les douleurs revenaient comme par accès, et souvent il y avait entre ceux-ci un intervalle de plusieurs jours. On essaya les lavemens narcotiques : ils produisirent constamment un soulagement immédiat; mais la constipation qu'ils occasionnaient, et les angoisses qui résultaient de celle-ci, obligèrent bientôt d'y renoncer. Cependant, au milieu de toutes ses souffrances, M... n'avait pas cessé d'exercer sa profession d'avocat. Un jour, à la suite de vives souffrances, il se rendit au tribunal pour plaider une cause importante : il put avec beaucoup de peine rester devant la Cour; mais lorsqu'il se leva pour prendre la parole, toute douleur cessa comme par enchantement; il n'en ressentit pas la moindre atteinte pendant tout le temps qu'il parla, et il resta parfaitement bien jusqu'au soir. A dater de la fin du mois d'avril 1828, les douleurs abdominales devinrent de plus en plus vives et constantes. Continuellement fatigué par elles, privé de sommeil, M... vit dès lors ses forces décliner notablement, et pour la première fois son appétit devint moins bon; le pouls toutefois continuait à être naturel. A cette époque, ayant essayé des bains chauds, il en éprouva un mauvais effet. Au mois de juin, il commença à prendre des bains froids et du quinquina; ce dernier fut bientôt discontinué, son estomac s'en étant trouvé désagréablement affecté. Les bains froids relevèrent les forces et parurent diminuer les douleurs, mais seulement d'une manière momentanée : lorsque le malade se plongeait dans l'eau froide pendant un moment d'exaspération de ses souffrances, celles-ci diminuaient pendant une demi-heure et quelquefois même pendant une heure. Pendant le mois de juin, il monta souvent à cheval. Au commencement du mois de juillet, la douleur, qui tout récemment s'était fait surtout sentir dans le côté gauche du ventre, se porta pendant quelque temps vers la région iliaque droite, et un frisson, souvent très long, avait lieu chaque soir; elle augmentait beaucoup dès que le malade s'exposait au froid. Lorsque la douleur s'exaspérait, elle semblait arrêter la marche des matières dans les intestins, et la constipation qui en résultait était difficilement vaincue par les purgatifs : à son tour la constipation, lorsqu'elle se prolongeait, accroissait la douleur et la sensation de constriction intestinale. Une nuit, le malade fut saisi, sans cause connue, d'un spasme violent dans le côté gauche du ventre, accompagné de symptômes différens de ceux qui avaient caractérisé les autres attaques : c'était une douleur profonde et continue qui occupait toute la partie gauche des lombes, et qui se prolongeait en avant vers la masse intestinale, en produisant une sorte d'ébranlement. Le plus léger mouvement augmentait ou reproduisait ces douleurs : il semblait au malade que ses intestins se resserraient et se contournaient violemment sur eux-mêmes. Cet état continua sans intermission pendant deux jours, puis il cessa graduellement. Pendant ce temps, le malade éprouva constamment un sentiment de froid, et il se tint auprès du feu, bien que la température atmosphérique fût élevée. Après un intervalle de huit jours, une seconde attaque reparut, semblable à la précédente, mais plus forte. Pendant ces deux attaques, il exista une constipation opiniâtre. Cependant, malgré tous ces accidens, le malade, qui avait été à la campagne, se trouva, à la fin du mois d'août, plus fort que quand il avait quitté la ville; son appétit était revenu, et ses selles étaient redevenues plus faciles, circonstance qui coïncidait toujours avec une diminution des douleurs. Effectivement, celles du côté droit disparurent alors, et les souffrances générales, disséminées dans tout le ventre, diminuèrent; mais M... commença à ressentir des crampes dans les pieds et dans les jambes; elles avaient lieu la nuit. Il était pris, surtout lorsqu'il était couché, d'une secousse convulsive des membres inférieurs, et en même temps les douleurs de côté reparaissaient un peu et l'anxiété abdominale augmentait. M... resta à Dublin jusqu'à la fin d'août; pendant ce temps, des douleurs abdominales, semblables à des coliques, se montrèrent plusieurs fois avec une grande violence, et le sommeil fut constamment troublé. Il me sembla alors, (et je fis part de cette opinion, soit au malade lui-même, soit à ses amis) qu'il y avait un grand rapport, quant aux symptômes, entre son affection et la colique saturnine; et je trouvai dans le volume de la *Clinique médicale* de M. Andral consacré aux maladies de l'abdomen, la description d'une maladie qui, sans être causée par le plomb, en avait cependant les symptômes, ce qui me confirma dans mon idée. Toutefois, les symptômes de la maladie de M... étaient si variables et si peu propres à caractériser une lésion organique bien tranchée, qu'aucun des médecins éclairés qui furent tour-à-tour consultés n'avait pu arriver à établir un diagnostic. Vers la fin du mois, trouvant que l'état de M... était loin de s'améliorer, je l'engageai à se rendre à Londres, et, s'il lui était possible, à Paris; car je désirais beaucoup qu'il pût être vu par M. Andral. Le malade se décida à ce voyage..... Il arriva à Paris vers le milieu du mois de septembre : il fut conduit chez M. Andral par les docteurs Graves et Townsend, qui étaient alors à Paris. Après un long examen du malade, M. Andral admit l'existence d'une *névrose intestinale*, et il ajouta qu'il y avait une grande analogie entre les symptômes présentés par M... et ceux qu'offraient les personnes atteintes de la colique de plomb. Pendant son séjour à Paris, qui continua jusqu'à la fin d'octobre (environ trois semaines) M... vit son état s'améliorer sous tous les rapports. La douleur abdominale disparut presque entièrement, ses forces et son appétit se rétablirent; il mangeait et buvait sans être obligé d'observer aucune précaution; ses nuits étaient bonnes, son sommeil paisible et réparateur : tout, en un mot, semblait promettre alors un parfait rétablissement. Il continua à être bien pendant la durée de son voyage pour retourner en Angleterre, jusqu'au moment de son arrivée à Douvres. A peine avait-il mis pied à terre dans cette ville, qu'en se promenant, il fut pris tout-à-coup d'une violente douleur dans les reins et dans le ventre : cette douleur et l'état de spasme qui l'accompagna se prolongèrent pendant plusieurs heures. L'usage de l'opium le soulagea assez pour lui permettre de se mettre à table et de dîner, et la crise cessa : c'était la première qu'il eût eue depuis plus d'un mois. Il se dirigea vers Londres le jour suivant, et le 7 novembre il vit le docteur Wilson Philip, qui le soigna pendant trois semaines. Ce médecin pensa que tout le mal provenait d'un trop grand dégagement de gaz dans l'intestin, par suite d'un travail de digestion qui s'accomplissait mal. Un autre médecin, consulté avant le départ de M... pour la France, avait cru à un resserrement soit spasmodique, soit organique, d'une portion d'intestin. M... quitta Londres le 25 novembre, et se rendit à Dublin. Je le vis à son arrivée, et je le trouvai infiniment mieux de toutes les façons. Peu de temps après son retour en Irlande, il reprit ses travaux avec autant d'activité que de confiance. Au bout de peu de jours, cependant, l'espoir d'une guérison définitive fut troublé par le retour d'une nouvelle crise; et alors, pour la première fois, il se plaignit que la douleur s'étendait à la poitrine; elle fut assez vive dans ce dernier lieu pour qu'on se décidât à placer un vésicatoire sur le bas du sternum : c'était là en effet qu'au début de cette crise, la douleur était le plus forte. Le jour suivant, elle gagna le côté droit, et occupa exactement la région du foie. Le malade fut constamment visité à cette époque par **MM.** Graves, Townsend et moi. Il garda alors complètement la chambre, mais sans pouvoir se mettre au lit; il se tenait dans une position assise et élevée; toute tentative pour prendre la position horizontale amenait une soudaine augmentation de souffrance. Le pouls ne s'éleva pas au-delà de 80, malgré la violence de l'attaque. On fit une saignée du bras, et le sang se couvrit de la couenne inflammatoire. Au bout d'une semaine M... put quitter sa chambre, et la douleur du côté droit diminua graduellement. Depuis son retour en Irlande, il consacrait ses soirées à faire de la musique vocale. Je note ce fait pour montrer combien peu sa respiration se trouvait gênée. Il fut bientôt assez rétabli pour être en état de reprendre l'exercice du cheval, et il le continua jusque bien avant dans le mois de décembre. Cependant, il n'était pas de temps en temps sans souffrir un peu : la douleur tendait toujours à se faire sentir vers la poitrine, en tournant du côté des lombes, et semblait suivre les attaches du diaphragme; la respiration, toutefois, n'en était pas troublée. Vers la fin de décembre, les souffrances augmentèrent : la douleur, répandue dans tout l'abdomen, eut alors son siége principal à la région iliaque gauche; alors aussi les muscles du dos commencèrent à devenir un peu douloureux. A cette époque le malade fut fréquemment soulagé en prenant du café; il eut aussi recours aux narcotiques : la belladone, le stramonium, la jusquiane, ne lui procurèrent aucun soulagement; il se trouva assez bien au contraire des préparations d'opium. Le 3 janvier 1829, il commença à prendre le sous-carbonate de fer; il revint aux bains tièdes : ces moyens, dont il ne tira aucun avantage, furent bientôt abandonnés. Le 10 janvier, de hautes doses de sulfate de quinine furent prescrites; le malade parut s'en trouver bien : les douleurs diminuèrent, et les nuits devinrent assez bonnes pour qu'il oubliât un soir de prendre une préparation calmante qui, depuis quelque temps, lui était administrée chaque soir lorsqu'il se mettait au lit. Du 13 au 15, il sortit, se promena, monta en voiture, chanta pendant toute une soirée avec autant de facilité que de perfection. Le 15, il se réveilla avec une douleur vers l'hypocondre gauche, qui s'accrut rapidement, et qui atteignit, avant la fin de la journée, un haut degré d'intensité : le pouls monta alors pour la première fois à 100 par minute; une saignée fut pratiquée sans aucun avantage. Le jour suivant, la douleur continua à se faire sentir dans l'hypocondre gauche; de là elle s'étendit aux reins, et en bas à la région iliaque gauche. Le malade éprouva des contractions spasmodiques des muscles du tronc, en même temps qu'une douleur, qui, partant du creux de l'estomac, allait gagner l'épine. Ces accidens continuèrent jusqu'au 17, avec quelques intermissions, et toujours l'opium semblait les soulager un peu. Le 17, on commença à lui administrer le mercure, dans le but de produire un ptyalisme, et les hautes doses d'opium furent en même temps suspendues; mais aucun langage ne pourrait dépeindre les terribles angoisses auxquelles il fut en proie ce jour-là : les douleurs des lombes et des hypocondres s'élevèrent au point de lui arracher des cris perçans. M... obtint quelque peu de soulagement en se couchant sur le ventre. L'opium fut de nouveau administré et fit du bien. A dater de ce moment on le continua, et on le porta à des doses énormes. M... commença alors à maigrir et à s'affaiblir rapidement. Il fut bientôt incapable de quitter le lit; mais il ne pouvait y garder qu'une position assise. Vers la fin de janvier, il y eut un peu de répit dans les douleurs. Le 1er février, après avoir passé une assez bonne nuit, il se sentit mal à l'aise vers sept heures du matin, et, en buvant, il fut soudainement pris d'une violente douleur dans le flanc gauche et dans la crête de l'os iliaque gauche; de là elle s'étendit aux lombes et à tout le ventre, et les muscles de ces parties furent pris de contractions spasmodiques. L'abdomen devint tendu et résistant comme celui d'un tétanique ; une abondante transpiration des extrémités supérieures et de la tête accompagna cette attaque. Tous ces accidens continuèrent jusqu'à ce que le malade eût pris quatre-vingt-dix gouttes noires en deux heures ; il se sentit alors complètement soulagé : le ventre redevint souple, et une évacuation alvine eut lieu. Cet état satisfaisant continua jusqu'au soir suivant ; alors la douleur revint, ayant son siége principal dans l'hypocondre gauche et vers le bas de la poitrine ; cinquante gouttes noires amenèrent de nouveau du soulagement. La douleur continua ainsi d'aller et venir, changeant tour-à-tour de siége, généralement calmée par l'opium. Le 12 février, cent trente-cinq gouttes noires furent administrées. L'amaigrissement, ainsi que la faiblesse, firent dès lors des progrès rapides. Vers cette époque, le malade commença à se plaindre, pour la première fois, de difficulté d'avaler ; le bol alimentaire paraissait s'arrêter avant d'arriver à l'estomac, et chaque mouvement de déglutition entraînait une gêne dans la respiration. Alors apparut encore une nouvelle douleur, ayant son siége dans la partie supérieure de la cuisse gauche, semblant descendre de l'abdomen, et s'étendant jusqu'au genou ; comme les autres douleurs, elle ne se montrait que par intervalles. Le 13 , la région du foie devint de nouveau douloureuse ; le 14 elle ne l'était plus, mais l'hypocondre gauche l'était devenu, ainsi que la poitrine. Le malade éprouvait de la difficulté à espirer et à parler ; le pouls s'était élevé à 120, et deux cents gouttes noires étaient prises chaque jour. Malgré cette dose élevée, M... n'était pas le moins du monde assoupi ou narcotisé ; mais de temps en temps apparaissait une grande excitation, pendant laquelle il parlait beaucoup, et quelquefois il délirait. La dose du narcotique fut portée le 18 jusqu'à 285 gouttes. A cette époque, la prostration des forces et l'émaciation devinrent si grandes, que le malade cessa de pouvoir se mettre même sur son séant pour aller à la selle; les intestins se remplirent alors d'une quantité prodigieuse de gaz..... Le délire devint permanent; la décomposition générale fit de rapides progrès... Le 26, M... se réveilla avec un certain retour de lucidité des facultés intellectuelles. S'étant placé sur le côté pour se faire frotter les reins avec de l'eau de Cologne, il se plaignit de sentir un grand épuisement, puis il fut pris de légers mouvemens convulsifs. Dès ce moment, il perdit toute connaissance; une évacuation involontaire de matières fécales et d'urine eut lieu; pendant l'heure suivante, il ne cessa de pousser de sourds gémissemens, sans manifester d'ailleurs aucun signe d'intelligence; sa tête se tournait sans cesse de droite et de gauche. Cette heure écoulée, le pouls, qui jusqu'alors avait conservé assez de force, devint très faible, et la mort vint mettre un terme à ces longues souffrances.

L'ouverture du cadavre montra les lésions suivantes:

Dans le thorax, rien autre chose qu'un épanchement de sang, en partie coagulé, dans la plèvre gauche;

Dans l'abdomen, adhérence de l'estomac au diaphragme; empreintes des côtes sur la face convexe du foie, comme si cet organe, dont le volume n'était pas augmenté, avait été soumis à une cause de compression. Les intestins et le foie ayant été enlevés, on découvrit une tumeur du volume de la tête d'un enfant d'un an, appuyée sur les trois dernières vertèbres dorsales, offrant son plus grand diamètre dans le sens transversal, s'élevant des deux côtés jusqu'aux reins, et offrant à sa partie antérieure une sorte de gouttière qui recevait l'aorte. Cette artère communiquait avec la tumeur, et la dissection fit bientôt reconnaître que celle-ci n'était autre chose qu'un large sac anévrysmal de l'aorte. Ce sac présentait, à sa partie supérieure et gauche, une déchirure qui paraissait être nouvelle, et par laquelle s'était échappé le sang trouvé dans la poitrine. En arrière, le sac n'avait pas de parois propres, et celles-ci étaient suppléées par le corps dénudé des trois dernières vertèbres dorsales. Au côté gauche de la onzième vertèbre dorsale, on voyait une ouverture assez large pour admettre le bout du doigt, et qui conduisait dans le canal vertébral. La tumeur était couverte par les piliers du diaphragme, étalés à sa surface, et l'on voyait sur elle aussi se répandre un grand nombre de filamens nerveux. Les parois du ventricule droit du cœur étaient hypertrophiées : nulle part ailleurs on ne trouva de lésion. »

ANDRAL.

CHAPITRE XXVII.

AFFECTIONS DE L'ARTÈRE ET DES VEINES PULMONAIRES ET DES VAISSEAUX CARDIAQUES.

Affections de l'artère pulmonaire. — Les affections de l'artère pulmonaire sont peu nombreuses. Celles qui ont été observées jusqu'ici se réduisent aux vices de conformation, aux incrustations osseuses et à la dilatation de cette artère ; encore chacun de ces cas n'a-t-il été observé qu'à un médiocre degré de développement. Il existe à peine trois à quatre exemples d'incrustations osseuses dans l'artère pulmonaire, si ce n'est dans les cas où il existait une communication contre nature entre les cavités droite et gauche du cœur.

Il n'est pas très rare, au contraire, de trouver l'artère pulmonaire plus dilatée que dans l'état ordinaire. J'ai trouvé souvent son diamètre supérieur à celui de l'aorte, chez des sujets atteints pour la plupart de diverses affections chroniques des poumons. Quelquefois même je l'ai trouvée assez ample, à son origine, pour qu'on pût y introduire sans peine trois doigts : cette dilatation cessait au-delà de son entrecroisement avec l'aorte. Morgagni rapporte quelques exemples de dilatation médiocre semblable de l'artère pulmonaire (1), et il en rapporte trois ou quatre autres, recueillis par divers auteurs antérieurs (2).

Je n'ai jamais observé aucun symptôme qui parût se rapporter aux dilatations médiocres de l'artère pulmonaire dont il s'agit. Elles coïncident d'ailleurs presque toujours avec d'autres lésions plus graves du poumon ou du cœur. On peut tirer la même conclusion des faits réunis par Morgagni.

Je ne connais qu'un seul exemple de dilatation considérable de l'artère pulmonaire, c'est celui qui est rapporté par Ambroise Paré, qui dit avoir trouvé l'*artère veineuse* (il me paraît probable, ainsi qu'à Morgagni, qu'il a voulu dire la veine artérielle ou l'artère pulmonaire) assez dilatée pour pouvoir contenir le poing, et présentant des ossifications à sa surface interne.

On trouve, dans les Éphémérides des Curieux de la nature (3), un fait qui semble prouver la possibilité de la formation d'anévrysmes faux consécutifs dans l'artère pulmonaire. « *Arteria pulmonalis tam* « *copioso sanguine turgescebat , ut, quasi anevrys-* « *mate affecta , præter propriam magnitudinem* « *præternaturalem, hinc inde sacculos cruore coa-* « *gulato turgidos habuerit appensos.* »

---

(1) *De Sedib. et Caus. morb.*, epist. XXIII, art. 6; epist. XXV, art. 10; epist. XXVII, art. 28.

(2) *Ibid.*, epist. XXIV, art. 36.

(3) *Eph. nat. Cur.* Dec. III, ann. VI, obs. 207.

Affections des veines pulmonaires. — On trouve quelquefois les veines pulmonaires plus ou moins dilatées, mais toujours dans des cas où il existe des maladies plus graves du cœur, et particulièrement de ses cavités gauches. M. Chaussier trouva, chez une jeune fille qui mourut subitement après avoir présenté tous les symptômes généraux des maladies du cœur, le ventricule et l'oreillette gauches énormément dilatés, et leur substance tellement amincie qu'on pouvait à peine les distinguer du péricarde ; les veines pulmonaires étaient également dilatées, et celle d'entre elles qui venait *du lobe gauche* présentait une rupture de neuf lignes d'étendue à sa sortie du poumon. La cause première de ces altérations avait été évidemment l'ossification imparfaite des valvules sigmoïdes, qui « étaient dures, épaissies, « avaient la grosseur d'une petite amande, et ren- « fermaient une substance blanche comme du « plâtre (1). »

Affections des vaisseaux coronaires.—L'affection la plus commune des artères coronaires du cœur est l'ossification. Elle présente absolument les mêmes caractères que celles des autres artères. M. Bertin l'a trouvée portée à un point tel que l'une de ces artères était entièrement oblitérée (2).

Chez les sujets attaqués de dilatation simple ou avec hypertrophie du cœur, on trouve assez communément les artères coronaires dilatées dans toute leur étendue. Dans un cas d'hypertrophie du ven-

----

(1) *Mémoire de l'Académie des Sciences,* 1784, p. 64.
(2) *Ouv. cité,* p. 514.

tricule gauche, M. Bertin a trouvé l'artère coronaire gauche double en diamètre de la droite.

La seule altération pathologique des veines du cœur que j'aie rencontrée, ainsi que M. Bertin, est leur dilatation générale. Rarement elles présentent, comme les veines variqueuses des membres, des points beaucoup plus fortement distendus. Ce que cette dilatation présente de plus frappant au premier coup d'œil est le prolongement des replis sinueux que forment naturellement ces veines; de sorte que leur longueur est réellement augmentée, ainsi que leur diamètre. Cette altération se rencontre surtout chez les sujets attaqués depuis long-temps de dilatation ou d'hypertrophie du cœur.

L'ossification des artères coronaires a été regardée par Heberden et Parry, dont presque tous les médecins anglais et allemands ont adopté l'opinion, comme la cause de *l'angine de poitrine*. Nous examinerons cette question en traitant de la maladie dont il s'agit.

CHAPITRE XXVIII.

TRAITEMENT DES MALADIES ORGANIQUES DU CŒUR.

La réunion fréquente de plusieurs altérations organiques du cœur chez le même sujet, et l'incurabilité absolue de la plupart d'entre elles, m'ont porté à réunir en un seul chapitre tout ce qui est relatif à leur traitement.

De toutes les affections organiques du cœur, l'hypertrophie simple ou avec dilatation me paraît la plus susceptible de guérison. La plupart des praticiens désespèrent trop habituellement de ces sortes de malades, et se contentent de combattre les accidens les plus urgens, à mesure de leur apparition ; et cependant, même en se bornant à cette médecine symptomatique, il n'est aucun d'eux qui n'ait réussi à faire vivre certains malades pendant quinze ou vingt ans avec des maladies du cœur plus ou moins graves. En appliquant avec courage et persévérance au traitement de l'hypertrophie la méthode conseillée par Valsalva et Albertini contre l'anévrysme des artères, on peut se promettre des succès beaucoup plus fréquens et plus complets, surtout lorsqu'on en commence l'emploi à une époque où la maladie n'a pas encore produit d'effets généraux graves. Mais pour obtenir ces succès, il faut que le médecin et le malade s'arment d'une patience et d'une fermeté presque égales ; car il n'est pas beaucoup plus difficile à ce dernier de se résigner à un jeûne perpétuel et à de fréquentes saignées, qu'il ne l'est au premier de lutter chaque jour contre l'opposition des parens, des amis, et le découragement qui ne peut manquer de s'emparer du malade dans un traitement qui doit durer au moins plusieurs mois, et qui doit quelquefois être prolongé pendant plusieurs années consécutives.

Ce traitement doit être fait d'une manière énergique, surtout dans les commencemens ; et en cherchant à affaiblir le malade, il faut beaucoup plus craindre de rester en deçà du but que de le dépasser. On commencera donc par des saignées aussi copieuses que le malade les pourra supporter sans tomber en défaillance, et on les répétera tous les deux, quatre ou huit jours au plus tard, jusqu'à ce que les palpitations aient cessé et que le cœur ne donne plus sous le stéthoscope qu'une impulsion médiocre. On réduira en même temps de moitié au moins la quantité des alimens que le malade prenait ordinairement; et l'on diminuera même cette quantité, s'il conserve plus de forces musculaires qu'il n'en faut pour faire pas à pas une promenade de quelques minutes dans un jardin. Chez un adulte vigoureux, je réduis or-dinairement la quantité des alimens à quatorze onces par jour, dans lesquelles les viandes blanches entrent seulement pour deux onces. Si le malade veut prendre du bouillon ou du lait, je compte quatre onces de ces liquides pour une de viande. Le vin doit être interdit. Lorsque le malade a été pendant environ deux mois sans éprouver de palpitations et sans présenter d'impulsion forte du cœur, on peut éloigner les saignées et diminuer quelque chose de la sévérité du régime, si l'habitude n'a pu familiariser encore aucunement le malade avec elle. Mais il faut revenir aux mêmes moyens, et avec une égale rigueur, si par la suite l'impulsion du cœur augmente encore. On ne doit avoir confiance dans la guérison qu'au bout d'une année d'absence complète de tous les symptômes et surtout de tous les signes physiques de l'hypertrophie. Il faut craindre de se laisser tromper par le calme parfait qu'amènent quelque-fois très-promptement la saignée et la diète, sur-tout lorsqu'on a commencé le traitement à une époque où l'hypertrophie était déjà accompagnée de dyspnée extrême, d'anasarque et d'autres symptômes qui faisaient craindre une mort prochaine (1).

Lorsqu'on commence le traitement de l'hypertrophie du cœur à une époque où elle a déjà produit des accidens graves, et particulièrement l'anasarque,

---

(1) Les principes émis ici par Laennec me paraissent demander quelques restrictions. Je crois avec lui qu'en règle générale les émissions sanguines abondantes et répétées ont une incontestable utilité pour enrayer un certain nombre de maladies du cœur, et quelquefois même pour les guérir : c'est là, en particulier, le moyen le plus efficace à employer contre l'hypertrophie du cœur. Mais il est des cas, bien dignes d'attention, dans lesquels cette hypertrophie paraît être encore toute la maladie, et où cependant les saignées, non seulement ne sont plus avantageuses, mais sont manifestement nuisibles, et ne peuvent pas être supportées par les malades, pour peu qu'on les répète. J'ai vu, et quel praticien n'a pas vu également des individus qui n'avaient qu'une simple hypertrophie du cœur, et chez lesquels, à la suite d'un petit nombre de saignées, les palpitations augmentaient, la dyspnée devenait plus considérable ; ils étaient pris en même temps d'un tel état de malaise et d'angoisse, qu'il n'était plus possible de leur tirer du sang. Toute hypertrophie du cœur ne saurait donc être combattue par le traitement dit de Valsalva : il faut, pour y avoir recours en pareil cas, beaucoup de discernement et de prudence. Je crois encore que, lorsqu'un obstacle considérable au cours du sang existe à l'un des orifices du cœur, et spécialement à l'orifice aortique, ce n'est qu'avec une certaine réserve que les saignées doivent être employées ; car il faut alors laisser au cœur assez de force pour qu'il puisse, par ses contractions, surmonter l'obstacle tout mécanique qui s'oppose à ce qu'il se débarrasse aussi facilement que de coutume du sang qu'il a reçu.

ANDRAL.

l'ascite, l'œdème du poumon et un état de cachexie très-marqué, on ne doit pas pour cela redouter la saignée et la diète; on peut même affirmer que les diurétiques n'agissent jamais si bien en pareil cas qu'après l'emploi de la saignée. On doit employer tour à tour les diurétiques énergiques à une dose plutôt un peu forte que trop faible. Les effets des médicamens de cette classe sont très-variables; et lorsqu'on n'obtient pas promptement un résultat utile de l'un d'eux, il faut passer à un autre. On emploiera donc successivement le nitre, l'acétate de potasse, les préparations scillitiques, les plantes diurétiques, et entre autres la digitale pourprée. Cette dernière est aujourd'hui fort employée dans le traitement des maladies du cœur, d'après l'opinion généralement répandue qu'outre son effet diurétique, elle exerce encore une action sédative sur le cœur. J'avoue que cette action ne m'a jamais paru bien évidente, et surtout constante, même lorsque la dose était portée au point de produire des vomissemens et des vertiges. J'ai remarqué seulement avec plusieurs des praticiens qui se sont occupés des propriétés de la digitale, que dans les premiers jours de son administration elle accélère souvent les battemens du cœur, et que par la suite elle semble quelquefois les ralentir; mais je ne puis, en somme, la considérer comme un moyen héroïque dans le traitement de l'hypertrophie du cœur. J'en dirai autant de l'acide hydro-cyanique et de l'eau de laurier-cerise. On ne peut contester à l'acide hydro-cyanique une action très-énergique sur le cerveau et la moelle épinière, et par suite sur le cœur : l'énergie même de cette action s'oppose à ce qu'on puisse l'employer pur ou médiocrement étendu. L'extrême difficulté de le conserver au même degré de force fait d'ailleurs que ce médicament est très-infidèle. Lorsqu'on l'emploie récemment préparé, étendu dans quatre ou six fois autant d'eau, dont on donne seulement quelques gouttes dans une potion, on voit quelquefois arriver des accidens comateux ou spasmodiques; si l'on emploie une dose moindre, on n'obtient aucun résultat appréciable. On doit être surtout très-prudent dans l'augmentation graduelle des doses de ce médicament. Pour peu qu'il soit conservé pendant quelques jours, le malade semble s'y habituer parce qu'il se décompose sous l'influence de la lumière. Le fait suivant, arrivé récemment en Écosse, peut donner une idée de la facilité avec laquelle s'opère cette décomposition. Une dame attaquée de palpitations était parvenue à supporter l'acide hydro-cyanique coupé de trois quarts d'eau, à la dose de soixante-et-douze gouttes par jour. L'acide avait été conservé avec précaution dans un lieu obscur. La provision étant épuisée, on la fit renouveler par le même pharmacien. La malade prit le lendemain au matin douze gouttes de ce nouvel acide dans un verre d'eau sucrée; quelques minutes après elle fut prise de convulsions et expira (1).

----

(1) Les accidens de ce genre se sont tellement multipliés dans ces dernières années, qu'aucun praticien prudent ne prescrit aujourd'hui l'acide hydro-cyanique dans les maladies du cœur. Je ne pense même pas que beaucoup de médecins soient tentés désormais de l'administrer dans les maladies du cerveau, de-

L'eau de laurier-cerise, assez difficile à préparer d'une manière égale, produit par cette raison des effets très-variables, mais en général bien peu sensibles. Je n'ai jamais recours à ce moyen que pour calmer l'imagination de certains malades, qui ne se croiraient pas bien traités s'ils ne prenaient des médicamens; et dans tous les cas j'emploie, comme un moyen préférable d'exercer une légère action sédative sur le cœur, l'infusion extemporanée des feuilles fraîches de laurier-cerise, en commençant par un gros dans un verre d'eau à prendre par cuillerées, et augmentant graduellement. Il m'a paru que de cette manière on obtenait plus facilement un médicament constamment le même (1).

---

puis qu'on a vu dans l'hospice de Bicêtre sept épileptiques périr en quelques minutes pour en avoir pris. (M. L.)

(1) M. Broussais a proposé récemment un nouveau remède contre les maladies du cœur. Voici ce qu'on lit dans les *Annales de la médecine physiologique* (juillet 1829) : « Il est une « plante à laquelle aucune matière médicale n'accorde la pro- « priété sédative du cœur, et qui pourtant en jouit dans un degré « des plus évidens. Elle joint à cet avantage celui non moins « précieux de ne point irriter l'estomac, quand elle est prise « avec modération et convenablement préparée. Cette plante, « c'est l'*asperge*. Qu'une persoune qui souffre par l'hypertro- « phie et la suractivité du cœur se mette à manger des asper- « ges, elle sera soulagée ; qu'elle en suspende l'usage, elle « verra se renouveler ses incommodités habituelles. Cette « observation faite sur lui-même par un homme de mérite, « étranger à la médecine, lui inspira l'idée de faire préparer « du sirop d'asperges, et de le conserver pour la saison où les « tendrons de cette plante ne se trouvent plus. Il s'en trouva

Lorsque les diurétiques ne produisent aucun effet sur l'hydropisie dépendant des maladies du cœur, les purgatifs sont souvent plus utiles que les diurétiques ; et on doit d'autant moins craindre de les

---

« si bien qu'il en prit l'habitude, et qu'à la faveur de cette pré-
« caution il souffre peu de son irritation habituelle du cœur...
« Le sirop de pointes d'asperges jouit, d'après notre observa-
« tion particulière, de la propriété de ralentir les pulsations
« du cœur sans irriter l'estomac, à moins qu'il ne soit pris à
« trop forte dose, ou que ce viscère ne soit dans un état de
« phlogose. »

Cette simple annonce d'un remède nouveau, dans des maladies si opiniâtres et si souvent rebelles, doit suffire pour engager tous les praticiens à confirmer ou à infirmer par leurs observations l'éloge que fait du sirop d'asperges l'illustre professeur du Val-de-Grâce. Pour mon compte, je puis déjà dire que cet éloge me paraît un peu exagéré. J'ai prescrit à trois ou quatre malades le sirop de pointes d'asperges, et n'ai trouvé en lui qu'un assez bon diurétique, sans propriété sédative bien manifeste. Peut-être le sirop était-il mal préparé. Peut-être n'était-ce même pas du sirop de pointes d'asperges, quoique l'odeur des urines indiquât que quelque partie de cette plante avait figuré dans la composition pharmaceutique. J'attendrai de nouveaux essais avant d'adopter une opinion définitive.

En somme, de tous les sédatifs du système circulatoire, la digitale me paraît encore mériter de beaucoup la préférence. Elle irrite souvent l'estomac ; mais en en graduant les doses avec prudence, en en suspendant l'usage à propos, en l'administrant sous différentes formes, on finit presque toujours par en tirer bon parti. Un jeune médecin de mes amis, établi à Pont-Sainte-Maxence, le docteur Morillion, a publié récemment dans le *Journal de Médecine et de Chirurgie pratiques* de M. Lu-

employer que leur répétition un peu fréquente diminue souvent l'énergie des contractions du cœur, tout aussi efficacement que la saignée elle-même ; et, lors même qu'il n'existe aucune trace d'hydropisie,

---

cas Championière (t. 1, art. 170, septembre 1830), une observation qui prouve mieux que je ne saurais dire à quel point la digitale peut être utile dans les maladies du cœur les plus graves et les plus avancées. Un cultivateur, âgé de quarante-cinq ans, était depuis six mois tourmenté par des étouffemens, pour lesquels on l'avait saigné sept à huit fois, et on lui avait appliqué un très-grand nombre de sangsues. Malgré ce traitement énergique, la dyspnée avait toujours augmenté ; le malade ne pouvait plus se coucher qu'assis, et était même encore obligé de se courber fortement en avant dans certains momens, pour pouvoir respirer ; il avait la figure bouffie, les extrémités inférieures fortement infiltrées ; le son de la région précordiale était complètement mat ; les battemens du cœur étaient tumultueux, confus, donnaient une forte impulsion, et s'entendaient jusque sous les clavicules. Il était impossible de méconnaître une hypertrophie avec dilatation arrivée à son dernier période. N'osant plus recourir aux émissions sanguines, dont il lui semblait qu'on avait abusé, M. Morillion résolut d'administrer la digitale sous toutes les formes et par tous les absorbans. Il prescrivit en conséquence à la fois une infusion aqueuse de digitale (une tasse matin et soir), des pilules composées avec un grain d'extrait de digitale et autant d'extrait de laitue (une pilule de deux en deux heures), et la teinture de digitale en frictions sur les membres infiltrés. Ce traitement eut un succès tel qu'au cinquième jour l'infiltration avait déjà presque disparu, la dyspnée avait diminué, les battemens du cœur avaient cessé d'être tumultueux, et l'on pouvait distinguer les contractions des ventricules de celles des oreillettes, chose

si les premières saignées ne soulagent pas le malade, un ou deux purgatifs rendent souvent la suivante plus utile. Tous les purgatifs peuvent être utiles dans la diathèse séreuse qui dépend des maladies du cœur; mais les drastiques énergiques, qui purgent sous un petit volume, sont en général préférables. Sous ce rapport encore les médecins désespèrent trop souvent du salut de leurs malades, et abandonnent quelquefois à une mort certaine des hommes à qui on eût pu rendre une existence supportable, et pour plusieurs années. Corvisart, qui n'était cependant point un praticien timide, a commis lui-même une fois cette faute. Un notaire de ses amis était attaqué depuis plusieurs années d'une maladie du cœur, et depuis quelque temps d'ascite et d'une leucophlegmatie universelle, contre laquelle les saignées, les diurétiques et quelques purgatifs furent tout-à-fait inutiles. Corvisart pensa que la mort était inévitable et en prévint les parens du malade. Quelques jours après on leur parla d'un charlatan qui avait fait de merveilleuses cures d'hydropisies. Cet homme, qu'on alla chercher dans un cabaret des faubourgs, fit prendre au malade une poudre fortement drastique, dans deux onces d'eau-de-vie. Ce médicament produisit plus de vingt évacuations alvines, et dès-lors les urines redevinrent un peu plus abondantes. Le même

---

impossible auparavant. En moins d'un mois, toute trace d'infiltration disparut, et les battemens du cœur se concentrèrent à la région précordiale, preuve évidente que le volume de l'organe avait notablement diminué. Cette guérison s'est soutenue. (M. L.)

moyen, répété tous les jours pendant plus d'une semaine, eut chaque jour des effets plus marqués, et la diathèse séreuse disparut complètement. Le malade a encore vécu dix ans dans un état de santé très-supportable.

Lorsqu'on a obtenu, par l'effet des purgatifs, d'augmenter notablement la quantité des urines, il n'est pas toujours nécessaire de les continuer pendant long-temps; fort souvent la stimulation imprimée à l'absorption par deux ou trois purgatifs se fait sentir pendant quinze jours et au-delà.

2° Le traitement de la dilatation simple du cœur est beaucoup plus difficile et plus rarement suivi de succès ou même d'une simple amélioration dans l'état du malade, que celui de l'hypertrophie simple ou compliquée de dilatation. Quand la dilatation existe seule ou avec une prédominance très-marquée sur l'hypertrophie, on doit être plus réservé sur l'emploi des saignées, et ne les employer que de loin en loin, pour remédier à des accidens urgens. Les amers et les ferrugineux doivent être regardés comme les principaux moyens curatifs. Les substances aromatiques même sont assez souvent utiles, et particulièrement l'usage des infusions de cataire (*nepetha cataria*), de valériane, de mélisse, et de feuilles d'oranger. Il faut souvent varier les préparations ferrugineuses et amères, suivant le caprice de l'estomac. La fréquence habituelle du pouls, dans ces cas, doit être combattue par la digitale pourprée et l'infusion de feuilles de laurier-cerise.

L'existence des signes d'une ossification des valvules

ou de tout autre obstacle à la circulation ne doit pas empêcher de combattre énergiquement l'hypertrophie et la dilatation. On ne réussit pas toujours, sans doute ; mais avec de la persévérance on réussit souvent, dans les cas même dont je viens de parler, à prolonger indéfiniment l'existence des malades, et, dans des circonstances plus heureuses, on obtient quelquefois une guérison parfaite. Je pourrais citer une douzaine d'exemples de guérisons d'hypertrophie simple ou avec dilatation du cœur, qui ne se sont point démenties depuis plusieurs années. Je me contenterai d'en rapporter un seul, d'autant plus concluant que, le sujet ayant succombé à une autre maladie, j'ai pu vérifier l'état du cœur par l'autopsie.

Une ancienne religieuse, âgée de cinquante ans, non réglée depuis trois ou quatre ans, éprouvait depuis une douzaine d'années, et à un très-haut degré, tous les signes d'une maladie du cœur : palpitations fortes et fréquentes, oppression habituelle, essoufflement au moindre exercice, réveils en sursaut, œdème presque habituel des extrémités inférieures ; les pommettes, le nez et les lèvres étaient livides. Ces symptômes augmentaient surtout depuis un an, et la malade ne pouvait presque plus bouger de son fauteuil sans se sentir menacée de suffocation. Dans cet état, je lui proposai le traitement de Valsalva. La malade, douée de beaucoup de force de caractère, consentit à s'y soumettre. Je réduisis sur-le-champ ses alimens au quart de la quantité qu'elle prenait auparavant ; je lui fis tirer du sang tous les quinze jours, tantôt par la lancette, tantôt par l'application de sangsues. Dès le commencement de ce traitement, la malade se trouva notablement soulagée. Vers le sixième mois, tous les symptômes avaient disparu; et à la faiblesse près, qui d'ailleurs n'était pas plus grande qu'avant le traitement, la malade se trouva dans un état de santé qu'elle ne connaissait plus depuis un grand nombre d'années. La respiration était parfaitement libre; il n'y avait plus ni palpitations, ni enflure des extrémités, ni réveils en sursaut, ni aucune trace de l'ancienne lividité de la face. J'éloignai alors les saignées; au bout d'un an, je les fis cesser entièrement, et je conseillai à la malade de revenir peu à peu à son régime ordinaire; mais il lui fallait, pour satisfaire son appétit, beaucoup moins d'alimens qu'avant le traitement. Elle vécut deux ans dans un état de santé parfait. Au bout de ce temps, elle fut attaquée d'un *cholera morbus*, maladie alors régnante : les vomissemens et la diarrhée étaient extrêmement fréquens et accompagnés de beaucoup de douleurs et d'angoisses. Les délayans ne purent apaiser ces symptômes qu'au bout d'environ quarante-huit heures. La malade parut alors entrer en convalescence; elle reprit sa gaîté, et se plaignait seulement d'une extrême faiblesse. Quelques heures après, elle parut s'endormir et expira tout-à-coup, sans agonie préalable, au moment où les personnes qui l'entouraient se félicitaient sur son rétablissement.

Curieux de constater l'état du cœur, je demandai et j'obtins la permission de faire faire l'ouverture du corps. Le cœur avait un volume notablement inférieur à celui du poing du sujet. Il n'était pas plus gros que ne l'est ordinairement celui d'un enfant de douze ans bien constitué, quoique la malade fût d'une haute stature (environ cinq pieds trois pouces). Son aspect extérieur rappelait tout-à-fait celui d'une pomme ridée. Ces rides étaient dirigées surtout dans le sens de la longueur. Les parois des ventricules étaient flasques, mais sans ramollissement notable; leur épaisseur était peu considérable et tout-à-fait proportionnée à l'ampleur des cavités.

Je sais qu'on ne peut conclure rien d'un seul fait, j'ai cru cependant devoir rapporter celui-ci, parce qu'il pourra peut-être engager quelques médecins à essayer avec suite une méthode de traitement qui, je le répète encore, ne demande pas moins de courage de la part du médecin qui la propose et la fait suivre avec persévérance, malgré les oppositions de tout genre, que de la part du malade même qui s'y soumet.

3º Le ramollissement du cœur indique évidemment l'emploi des amers, des toniques et des ferrugineux. L'usage du vin me paraît également bien indiqué, dans cette affection, surtout lorsqu'elle se manifeste dans la convalescence d'une fièvre grave, et quand d'ailleurs le malade le supporte bien.

4º L'inflammation du péricarde présente les mêmes indications que celles de la pleurésie, et nous ne reviendrons pas sur ce que nous avons dit à ce sujet. Il en serait de même de l'inflammation de la membrane interne du cœur et des gros vaisseaux (1).

---

(1) Le traitement de la péricardite doit reposer en effet sur les mêmes bases que celui de la pleurésie, mais il doit être de beaucoup plus actif, en raison du danger beaucoup plus pré-

5° L'inflammation aiguë de la substance du cœur, si on parvient à la constater et à la reconnaître, présenterait les mêmes indications que la péripneumonie. Quant aux inflammations partielles et ulcéreuses, il est évident que, si on parvenait à les reconnaître, le rôle du médecin devrait se borner à diminuer l'action du cœur par le repos, la saignée et la diète, et à attaquer la cachexie qui pourrait exister simultanément.

6° L'anévrysme de l'aorte ne peut être regardé dans tous les cas comme incurable, d'après les observations de Corvisart et de Hodgson (page 432), et les faits qui prouvent que la circulation peut avoir lieu malgré l'oblitération de cette artère (page 400). On ne doit donc pas craindre, quand on a pu recon-

---

sent de la maladie. Des saignées copieuses et répétées, de nombreuses sangsues appliquées à la région précordiale, la diète la plus sévère et le repos le plus absolu ne suffisent pas toujours pour enrayer la péricardite aiguë. Les médecins anglais y joignent encore l'usage des préparations mercurielles, et spécialement du calomel à fortes doses. Les succès obtenus de ces préparations dans le traitement de la péritonite puerpérale ou autre en justifient, en effet, l'usage dans les phlegmasies aiguës des autres séreuses : il ne paraît pas cependant qu'on ait guéri beaucoup plus de péricardites en les employant qu'en ne les employant pas. Dans la péricardite chronique et l'hydro-péricarde, un moxa, un cautère ou un séton appliqué à la région précordiale peuvent être d'une grande utilité. J'ai même vu mon honorable maître, M. Récamier, en faire appliquer dans des cas de simple maladie du cœur, et avoir beaucoup à s'en louer. (M. L.)

naître ou même soupçonner fortement cette terrible affection, d'employer avec énergie la méthode de Valsalva : il faut seulement avoir le soin de ne pas pousser la saignée jusqu'à défaillance complète, surtout après les premières ; car chez un malade déjà affaibli une défaillance peut être mortelle.

Lorsque la tumeur se prononce à l'extérieur, l'application de la glace peut être utile, de même que dans l'anévrysme des membres. Le froid resserre tous les tissus, et tend à concréter le sang. On sait qu'on a trouvé le sang concrété dans presque tous les vaisseaux chez des sujets morts de froid (1).

L'acétate de plomb a été employé à l'intérieur depuis plusieurs années en Allemagne contre les anévrysmes, et on a publié des succès obtenus à l'aide de ce moyen. Je ne sais sur quelle indication se fonde cette pratique ; mais avant de la connaître, j'avais été moi-même amené à tenter le même médicament dans les maladies du cœur, et dans les hémorrhagies opiniâtres, d'après les observations faites sur les sujets qui succombent à la rachialgie saturnine ou plutôt à une maladie plus grave, pendant le cours de celle-ci, car il est très-rare que seule et par elle-même elle puisse conduire à la mort, si ce n'est dans les cas où elle a déterminé l'épilepsie. La seule altération constante que j'aie trouvée chez ces sujets étant une grande pâleur de tous les tissus et une quantité de sang moindre dans tous les vaisseaux

---

(1) Quelmalz, *Progr. Quò frigoris acrioris in corpore humano effectus expedit*. Lipsiæ, 1755. *Recus. in Halleri Disput. medic.*, t. vi, *Lausanæ*, 1758.

que celle qu'on rencontre ordinairement à l'ouverture des autres cadavres , j'avais soupçonné qu'un des effets des préparations de plomb était de nuire à l'hématose et de diminuer par là la quantité du sang , et j'avais été ainsi conduit à employer ces préparations dans l'hypertrophie et la dilatation du cœur , ainsi que dans les anévrysmes de l'aorte. Je commence ordinairement à la dose de trois à quatre grains par jour ; je n'ai guère été au delà de seize grains. J'ai continué quelquefois ce médicament pendant des mois entiers sans déterminer de coliques ni d'autres accidens de la nature de ceux qui ont lieu dans la rachialgie saturnine. L'acétate de plomb m'a paru souvent utile , mais je ne l'ai jamais trouvé héroïque.

CHAPITRE XXIX.

DES AFFECTIONS NERVEUSES DU CŒUR ET DES VAISSEAUX.

L'étude de l'anatomie pathologique, en révélant l'existence de lésions organiques graves, dans une multitude de cas que les praticiens trop exclusivement attachés à l'observation des symptômes regardaient comme des cachexies ou altérations des liquides, ou comme des affections nerveuses, a fait tomber peu à peu dans un excès contraire ; et parmi les élèves des écoles médicales actuelles, beaucoup sont aussi peu disposés à reconnaître des maladies nerveuses autres que les affections organiques des nerfs et de l'apareil cérébro-spinal , qu'à admettre des altérations primitives des liquides. On ne peut cependant se refuser à croire que toute maladie dans laquelle on ne trouve ni lésion constante dans les solides, ni altérations évidentes dans les liquides, ne peut consister qu'en un trouble quelconque de l'innervation.

Dans cette catégorie se rangent plusieurs affections du cœur et des artères; nous les décrirons dans l'ordre suivant :

Névralgies du cœur. — Palpitations nerveuses.— Spasmes du cœur avec bruit de soufflet et frémissement cataire. — Affections nerveuses des artères.— Spasmes des artères avec bruit de soufflet et frémissement cataire.

ARTICLE PREMIER.

Des Névralgies du cœur.

Il est assez commun de rencontrer des personnes qui éprouvent constamment ou par intervalles des douleurs analogues à celles du rhumatisme et des névralgies, dont elles rapportent le siége au cœur, et qui sont prises à tort par les malades, et quelquefois même par les médecins, pour des signes d'une affection organique. Quelquefois ces douleurs ne s'étendent pas au-delà; mais assez souvent elles occupent simultanément ou tour à tour, dans une étendue plus ou moins grande, les poumons et l'estomac. Quelquefois elles existent en même temps dans le plexus cervical superficiel, et suivent tout le trajet des rameaux qu'il fournit aux parois thoraciques antérieures. Plus souvent encore, au moment où elles acquièrent le plus d'intensité dans le cœur, elles se font sentir également dans les nerfs nés du plexus brachial, et spécialement dans le nerf cubital, dont elles suivent le trajet jusqu'au coude surtout, et quelquefois même jusqu'aux extrémités des doigts. Dans ce dernier cas, la maladie se confond avec une affection nerveuse qui, depuis une vingtaine d'années, a été l'objet de beaucoup de discussions, et qui ne me paraît être qu'une variété des névralgies dont il s'agit. Je veux parler de l'angine de poitrine (*angina pectoris*), affection fort remarquable et inquiétante quand elle existe à un haut degré de développement, mais qui est loin d'avoir la gravité que beaucoup d'auteurs lui ont attribuée.

Cette affection, distinguée pour la première fois au milieu du dernier siècle, a fixé depuis l'attention de plusieurs médecins, des anglais surtout, qui ont cru qu'elle était constamment liée à une lésion organique du cœur. Nous discuterons plus bas la valeur de cette opinion, mais nous exposerons d'abord les symptômes auxquels on reconnaît l'angine de poitrine.

L'angine de poitrine est une affection spasmodique qui revient par attaques plus ou moins éloignées. L'accès débute par un sentiment de douleur, de pression ou de constriction, à la région du cœur ou au bas du sternum. Il y a en même temps engourdissement quelquefois douloureux dans le bras gauche, rarement dans les deux bras ou dans toute la moitié gauche du corps, plus rarement encore dans le bras droit seul, quelquefois dans les quatre membres. L'engourdissement douloureux se fait surtout sentir à la partie interne du bras, jusqu'au voisinage du coude; quelquefois il suit plus loin le trajet du nerf cubital. Il n'est pas rare qu'il existe en même temps des douleurs à la partie antérieure gauche des parois de la poitrine, douleurs qui paraissent suivre, comme nous l'avons dit, le trajet des nerfs thoraciques antérieurs, et qui chez la femme produisent souvent une exaltation de la sensibilité de la mamelle, telle que la plus légère pression devient douloureuse. Quelquefois, et surtout lorsque l'attaque est courte et vive, il semble au malade que des ongles de fer ou la griffe d'un animal lui déchirent la partie antérieure de la poitrine. En même temps il y a douleur obtuse ou aiguë dans une partie ou dans la totalité des parois antérieures de la poitrine correspondant aux poumons, oppression, et, dans les cas extrêmes, orthopnée suffocante, palpitations fortes, congestions du sang vers la tête, quelquefois syncopes ou convulsions. L'attaque finie, le malade conserve seulement un ressentiment de ces divers symptômes, et particulièrement de la torpeur dans les membres et surtout dans le bras gauche. Heberden et Parry ont cru, d'après quelques observations particulières, que l'angine de poitrine dépendait de l'ossification des artères coronaires du cœur (1). Burns et Kreysig ont adopté la même opinion.

Des observations faites depuis ne l'ayant pas con-

---

(1) V. *Médic. Transact of the Soc. of Physician of London*, vol. 2, p. 45, et vol. 8, p. 1. — Parry, *Inquiry into the Sympt. and Causes of the* syncope anginosa, etc. *Bath*, 1800.

firmée, la plupart des médecins n'en sont pas moins resté persuadés, en Angleterre, en Allemagne et en Italie surtout, que l'angine de poitrine est toujours liée à quelque maladie organique du cœur, que cet accident est très-grave, et que la plupart des malades qui en sont attaqués meurent subitement. Ces idées sont loin d'être exactes. L'angine de poitrine à un léger ou à un médiocre degré est une affection extrêmement commune, et existe fort souvent chez des sujets qui n'ont aucune affection organique du cœur ni des gros vaisseaux. J'ai vu beaucoup de personnes qui en ont éprouvé seulement quelques attaques très-fortes, mais de courte durée, et qui en ont été ensuite débarrassées. Je crois même que l'influence de la constitution médicale contribue à son développement, car je l'ai observé fréquemment dans le cours de certaines années, et je l'ai à peine rencontrée dans les autres. D'un autre côté, il est vrai que l'angine de poitrine coïncide assez souvent avec des affections organiques du cœur; mais rien ne prouve qu'elle en dépende, même dans ces cas, puisqu'elle peut exister sans cela, et que ces affections sont variables. J'ai ouvert plusieurs sujets attaqués à la fois d'hypertrophie ou de dilatation du cœur et d'*angina pectoris*; chez aucun je n'ai trouvé les artères coronaires ossifiées. Un seul d'entre eux mourut subitement au milieu d'une violente attaque d'angine de poitrine; et l'on conçoit que la réunion d'une affection nerveuse aussi intense à une énorme hypertrophie du cœur (qui existait chez ce sujet) puisse quelquefois produire cet effet.

M. le docteur Desportes a émis, dans une Dissertation publiée il y a quelques années (1), une opinion analogue à celle que je soutiens ici sur la nature et le siége de l'angine de poitrine : il en place le siége dans le nerf pneumo-gastrique. Je crois que ce siége peut varier, ou plutôt l'observation même montre qu'une névralgie dont le siége est dans des nerfs différens peut donner lieu aux mêmes symptômes. Ainsi, lorsqu'il y a à la fois douleur dans le cœur et dans le poumon, on doit penser que le nerf pueumo-gastrique est le siége principal de la maladie. Quand, au contraire, il y a simplement sentiment de pression dans le cœur, sans douleur dans le poumon, et sans gêne extrême de la respiration, on pourrait plutôt croire que le siége de la maladie est dans les filets que le cœur reçoit du grand sympathique. D'autres nerfs d'ailleurs sont affectés en même temps, soit sympathiquement, soit à raison de leurs anastomoses avec ceux qui sont le siége principal de la maladie. Les nerfs nés du plexus brachial, et surtout le nerf cubital, le sont presque toujours; souvent aussi les thoraciques antérieurs nés du plexus cervical superficiel; quelquefois même ceux qui naissent des plexus lombaire et sacré, puisque la cuisse et la jambe participent, dans quelques cas, à l'engourdissement douloureux.

J'ai même vu l'angine de poitrine exister seulement du côté droit de la cavité thoracique, auquel seul le malade rapportait l'oppression. Il y avait en même temps engourdissement souvent très-doulou-

____

(1) De l'*Angine de poitrine*. Paris, 1813, in-8°.

loureux dans le bras, la jambe et le cordon spermatique du même côté, et dans les paroxysmes il y avait
un gonflement notable du testicule. A peine quelque douleur se faisait sentir dans la région du cœur;
mais les redoublemens étaient accompagnés de palpitations assez fortes, sans signes de lésion organique
de ce viscère.

L'espèce et la variabilité des symptômes de l'*angina pectoris* confirment encore l'opinion que nous
défendons, car on sait que les névralgies dont la
nature est le moins équivoque, la goutte sciatique
ou le tic douloureux, par exemple, produisent à
des degrés divers des effets aussi variés et les mêmes
que ceux de l'angine de poitrine, c'est-à-dire douleur aiguë, torpeur douloureuse, simple engourdissement dans le trajet du nerf affecté, et quelquefois
spasme ou gonflement sub-inflammatoire des parties
auxquelles il se distribue.

Traitement des névralgies du cœur.—Les moyens
à l'aide desquels j'ai le plus souvent réussi à procurer
du soulagement aux personnes attaquées de *l'angina
pectoris* et des névralgies du cœur plus légères et sans
irradiations, sont principalement ceux que j'ai indiqués en parlant des névralgies du poumon (tom. II,
p. 368), et surtout l'aimant, que j'emploie de la
manière suivante : je fais appliquer deux plaques
d'acier fortement aimantées, d'une ligne d'épaisseur,
de forme ovale, et légèrement courbées sur le plat
pour s'accommoder à la forme de la poitrine, l'une
sur la région précordiale gauche, et l'autre dans la
partie opposée du dos, de manière que les pôles
soient exactement opposés, et que le courant ma-

gnétique traverse la partie affectée. Ce moyen n'est pas plus infaillible que tous ceux par lesquels nous combattons ordinairement les affections nerveuses ; mais il a réussi entre mes mains plus souvent qu'aucun autre à diminuer les angoisses de l'*angina pectoris* et les douleurs cardiaques, et à en éloigner le retour. Trop loué peut-être par quelques médecins du dernier siècle, il me paraît avoir été trop négligé de nos jours. Son action d'ailleurs sur l'économie animale ne peut être niée, car il produit souvent des effets locaux ou généraux tout-à-fait évidens. Dans le cas dont il s'agit, par exemple, il se fait le plus plus souvent, au bout d'un certain temps, une éruption de petits boutons, quelque fois assez douloureux pour qu'on soit obligé d'interrompre pendant quelques jours l'application de l'aimant.

Cet effet ne peut être attribué à l'oxidation des plaques et à l'action de l'oxide de fer sur la peau, car l'éruption se fait presque toujours uniquement sous la plaque antérieure, et j'ai observé la même chose, à la suite d'applications de plaques aimantées sur divers points de l'abdomen et dans les points opposés de la région lombaire. J'ai suspendu tout-à-coup à l'aide de deux plaques aimantées, appliquées l'une à l'épigastre et l'autre sur le point opposé de la colonne vertébrale, un hoquet qui durait depuis trois ans. Au bout de six mois, la malade ayant négligé un matin de mettre ses plaques, le hoquet reparut. Elle les remit, et il cessa de nouveau. Dernièrement encore, chez un malade attaqué d'une paraplégie incomplète, sans signe d'affection organique du canal vertébral, et pour laquelle le moxa avait été employé plusieurs fois sans succès, j'ai fait enfoncer une aiguille d'acier à un demi-pouce de profondeur dans les lombes, près de la colonne vertébrale, une seconde dans la cuisse, au voisinage du nerf poplité externe, et j'ai fait mettre ces aiguilles en contact avec deux barreaux aimantés. Au moment même où le contact a eu lieu, le malade est allé involontairement à la garde-robe, chose qui ne lui était jamais arrivé.

Quand l'application de l'aimant produit peu de soulagement dans l'angine de poitrine, on en obtient quelquefois davantage en appliquant un petit vésicatoire sous la plaque antérieure.

Dans l'attaque même de l'angine de poitrine, si l'oppression est extrême, il faut tirer du sang, pour peu que le malade soit pléthorique. Les sangsues, appliquées en certain nombre à l'épigastre ou à la région précordiale, soulagent quelquefois plus dans ce cas que la saignée du bras; mais quelquefois l'état d'anxiété dans lequel se trouve le malade, et qui ne lui permet de garder aucune position, peut rendre cette application impraticable. Les dérivatifs sont également utiles, et particulièrement les sinapismes appliqués aux extrémités inférieures, et le vésicatoire sur les parois thoraciques antérieures. Il en est de même des potions anti-spasmodiques avec l'infusion de laurier-cerise ou de digitale, et quelquefois des gommes fétides. Un régime tempérant et l'usage des bains tièdes ou frais, selon la saison, sont au nombre des meilleurs moyens par lesquels on puisse prévenir le retour des accès.

ARTICLE II.

Des Palpitations du cœur.

Nous avons défini les palpitations en général (*V*. ci-dessus, p. 157). Les palpitations purement nerveuses, c'est-à-dire celles qui existent sans lésion organique, sont souvent plus incommodes que les autres. Loin de 'apaiser par le repos absolu, c'est ordinairement au commencement de la nuit que le malade en est le plus tourmenté, et souvent il est des heures entières avant de pouvoir s'endormir; tandis que lorsqu'il est levé, un exercice modéré et proportionné à ses forces lui permet de ne pas sentir battre son cœur, ou au moins lui procure quelque distraction à cet égard.

Les palpitations purement nerveuses consistent dans une augmentation d'impulsion, de bruit et surtout de fréquence des battemens du cœur. Un sentiment d'agitation intérieure, et surtout dans la tête ou dans l'abdomen, est inséparable de cet état, qui ne diffère de la fièvre qu'en ce qu'il n'est pas précédé de frissons, ni suivi de sueurs, et que la chaleur de la peau reste naturelle. Les urines sont habituellement claires et ténues pendant tout le temps que durent les palpitations. La durée de ces palpitations est très-variable : une émotion vive, une affection morale peuvent en produire de passagères, et l'on en voit d'autres survenir sans aucune cause appréciable, et durer pendant des années, particulièrement chez les jeunes gens doués d'une constitution pléthorique et nerveuse à la fois.

On pense communément que les palpitations nerveuses, supposant un excès d'action habituel du cœur, doivent à la longue entraîner l'hypertrophie de cet organe. Je ne nie point que cela puisse être, mais je dois dire que je n'ai rien vu qui prouve que cette opinion soit fondée. Je connais des personnes qui éprouvent depuis plus de dix ans des palpitations habituelles, sans qu'il existe chez elles aucun signe réel d'hypertrophie ou de dilatation (1).

Nous avons déjà dit quelque chose des signes auxquels on peut distinguer des palpitations purement nerveuses de celles qui indiquent une hypertrophie ou une dilatation du cœur : nous allons les reproduire ici d'une manière rapprochée et plus complète.

Dans les palpitations nerveuses, la première impression que produit à l'oreille l'application du stéthoscope sur le région du cœur montre déjà que cet organe n'a pas de grandes dimensions. Le bruit, quoique clair, ne s'entend pas fortement dans une grande étendue ; et le choc, lors même qu'il paraît fort au premier abord, a peu de force réelle d'impulsion, car il ne soulève pas sensiblement la tête de l'observateur. Ce dernier signe me paraît le plus important et le plus certain de tous, en y ajoutant la fréquence des battemens, toujours plus grande que dans l'état naturel. Le plus souvent elle est de quatre-vingt-quatre à quatre-vingt-seize pulsations par minute.

____

(1) Ceci semble en contradiction avec ce qui a été dit plus haut p. 172, mais ce n'en est pas moins vrai. (M. L.)

Rarement les palpitations nerveuses sont accompagnées de quelque signe de congestion sanguine pectorale ou cérébrale, si ce n'est chez les vieillards.

Le traitement des palpitations nerveuses doit consister principalement dans l'usage des bains tièdes ou frais, suivant la saison, l'infusion de laurier-cerise, celle de digitale pourprée. La saignée ne doit être employée qu'avec précaution et seulement d'après une indication évidente, comme celle que fourniraient la pléthore et la jeunesse. Elle est presque toujours nuisible dans les palpitations nerveuses qui surviennent chez les hypochondriaques et les femmes hystériques. Il en est de même de la diète trop sévère, qui a, comme la saignée, l'inconvénient d'exaspérer souvent l'agitation nerveuse.

Il est très vrai de dire que, dans les palpitations dites nerveuses, les émissions sanguines ne sont souvent que d'un très faible secours, et peuvent même être nuisibles dans plus d'une circonstance. Il n'est pas rare en effet de voir ces palpitations survenir au milieu de certaines conditions générales de l'économie qui contre-indiquent évidemment les saignées. Ainsi, elles accompagnent constamment la chlorose ; et dans cette maladie, elles peuvent devenir assez fortes et assez pénibles pour faire croire à l'existence d'une hypertrophie du cœur. Si on se laisse abuser à cet égard, et que, pour arrêter les progrès de la prétendue hypertrophie, on vienne à tirer du sang, on verra infailliblement les accidens s'accroître; et plus les malades perdront de sang, plus leurs palpitations deviendront fortes et fréquentes. Mais ce ne sont pas seulement les chlorotiques qui éprouvent un pareil effet des émissions sanguines : observez sous ce rapport un grand nombre d'individus assez faiblement constitués d'ailleurs, et chez lesquels le système nerveux présente une grande prédominance d'action; essaierez-vous d'opposer des saignées aux palpitations qu'ils peuvent éprouver : le plus souvent vous échouerez, et le désordre du cœur s'accroîtra en raison directe de la quantité de sang qui aura été perdue. Je ne crains pas de le dire, parce que je l'ai maintefois observé, le plus sûr moyen de produire, et surtout d'augmenter les palpitations chez certaines personnes, c'est de leur faire perdre du sang ; et notez bien qu'il n'est pas nécessaire, pour produire cet effet, que de larges et abondantes saignées soient pratiquées : il suffit parfois, pour qu'il ait lieu, que quelques sangsues aient été appliquées. C'est une chose merveilleuse, et à laquelle j'oserais à peine croire, si je n'en avais été souvent témoin, que le désordre qui peut être ainsi déterminé dans le système nerveux par l'écoulement de sang peu considérable que les sangsues occasionnent, et en même temps on voit les malades tomber tout-à-coup dans un état d'asthénie qui persiste souvent pendant un grand nombre de jours, et d'où ils ne se relèvent parfois qu'avec beaucoup de difficulté. En même temps les fonctions de l'estomac se pervertissent, le pouls s'accélère, une fausse apparence de fièvre prend alors naissance, et le cœur présente dans ses battemens un tumulte, un désordre difficile à décrire. J'ai vu des individus que tourmentaient depuis long-temps des palpitations, et chez lesquels elles s'étaient montrées pour la première fois à la suite d'émissions sanguines, même peu considérables, qui leur avaient été pratiquées. J'ai vu aussi, pendant le cours de maladies aiguës, et en particulier de rhumatismes articulaires, traitées par d'abondantes saignées , survenir des palpitations que rien ne m'autorisait à regarder comme autre chose que comme le résultat du mode de traitement mis en usage : elles se dissipaient à mesure qu'on s'éloignait de l'époque des saignées et que les forces revenaient.   ANDRAL.

ARTICLE III.

Du spasme du cœur avec bruit de soufflet et frémissement cataire.

Nous avons vu que le bruit de soufflet du cœur, quoique lié souvent à une lésion organique, peut exister sans cela, et dépendre d'une simple modification de l'innervation. Dans ce cas même, il est toujours accompagné de symptômes qui constituent un véritable état de maladie. C'est en général chez les hypochondriaques, et particulièrement chez ceux qui sont d'une constitution sanguine et pléthorique, que l'on remarque le plus souvent le bruit de soufflet du cœur ; et presque toujours il existe en même temps chez eux dans quelque artère. Souvent il saute de l'un à l'autre de ces organes. Il est tantôt continu et tantôt intermittent ; dans ce dernier cas, il revient à la moindre émotion physique ou morale qu'éprouve le malade. L'action de respirer fortement et de tousser suffisent pour le faire reparaître. Les symptômes qui l'accompagnent sont d'autant plus graves que le bruit est plus intense, plus continu, et étendu à un plus grand nombre d'artères. Lorsqu'il existe d'une manière très-marquée et continue, mais dans le cœur seulement, il y a presque toujours une dyspnée plus ou moins marquée, un sentiment de faiblesse générale, et tel que le malade peut à peine marcher. Ces symptômes sont encore plus marqués, si le frémissement cataire accompagne le bruit de soufflet. Il y a ordinairement peu d'agitation nerveuse, surtout lorsque le malade est dans l'état de repos; mais s'il veut marcher un peu vite et long-temps, il s'essouffle facilement; et, dans les cas les plus graves, sa tête s'embarrasse par l'exercice aussi facilement que sa respiration.

Lorsque le bruit de soufflet du cœur n'est pas lié à une affection organique, le traitement doit être le même que celui des affections nerveuses des artères, dont nous allons parler.

ARTICLE IV.

Affections nerveuses des artères.

Névralgies artérielles. — Des douleurs plus ou moins vives, continues ou intermittentes, suivent quelquefois le trajet des artères, et paraissent avoir leur siége dans le lacis nerveux fourni à ces vaisseaux par le système ganglionnaire. Ces douleurs sont, en général, moins aiguës que celles qui ont leur siége dans les nerfs provenant du cervau ou de la moëlle épinière. Elles ont particulièrement lieu chez les hypochondriaques et les femmes hystériques. Les moyens que nous avons déjà indiqués contre les névralgies des poumons et du cœur sont encore les seuls auxquels on puisse recourir dans ces cas. Le meilleur, lorsqu'il est applicable, est sans contredit un vésicatoire sur la partie de la surface du corps la plus voisine de l'artère affectée.

De l'impulsion artérielle augmentée. — Ce phénomène est un de ceux qui prouvent le mieux, contre l'opinion de quelques physiologistes, que les artères ont une action propre et indépendante de celle du cœur. Ainsi, il n'est point rare de trouver les battemens de l'une des carotides ou des temporales incomparablement plus forts que ceux de l'autre. La même différence est encore plus commune dans les artères radiales : il existe même dans l'état de santé, chez la plupart des hommes, une différence notable à cet égard; le pouls droit est presque toujours plus fort que le gauche. Serait-ce parce que le bras droit est celui qu'on exerce le plus? J'ai vu quelquefois, dans la même maladie, chacune des artères radiales devenir alternativement la plus forte ou la plus faible; et souvent même l'artère radiale gauche devenir la plus forte, quoique le contraire eût lieu dans l'état de santé.

L'augmentation morbide de la force d'impulsion n'est nullement rare dans l'aorte, et le plus souvent elle n'occupe qu'une portion de cette artère, qui, sous ce point de vue, comme sous le rapport anatomique, peut être divisée en trois parties, savoir : la partie ascendante, la partie descendante pectorale, et l'aorte ventrale ; c'est surtout cette dernière partie qui est le plus souvent le siège du phénomène dont nous nous occupons. L'augmentation d'impulsion est toujours jointe à la sensation de plénitude. L'artère affectée paraît toujours aussi pleine qu'elle puisse l'être, et plus que les autres parties du système artériel.

Lorsque ce phénomène n'existe que dans une seule artère d'un petit ou d'un moyen volume, il n'est accompagné d'aucune altération appréciable dans la santé. Il faut en excepter le cas où il est dû à une inflammation développée dans la partie à laquelle se rend l'artère affectée : ainsi, l'on sait que, dans une inflammation de la main, les artères radiale et cubitale, quelquefois même la brachiale, battent plus fortement que celles du côté opposé ; et que, dans un panaris, les battemens des rameaux artériels des doigts deviennent assez énergiques pour être sentis et pour se faire continuellement sentir au malade. Des battemens trop énergiques des carotides accompagnent ordinairement des affections nerveuses plus ou moins graves, mais n'ont pas toujours lieu chez les sujets attaqués ou menacés d'apoplexie.

Les palpitations nerveuses du cœur sont quelquefois accompagnées d'une agitation semblable dans tout le système artériel : le malade en sent les battemens dans toutes les parties de son corps, et quelquefois même ceux de très-petites artères deviennent visibles à l'œil.

Dans l'aorte, ils sont toujours joints à un état général plus ou moins pénible, lors même qu'ils n'existent que dans une des parties de cette artère. Dans l'aorte ascendante, ils sont accompagnés d'un degré quelconque de gêne dans la respiration, mais surtout d'anxiété et de penchant aux lipothymies. On reconnaît cette affection à ce que les battemens entendus au-dessus de la partie moyenne du sternum sont plus forts et plus sonores que ceux que l'on entend à la région du cœur. La région du sternum résonne d'ailleurs comme dans l'état naturel. Dans l'aorte descendante, les symptômes sont à peu près les mêmes. On peut reconnaître le caractère de l'affection à ce que les battemens du cœur paraissent plus faciles à entendre dans le dos, et surtout du côté gauche, auprès de la colonne vertébrale, que dans les régions précordiales. Dans ces dernières, ils sont le plus souvent tout-à-fait naturels sous le rapport de l'impulsion et du bruit; tandis que dans le dos, le bruit de la diastole artérielle se confondant avec celui des ventricules le fait paraître beaucoup plus fort; le bruit de l'oreillette, au contraire, est plus faible qu'antérieurement.

Dans l'aorte ventrale, le phénomène est beaucoup plus fréquent, et peut souvent faire croire, à tort, à l'existence d'un anévrysme. J'ai vu plusieurs fois commettre cette erreur, qui devient bien plus difficile à éviter dans certains cas où des gaz enfermés dans l'arc du colon ou dans le duodénum peuvent simuler la tumeur anévrysmale, en même temps que l'artère par son action énergique en simule les pulsations. J'ai vu, il y a environ dix-huit ans, en consultation avec Bayle, une jeune personne attaquée d'une fièvre pernicieuse double-tierce. En portant la main sur le ventre pour m'assurer si l'épigastre n'était pas douloureux, je trouvai au bas de cette région une tumeur du volume du poing, rénitente, donnant des pulsations fortes, isochrones à celles du pouls, et accompagnée d'un mouvement de dilatation générale bien marqué. Bayle répéta l'observation, et nous ne doutâmes ni l'un ni l'autre que la malade ne fût attaquée d'un anévrysme de l'aorte vers la hauteur de l'artère cœliaque. Nous donnâmes cependant le quinquina pour parer aux accidens plus urgens de la fièvre, qui fut coupée très-facilement. Pendant plus d'un mois, la tumeur présenta

les mêmes battemens. La malade, quoique sans fièvre, restait toujours très-faible, et éprouvait beaucoup d'agitation nerveuse. Ce ne fut qu'environ six
semaines après la cessation des accès qu'elle commença à reprendre des forces et à se sentir en pleine
convalescence. Vers cette époque, j'examinai de
nouveau le ventre, et je fus surpris de ne plus trouver ni la tumeur ni les battemens qui existaient encore quelques jours auparavant. Je fis part de cette
singulière observation à Bayle, qui ne trouva non
plus que moi aucun vestige de l'anévrysme que nous
avions cru reconnaître. J'ai eu souvent occasion de
revoir et d'examiner le sujet de cette observation,
qui n'a plus présenté rien d'analogue. J'ai rencontré
depuis plusieurs cas tout-à-fait semblables, et je
suis parvenu aisément à les distinguer de l'anévrysme réel de l'aorte ventrale, en ce que dans ce
dernier on ne sent pas le calibre de l'artère, tandis
que dans le premier on sent parfaitement qu'elle a
partout son diamètre naturel. Je rapporterai ici
brièvement deux de ces observations.

Le sujet de la première était une femme de moyen
âge, qui éprouvait des battemens très-incommodes
vers la partie inférieure gauche de la région épigastrique. En portant la main sur ce lieu, on sentait
distinctement une tumeur qui donnait des battemens très-forts et isochrones à ceux du pouls. Les
élèves qui avaient examiné la malade avant la visite ne doutaient point qu'elle n'eût une dilatation
anévrysmale de l'aorte vers la hauteur des artères
cœliaque ou mésentérique supérieure. Je le crus
moi-même au premier moment; mais en appliquant

le stéthoscope sur le point où les battemens se faisaient sentir, je trouvai que l'impulsion n'était pas beaucoup plus forte qu'elle ne l'est chez les sujets assez maigres pour qu'on puisse sentir les battemens de l'aorte à travers la masse intestinale. J'entendais le sang passer dans l'artère avec un bruit de soufflet assez marqué (1), et le stéthoscope me donnait la sensation de la forme et des dimensions de l'artère, dont le calibre semblait tout-à-fait égal et de grandeur naturelle. Je ne balançai pas en conséquence à prononcer qu'il n'y avait pas d'anévrysme; et effectivement, après une saignée, deux applications de sangsues à l'anus, et l'usage d'un régime délayant, la tumeur et les battemens disparurent. Quelques jours après, je rencontrai un cas assez semblable dans la ville, chez une dame d'environ trente ans, excessivement sensible, susceptible, irritable, sujette à des affections nerveuses très-variées, cultivant avec passion les arts, et particulièrement la peinture. Ici l'on sentait seulement à la main des pulsations très-fortes vers la hauteur de l'artère mésentérique supérieure; mais on ne pouvait assurer s'il y avait ou non une tumeur. Le stéthoscope donnait la sensation du calibre de l'artère et des battemens très-forts, mais non pas énormes, dans une étendue beaucoup plus grande que celle où l'on pouvait les sentir à la main. La flaccidité des

---

(1) Il y avait par conséquent chez ce sujet autant de spasme avec bruit de soufflet que d'impulsion augmentée. Ces phénomènes, au reste, comme nous le verrons tout-à-l'heure, se trouvent fréquemment réunis. (*Note de l'auteur.*)

parois abdominales permettait de suivre l'aorte, à l'aide de l'instrument, dans une étendue de plus de six pouces, quoique la malade eût assez d'embonpoint; et partout on trouvait les mêmes signes. Les mêmes moyens furent suivis d'un succès semblable, mais qui se fit attendre un peu plus long-temps. Il est à remarquer que cette dame avait éprouvé pendant plusieurs mois, l'année précédente, des symptômes de maladie du cœur assez apparens pour effrayer son médecin ordinaire, qui me fit appeler en consultation. Je trouvai les contractions du cœur dans l'état naturel : je conseillai de saigner la malade, à laquelle on n'avait osé tirer du sang à raison des accidens nerveux auxquels elle était sujette; et ce moyen, joint aux bains, fit disparaître tous les signes de maladie du cœur. Il y a actuellement six ans que cette dame n'a éprouvé aucun retour de ces accidens.

On ne peut guère expliquer la formation et la disparition de la tumeur qui accompagne dans quelque cas l'anévrysme simulé de l'aorte ventrale, qu'en admettant, comme je l'ai suposé, qu'elle est formée par des gaz emprisonnés en quelque sorte dans une des cellules du colon transverse. J'ai vu, au reste, des tumeurs abdominales dues à cette cause persister pendant des mois entiers, et disparaître ensuite; et les cas dans lesquels les praticiens croient avoir réussi à *fondre* des *obstructions* palpables sont toujours ou celui-ci ou celui où des tumeurs contenant des vers vésiculaires qui sont venus à mourir, se sont, par cette cause, resserrées sur elles-mêmes, et réduites à un si petit volume qu'on ne peut plus les sentir.

*Spasme des artères avec bruit de soufflet et fré-
missement cataire.* — Nous avons longuement exposé
les phénomènes qui constituent le bruit de soufflet
et le frémissement cataire des artères, et nous ne
serions point entré dans autant de détails à cet
égard, si ces phénomènes eussent été liés à quelques lésions organiques qui eussent permis de pénétrer plus facilement leurs causes. Nous avons vu que
tout porte à croire que ces phénomènes sont dus à
une anomalie de l'influx nerveux (1). Les circonstan-

---

(1) J'ai voulu dernièrement m'assurer, par quelques expériences, de ce qu'il peut y avoir de purement physique dans
les phénomènes de bruit de soufflet et de frémissement cataire.
On sait que, lorsqu'on applique la main sur les tuyaux de cuir
des pompes à incendies ou à arrosement, on sent un frémissement manifeste. J'ai constaté que ce frémissement provient de
l'air qui se trouve toujours mêlé en assez grande quantité à
l'eau dans ces tuyaux; que, lorsque la colonne d'eau contient
très-peu d'air, ce frémissement est moindre, et qu'alors l'o-
reille appliquée médiatement ou immédiatement sur le tuyau
ne perçoit presque aucun bruit; que quand, au contraire, il
y a beaucoup d'air, on entend un gargouillement très-fort,
et semblable tantôt au râle des mourans, tantôt à un ruis-
seau qui coule rapidement à travers des cailloux nombreux.
La tension en longueur des tuyaux n'a apporté aucun changement au bruit, seulement elle faisait entendre dans le lointain
le bruit musculaire des hommes qui tiraient sur les tuyaux.
Le tuyau, comprimé et lâché alternativement par dix mains
vigoureuses, de manière à imiter la systole et la diastole artérielles, faisait entendre également un bruit musculaire et par
conséquent assez analogue au bruit de soufflet; mais ce bruit,

ces dans lesquelles ils se développent , et les symptômes qui les accompagnent tendent encore à confirmer cette opinion (1).

Quand le bruit de soufflet n'existe que dans une artère d'un petit ou d'un moyen volume, qu'il n'y occupe qu'une petite étendue, et surtout lorsqu'il est intermittent , il se lie seulement à une agitation nerveuse souvent très-légère, et à une accélération du pouls tantôt habituelle, tantôt excitée par le plus léger exercice ou la moindre émotion. C'est surtout chez les hypochondriaques jeunes et d'une constitution sanguine ou lymphatico-sanguine qu'on le rencontre à ce degré. Il a alors ordinairement son siége dans les sous-clavières, plus rarement dans les carotides, et plus souvent à droite qu'à gauche. Très-rarement le bruit de soufflet se trouve chez les sujets attaqués de fièvres soit essentielles, soit symptomatiques; il est assez commun chez les sujets attaqués de maladies du cœur, et surtout de palpitations purement nerveuses.

Quand le bruit de soufflet a son siége dans l'aorte, et surtout dans sa portion abdominale, il y a toujours un état de trouble très-marqué dans les

---

écouté sur le point comprimé même ou tout auprès, était beaucoup moins fort que celui que donne quelquefois une seule artère , la carotide par exemple. Tout prouve donc que les phénomènes dont il s'agit sont entièrement dus à une altération des actions vitales. (*Note de l'auteur.*)

(1) J'ai discuté cette opinion dans une des notes de ce volume, à l'article où Laennec parle du bruit de soufflet du cœur et des artères (*Voy.* pag. 95).   ANDRAL.

fonctions du système nerveux, une agitation accompagnée d'anxiété, des lipothymies plus ou moins complètes, déterminées par les plus légères causes, ou survenant même sans causes appréciables : le pouls, est dans ce cas, habituellement accéléré.

Lorsque les deux carotides sont affectées à la fois, lorsqu'il existe en même temps un frémissement cataire, les mêmes symptômes ont lieu à un degré un peu moindre. Dans l'un et l'autre cas, on peut presque toujours développer artificiellement le bruit de soufflet dans les artères crurales et brachiales de la manière que nous avons indiquée. Quand le bruit de soufflet existe à la fois dans le cœur, dans l'aorte, les carotides, les sous-clavières, les brachiales et les crurales, il y a anxiété extrême, gène de la respiration, fréquence du pouls, quelquefois sentiment d'une chaleur interne incommode, sans que l'état de la peau et l'ensemble des symptômes indiquent un état fébrile. Cet état est toujours extrêmement grave, et je pense que par lui-même il peut occasionner la mort. Cependant les sujets que j'ai vu succomber avaient en même temps une hypertrophie ou une dilatation plus ou moins marquée du cœur. D'un autre côté, j'ai vu guérir un jeune homme qui, outre le bruit de soufflet général, avait une hypertrophie très-forte du cœur.

Lorsque le bruit de soufflet est très-intense, et qu'il existe dans un grand nombre d'artères à la fois, le frémissement cataire est ordinairement sensible dans quelques-unes. Ce phénomène n'est cependant lié constamment ni à l'intensité du bruit de soufflet, ni à son étendue, ni à la gravité de la maladie. Je

J'ai trouvé quelquefois très-manifeste dans l'une des carotides, qui seule donnait le bruit de soufflet, et encore très-faiblement. Dans le cœur, au contraire, il ne se rencontre guère que le bruit de soufflet ne soit en même temps extrêmement intense.

Dans un grand nombre de cas où existe le bruit de soufflet à un degré un peu marqué dans quelques artères, le pouls des artères radiales présente un frémissement particulier, une sorte de vibration tout-à-fait analogue à celle qu'offre une corde mé_tallique tendue, lorsqu'on la touche du bout du doigt après l'avoir pincée légèrement. Ce caractère du pouls est probablement celui que Corvisart a rencontré dans les cas d'ossification des valvules mitrales où le frémissement cataire existe à la région du cœur ; il semblerait n'être qu'un diminutif de ce dernier phénomène. Cependant, je l'ai rencontré le plus souvent chez des sujets qui présentaient le bruit de soufflet dans quelques artères, et nulle part le frémissement cataire. Je l'ai rencontré plus rarement chez des sujets qui présentaient, outre le bruit de soufflet, le frémissement cataire soit dans le cœur, soit dans quelque artère. Je l'ai quelquefois trouvé chez des sujets qui ne présentaient nulle part ni l'un ni l'autre phénomène; mais alors je suis presque toujours parvenu à développer le bruit de soufflet dans les artères brachiale ou crurale par *la pression intermittente* (*V.* pag. 94), et dans les sous-clavières ou dans les carotides, en faisant marcher le malade un peu rapidement pendant quelques instans, en le faisant tousser ou inspirer fortement.

Il me semble, en conséquence, que ces trois phénomènes, le bruit de soufflet, le frémissement cataire, et le pouls frémissant, sont dus à des modifications diverses, quoique analogues, de l'action des artères et du cœur, et que l'un ne peut être regardé comme un degré plus ou moins intense de l'autre.

Quelquefois, le bruit de soufflet étant continu ou intermittent dans le cœur ou dans quelque artère, le pouls n'est *frémissant* qu'à de longs intervalles et pendant une ou deux diastoles seulement : mais, dans ces cas, j'ai trouvé quelquefois le frémissement si distinct, si bien lié avec le flot sanguin, qu'il semblait se passer dans le sang lui-même, et justifier l'opinion de Tréviranus, qui, comme on sait, admet une action propre dans le sang.

Le bruit de soufflet peut exister au plus haut degré avec ou sans frémissement cataire, soit dans les artères, soit même dans le cœur, sans qu'il y ait en même temps augmentation de leur force d'impulsion. Mais quand ces deux circonstances se trouvent réunies, ce qui arrive fréquemment, l'état d'agitation que nous avons décrit ci-dessus est beaucoup plus marqué.

Traitement des affections nerveuses des artères. —Dans l'impulsion artérielle augmentée, la saignée est parfaitement indiquée, et souvent même on ne peut obtenir de soulagement qu'en y revenant plusieurs fois de suite, et tirant à chaque fois une assez grande quantité de sang. On doit être plus réservé sur l'emploi de ce moyen, quand il n'existe qu'un bruit de soufflet sans augmentation de la force d'impulsion ; les bains tièdes, et surtout les bains d'ondées, donnés à l'aide d'un arrosoir et à une température telle que le malade finisse par éprouver l'impression du frais et même du froid léger, sont également utiles dans l'un et dans l'autre cas, et c'est même le moyen qui m'a le plus habituellement réussi. J'ai obtenu quelquefois des succès de l'application de l'aimant, lorsque le bruit de soufflet était borné au cœur ou à l'aorte, mais moins souvent que dans l'*angina pectoris*. Les infusions de digitale et de laurier-cerise ne m'ont paru être que d'une utilité médiocre. Dans les cas de bruit de soufflet simple, sans impulsion augmentée, et principalement chez les sujets pâles et cachectiques, les ferrugineux, les gommes fétides et le castoréum m'ont quelquefois été plus utiles. Une diète modérée et l'abstinence de toute espèce de stimulant doivent, dans tous les cas, seconder les effets du traitement.

APPENDICE.

APPLICATION DE L'AUSCULTATION

A PLUSIEURS CAS ÉTRANGERS AUX MALADIES DE LA
POITRINE.

ARTICLE PREMIER.

*Application de l'Auscultation à l'étude des
phénomènes de la grossesse.*

Je n'avais pas songé à appliquer l'auscultation à l'é-
tude des phénomènes de la grossesse. Cette heureuse
idée est due à mon compatriote et ami M. le docteur
de Kergaradec, qui, s'occupant à vérifier les faits
contenus dans la première édition de cet ouvrage,
voulut étudier, à l'aide de l'auscultation, les mouvemens exécutés par le fœtus dans le sein de la mère.
Ses premières recherches furent faites sur une
femme qui touchait au terme de sa grossesse. Il obtint pour résultat la connaissance de deux phénomènes qui peuvent être regardés aujourd'hui comme
les signes les plus certains de la grossesse : l'un est
le battement du cœur du fœtus ; l'autre, désigné par
M. de Kergaradec sous le nom de *battement simple
avec souffle* ou de *bruit placentaire,* parce qu'il en
place le siége dans le placenta ou dans la partie de la

matrice où il s'implante, est évidemment un battement artériel avec bruit de soufflet (1).

Les battemens du cœur du fœtus se reconnaissent à des pulsations doubles semblables à celles du cœur de l'adulte, mais beaucoup plus rapides, et dont la fréquence est ordinairement double de celle du pouls de la mère. Ces pulsations s'entendent distinctement dès le sixième mois et quelquefois même un peu plus tôt. Le lieu où elles se font entendre varie suivant la position de l'enfant, et est ordinairement assez étendu. Assez souvent cette étendue est de près d'un pied de long sur trois à quatre pouces de large; mais il est toujours facile de juger le point précis d'où elles partent, à l'intensité du bruit qui, augmente ou diminue, suivant que l'on s'éloigne ou que l'on se rapproche de ce point. Il est probable que l'étendue de la surface abdominale de la mère où l'on entend les battemens du cœur du fœtus doit être d'autant plus grande que le fœtus se trouve plus rapproché de ses membranes, et par conséquent qu'il y a moins d'eau dans l'amnios.

Quelquefois on cesse d'entendre ce bruit pendant des heures et même pendant des jours entiers, ce qui peut dépendre de la faiblesse plus grande des battemens du cœur, mais ce qui dépend probablement plus souvent encore de ce que le fœtus se trouve momentanément éloigné des membranes et ne leur touche par aucun point de son dos; car,

---

(1) *Mémoire sur l'Auscultation appliquée à l'étude de la grossesse,* par M. Le Jumeau de Kergaradec, D.-M.-P. Paris 1822.

pour le bien entendre, il faut nécessairement que le tronc du fœtus, les membranes, l'utérus et les parois abdominales de la mère se touchent immédiatement. Une anse d'intestin placée entre ces dernières et le corps de l'utérus suffit pour empêcher de l'entendre, et les eaux, comme ayant la propriété conductrice du son à un moindre degré que les solides, doivent être également un obstacle quand elles se trouvent interposées en trop grande quantité entre les membranes et le tronc du fœtus.

Ce signe est du nombre de ceux dont on ne peut révoquer en doute la certitude, et qui ne peuvent être simulés par rien; car quoique l'on entende quelquefois le cœur de la mère en appliquant le stéthoscope sur l'épigastre, les flancs ou les lombes, l'extrême différence de fréquence qui existe entre les battemens du cœur de la mère et ceux du cœur de l'enfant, empêche que l'erreur soit possible à cet égard (1).

____

(1) M. Mayor, chirurgien distingué de Genève, a entendu les battemens du cœur du fœtus avant l'époque à laquelle M. de Kergaradec a commencé ses recherches; c'est ce qui résulte de la note suivante, insérée dans la *Bibliothèque universelle*, faisant suite à la *Revue Britannique*, t. ix, novembre 1818, *Genève*. (Il s'agit du rapport fait à l'Institut par M. Percy sur l'*Auscultation médiate*). «Cette observation nous en rappelle une de M. Mayor, habile chirurgien à Genève, qui nous a semblé très-intéressante dans ses rapports avec l'art des accouchemens et avec la médecine légale. Il a découvert qu'on peut reconnaître avec certitude si un enfant est arrivé à peu près à terme, est vivant ou non, en appliquant l'o-

L'agitation de la circulation chez la mère n'influe pas, constamment au moins, sur l'état des battemens du cœur chez l'enfant, et *vice versâ*. M. de Kergaradec a remarqué une fois entre autres que pendant qu'il examinait les battemens du cœur du fœtus, ils acquirent tout-à-coup une vitesse telle qu'il ne lui fut plus possible de les compter. La mère était dans un état très calme, et son pouls n'offrait aucune accélération. Au bout de quelques instans, les pulsations fœtales reprirent leur fréquence accoutumée, qui varie de cent vingt à cent soixante. Il m'est arrivé à moi-même de sentir le cœur du fœtus prendre tout-à-coup une énergie extraordinaire; le bruit devint presque égal à celui du cœur d'un adulte sain, mais sans impulsion et sans altération notable dans le rhythme ou la fréquence des battemens. Ce phénomène ne dura que quelques secondes. La mère n'éprouva rien qui annonçât une émotion quelconque.

Le second phénomène découvert par M. de Kergaradec, et désigné par lui sous le nom de *pulsations avec souffle*, est évidemment une pulsation artérielle tout-à-fait isochrone au pouls de la mère, et avec bruit de soufflet. Cette pulsation n'est point

---

« reille sur le ventre de la mère : si l'enfant est vivant, on « entend fort bien les battemens de son cœur, et on les distin- « gue facilement de ceux du pouls de la mère (R.). » Cette note est du rédacteur. Il ne me paraît pas, au reste, que M. Mayor ait poussé plus loin son observation, puisqu'il n'a rien fait connaître à cet égard depuis la publication du Mémoire de M. de Kergaradec. (*Note de l'auteur.*)

accompagnée de la sensation du choc ; on l'entend seulement, et elle paraît trop profondément située pour qu'on puisse la sentir. Le point où elle se fait entendre est immuable, mais il varie chez chaque individu, et l'étendue des parois abdominales dans laquelle on peut entendre ces pulsations est ordinairement moindre que celle où il est possible d'entendre le cœur du fœtus. Le plus souvent elle n'est que de trois à quatre pouces carrés ; mais quelquefois ces battemens se font entendre dans un espace qu'on ne couvrirait pas avec la main. Dans une visite faite à l'hôpital de la Maternité avec MM. de Kergaradec et de Lens, nous les avons trouvées chez un sujet dans presque tout le flanc droit et les lombes du même côté ; mais dans ces cas même, on sent parfaitement que ces pulsations n'occupent qu'un point très-circonscrit, et le bruit diminue à mesure qu'on s'en éloigne.

Ces pulsations m'ont présenté toutes les variétés du bruit de soufflet, excepté le sifflement, sur deux ou trois tons divers ; mais je l'ai trouvé fréquemment sibilant, particulièrement vers le quatrième mois, époque à laquelle on commence ordinairement à l'entendre. Dès que le fond de l'utérus se trouve avoir dépassé le niveau du détroit, et peut être mis en contact avec les parois abdominales à l'aide de la pression exercée par l'extrémité du stéthoscope, on entend ce bruit très-distinctement, et peut-être même plus fortement qu'à la fin de la grossesse. A cette même époque, ce bruit m'a présenté quelquefois un caractère que je n'ai pas trouvé à une époque plus avancée : il semble que le coup de soufflet, un peu sibilant, retentisse dans une bouteille vide. Plus tard le bruit de soufflet est presque toujours sourd, très-diffus, et ne donne nullement la sensation du calibre artériel.

D'après les premières observations de M. de Kergaradec et celles qui ont été faites depuis, il paraît que ce bruit a constamment lieu au point d'insertion du placenta, et, par cette raison, M. de Kergaradec le désigne aussi sous le nom de *bruit placentaire*. Ce fait demande d'autant plus à être vérifié, que la connaissance du point précis où est implanté le placenta peut devenir, dans bien des cas, d'une grande utilité pratique.

Le bruit de soufflet se fait entendre ordinairement dans le côté opposé à celui où l'on entend le cœur du fœtus ; mais cela n'est pas constant : j'ai entendu très-fréquemment les deux bruits du même côté, et, dans une circonstance, M. de Kergaradec et moi avons entendu le bruit du cœur du fœtus derrière le bruit de soufflet, qui avait lieu à la partie antérieure de l'hypogastre, de sorte qu'il est probable que le placenta était implanté sur la partie antérieure de la matrice.

Au reste, je ne pense pas que ce bruit puisse se faire dans le placenta lui-même, quoiqu'on ne sente que très-rarement le calibre artériel. Il est évident, pour quiconque a entendu le *bruit de soufflet* dans les carotides et la brachiale, que les *pulsations* avec souffle sont un phénomène identique, et qui doit se passer aussi dans une artère d'un certain volume ; et on ne peut, par conséquent, balancer qu'entre l'hypogastrique, l'iliaque primitive et les artères

utérines. Il me paraît certain que les deux premières ne peuvent être le siége du phénomène; car, si
cela était, il existerait des deux côtés de l'utérus à
la fois; ou tantôt d'un côté, tantôt de l'autre, chez
le même individu; on pourrait même le déterminer
d'un côté ou de l'autre en variant la position du sujet, et amenant la pression tantôt sur l'artère du
côté gauche, tantôt sur celle du côté droit, et tout
cela n'est pas. Si toutes les artères utérines pouvaient indifféremment donner le bruit de soufflet,
on le sentirait dans des points divers et dans plusieurs à la fois, et probablement même on sentirait
distinctement le calibre de l'artère *soufflante*. Ce
qui me semble le plus probable, c'est que le bruit
est donné par la branche artérielle qui sert principalement à la nutrition du placenta. Quoi qu'il en
soit, le fait suivant peut servir à prouver que le phénomène dont il s'agit est lié à l'existence et aux fonctions de ce corps. Je fis part des premières commu-
nications que m'avait faites M. de Kergaradec à l'un
de nos amis communs, M. le docteur Ollivry, médecin à Quimper, qui a de fréquentes occasions de
se livrer à la pratique des accouchemens. Quelque
temps après, il me répondit ce qui suit : « J'ai re-
« connu bien positivement sur quatre femmes la
« vérité des observations que vous m'avez commu-
« niquées. Je me suis assuré, en introduisant la main
« dans la matrice immédiatement après la sortie de
« l'enfant, que le point où j'avais entendu les pul-
« sations avec souffle avant l'accouchement, cor-
« respondait exactement à celui où le placenta était
« implanté. Je suis tellement convaincu de cette vé-

« rité, que je ne répéterai plus cette recherche, qui
« est assez pénible pour la nouvelle accouchée. S'il
« vous fallait une nouvelle preuve à l'appui de l'o-
« pinion que vous m'avez manifestée relativement
« à la cause qui produit ce bruit de soufflet, vous
« la trouveriez comme moi dans sa cessation *à l'in-*
« *stant même où l'on coupe le cordon ombilical.* »

Ce dernier fait me paraît tout-à-fait décisif, et en
supposant même qu'on ne puisse par la suite parvenir à déterminer d'une manière plus positive le
siége des pulsations avec souffle, il est certain qu'elles partent de la région où est implanté le placenta,
et qu'elles sont liées à son action. Elles seront donc
toujours bien nommées *pulsations placentaires.*

Le bruit placentaire n'est pas continuel ; il est des
jours où on a beaucoup de peine à le trouver. Sans
doute l'interposition d'une anse intestinale entre l'u-
térus et les parois de l'abdomen peut quelquefois en
rendre la perception impossible ; mais souvent on
l'entend cesser et reparaître sous le stéthoscope sans
que l'instrument ait été déplacé. Ce fait rentre, au
reste, dans l'analogie du bruit de soufflet artériel,
et confirme ce que nous avons dit de sa nature spasmodique.

Une autre analogie non moins remarquable et
propre également à confirmer ce que nous venons
de dire sur le siége des *pulsations avec souffle,* c'est
que les battemens des sous-clavières, qui dans l'état
naturel ne s'entendent point au-dessous des clavicules, deviennent très-sensibles quand ces artères
donnent le bruit de soufflet.

Dans le cas d'une grossesse double ou multiple, il

est évident que l'on entendrait deux cœurs , et même deux pulsations placentaires dans des points différens de l'utérus. Après la sortie d'un premier fœtus , on pourra également reconnaître qu'il en existe un second. Déjà, depuis la publication du mémoire de M. de Kergaradec, je sais qu'une grossesse double a été reconnue à l'aide du stéthoscope quelques jours avant l'accouchement.

Outre l'avantage de pouvoir déterminer d'une manière assez rigoureuse la position du placenta, il est très-probable, ainsi que l'a pensé M. de Kergaradec, que l'auscultation pourra donner quelques notions sur la position du fœtus avant même que la dilatation du col de l'utérus existe. A raison de la courbure du fœtus enfermé dans ses membranes, il est évident que le dos est de toutes les parties de son corps celle dont le contact avec les parois utérines doit rendre plus facile la transmission des battemens de son cœur ; et par conséquent, lorsque ce bruit est clair et facile à percevoir, on en doit conclure que le dos du fœtus se trouve immédiatement sous le stéthoscope. Si ce bruit est faible, on doit penser qu'on est à quelque distance du dos, et souvent même on distingue si le cœur est un peu à droite ou à gauche du point où l'on ausculte.

On peut aussi espérer que l'auscultation jettera quelque lumière sur les grossesses extra-utérines; mais je n'ai encore aucun fait à l'appui de cette opinion.

L'étude des phénomènes dont nous venons de parler dans cet article demande incomparablement plus d'attention que celle de tous ceux que présentent les maladies de la poitrine. Ces bruits étant très-faibles, il faut qu'un grand silence se fasse autour de l'observateur. Il faut quelquefois donner beaucoup de temps à l'observation, et y revenir à plusieurs reprises , puisque les phénomènes sont intermittens; il faut surtout se bien exercer à distinguer les bruits que l'on cherche, de quelques autres qui pourraient donner lieu à erreur, et particulièrement du bruit du cœur de la mère , d'un bruit sourd analogue à celui que produit le dégagement d'un gaz à travers un liquide un peu épais, et qui est dû à l'action péristaltique des intestins sur les vents qu'ils contiennent; et enfin du bruit de contraction donné par les muscles de l'observateur, et qui est à peu près inévitable, parce qu'il est nécessaire d'employer une certaine force pour maintenir le stéthoscope appliqué de manière à ce qu'il fasse corps avec les parois abdominales et l'utérus. Si l'on applique immédiatement l'oreille, ce bruit est plus intense encore, parce qu'il faut une plus grande force.

ARTICLE II.

Application de l'Auscultation au diagnostic des fractures, des calculs de la vessie, des abcès du foie, des maladies de la caisse du tympan, etc.

J'avais pensé depuis long-temps que l'auscultation pouvait s'appliquer utilement à divers cas chirurgicaux, et particulièrement au diagnostic des calculs de la vessie et des fractures douteuses; je n'avais pu, faute d'occasions, et entraîné d'ailleurs par des occupations toutes différentes, faire aucune recherche suivie à ce sujet. M. le docteur Lisfranc a publié dernièrement une belle suite d'observations et d'expériences qui ne laissent plus aucun doute à ce sujet, et qui déterminent d'une manière exacte les signes auxquels on peut reconnaître les cas de ce genre qui paraîtraient douteux (1). Nous allons exposer, d'après le Mémoire de M. Lisfranc, ces signes, que nous avons nous-mêmes vérifiés en partie.

§ Ier. *Application de l'Auscultation au diagnostic des fractures.*

Le stéthoscope, appliqué sur le lieu d'une fracture, produit, sous l'influence du plus léger mouvement que l'on imprime au membre, une crépitation plus manifeste que ne l'est à l'oreille nue celle que l'on obtient par les mouvemens les plus étendus. Souvent même la légère pression que l'oreille imprime au stéthoscope suffit pour la déterminer; et, sous ce seul rapport, l'usage du stéthoscope aurait déjà un grand avantage sur l'exploration par la main, puisqu'elle évite aux malades des douleurs souvent très-vives.

La crépitation fournie par les fragmens des os compactes donne un bruit éclatant, et qui a de l'analogie avec celui que produit un morceau de bois que l'on rompt sur le genou; elle est accompagnée d'une sensation d'âpreté qui fatigue l'oreille.

---

(1) *Mémoire sur de nouvelles applications du stéthoscope*, par J. Lisfranc, membre titulaire de l'Acad. royale de Méd. , etc.

La crépitation des fragmens des os spongieux est plus sourde, et donne la sensation de l'action d'une lime sur ces os; de temps en temps seulement on entend quelques sons plus éclatans, et analogues à ceux de la crépitation des os compactes, mais moins bruyans.

Le bruit de la crépitation n'est nulle part plus fort qu'au lieu même de la fracture : il diminue à mesure qu'on s'en éloigne; mais il peut être entendu à une grande distance lorsque la fracture intéresse la substance compacte d'un os long. La crépitation, dans les fractures du fémur surtout, peut être entendue jusque sur le crâne. La détermination du lieu précis de la fracture devient, d'après ce qui précède, très-facile à faire, d'autant que le bruit perçu est accompagné de la sensation du point plus ou moins éloigné où il se fait.

La crépitation des fractures obliques est plus forte que celle des fractures transversales; mais s'il y a chevauchement, elle devient quelquefois plus obscure, et alors une oreille peu exercée ne l'entendrait peut-être distinctement qu'à l'aide d'une extension et d'une contre-extension légères.

Si la fracture est comminutive, le stéthoscope donne distinctement la sensation de plusieurs esquilles séparées.

En général, plus on appliquera l'auscultation à des objets divers, et plus on trouvera que le tact de l'oreille a, dans une multitude de cas, une délicatesse tout-à-fait surprenante. Nous avons déjà vu que, réuni à l'ouïe, il donne dans plusieurs maladies des organes thoraciques les sensations d'humidité et de sécheresse , de forme et d'étendue. J'ai distingué , dans des fractures faites sur des lapins, la forme pointue ou obtuse, et la comminution , lorsque la main , à raison de l'épaisseur des parties molles, ne reconnaissait ces circonstances que d'une manière obscure et douteuse.

Lorsque des liquides sont épanchés autour des fragmens , il se joint à la crépitation un gargouillement que M. Lisfranc compare à celui que produit le pied dans un soulier plein d'eau. Quand la fracture est compliquée d'une plaie des parties molles qui pénètre jusqu'au lieu même où elle existe , à la crépitation se joint un bruit de souffle analogue à celui que font entendre des inspirations et des expirations fortes, la bouche restant toujours largement ouverte.

Il est impossible de confondre la crépitation des fractures avec la sensation fournie par les surfaces articulaires déplacées dans une luxation : cette sensation est sourde et obscure ; c'est celle de deux surfaces polies et humides glissant l'une sur l'autre.

Il suit de ce que nous venons de dire qu'au moyen du stéthoscope , on peut reconnaître facilement, et sans occasioner de douleur aux malades , toutes les fractures, et même celles dont l'existence, habituellement difficile à constater, reste quelquefois douteuse, même après la guérison, pour les plus habiles chirurgiens, et particulièrement les fractures du col et des condyles du fémur ; celles du péroné, surtout à sa partie inférieure ; celle de la malléole interne ; les fractures longitudinales et obliques de la rotule ; celles des os du bassin ; celles du radius et du cubitus, lorsqu'un seul de ces os est cassé ; celles du col de l'humérus et des condyles de cet os ; celles de l'extrémité acromienne de la clavicule ; celles de l'omoplate et des côtes ; celles de la colonne vertébrale ; enfin, les fractures accompagnées d'un gonflement considérable des parties molles environnantes, comme sont surtout celles qui ont lieu dans le voisinage des articulations. Dans tous ces cas, le stéthoscope, appliqué sur le lieu même de la fracture, fera entendre la crépitation à l'aide du plus léger mouvement imprimé au membre fracturé, et le plus souvent même par la simple pression que demande l'application exacte de l'instrument. Lorsqu'une grande épaisseur de parties molles, augmentée encore par le gonflement inflammatoire, rendra le signe plus obscur, on appliquera le stéthoscope sur le point de l'os fracturé le plus voisin de la peau, ou même sur l'un des os qui s'articulent avec lui, la crépitation, comme tous les sons, se propageant mieux à travers des corps un peu denses, tels que des os, qu'à travers des corps mollasses comme les muscles et le tissu cellulaire : ainsi, pour la fracture du col du fémur, on fera bien d'appliquer le stéthoscope sur le grand trochanter, ou sur la crête de l'os des îles.

§ II. *Application de l'Auscultation au diagnostic des calculs de la vessie.*

Le cathétérisme est, sans contredit, un excellent moyen de constater l'existence d'un calcul dans la vessie : cependant la sensation que donne le choc du cathéter contre la pierre est quelquefois douteuse ; il n'est arrivé que trop souvent aux plus habiles chirurgiens de tailler des malades qui n'avaient pas la pierre ; et il est peu d'années que ce malheur n'arrive encore dans quelqu'une des capitales de l'Europe. On peut affirmer qu'il n'arrivera plus, au moins aux chirurgiens qui, dans les cas douteux, ne se décideront à opérer qu'après avoir exploré à l'aide du stéthoscope.

Lorsque la vessie contient un calcul, si l'on applique le stéthoscope sur le sacrum ou sur le pubis, pendant qu'un aide promène le cathéter dans la vessie, on entendra le choc de cet instrument sur le calcul beaucoup plus fortement et plus distinctement qu'on ne le fait à distance et à l'oreille nue, et, dans les cas les plus obscurs, la sensation en sera tout aussi évidente que le serait en plein air le bruit donné par un coup beaucoup plus fort, porté avec la sonde sur une pierre.

Si, au contraire, la vessie ne contient point de calcul, lorsque l'urine qui y est contenue sera presque entièrement écoulée, on entendra un gargouillement analogue à celui que produit la salive poussée rapidement entre les dents, la bouche étant fermée. Lorsque la vessie est entièrement vide, les mouvemens réguliers que l'on imprime au cathéter font entendre un bruit qui porte avec lui la sensation du jeu d'une pompe foulante et aspirante. Ces derniers bruits sont sans doute dus à la présence d'une certaine quantité d'air introduite en même temps que le cathéter.

On sait que le célèbre Desault a été trompé lui-même par une tumeur fongueuse de la vessie qu'il prit pour un calcul. M. Lisfranc a voulu vérifier si une production de ce genre pourrait en imposer à l'oreille armée du stéthoscope : il a placé en conséquence dans la vessie des morceaux de muscles et d'autres tissus mous, et il n'a entendu que ce que l'on entend quand la vessie est vide ou ne contient que très peu d'urine.

Il est une multitude d'autres cas où l'obscurité de la sensation fournie par le choc de la sonde peut cesser à l'aide du stéthoscope appliqué au voisinage du point où on la dirige, et entre autres les corps étrangers introduits dans l'oreille, les fosses nasales, le pharynx, l'œsophage, le rectum, les plaies, et celles d'armes à feu surtout. Je ne doute pas que les bruits différens donnés par le choc de la sonde contre une balle, une pointe d'épée, un éclat d'obus, placés profondément auprès d'un os, ou implantés dans sa substance, ne fassent reconnaître ces corps étrangers beaucoup plus facilement que la sensation transmise à la main par la sonde. Il en doit être de même dans les cas de nécrose et de carie, et, en général, dans tous les cas où la sensation donnée par la sonde laissera encore dans le doute. Si l'on touche ou non une surface osseuse, ou un corps étranger plus dur ou plus mou qu'un os, le stéthoscope appliqué le plus près possible du point frappé, ou sur l'os le plus voisin, donnera une conviction beaucoup plus pleine.

Je pense que les injections que l'on a coutume de faire dans les plaies fistuleuses pourraient quelquefois fournir un nouveau moyen d'exploration propre à faire connaître, plus complètement que la sonde, l'étendue et la situation des clapiers et des trajets fistuleux. En effet, une certaine quantité d'air pénètre nécessairement avec l'injection, et il serait facile de l'augmenter en injectant de l'air après avoir injecté de l'eau : le gargouillement qui en résulterait serait tout-à-fait analogue au râle caverneux, qui, comme je l'ai déjà dit, indique l'étendue des excavations ulcéreuses du poumon.

§ III. *Application de l'Auscultation au diagnostic des abcès du foie.*

Je pense que l'application du stéthoscope pourra encore faire reconnaître les abcès du foie, et les kystes hydatiques formés dans ce viscère, lorsqu'ils viendront à s'ouvrir, soit dans l'estomac ou les intestins, soit dans le poumon, comme on en a vu quelques exemples. Dans les deux premiers cas, en pressant l'abdomen dans la portion molle de l'hypocondre droit, on obtiendra probablement un gargouillement manifeste dû à l'introduction des gaz intestinaux dans l'excavation du foie. Dans le dernier, c'est-à-dire, dans le cas de communication fistuleuse de l'abcès du foie avec les bronches, je ne doute pas que l'on n'obtienne la toux et la respiration caverneuse, le râle de même nature, peut-être même la transmission de la voix à travers le tube du stéthoscope, et, si l'excavation était très vaste, le tintement métallique.

§ IV. *Application de l'Auscultation au diagnostic des maladies de la caisse du tympan, de la trompe d'Eustache, et des sinus des fosses nasales.*

Je n'ai songé que depuis l'année dernière à cette application, qui, je le pense, pourra donner quelques résultats utiles. J'ai seulement constaté les faits suivans : si l'on applique sur la base de l'apophyse mastoïde le stéthoscope garni de son obturateur, ou, mieux encore, muni d'un obturateur d'un demi-pouce seulement de diamètre à son extrémité, qui doit être creusée en forme de pavillon, et si l'on recommande en même temps à la personne sur laquelle on fait cette expérience de boucher avec le doigt la narine du côté opposé, et de souffler un peu fortement par celle qui reste libre, on entend distinctement un souffle qui indique la pénétration de l'air dans les cellules mastoïdiennes.

S'il se trouve un peu de mucosité dans la trompe d'Eustache, ou dans la caisse du tambour, on entend un gargouillement fort analogue au râle muqueux, et l'on distingue facilement s'il est dans la trompe d'Eustache, dans la caisse ou dans les cellules mastoïdiennes. Ce phénomène s'observe fréquemment chez les personnes attaquées d'un coryza, même léger ; il n'est pas toujours accompagné de dureté de l'ouïe.

Si la mucosité vient à obstruer complètement la trompe, on n'entend plus rien jusqu'au moment où elle se débouche par les efforts indiqués ci-dessus.

L'inspiration très-forte faite par le nez remue également la masse d'air contenue dans les sinus des fosses nasales et dans les cavités de l'oreille, et fait entendre un bruit fort semblable à celui de la respiration bronchique.

Lorsque l'on applique le stéthoscope sur l'apophyse mastoïde, le conduit auditif externe, les bosses sourcilières, les os maxillaires supérieurs ou le nez d'un homme sain, et qu'on le fait parler, on entend retentir la voix à peu près comme elle le fait dans la trachée, mais avec beaucoup moins de force. Quelquefois cependant elle traverse évidemment le stéthoscope. Cette résonnance, qu'on pourrait appeler *rhinophonie*, puisqu'elle est due au retentissement de la voix dans les fosses nasales et dans la partie de l'oreille interne qui est en communication avec elles, s'entend plus ou moins sur toute l'étendue du crâne, et cela se conçoit d'autant plus facilement que la substance cérébrale est assez compacte pour être un bon conducteur du son.

De ces faits, on peut conclure que l'auscultation deviendra un moyen sûr de reconnaître l'oblitération permanente de la trompe d'Eustache, et servira à déterminer les cas dans lesquels on peut tenter, pour remédier à la surdité, soit de faire des injections dans ce conduit, soit de perforer le tympan suivant la méthode d'Eli, renouvelée par Astley Cooper (1). Le même moyen d'exploration pourra

---

(1) Le passage suivant d'une lettre écrite à Haller prouve qu'Eli, chirurgien de Paris, mort vers le milieu du dernier siècle, est le premier qui ait eu l'idée de cette opération, et qui l'ait exécutée : *Est Lutetiæ homo quidam* Eli *dictus, qui*

s'appliquer sans doute à l'étude de diverses autres affections de l'oreille interne, et particulièrement des suppurations catarrhales et ulcéreuses qui y ont leur siége.

J'ai exploré l'oreille d'une dame âgée d'environ quarante-cinq ans, dans un moment où elle éprouvait un *tintouin* auquel elle est sujette depuis plusieurs années : je n'ai absolument rien entendu. L'air circulait avec la plus grande liberté dans la caisse du tympan, la trompe d'Eustache et les cellules mastoïdiennes. Ce bruit semblerait par conséquent n'être qu'une illusion d'acoustique. Le *bourdonnement* d'oreille, exploré de la même manière, m'a paru dépendre d'une contraction spasmodique des muscles qui meuvent les osselets.

Le stéthoscope, appliqué sur les bosses sourcilières et à la racine du nez, fait entendre la pénétration de l'air dans les sinus frontaux et éthmoïdaux. En appliquant l'instrument sur l'arcade dentaire supérieure ou sur l'os de la pommette, on entend l'air pénétrer dans les sinus maxillaires. On doit par con-

---

surditatem curare audet, dummodò malum non à paralysi nervi septimi paris oriatur. En vero ejus methodum : tympanum exscindit et subpositium immittit. Fecit vero experimenta quædam, quæ satis benè ipsi cesserunt (Epistolæ ad Hallerum scriptæ). Les essais d'Eli fixèrent, à ce qu'il paraît, fort peu l'attention des chirurgiens de son temps ; car M. Tenon, mort il y a peu d'années, doyen d'âge des chirurgiens de Paris, et que j'ai interrogé à ce sujet, n'en avait conservé aucun souvenir, quoiqu'il eût connu personnellement Eli. (*Note de l'auteur.*)

séquent penser que le sthétoscope donnera des signes utiles de plusieurs maladies de ces cavités, et particulièrement des collections muqueuses ou purulentes qui s'y forment. Je ne doute pas que les mouvemens des larves de l'œstre, qui pénètrent si souvent dans les fosses nasales des chevaux et des bêtes à cornes, ne produisent des bruits propres à faire reconnaître leur présence.

Il est une multitude d'autres cas particuliers où l'auscultation, seule ou aidée de quelque autre méthode d'exploration, telle que la pression ou l'action de la sonde, pourra fournir des données utiles : ainsi l'emphysème commençant et profond se reconnaîtra beaucoup plus vite en pressant un peu fortement le stéthoscope sur la partie affectée, que par la simple pression des doigts. Dans les cas où cet accident est la suite d'une plaie pénétrante et fort oblique de la poitrine, on reconnaîtra aisément le point où l'air traverse les parois thoraciques ; il en sera de même dans le cas d'un abcès du poumon s'ouvrant à l'extérieur, etc.

§ V. *Application de l'Auscultation à la médecine vétérinaire, etc.*

J'espère que l'utilité de l'auscultation médiate ne se bornera pas à la médecine humaine, et que l'art vétérinaire pourra en tirer quelque parti. Je ne crois pas cependant qu'elle puisse jamais devenir aussi utile chez les animaux que chez l'homme. Outre les signes tirés de l'exploration de la voix, qui deviennent nuls chez les premiers, et que l'on ne pourra jamais remplacer qu'imparfaitement par ceux que

peuvent donner la toux, le hennissement, le mu-
gissement, etc., etc. d'autres obstacles s'opposeront
encore à ce qu'on puisse obtenir des résultats aussi
étendus que chez l'homme. Mes occupations ne
m'ont pas permis de faire beaucoup de recherches
de ce genre ; mais les premières que j'ai faites m'ont
montré tout de suite que, pour appliquer l'auscultation à l'art vétérinaire, il faudrait une étude toute
nouvelle et de longues observations comparatives
faites sur les animaux sains et malades. Voici les
principaux obstacles que j'ai rencontrés : 1° Chez
les grands quadrupèdes, tels que le cheval et le
bœuf, le cœur n'est pas facile à sentir, à cause de
la position gênante qu'il faut prendre pour le trouver,
et de la forme du sternum ; 2° chez le cheval, et
probablement chez tous les herbivores, la respiration
est si peu bruyante qu'on l'entend à peine, même
quand l'animal vient de courir. Je crois cependant
que, dans l'état de maladie, elle serait plus facile à
entendre dans les parties saines du poumon, dont
l'action se trouve, dans ce cas, doublée ou triplée ;
et j'ai même reconnu une péripneumonie chez une
vache, aussi facilement que j'eusse pu le faire chez
l'homme. Chez le chien, le chat, et probablement
chez tous les carnivores, la respiration est aussi facile à entendre que chez l'homme.

Malgré les inconvéniens que je viens d'indiquer,
je ne doute pas qu'à l'aide d'observations attentives
et suivies, on n'obtienne encore de l'auscultation
médiate beaucoup de résultats utiles à l'art vétérinaire, surtout en y joignant la percussion de la poitrine.

§. **VI.** *Application de l'Auscultation à l'éducation des sourds-muets.*

Il est encore un autre art aussi étranger à celui dont je viens de parler qu'à la médecine humaine, qui pourra peut-être retirer quelque avantage de l'auscultation médiate : c'est l'éducation des sourds-muets. M. Itard, médecin de l'institution des Sourds-Muets à Paris, a prouvé dans deux Mémoires lus, il y a quelques années, à la Société de la Faculté de Médecine de Paris (1), que la plupart des sourds-muets ne sont pas complètement sourds ; que beaucoup ne le sont qu'à un assez médiocre degré, et qu'une simple dureté de l'ouïe qui forcerait à peine un adulte, chez lequel elle surviendrait tout-à-coup, à prêter l'oreille plus attentivement, et à faire parler un peu haut, suffit lorsqu'elle est congénitale, ou lorsqu'elle est survenue dans les premières années et avant que l'enfant ait appris parfaitement à parler, pour produire le même effet que la surdité complète, c'est à dire le mutisme. M. Itard est parvenu, à force de soins et de patience, à rendre plus ou moins complètement l'ouïe et la parole à quelques-uns de ces sujets. Le procédé qu'il a employé consiste à faire peu à peu l'éducation de l'ouïe, en faisant entendre d'abord des sons très-forts ou aigus, puis des sons moins bruyans et d'une autre nature, et successivement la voix arti-

(1) *Bulletin de la Société de la Faculté de Médecine de Paris,* 1808, n° **v.**

culée. Une des expériences consignées dans cet ouvrage me paraît propre à rendre cette éducation plus facile, et à en abréger la durée. Je cherchais depuis quelque temps une occasion de faire quelques essais à cet égard, lorsqu'un sourd-muet entra à l'hôpital Necker, vers le commencement du mois de mai 1819, pour une indisposition assez légère. Cet homme, naturellement intelligent, a reçu pendant quelque temps les leçons de l'abbé Sicard, et écrit de manière à se faire bien comprendre. Comme presque tous les sourds-muets, il entend certains bruits très-forts, comme ceux d'un coup de canon ou de fusil, d'une cloche sonnée à peu de distance, etc. J'appliquai sur ma trachée l'une des extrémités du stéthoscope, et posant l'autre sur son oreille, je prononçai quelques mots. Il retira aussitôt la tête, se frotta l'oreille, et témoigna que ce qu'il avait entendu lui produisait la même sensation que plusieurs coups de fusil tirés coup sur coup. Je recommandai à un élève de répéter plusieurs fois l'expérience, et au bout de deux ou trois jours, il y était habitué, et n'en éprouvait plus de sensation désagréable. Je mis alors devant lui cinq objets différens : un morceau de *bois*, une *clef*, une pièce d'*argent*, une *plume* et des *ciseaux*; je lui en prononçai les noms à travers le stéthoscope appuyé sur ma trachée, pendant qu'un élève indiquait les objets, et je lui fis entendre par écrit que je désirais qu'il me les désignât, s'il trouvait quelque différence entre les *sons* de chacun d'eux. Je les lui fis désigner d'abord dans l'ordre où ils se trouvaient, puis dans l'ordre inverse, et enfin en les nommant dans un ordre variable. Au bout d'un quart d'heure, il distinguait parfaitement *bois*, et ne le confondait avec aucun autre mot; mais il se trompait souvent d'*argent* à *ciseaux* et de *clef* à *plume*. Le lendemain, les erreurs étaient moins fréquentes, et à la troisième leçon, elles étaient plus rares encore. Quoiqu'on ne puisse à proprement parler, tirer aucune conclusion d'un essai de cette nature, je n'ai pas cru devoir le taire; je pense qu'il suffit pour engager les hommes qui en auront le temps et l'occasion à répéter la même tentative d'une manière plus suivie, et particulièrement chez les sujets qui, par leur jeunesse et par la persistance d'un reste de la faculté d'entendre, peuvent donner plus d'espérance de succès.

J'emploie habituellement le même moyen pour me faire entendre des malades sourds que je rencontre à l'hôpital, et il équivaut à peu près à un cornet acoustique. Le même moyen peut être employé pour obtenir des réponses de certains malades plongés dans un coma que la surdité fébrile fait paraître plus profond qu'il ne l'est réellement.

RÉSUMÉ DES SIGNES STÉTHOSCOPIQUES EXPOSÉS DANS CE VOLUME.

I. *De l'exploration des battemens du cœur.*

1. L'exploration des battemens du cœur à l'aide du stéthoscope demande que cet instrument soit garni de son obturateur.

2. On doit distinguer, sous le rapport de l'exploration, deux régions précordiales, l'une *droite*, qui comprend l'espace couvert par le tiers inférieur du sternum ; l'autre *gauche*, qui correspond aux cartilages des quatrième, cinquième, sixième et septième côtes sternales. Les mouvemens des cavités gauches du cœur se font principalement sentir dans cette dernière, et ceux des cavités droites dans la première ; de telle sorte que, lorsqu'il y a maladie d'un seul côté du cœur, l'analyse des battemens de cet organe donne des résultats différens dans les deux régions.

3. Les battemens du cœur doivent être étudiés sous quatre rapports principaux : celui de l'*étendue* dans laquelle on peut les entendre à l'aide du stéthoscope, celui du *choc* ou de l'*impulsion* qu'ils communiquent à l'oreille de l'observateur, celui de la nature et de l'intensité du *bruit* qu'ils font entendre et celui de leur *rhythme* ou de leur ordre de succession.

4. *L'étendue des battemens du cœur* varie suivant l'âge et l'embonpoint du sujet, sa conformation, son énergie vitale, son état de calme ou d'agitation, et quelques autres circonstances qu'il importe d'apprécier dans l'analyse des battemens de cet organe.

5. Dans l'état sain, chez un homme d'un embonpoint médiocre, et dont le cœur est dans de bonnes proportions, les battemens de cet organe ne se font entendre que dans les régions précordiales (§ 2), et quelquefois, quand le sternum est court, dans l'épigastre. Chez les sujets très-gras, et chez lesquels on ne sent pas les battemens du cœur à la main, l'espace

dans lequel on peut les entendre à l'aide du stéthoscope se réduit quelquefois à une surface d'environ un pouce carré. Chez les sujets maigres, au contraire, chez ceux qui ont la poitrine étroite, chez les enfans, et surtout chez les enfans en bas âge, les battemens du cœur se font entendre sous la moitié ou les trois quarts inférieurs du sternum, quelquefois même sous la totalité de cet os, à la partie antérieure et supérieure gauche de la poitrine, et souvent, quoique moins sensiblement, sous la clavicule droite. Jusque là, l'augmentation de l'étendue des battemens du cœur n'a rien d'anormal, surtout lorsque ces battemens sont beaucoup moins sensibles sous les clavicules qu'à la région précordiale.

6. Lorsque l'étendue des battemens du cœur dépasse les limites naturelles, ces battemens se font successivement entendre : 1°. dans le côté gauche de la poitrine, depuis l'aisselle jusqu'à la région correspondant à l'estomac ; 2°. dans le côté droit, et dans le même espace ; 3°. dans la partie postérieure gauche de la poitrine ; 4°. enfin, mais rarement, dans la partie postérieure droite. L'intensité du son est progressivement moindre dans la succession indiquée.

7. L'augmentation insolite de l'étendue des battemens du cœur est en raison directe de la faiblesse et du peu d'épaisseur des parois de cet organe, et en raison inverse de leur force et de leur épaisseur. Elle dénote, en conséquence, une dilatation passive de cet organe.

8. Toutefois il ne faut pas oublier que des causes accidentelles peuvent augmenter momentanément l'étendue des battemens du cœur. Telles sont surtout l'agitation nerveuse, une fièvre un peu intense, l'hémoptysie, et en général tout ce qui augmente la fréquence du pouls. Telles sont encore l'hépatisation du poumon ou son induration par suite du développement de tubercules ou de quelque autre production accidentelle, l'existence d'excavations à parois fermes dans cet organe,

sa compression par un épanchement pleurétique, le pneumo-
thorax, la déformation de la poitrine par le rachitisme, etc.

9. *L'impulsion des battemens du cœur* est en raison inverse de l'étendue de ces mêmes battemens. Nulle ou presque
nulle dans l'état sain, et surtout chez les hommes qui ont un
peu d'embonpoint, elle augmente quand les parois du cœur
acquièrent plus d'épaisseur, et peut dans ce cas devenir assez
forte pour soulever d'une manière sensible la tête de l'observateur, et même pour produire un choc désagréable à l'oreille.
Elle diminue, au contraire, quand les parois du cœur perdent
de leur épaisseur, et finit ordinairement alors par devenir
tout-à-fait insensible, même quand le cœur bat avec le plus de
violence.

10. Une impulsion forte doit en conséquence être regardée
comme le signe principal de l'hypertrophie du cœur. L'absence
de toute impulsion caractérise, au contraire, la dilatation de
cet organe.

11. L'impulsion du cœur n'est ordinairement sensible qu'à
la région précordiale (§ 2) et tout au plus sous la moitié inférieure du sternum. Elle l'est dans l'épigastre chez les sujets
dont le sternum est court et le cœur un peu fort. Elle peut le
devenir sous les clavicules, dans le côté gauche du thorax, et
quelquefois même un peu dans le dos, quand le cœur a des
parois épaisses en même temps qu'il est dilaté.

12. L'impulsion du cœur est rendue sensible par le stéthoscope alors même que la main appliquée à la région précordiale ne sent absolument rien ; et, d'un autre côté, la main peut
faire sentir, chez des sujets grêles et impressionnables, des battemens du cœur que le stéthoscope démontre n'avoir aucune
force réelle d'impulsion.

13. L'impulsion du cœur diminue ou cesse presque entièrement, et même quand il y a hypertrophie, lorsqu'il survient
une dyspnée très-intense par suite d'une hépatisation du pou-

mon, d'un épanchement pleurétique , d'un œdème pulmonaire , de l'asthme ou d'une congestion quelconque du poumon. Les évacuations sanguines, la diarrhée, une diète sévère et long-temps continuée, et en général toutes les causes capables de produire l'affaiblissement de l'économie, déterminent le même effet.

14. La marche rapide, la course, l'action de monter, l'agitation nerveuse, les palpitations, la fièvre, augmentent au contraire l'impulsion du cœur, surtout lorsque cet organe a naturellement des parois fermes et un peu épaisses ; et à plus forte raison lorsque cette disposition est portée au point de constituer une véritable hypertrophie.

. 15. *Le bruit des battemens du cœur* résulte de deux sons successifs , que le stéthoscope fait entendre lors même que le cœur a le moins de force et de volume, et dont l'un, clair, brusque , analogue au claquement de la soupape d'un soufflet, paraît correspondre à la contraction des oreillettes , tandis que l'autre , plus sourd, plus prolongé , coïncide avec le battement du pouls ainsi qu'avec l'impulsion communiquée à l'oreille par le stéthoscope , et indique évidemment la contraction des ventricules.

16. Dans l'état naturel , le bruit des battemens du cœur ne s'entend nulle part aussi fortement qu'à la région précordiale; et il devient plus faible dans les divers points de la poitrine, suivant la progression indiquée précédemment (§ 6). Il est semblable et égal dans les deux régions précordiales. Celui des cavités droites s'entend sous le sternum , celui des cavités gauches sous les cartilages des côtes , et toute différence entre les deux côtés dénote un état pathologique (§ 2).

17. Le bruit des battemens du cœur est d'autant plus marqué, que les parois de l'organe sont plus minces, et son impulsion plus faible. Il diminue dans l'hypertrophie, de telle sorte que la contraction des ventricules ne produit quelquefois

qu'un choc sans bruit, et que le claquement de l'oreillette devient sourd et est à peine entendu. Il augmente, au contraire, dans la dilatation du cœur, de telle sorte que le son fourni par la contraction des ventricules se rapproche de celui dû à la contraction des oreillettes, et devient quelquefois aussi clair et aussi intense.

18. Le bruit des battemens du cœur, et particulièrement celui qui coincide avec la contraction des oreillettes, devient plus sourd et moins distinct, quand les bords antérieurs des poumons se prolongent au-devant du cœur, et le recouvrent entièrement. Le même effet paraît avoir lieu quand le cœur est affecté de ramollissement. Dans ces cas, le défaut d'impulsion montre que la diminution du bruit du cœur n'est pas due à l'hypertrophie de cet organe.

16. *Le rhythme des battemens du cœur* résulte de l'ordre dans lequel se contractent les diverses parties de cet organe, de la durée respective de ces contractions, de leur succession et de leurs rapports.

20. Dans l'état sain, et lorsqu'on ausculte les battemens du cœur en même temps que l'on touche le pouls, l'oreille est légèrement soulevée, au moment où l'artère vient frapper le doigt, par un mouvement du cœur isochrone à celui de l'artère, et accompagné d'un bruit un peu sourd ; c'est la contraction des ventricules. Immédiatement après, et sans aucun intervalle, on entend un bruit plus éclatant, plus court, que n'accompagne aucun mouvement sensible à l'oreille, qui semble borner le premier et l'interrompre brusquement, et qui résulte très-probablement de la contraction des oreillettes (1). Ce second

---

(1) En rapportant les opinions contradictoires émises sur les deux bruits du cœur par MM. Barry, Turner et Pigeaux (p. 48 et suiv. de ce volume), j'ai dit à tort que ce dernier plaçait le repos du cœur après la contraction des oreillettes, tandis qu'il aurait dû le placer après celle des ventricules,

bruit est immédiatement suivi d'un temps de repos très-court, mais bien marqué, après lequel on entend de nouveau les deux bruits se répéter dans l'ordre indiqué.

21. La durée respective des deux bruits du cœur et du repos qui les suit peut être déterminée assez exactement, en disant que, sur la durée totale d'une contraction complète du cœur, un tiers au plus, ou même un quart, est rempli par la contraction des oreillettes, un quart ou un peu moins par un repos absolu, et la moitié ou à peu près par la contraction des ventricules. Cette observation, quoique minutieuse, est facile à vérifier lorsqu'on ausculte pendant quelques minutes les battemens du cœur chez un homme sain et dont le pouls est rare ; car, lorsque le pouls est fréquent, le temps de repos est moins marqué, la durée des contractions des ventricules est moindre, et son isochronisme avec les battemens du cœur plus difficile à saisir.

22. Le rhythme des battemens du cœur s'altère quand cet organe est hypertrophié ou dilaté. Dans le premier cas, la contraction des ventricules est plus sourde, plus prolongée, et semble anticiper sur le temps de repos; la contraction des oreillettes, plus sourde aussi, est au contraire plus courte; et quand la maladie est portée à l'extrême, l'oreille ne perçoit qu'un soulèvement isochrone aux battemens du pouls, sans bruit distinct, ni temps de repos appréciable. Dans le second, la contraction des ventricules est plus courte, plus sonore,

---

à laquelle, selon lui, appartient le bruit clair du cœur. J'avais été induit en erreur par le journal dans lequel j'avais puisé mes notes. C'est en effet après la contraction des ventricules que M. Pigeaux place le repos du cœur. Les expériences sur lesquelles il se fonde d'ailleurs pour établir que les bruits du cœur sont dus au choc du sang sur les parois de cet organe n'ont paru rien moins que concluantes à M. Piorry, que l'Académie de Médecine avait chargé d'examiner le Mémoire de M. Pigeaux, et qui a pris la peine de les répéter. V. *Revue médicale.* Novembre 1830. (M. L.)

donne peu ou point d'impulsion, ressemble plus ou moins complètement à celle des oreillettes, est moins distinctement isochrone avec les battemens du pouls, et quelquefois même ne l'est plus du tout, pour peu que le pouls soit fréquent, ce qui a presque toujours lieu en pareil cas.

23. Le bruit et le rhythme des battemens du cœur sont sujets à des anomalies variées, et qui ne coïncident pas toujours avec un état de maladie réel. Les anomalies du bruit de cœur ont été désignées sous les noms de *bruit de soufflet*, *bruit de râpe*, *bruit de cuir neuf*, *frémissement cataire*, etc.; celles du rhythme sont connues depuis long-temps sous les noms de *palpitations*, d'*irrégularités* et d'*intermittences*.

24. *Le bruit de soufflet*, suffisamment caractérisé par son nom, peut accompagner la contraction des ventricules ou celle des oreillettes, ou même l'une et l'autre à la fois, et leur est lié de telle sorte qu'il remplace et fait disparaître entièrement le bruit qui leur est naturel. Il est plus commun toutefois de l'entendre pendant la contraction des ventricules seulement, très-souvent même il n'existe que dans l'un des ventricules. Il est rarement continu. Il cesse ou reparaît brusquement, et souvent sans cause appréciable autre qu'une légère émotion morale.

25. Le bruit de soufflet accompagne souvent aussi les battemens artériels, et est quelquefois alors *sibilant* ou même *musical*. On l'a entendu dans presque toutes les artères, et principalement dans les carotides et les sous-clavières, dans l'aorte ventrale, dans les crurales et dans les brachiales. Il est rare que les artères donnent le bruit de soufflet sans que le cœur ne le donne aussi ; il est assez commun, au contraire, que ce bruit existe à un haut degré dans le cœur sans que les artères présentent rien de semblable.

26. Le bruit de soufflet du cœur existe assez souvent chez les sujets atteints d'hypertrophie ou de dilatation, et très-sou-

vent dans les cas de rétrécissement des orifices de cet organe ; mais on le trouve plus fréquemment encore chez des personnes dont le cœur est parfaitement sain. Il en est de même du bruit de soufflet artériel : l'un et l'autre sont très-communs chez les hypochondriaques et les femmes hystériques, chez les sujets attaqués ou menacés d'hémorrhagies diverses, etc. Il est probable en conséquence que le bruit de soufflet, tant du cœur que des artères, est sous l'influence d'un trouble de l'innervation, ou peut-être d'une modification dans la masse ou les qualités du sang.

27. *Le bruit de râpe*, parfaitemeut semblable à celui que produit une râpe en agissant sur du bois un peu mou, ne se fait entendre que dans le cœur, et peut, comme le bruit de soufflet, accompagner soit la contraction des ventricules, soit celle des oreillettes ; il ne cesse plus, une fois qu'il est développé, et paraît se rattacher constamment à un rétrécissement de l'un des orifices du cœur. On peut, suivant qu'il accompagne la contraction des ventricules ou celle des oreillettes, et suivant qu'il est plus marqué sous le sternum ou sous les cartilages des côtes, déterminer exactement quel est l'orifice rétréci.

28. *Le bruit de cuir*, comparable à celui que fait entendre une selle neuve sous le cavalier, n'existe également que dans le cœur, et accompagne toujours la contraction des ventricules. Il paraît résulter du frottement qu'exercent l'un sur l'autre les deux feuillets du péricarde au moment où le cœur se porte en avant, et dénote que la surface interne de cette membrane séreuse est devenue rugueuse et inégale par suite de son inflammation ; du moins ne l'a-t-on entendu jusqu'ici que chez des sujets affectés de péricardite.

29. *Le frémissement cataire* est une sensation particulière que perçoit la main appliquée sur la région du cœur, et que l'on a comparée au frémissement qui accompagne le murmure

de satisfaction que font entendre les chats quand on les caresse. Ce phénomène accompagne constamment le bruit de râpe, et indique, comme lui, un obstacle mécanique apporté au cours du sang par le rétrécissement de quelqu'un des orifices du cœur. On observe aussi dans les artères qui présentent le bruit de soufflet quelque chose d'analogue au frémissement cataire ; mais ce phénomène est fugace, et paraît se rattacher, comme le bruit de soufflet, à un simple trouble de l'innervation.

30. Les battemens du cœur peuvent quelquefois être entendus *à distance*, sans qu'il soit besoin d'appliquer l'oreille médiatement ou immédiatement sur les parois de la poitrine. On a vu des sujets chez lesquels les battemens du cœur s'entendaient ainsi à quelques pouces, et même à un ou deux pieds de distance. Ce phénomène assez rare peut exister avec ou sans aucune affection du cœur ; il paraît se rattacher à une exhalation gazeuse dans le péricarde ou même dans l'estomac.

31. On désigne communément sous le nom de *palpitations* un battement du cœur sensible et incommode pour le malade, plus fréquent que dans l'état naturel, et quelquefois inégal sous le rapport de la fréquence et du développement. Dans beaucoup de cas, et particulièrement quand le cœur est affecté de dilatation, les palpitations consistent uniquement dans l'augmentation de fréquence des battemens du cœur. Quand, au contraire, le cœur a des parois épaisses, les palpitations consistent dans une augmentation de force et de fréquence à la fois des battemens du cœur. Celles qui se développent chez un homme sain d'ailleurs, par l'effet d'un exercice violent ou sous l'influence d'une affection morale, ont également ce double caractère. Il ne faut jamais, en conséquence, tirer de conclusion de l'analyse des battemens du cœur, que quand elle a été faite après un repos assez long, si le sujet a fait de l'exercice, ou dans l'état de calme le plus parfait, si on le sait réellement attaqué de maladie du cœur.

32. *Les irrégularités des battemens du cœur* sont ordinairement jointes aux palpitations, quoique cependant, et principalement chez les vieillards, elles puissent avoir lieu sans elles. Les irrégularités avec palpitations consistent le plus souvent dans des variations de fréquence de battemens du cœur. Tantôt alors cette fréquence varie à chaque instant; tantôt, au contraire, on n'entend que de loin en loin quelques pulsations plus rapides et plus brèves que les autres; quelquefois même on n'en perçoit qu'une seule, ce qui produit sur le pouls une sorte d'intermittence. Souvent aussi, les irrégularités résultent d'un changement dans la durée respective des contractions des oreillettes et des ventricules. C'est ordinairement la contraction des ventricules qui est plus longue ou plus courte qu'elle ne devrait être ; et, dans ce cas, la durée du repos du cœur est aussi augmentée ou diminuée. Il est très-rare d'observer une altération dans la durée de la contraction des oreillettes. Quelquefois cependant chaque contraction des ventricules est suivie de plusieurs contractions des oreillettes, rapides, brèves et comme convulsives, qui, réunies, n'occupent pas plus de temps qu'une contraction ordinaire. D'autres fois enfin l'une des contractions anticipe sur l'autre, et quelquefois même la masque entièrement. (§ 22).

33. *Les intermittences des battemens du cœur* accompagnent souvent aussi les palpitations. Elles sont toujours placées après la contraction des oreillettes, et résultent par conséquent d'une prolongation insolite du repos ordinaire du cœur. Leur durée est variable; elle égale tantôt celle d'une contraction complète du cœur, tantôt seulement le tiers ou la moitié. Leur retour est irrégulier, et a lieu tantôt après deux ou trois pulsations complètes du cœur, tantôt après dix, vingt, trente et même cent. On les observe assez souvent chez les vieillards, sans aucun trouble de la santé ou à l'occasion d'une indisposition légère. Chez l'adulte, on ne les observe, au contraire,

que dans le cas d'une maladie du cœur, principalement de l'hypertrophie, et quand il y a en même temps des palpitations. Il ne faut pas confondre avec ces intermittences *vraies*, et qui consistent réellement dans une suspension complète des contractions du cœur, les intermittences *fausses* qui consistent en des contractions tellement faibles qu'elles ne se font pas sentir dans les artères ou y déterminent une impulsion à peine sensible. Cette espèce d'intermittence, qui n'est au fond qu'une irrégularité (§ 32), s'observe souvent aux approches d'une diarrhée critique.

34. L'exploration des battemens du cœur à l'aide du stéthoscope indique exactement, d'après le plus ou moins d'impulsion de ces battemens, quelle est l'énergie réelle du système circulatoire, et fournit en conséquence l'indication des émissions sanguines beaucoup plus sûrement que ne saurait le faire l'exploration du pouls.

II. *Des signes stéthoscopiques des maladies du cœur.*

35. Les signes stéthoscopiques des maladies du cœur se tirent principalement de l'altération du bruit ou de celle de l'impulsion des battemens de cet organe. Les altérations du rhythme n'indiquent par elles mêmes aucune lésion constante, et méritent rarement d'être prises en considération.

36. *L'hypertrophie du cœur* est caractérisée par une augmentation de l'impulsion et par une diminution du bruit, et par conséquent de l'étendue des battemens de cet organe. Assez souvent il s'y joint, surtout dans l'hypertrophie des cavités gauches du cœur, des palpitations qui consistent plus dans l'augmentation d'impulsion des ventricules que dans celle du bruit, et qui sont rarement accompagnées d'irrégularités ou d'intermittences, si ce n'est peut-être quand l'hypertrophie est inégale, c'est-à-dire plus forte dans quelques points des parois du cœur, et moins forte dans d'autres.

37. Lorsque l'hypertrophie a son siége dans le ventricule gauche, les contractions de ce ventricule, explorées entre les cartilages des cinquième et septième côtes sternales, donnent une impulsion forte qui soulève la tête de l'observateur, et un bruit plus sourd que dans l'état naturel; elles sont aussi plus prolongées qu'elles ne devraient être, tandis que les contractions de l'oreillette sont, au contraire, très-brèves, peu sonores, et par cela même à peine sensibles. Souvent même, quand l'hypertrophie est extrême, on n'aperçoit qu'un soulèvement plus ou moins marqué, sans pouvoir distinguer les deux contractions successives (§ 22). Dans tous les cas, les battemens du cœur ne s'entendent que dans une petite étendue, et souvent même sont bornés à l'espace compris entre les cartilages des cinquième et septième côtes.

38. Lorsque l'hypertrophie a son siége dans le ventricule droit, on observe également que l'impulsion des battemens du cœur est augmentée, et que leur bruit et leur étendue sont moindres; mais alors c'est sous la partie inférieure du sternum que le cœur donne le plus d'impulsion. Le bruit de ses contractions est aussi un peu moins sourd que dans l'hypertrophie du ventricule gauche.

39. Cette distinction de l'hypertrophie de l'un ou de l'autre des ventricules, suivant le lieu où le cœur se fait sentir avec le plus de force, est tout-à-fait sûre. Il est pourtant un cas dans lequel elle est difficile à établir : c'est lorsque, par suite de son hypertrophie, le ventricule gauche a acquis un volume énorme; parce qu'alors il devient antérieur et se fait sentir beaucoup mieux sous le sternum que dans l'espace précordial gauche; tandis que le ventricule droit, comme creusé dans les parois de l'autre, devient postérieur et ne se sent plus. Mais dans ce cas, on peut s'aider des autres signes, et particulièrement du gonflement avec pulsations des jugulaires, assez constant dans l'hypertrophie du ventricule droit, et qui manque ici.

40. L'hypertrophie simultanée des deux ventricules se reconnaît à une augmentation de l'impulsion du cœur aussi marquée dans l'une que dans l'autre des régions précordiales.

41. *La dilatation du cœur* est caractérisée par la diminution de l'impulsion et par l'augmentation du bruit et de l'étendue des battemens de l'organe. Ces phénomènes s'observent dans l'une et l'autre des régions précordiales quand la dilatation du cœur est générale, et l'on peut mesurer le degré de dilatation par l'étendue dans laquelle le cœur se fait entendre (§ 6). Quand la dilatation est bornée à l'un des ventricules, la sonoréité plus grande des contractions du cœur n'a lieu que dans l'une des régions précordiales, ou du moins y est beaucoup plus marquée.

Les palpitations sont assez fréquentes dans la dilatation du cœur, et consistent principalement en une augmentation de la fréquence et du bruit des contractions ; les irrégularités et les intermittences sont, au contraire, assez rares, quoique moins cependant que dans l'hypertrophie.

42. *L'hypertrophie avec dilatation du cœur*, affection beaucoup plus commune que la dilatation simple, et surtout que l'hypertrophie sans dilatation, est caractérisée par une augmentation de l'impulsion et du bruit du cœur tout à la fois. Les contractions des ventricules donnent une impulsion forte et un bruit assez marqué ; celles des oreillettes sont sonores. Les unes et les autres s'entendent dans une grande étendue. L'analyse des battemens du cœur, faite alternativement dans les deux régions précordiales, fait connaître exactement quel est le ventricule affecté, s'il n'y en a qu'un, ou si tous les deux le sont, comme c'est le cas le plus ordinaire.

C'est dans l'hypertrophie avec dilatation que les battemens du cœur sont le plus fortement sensibles à la main, et surtout dans les momens de palpitations. Il n'est pas rare alors de voir tout le corps du malade, même quand il est dans le calme le plus parfait, et quelquefois, en outre, les couvertures de son lit être ébranlées à chaque contraction du cœur. Ces palpitations, examinées à l'aide du stéthoscope, n'ont pas d'autres caractères, à l'exagération près, que les battemens indiqués ci-dessus, et sont rarement accompagnées d'irrégularités.

43. *L'hypertrophie de l'un des ventricules, avec dilatation de l'autre* est une complication qui n'est pas très rare. Ses signes sont encore un mélange de ceux de l'hypertrophie et de ceux de la dilatation, avec prédominance des uns ou des autres dans l'une des régions précordiales, suivant le ventricule affecté.

44. L'appréciation des divers signes qui viennent d'être exposés, quoique très-facile dans le plus grand nombre des cas, demande cependant que l'on s'aide des symptômes généraux, et que l'on répète plusieurs fois l'examen des battemens du cœur avant de prononcer sur l'état de cet organe. Un seul examen, fait dans un moment d'agitation nerveuse, pourrait faire croire à une maladie du cœur qui n'existerait pas ; et, d'un autre côté, on pourrait, en raison de la dyspnée occasionnée par une affection concomitante du poumon , ou par toute autre cause, méconnaître une maladie du cœur très réelle, et même fort avancée. On ne doit pas oublier non plus que, chez les enfans et chez les personnes maigres et nerveuses, les battemens du cœur ont en général beaucoup d'énergie, sans que pour cela le volume de l'organe soit augmenté ; tandis que chez un adulte jeune et vigoureux, le cœur peut être beaucoup trop volumineux sans déterminer d'accidens assez incommodes pour que le sujet y fasse attention.

45. *La dilatation et l'hypertrophie des oreillettes du cœur* sont des affections très rares et jamais isolées. Leurs signes se confondent avec ceux de la lésion qui les accompagne, et particulièrement du rétrécissement des orifices auriculo-ventriculaires.

46. Les signes de l'*endurcissement du cœur* sont les mêmes que ceux de l'hypertrophie, avec laquelle cette altération
coïncide presque constamment. Ceux du *ramollissement du
cœur*, altération qui coincide presque toujours avec quelque
autre affection du même organe, consistent dans une diminution simultanée du son et de l'impulsion du cœur. Quand le
ramollissement est joint à la dilatation, le bruit produit par les
contractions du cœur, quoique encore marqué, a quelque
chose de sourd, et perd le caractère éclatant qui dénote ordinairement la dilatation ; quand il est joint à l'hypertrophie, le
bruit du cœur devient tellement obtus qu'on l'entend à peine ;
et dans les cas extrêmes, on ne sent qu'une impulsion sans
bruit.

47. *L'induration cartilagineuse ou osseuse des valvules du cœur*, et le rétrécissement des orifices de cet organe,
qui en est la suite, se reconnait au bruit de râpe et au frémissement cataire qui l'accompagnent presque constamment. Le
bruit de râpe a lieu pendant la contraction de l'oreillette, quand
l'induration a son siége dans la valvule mitrale. Quand, au
contraire, l'induration a son siége dans les valvules sigmoïdes
de l'aorte, le bruit de râpe coïncide avec les contractions du
ventricule. Il est très rare que la valvule tricuspide ou les sigmoïdes de l'artère pulmonaire soient le siége d'une induration cartilagineuse ou osseuse ; mais il est probable qu'on re-
connaîtrait encore ce cas à la force plus grande du bruit de
râpe sous le sternum que sous les cartilages des côtes.

48. Le rétrécissement des orifices du cœur, dû au développement de *végétations verruqueuses* sur les valvules de cet
organe, a également pour signes le bruit de râpe et le frémissement cataire ; seulement ce frémissement est alors beaucoup
moins sensible à la main, et le bruit de râpe est plus sourd et
se rapproche davantage du bruit de soufflet que dans l'induration cartilagineuse ou osseuse des valvules.

49. Aucune des autres affections organiques du cœur n'a de signes stéthoscopiques sûrs et constans. On peut seulement reconnaître les *déplacemens du cœur,* quand ils ont lieu de gauche à droite, par le changement du lieu où se font sentir les battemens de cet organe. On peut soupçonner quelquefois les *polypes du cœur* à la confusion qui se manifeste tout-à-coup dans ses contractions jusque-là assez régulières. Mais les *dilatations partielles du cœur,* l'*inflammation de cet organe,* les *ulcères,* les *ruptures,* les *vices de conformation,* n'ont absolument aucun signe propre à les faire reconnaître avant la mort.

50. *La péricardite* se soupçonne plutôt qu'elle ne se reconnaît à l'irrégularité de force et de durée que présentent tout-à-coup les contractions du cœur, et surtout celles des ventricules du cœur , sur un sujet qui n'avait jusque-là présenté aucun symptôme de maladie de cet organe. Le diagnostic devient plus assuré si l'on a entendu pendant quelques heures, ou pendant plusieurs jours, suivant que la maladie est aiguë ou chronique, le bruit de cuir neuf; et surtout si, en même temps que ces phénomènes stéthoscopiques ont lieu, la région précordiale, convenablement percutée, rend un son plus mat que dans l'état naturel. C'est dans cette affection surtout qu'il est nécessaire en outre de s'aider des symptômes généraux.

51. *L'hydro-péricarde* a pour signes des battemens du cœur tumultueux, obscurs, qui semblent arriver à l'oreille ou à la main à travers un corps mou, qui s'entendent dans un espace assez étendu, et y sont plus marqués, tantôt dans un point, tantôt dans un autre. La nullité du son de la région précordiale est ici encore un signe confirmatif indispensable.

52. *Le pneumo-péricarde* est très probablement la cause des battemens du cœur entendus à distance, et par conséquent ces battemens doivent en être regardés comme le signe le plus rationnel.

53. *Les anévrysmes de l'aorte* n'ont d'autres signes stéthoscopiques que des battemens *simples,* qui s'entendent sous
le sternum ou le long de la colonne vertébrale, suivant la position de l'anévrysme. Mais ce signe manque souvent; et ici, plus
que dans toute autre des maladies de la poitrine, il est nécessaire de s'aider de toutes les méthodes d'exploration, et particulièrement de l'inspection, de l'application de la main et de
la percussion, ainsi que des symptômes généraux.

OBSERVATION

*D'une Eruption pustuleuse dans l'œsophage, chez un pneu-
monique traité par l'émétique à haute dose (Voy. tom. 1,
pag. 66o).*

Bachmann, bottier, âgé de 43 ans, entra à l'hôpital de la
Charité le 4 avril 1836. Il donna sur sa santé et celle de sa fa-
mille les détails suivans : ses père et mère sont morts âgés; sur
douze enfans qu'ils avaient eus, huit étaient morts fort jeunes,
les trois autres étaient bien portans. Quant à lui, il avait eu la
variole dans son enfance; en 1818, il avait eu à la verge des
chancres qui avaient été promptement guéris; et en 1824 une
fièvre intermittente de peu de durée. Depuis 1822, il toussait
et expectorait constamment, aussi bien l'été que l'hiver; et,
à plusieurs époques, il avait eu de légers crachemens de sang,
quelquefois accompagnés d'épistaxis peu abondantes. Enfin il
avait été gravement malade en 1828, et il assurait avoir
éprouvé alors les mêmes symptômes qu'il présentait au moment
où il entra à l'hôpital (4 avril 1836), et avoir guéri par le simple
repos au lit.

Quatre jours avant son entrée (le 1er avril), il fit une longue
course, et fut mouillé pendant qu'il était en sueur. Pres-
qu'aussitôt il ressentit du refroidissement et un malaise, qui
néanmoins ne l'empêchèrent pas de prendre son repas accoutumé. Le malaise continua, et le lendemain il survint du frisson, et les alimens pris la veille furent rejetés. Une certaine
quantité de vin chaud, que prit le malade, détermina une sueur
abondante; mais bientôt une douleur assez vive se déclara vers
la base de la poitrine, au côté droit.

Le 4, quelques heures avant son entrée à l'hôpital, au milieu
d'un accès de sa toux devenue plus fréquente, il eut un ou
deux crachats couleur de rouille. Examiné à quatre heures du
soir, il présentait l'état suivant : décubitus dorsal, face non

altérée, mais légèrement injectée, dyspnée très marquée, parole haletante, toux peu fréquente, expectoration de crachats aérés et peu visqueux, dont aucun n'est coloré; pouls serré, très fréquent, très plein; peau chaude et humide, soif vive; douleur à la base de la poitrine, du côté droit. La percussion et l'auscultation de la partie antérieure droite de la poitrine ne font reconnaître aucune lésion; mais en arrière, la poitrine rend un son mat depuis l'épine de l'omoplate jusqu'en bas; et dans toute cette étendue l'application de l'oreille fait entendre un souffle bronchique très net et très marqué, sur la limite supérieure duquel existe un peu de râle crépitant; bronchophonie marquée sur tous ces points. A gauche, tant en avant qu'en arrière, le son est bon; et la respiration forte, ample, est même exagérée.

Douleurs dans tous les membres sans point fixe; faiblesse marquée, perte de l'appétit. (Large saignée du bras, de six fortes palettes : syncope peu prolongée. Potion avec tartre stibié six grains; eau de gomme.) Le sang fourni par la saignée présente une couenne épaisse sur un caillot large et dur.

Le 5, le pouls est moins fréquent; le malade se sent mieux; moins de dyspnée; point de vomissemens; vingt ou trente selles liquides et jaunes, sans coliques vives. La base du poumon donne de nouveau, jusque vers l'extrémité de la fosse sous-épineuse, un râle crépitant assez gros. Toute la fosse sous-épineuse jusqu'à l'épine est le siége du même souffle bronchique. La bronchophonie est marquée surtout dans ce dernier point, et moins sensible dans la partie plus inférieure. L'expectoration est plus visqueuse; les crachats, peu abondans, sont colorés en rouge brun, d'une nuance un peu moins jaune que celle de la rouille. (Saignée de trois palettes; tartre stibié, huit grains; couenne assez marquée sur le caillot, mais moins épaisse que la veille.)

Le soir, à quatre heures, le malade n'a pas encore commencé l'usage de sa potion. Il éprouve plus de dyspnée et de malaise; la poitrine, auscultée, présente cependant le même état. Vingt-huit inspirations profondes par minute, pouls plein donnant cent neuf pulsations, chaleur de la peau, crachats peu abondans, dont deux ou trois sont colorés en jaune légèrement verdâtre; point de vomissemens; une selle liquide.

Le 6, dyspnée marquée, trente neuf inspirations par minute; pouls plein, à cent deux, large, facilement dépressible; peau chaude. La percussion donne toujours le même résultat. Le souffle semble un peu plus étendu vers le bas; même bronchophonie. Crachats en partie spumeux, en partie visqueux et adhérens; trois ou quatre seulement sont assez analogues à du sucre d'orge fondu. En somme, le malade se sent et est moins bien. (Saignée du bras de trois palettes; tartre stibié, dix grains; couenne peu épaisse.) Mal de gorge très vif.

Le 7, point de vomissement (une fois seulement quelques efforts); mais nausées et dégoût constant et très pénible pour le malade, faiblesse générale très grande; pouls petit et fréquent; peau brûlante; langue blanche, présentant, ainsi que le voile du palais, quelques aphthes; le malade éprouve dans la bouche la même sensation que celle qu'y produirait du poivre. La base du poumon paraît un peu dégagée, tout-à-fait en bas; on y entend du râle crépitant mêlé de respiration normale. Plus haut, jusque vers la pointe de l'omoplate, râle crépitant assez gros; dans la fosse sous-épineuse, souffle complet et bronchophonie. Toux peu fréquente; crachats muqueux et aérés, quelques-uns encore visqueux, et cinq ou six à peine colorés; quatre-vingt douze pulsations, trente cinq inspirations; selles très abondantes, sans coliques. (Tartre stibié, douze grains.)

Le soir, le mal de gorge est moins fort; mais le malade est plus affaissé. Cinq ou six hoquets, nausées; dégoût et affadissement augmentés, surtout à la vue de la potion; langue toujours blanchâtre, aphthes plus prononcés, rouges, avec un centre blanchâtre.

Le 8, toux fréquente, expectoration muqueuse et sans caractère pneumonique, à peine visqueuse; face très altérée, jaunâtre; yeux caves; affaissement profond.

Agitation avec un peu de délire, pendant la nuit; dégoût et nausées, accompagnées de hoquets, de loin en loin; malaise toujours croissant; peau chaude et visqueuse; pouls mou, dépressible, donnant cent-trente pulsations; dyspnée assez marquée, quarante inspirations. Moins de matité, à partir de trois travers de doigt au-dessous de la pointe de l'omoplate jusqu'en bas; plus haut, jusqu'à l'épine, elle est très forte. Râle crépitant jusqu'à la fosse sous-épineuse, où l'on entend un souffle assez fort et une bronchophonie marquée. Toujours rien à gauche. Voix enrouée, langue blanchâtre; les aphthes, ou du moins ce qui paraissait hier des aphthes est tout-à-fait analogue aujourd'hui à des pustules de variole, plus petites cependant et plus jaunâtres. (Tartre stibié, quatorze grains; deux vésicatoires aux mollets.)

Même état jusqu'à minuit; ensuite râle trachéal, mort le 9 à 10 heures du matin.

Autopsie faite vingt-quatre heures après la mort. — Raideur cadavérique très marquée.

Le côté droit de la poitrine ne présente point d'épanchement, point de fausses membranes, point d'adhérences, ni anciennes, ni récentes. La face antérieure du poumon est saine, bien crépitante, sans traces d'emphysème. Son sommet offre, en arrière et en haut, quelques dépressions qui paraissent tenir à un retrait du poumon, et dont le centre est dur, et semble formé d'un noyau autour duquel le tissu est parfaitement crépitant. Le lobe moyen, au contraire, est d'un rouge noir, dur, lourd en arrière; le lobe inférieur est dans le même état, mais à un moindre degré. — Le lobe supérieur, incisé, présente un tissu sain; la portion indurée sentie à l'extérieur correspond à une agglomération de petites masses tuberculeuses, qui, réunies, égalent environ le volume d'un gros pois. — Le lobe moyen offre une coupe nette; il s'écoule peu de liquide, d'un rouge noirâtre, non spumeux. Le tissu pulmonaire ne s'affaisse pas. Il est d'un rouge foncé, qui approche beaucoup de la couleur du foie congestionné; il est dense, sans apparences de vésicules, mais comme granuleux sous le doigt, qui y pénètre par une pression très modérée. La partie tout-à-fait centrale de ce lobe, examinée attentivement, semble plus raboteuse au toucher; elle est moins rouge, un peu plus grisâtre; et le liquide que l'on en exprime est d'un rouge sale et plus épais que dans le reste de ce lobe. Le lobe inférieur est rouge et ramolli, mais à un moindre degré que le moyen. Point de tubercules dans ces deux lobes. Les bronches qui les pénètrent sont d'un rouge vif.

Dans le poumon gauche, nulle trace de tubercules, aucune altération de tissu; bronches très peu injectées.

Larynx et trachée sains.— L'œsophage (Voy. la *PL. A* ci-contre) présente, à sa partie supérieure, deux ou trois petites plaques rondes (*a a a*) de la largeur d'un grain de chenevis, sur lesquelles l'épithélium est détruit. Très légèrement déprimées, elles sont recouvertes d'une sorte de détritus jaunâtre, mollasse, pulpeux, tout-à-fait semblable à du pus, et qui présente des traces de lignes circulaires et des inégalités, tout-à-fait comme la croûte d'une pustule d'*ecthyma* macérée. Vers la partie inférieure de ce conduit, une plaque inégale (*b b b*), rugueuse, de trois pouces et demi à quatre pouces de longueur, présente plusieurs embranchemens longitudinaux et paraît évidemment résulter de la confluence d'un grand nombre de ces pustules. Autour de cette plaque, la surface de l'œsophage est injectée.

L'estomac est parsemé d'une multitude de petits points d'un rouge vif réunis en petites étoiles formant des espèces d'arborisations, ou en plaques d'environ quatre lignes de diamètre formant, avec les prolongemens qu'elles envoyent, des étoiles plus grandes. Ces lésions donnent à toute la surface interne de cet organe, un aspect d'un rouge assez prononcé, que relève

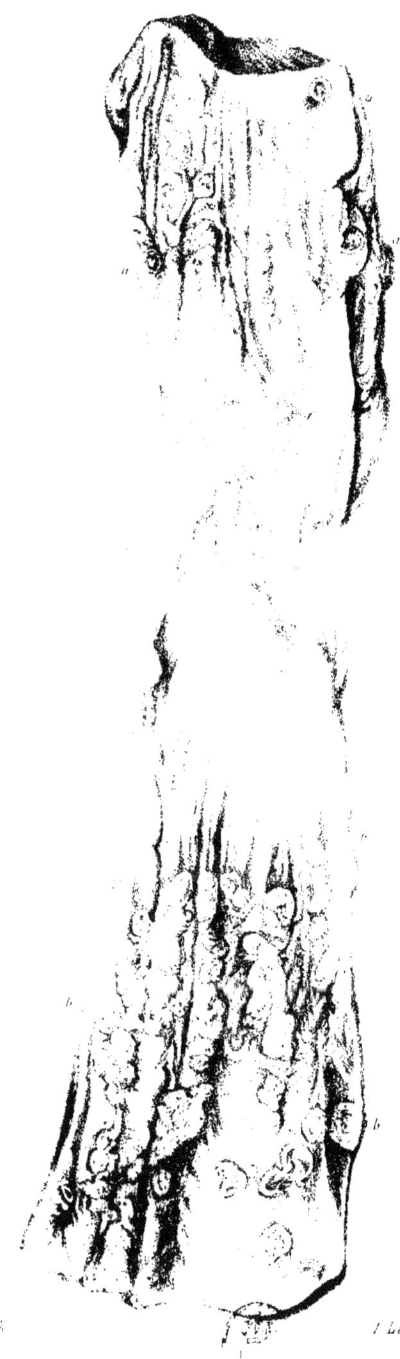

PL. A .

encore la blancheur de plusieurs bandes décolorées, larges d'environ trois lignes, longues de un pouce et demi à deux pouces, et se terminant en pointes. La muqueuse, assez dense sur les points injectés, est évidemment ramollie sur ces bandes, qui se rencontrent surtout au niveau de la valvule pylorique et du petit cul-de-sac de l'estomac.

Le reste du canal digestif est rouge et injecté par places, sans ramollissement de son tissu : ce qui s'y présente de plus remarquable, c'est la distension des veines sous-muqueuses.

Le cœur et tous les autres organes ne présentent aucune lésion.

OBSERVATION

D'une Mélanose générale des poumons, observée chez un charbonnier (Voy. tome 11, pag. 326).

Yvernin, charbonnier; né à Saint-Flour (Cantal), âgé de trente-neuf ans, habitant Paris depuis vingt-deux ans, et marié depuis dix-neuf, entra à la Charité le 27 février 1836. Il avait éprouvé il y a vingt ans, au côté droit de la poitrine, un point de côté qui le retint cinq jours malade et nécessita une saignée et l'application de sangsues. Il jouit ensuite d'une bonne santé jusqu'en 1834 (quinze mois avant son entrée à l'hôpital). A cette époque un violent effort musculaire provoqua une hémoptysie assez abondante, qui cependant, une fois calmée, ne parut pas avoir altéré sa santé. Enfin, vers le mois de juillet 1835 (huit mois avant son entrée), il fut pris d'un rhume qui augmenta peu à peu d'intensité, et qui au bout de deux mois l'arrêta tout-à-fait. Les symptômes se calmaient de loin en loin, sans cesser complétement, et ils revenaient ensuite avec plus de violence. C'est dans une de ces exaspérations que le malade fut admis à l'hôpital (le 27 février 1836).

Il ne présentait, lors de son entrée, d'autres symptômes que ceux d'une bronchite caractérisée par du râle muqueux et du râle sibilant, sans changement dans la sonoréité de la poitrine; le pouls était plein et accéléré. (Quatre saignées furent faites; le repos au lit fut prescrit, et, quinze jours après, le malade parut mieux; mais il était très faible et ses forces ne se rétablirent pas.)

Le 29 mars, il fut pris plus violemment, et l'on constata les symptômes suivans : dyspnée assez vive, survenant par attaques, plus particulièrement pendant la nuit; toux vive; quelques sueurs nocturnes; crachats muqueux mêlés de quelques crachats nummulaires, léger œdème des membres inférieurs. — Par la *percussion*, le son était bon partout, en arrière et en avant; point de matité notable sur aucune portion de la poitrine, même dans les deux fosses sus-épineuses, qui ne présentent aucune différence. — L'*auscultation* donne les résultats suivans. En arrière : dans la fosse sus-épineuse du côté droit, on entend, pendant l'inspiration, un râle qui ne peut être mieux comparé qu'à celui désigné sous le nom de *râle crépitant de retour*. Cette sensation est surtout parfaite au niveau de l'angle inférieur de l'omoplate. Dans tout le reste du poumon de ce côté, on n'observe, lors des inspirations ordinaires, aucun phénomène particulier; la respiration semble pure : dans les inspirations profondes le râle crépitant reparaît. Le côté gauche ne présente d'autre différence d'avec le côté droit qu'une faiblesse plus marquée du murmure respiratoire ou des bruits qui les remplacent. En avant, des deux côtés, on trouve un râle crépitant sec et gros, ayant lieu dans l'inspiration et dans l'expiration. La voix, soit en avant soit en arrière, ne présente aucune modification.

Cet état continua jusqu'au 6 avril; seulement le malade était considérablement affaibli, les sueurs étaient assez abondantes, et la dyspnée plus marquée.

Ce même jour la poitrine offrit l'état suivant : En arrière,

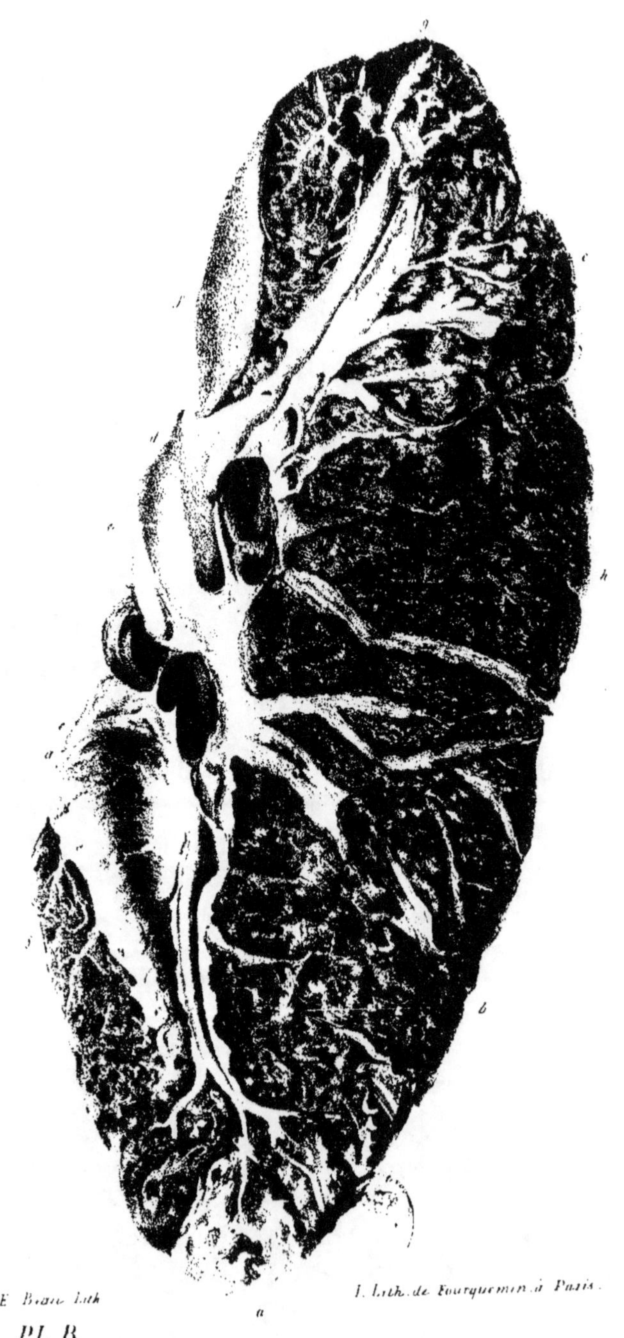

E. Beau. Lith
I. Lith. de Fourquemin à Paris.
PL. B.

point de matité notable. Au côté gauche, la fosse sus-épineuse faisait entendre une respiration soufflante très ample, mêlée de râle muqueux à grosses bulles. Tout le reste de la face postérieure de ce côté de la poitrine donnait, dans les inspirations profondes, un râle crépitant sec à bulles un peu grosses, sans modification aucune de la voix. Au côté droit, la respiration offrait dans la fosse sus-épineuse les mêmes caractères qu'à gauche, ainsi que dans tout le reste du poumon : seulement, dans la gouttière vertébrale, au niveau de l'angle de l'omoplate, on trouvait le bruit de soufflet et une bronchophonie marquée.

Le malade succomba le même jour à midi.

L'autopsie fut faite le lendemain à dix heures du matin. (Voy. la *PL. B* ci-contre.) Point de vergetures, point de rigidité marquée, un peu d'œdème des malléoles des deux côtés.

La cavité gauche de la poitrine présente des adhérences intimes et solides, qui occupent les deux tiers inférieurs du poumon, et qui sont formées par des membranes épaisses et fortes ; aucune trace de sérosité. Le côté droit ne présente ni adhérences ni fausses membranes. A l'extérieur les poumons ont un aspect noirâtre, que la plèvre rend gris ardoisé, mêlé de traces d'injections sous pleuréales. Leur tissu paraît dur et leur poids est de beaucoup augmenté. Incisé, le poumon droit présente partout une coupe nette. La surface ainsi mise à nu est noire comme du charbon, et cette coloration est presque

---

PL. B. Coupe du poumon droit vu par sa face postérieure.

aa. Points où la plèvre est conservée.

b. Portion du poumon où son tissu est encore apparent.

c. Caverne à parois jaunâtres et épaisses.

d. Branche de l'artère pulmonaire.

ee. Ganglions bronchiques entièrement convertis en matière noire.

ff. Bronches ouvertes par la coupe du poumon.

g. Lobe supérieur ; *h*, lobe moyen ; *i*, lobe inférieur.

uniforme. Elle résulte de petites masses presque confluentes, séparées seulement par des cloisons qui paraissent être les cloisons interlobulaires, et qui sont minces et d'un blanc bleuâtre. Deux ganglions bronchiques (*e e*) sont tout entiers convertis en matière noire. En examinant de près cette surface, on y aperçoit de petites granulations jaunâtres, peu volumineuses, et qui sont elles mêmes piquetées de noir. En certains endroits, on retrouve encore quelques traces du tissu pulmonaire, mais par petites portions isolées au milieu de la matière noire. C'est vers la partie inférieure (*b*) que se trouve en plus grande proportion ce reste de tissu pulmonaire, qui est un peu rougeâtre. Un liquide jaune noirâtre, peu abondant, non mêlé d'air, s'écoule à la section. Quant au tissu, il n'est nullement crépitant, ne contient pas d'air, et est dur sous le doigt, qui y pénètre avec assez de peine; plongé dans l'eau, il y enfonce rapidement. Une petite caverne (*c*) à parois jaunâtres et épaisses se rencontre vers le milieu du lobe supérieur.

Le côté gauche offre exactement le même aspect, si ce n'est que le tissu cellulaire sain est plus abondant à la base, où la consistance est aussi moins marquée. Les bronches ne présentent point de rougeur anormale.

Les autres organes, examinés avec soin, ont été trouvés parfaitement sains, seulement un kyste hydatique multiloculaire existait à la face postérieure du poignet gauche.

FIN DU TROISIÈME ET DERNIER VOLUME.

EXPLICATION DES PLANCHES.

PLANCHE PREMIERE.

FIGURE 1. Le stéthoscope, réduit au tiers de ses dimensions réelles. (*Voy.* t. 1, p. 11.)

a. L'obturateur ou en-bout.
b. Le corps inférieur du stéthoscope.
c. Le corps supérieur.
d. L'extrémité auriculaire ou destinée à être appliquée contre l'oreille.

FIGURE 2. Coupe du stéthoscope dans le sens de sa longueur.

a. L'obturateur ou en-bout.
b. Point de réunion des deux corps du cylindre.
c. Le corps supérieur.

FIGURE 3. Cette figure représente la même coupe, l'obturateur étant enlevé.

a. Corps supérieur ou auriculaire.
b. Corps inférieur ou pectoral.

FIGURE 4. L'obturateur ou en-bout.

a. Le corps de l'obturateur, fait du même bois que le reste du stéthoscope.
b. Petit tube de cuivre qui traverse l'en-bout, et sert à le fixer dans le canal du stéthoscope.

FIGURE 5. Le corps inférieur du stéthoscope.

a. Le corps du stéthoscope.

b. Tenon recouvert de peau ou entouré de fil ciré, au moyen duquel le corps inférieur s'articule avec le supérieur ou auriculaire.

FIGURE 6. Diamètre réel du stéthoscope.

a. Diamètre du canal du stéthoscope.

FIGURE 7. Cette figure représente une coupe du lobe supérieur des poumons présentant des tubercules à divers degrés, et une vaste excavation tuberculeuse. On y distingue çà et là quelques taches de matière noire pulmonaire : elles sont réunies en plus grand nombre dans l'excavation et le sommet du poumon. (*Voy.* t. ii, p. 38).

a. Excavation tuberculeuse très vaste et anfractueuse, produite par le ramollissement de la matière tuberculeuse qui tapisse encore çà et là ses parois.

bb. Sortes de colonnes informes et irrégulières traversant d'une paroi de l'excavation au côté opposé. Ces colonnes sont formées par du tissu pulmonaire condensé et comprimé ; elles sont recouvertes d'une couche légère de matière tuberculeuse.

cc. Masses formées par la réunion de plusieurs tubercules crus, et dont la coupe offre une figure découpée, analogue à celle du trèfle des cartes à jouer. Les parties ombrées indiquent le tissu gris et demi-transparent des tubercules commençans ; les points blancs indiquent la matière tuberculeuse déjà jaune et opaque.

d. Granulations miliaires, de Bayle (*Voy.* t. ii, p. 23).

ee. Ramaux bronchiques s'ouvrant dans l'excavation.

f. Portion de la surface extérieure du poumon.

FIGURE 8. Cette figure représente une coupe du lobe supérieur du poumon gauche. On y voit une fistule pulmonaire vaste et très ancienne, traversée par des vaisseaux sanguins oblitérés ; elle est tapissée par une membrane demi-cartilagineuse, mince et d'une épaisseur uniforme. On distingue en outre, un certain nombre de taches noires pulmonaires, entre la fistule et le sommet du poumon. Elles teignent tout-à-fait en noir le tissu de cet organe. (*Voy.* t. 1, p. 442.)

a. Le fond de la fistule tapissée par la membrane demi-cartilagineuse.

bbb. Rameaux bronchiques s'ouvrant dans la fistule.

ccc. Vaisseaux sanguins oblitérés, traversant la fistule, et se ramifiant ensuite dans l'épaisseur de ses parois.

d. Ulcération légère, entamant seulement une partie de l'épaisseur de la membrane demi-cartilagineuse.

ee. Portion de la surface extérieure du poumon.

PLANCHE DEUXIÈME.

FIGURE 1. Cette figure représente diverses formes de la matière tuberculeuse et quelques uns de ses effets. (*Voy.* t. 11, pag. 15 et suiv.)

aaa. Tubercules crus et déjà tout-à-fait jaunes.

b. Groupes de tubercules commençans, et dont l'extérieur est encore gris et demi-transparent.

c. Petit kyste cartilagineux qui a contenu de la matière tuberculeuse, et qui s'est vidé par son entier ramollissement.

d. Excavation tuberculeuse tout-à-fait vide et tapissée par deux membranes, l'une extérieure et demi-cartilagineuse, l'autre intérieure et molle : on y distingue l'ouverture d'un rameau bronchique.

e. Petite excavation tuberculeuse tout-à-fait vide, et qui n'est tapissée par aucune membrane.

f. Partie de la surface extérieure du poumon.

g. Tubercule déjà en partie ramolli et évacué.

h. Infiltration tuberculeuse commençante du tissu pulmonaire.

FIGURE 2. Cette figure représente une dépression en forme de cicatrice à la surface du poumon, indice d'une cicatrice réelle à l'intérieur. (*Voy*. t. ii, p. 126.)

a. Dépression formée au voisinage du sommet du poumon.

b. Lames de tissu séreux accidentel réunies en forme de faisceaux, et unissant le sommet du poumon à la plèvre pulmonaire.

FIGURE 3. Cette figure représente une coupe du lobe supérieur du poumon qui a fourni la figure précédente. (*Voy*. t. ii, p. 138.)

a. Cicatrice fibro-cartilagineuse au milieu d'un tissu pulmonaire assez fortement taché de matière noire, mais d'ailleurs parfaitement sain et crépitant.

b. Rameau bronchique très dilaté se terminant en cul-de-sac à la cicatrice.

c. Le même rameau oblitéré, se continuant dans la cicatrice. (Quelques autres rameaux bronchiques béans à la surface de la coupe indiquent le diamètre primitif du rameau dilaté.)

d. Faisceaux de tissu séreux accidentel qui unissent le sommet du poumon à la plèvre costale.

Figure 4. Cette figure représente la cicatrisation incomplète d'une excavation tuberculeuse. (*Voy.* t. ɪɪ, p. 120.)

a. Groupe de tubercules commençans presque tous gris et transparens dans leur circonférence, jaunes et opaques au centre. Dans leurs intervalles, et entre eux et la cicatrice, le tissu pulmonaire est tout-à-fait noirci par l'accumulation de la matière noire, dont on distingue çà et là d'assez larges taches dans le reste du poumon.

b. Cicatrice cartilagineuse et presque linéaire.

c. Extrémité de cette cicatrice divisée en deux feuillets, et formant une espèce de loge qui contient un petit morceau de matière tuberculeuse flottant et à demi-desséché.

d. Vaisseaux sanguins béans à la surface de la coupe.

e. Tubercules crus.

f. Portion de la surface extérieure du poumon.

PLANCHE TROISIÈME.

Figure ɪ. Cette figure représente une forte dépression de la surface des poumons coïncidant avec une cicatrice intérieure. (*Voy.* t. ɪɪ, p. 125.)

a. Portion du lobe supérieur du poumon.

b. Dépression analogue à une cicatrice, dont la surface, comme mamelonnée, est très dure.

c. Portion du bord antérieur du poumon se recourbant par la dépression comme le cimier d'un casque.

d. Portion du bord postérieur du poumon dépassant le niveau de la dépression.

FIGURE 2. Cette figure représente une fistule cartilagineuse et à parois inégales, dans le sommet du poumon.
(*Voy*. t. II, p. 125 et 144.)

> *a.* Portion de la surface extérieure du poumon.
>
> *b.* Pointes en appendices formées par la matière cartilagi-
> neuse.
>
> *c. d.* Masse cartilagineuse.
>
> *ee.* Portion du tissu pulmonaire comprise entre la cicatrice
> et le sommet du poumon : elle est tout-à-fait noircie par
> la matière noire pulmonaire.
>
> *f.* Cavité fistuleuse située au milieu de cette masse et pré-
> sentant deux rameaux bronchiques béans.

FIGURE 3. Cette figure représente une portion du lobe
supérieur du poumon qui offre les diverses variétés de
l'emphysème pulmonaire, ce poumon est légèrement
insufflé et desséché. (*Voy*. t. I, p. 348 et suiv.)

> *aa.* Les bords du poumon.
>
> *bbb.* Grosses vésicules tranparentes et pleines d'air, formées
> par la réunion de plusieurs cellules aériennes fortement
> dilatées et confondues en une seule.
>
> *cc.* Vésicules aériennes dilatées à un moindre degré.
>
> *d.* Bosselure couverte de vésicules dilatées, et correspon-
> dant à une rupture intérieure du tissu pulmonaire.
>
> *e.* Vésicule aérienne fortement dilatée, saillante et comme
> pédiculée à la surface du poumon.
>
> *ff.* Grosses bulles d'air placées entre la plèvre et le tissu
> pulmonaire.
>
> *gg.* Coupe faite avec un rasoir à la surface du poumon em-
> physémateux, et qui laisse voir la dilatation des alvéoles
> pulmonaires.
>
> *hh.* Portion de la surface du poumon détachée par la section.

Figure 4. Cette figure représente un morceau de poumon affecté d'emphysème interlobulaire. Ce fragment, insufflé et lié en haut, est pris de la partie antérieure de la base du poumon. (*Voy.* t. 1, p. 405 et suiv.)

aa. Surface du poumon.

bb. Ligature.

ccc. Forte infiltration aérienne dans les cloisons interlobulaires.

dd. Infiltration aérienne moindre.

PLANCHE QUATRIÈME.

Figure 1. Cette figure a été dessinée d'après un homme dans la force de l'âge et de la constitution la plus robuste, dont la poitrine a été rétrécie du côté droit par suite d'une pleurésie chronique et latente. Quoique parfaitement droit et vu de face, si l'on couvre le côté gauche d'une feuille de papier blanc jusqu'à la ligne médiane, il a l'air, au premier coup d'œil, d'être penché sur la hanche droite. Cependant, en examinant la position du bassin et des extrémités inférieures, on reconnaît qu'il se tient aussi droit qu'il lui est possible, et que l'inclinaison apparente du tronc vient de ce que le côté droit de la poitrine est rétréci dans le sens de sa longueur comme dans celui de son diamètre transversal. La saillie moindre de la partie antérieure droite montre que le diamètre antéro-postérieur de la poitrine est également rétréci. Les muscles du bras droit et le grand pectoral ont évidemment perdu de leur volume.

Il n'y a pas de différence sensible dans celui des extrémités inférieures. (*Voy*. t. II, p. 462.)

> *a.* Le côté gauche dans l'état naturel, présentant des muscles athlétiques, une poitrine vaste et des fausses côtes saillantes, malgré l'embonpoint du sujet.
>
> *b.* Le côté droit rétréci dans toutes ses dimensions, présentant des muscles beaucoup moins volumineux, le rebord des fausses côtes est à peine senti.

FIGURE 2. Cette figure représente le même sujet vu par derrière : il paraît penché sur la hanche droite, quoique la colonne vertébrale soit dans une parfaite rectitude. L'épaule droite est sensiblement plus basse que la gauche; l'omoplate droite, plus détachée du tronc, et les muscles très longs du dos, moins saillans de ce côté, montrent qu'il est fortement rétréci dans son diamètre antéro-postérieur.

> *a.* Le côté gauche sain.
> *b.* Le côté droit rétréci.

FIN DE L'EXPLICATION DES PLANCHES.

TABLE DES MATIÈRES

CONTENUES DANS CE VOLUME.

FIN DE LA TABLE DU TROISIÈME ET DERNIER VOLUME.

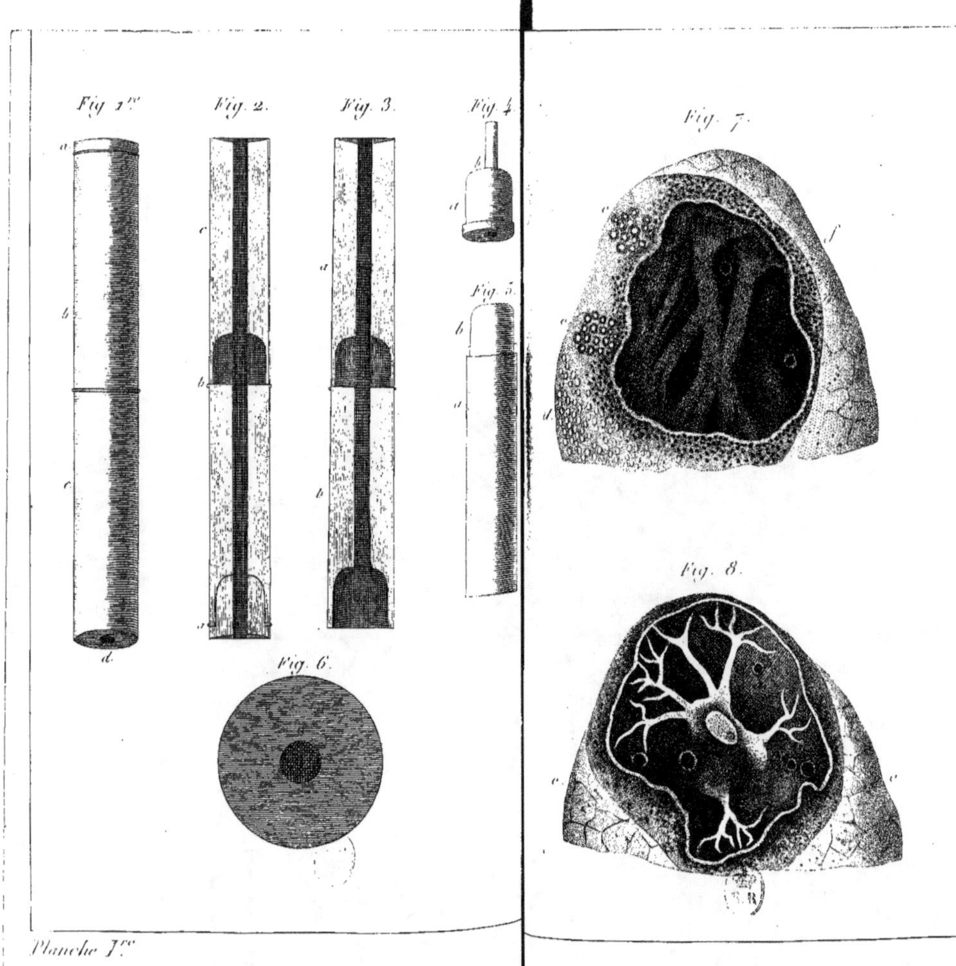

Fig. 1.
Fig. 2.
Fig. 3.
Fig. 4.
Fig. 5.
Fig. 6.
Fig. 7.
Fig. 8.
Planche 1re.

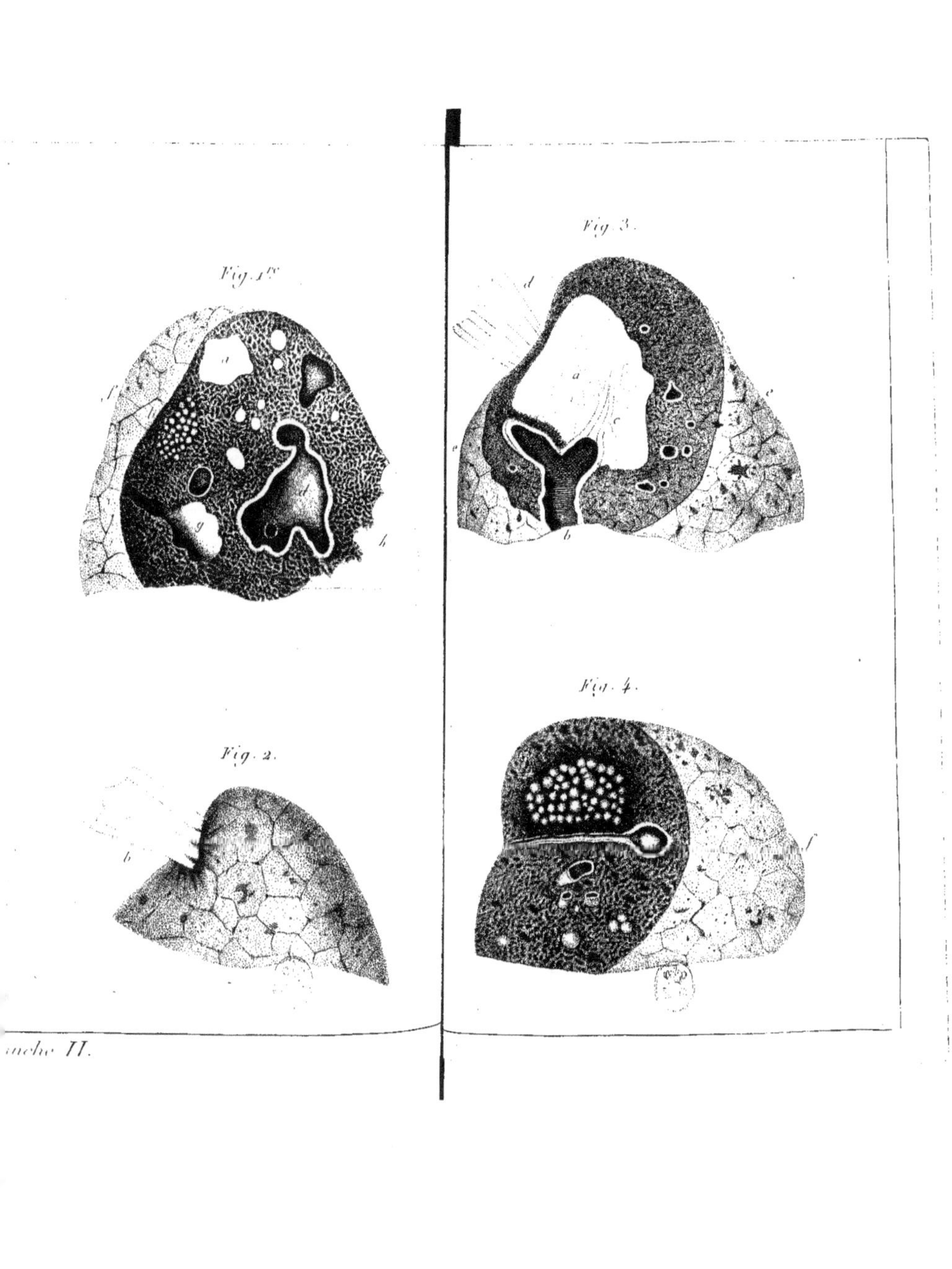
Fig. 1.re
Fig. 2.
Fig. 3.
Fig. 4.
anche II.

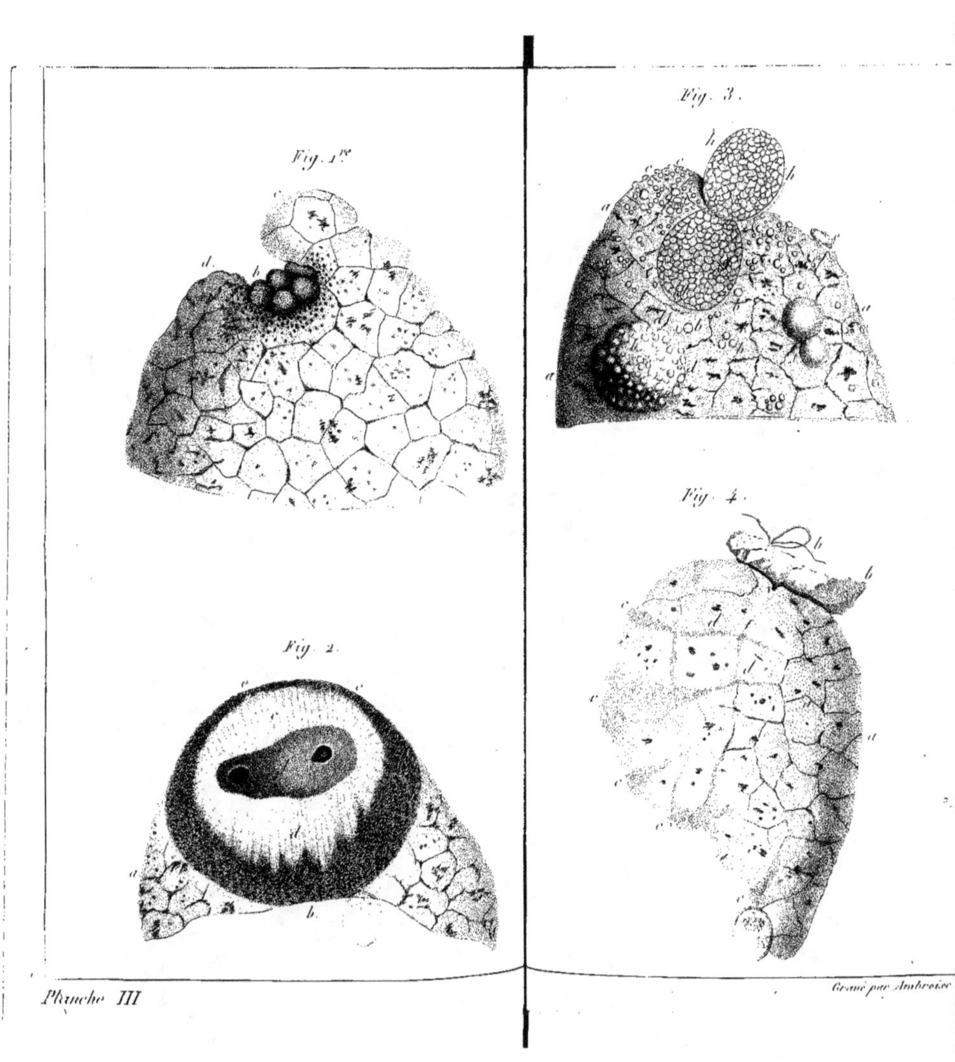

Gravé par Ambroise ?

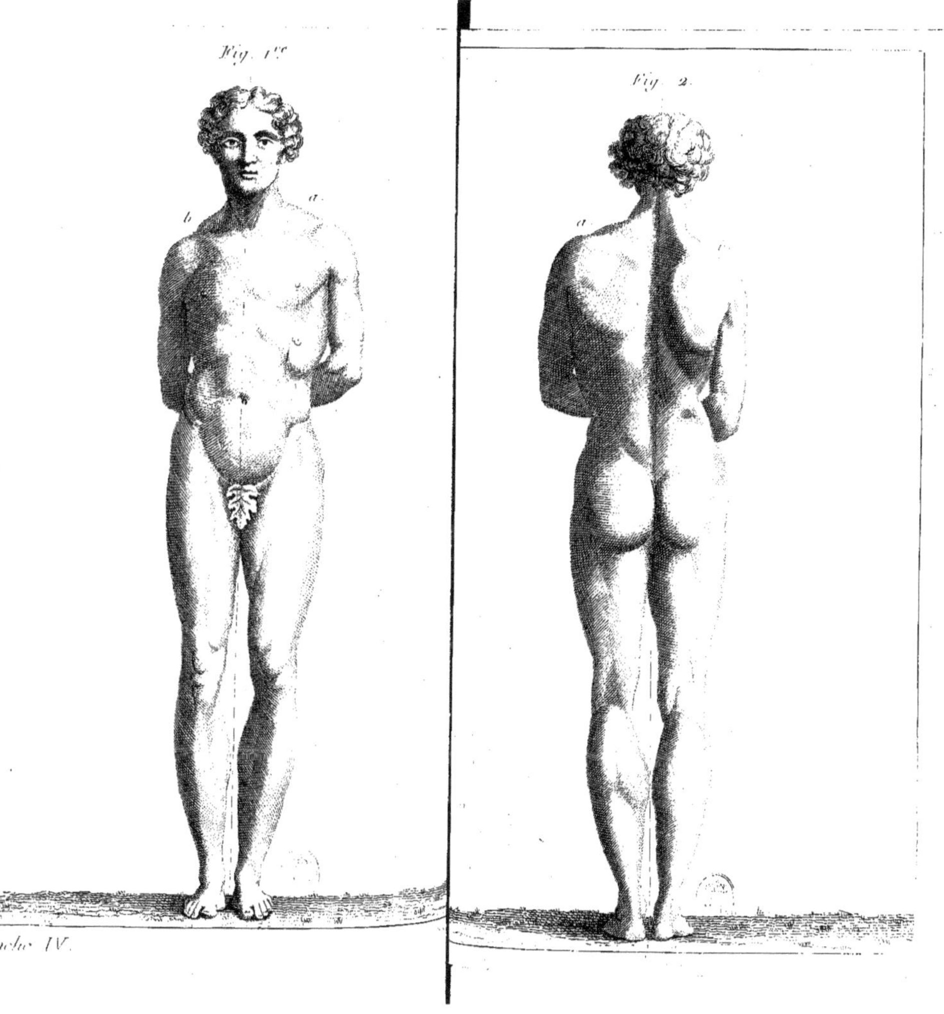

Fig. 1.re
Fig. 2.
a
b
a
nche IV.